José Antonio Ruiz Caballero
Ricardo Navarro García
Estrella María Brito Ojeda
Manuel E. Navarro Valdivielso
Ricardo Navarro Navarro
Juan Manuel García Manso
(Editores)

ANÁLISIS DEL MOVIMIENTO EN EL DEPORTE

WANCEULEN EDITORIAL

WANCEULEN MÉDICA

FEDERACIÓN INTERINSULAR DE FÚTBOL DE LAS PALMAS

UNIVERSIDAD DE LAS PALMAS DE GRAN CANARIA

Título: ANÁLISIS DEL MOVIMIENTO EN EL DEPORTE.

Autores: JOSÉ ANTONIO RUIZ CABALLERO, ESTRELLA MARÍA BRITO OJEDA, RICARDO NAVARRO NAVARRO, RICARDO NAVARRO GARCÍA, MANUEL E. NAVARRO VALDIVIELSO Y JUAN MANUEL GARCÍA MANSO *(EDITORES)*

Fotografía de portada: JOSÉ LUIS RÚA NÁCHER

Editorial: WANCEULEN EDITORIAL DEPORTIVA, S.L.
C/ Cristo del Desamparo y Abandono, 56 41006 SEVILLA
Tfno 954656661 y 954921511 - Fax: 954921059
www.wanceulen.com infoeditorial@wanceulen.com

ISBN: 978-84-9993-173-9
Dep. Legal:
©Copyright: WANCEULEN EDITORIAL DEPORTIVA, S.L.
Primera Edición: Año 2011
Impreso en España: Publidisa

ÍNDICE

PRESENTACIÓN

Esta publicación tiene como objetivos fundamentales comprender la estructura y función del organismo humano y familiarizarse con la terminología básica de la Biomecánica y de las Ciencias Médicas y Biológicas aplicadas a la Actividad Física y el Deporte.

El conocimiento es básico para progresar en todos los órdenes de la vida. Todos los que, de una forma u otra, trabajamos en, por y para el deporte y la actividad física, tenemos muy claro que cada vez es mayor el grado de exigencia que se le requiere a los deportistas y, por lo tanto, debemos dotarnos de los recursos que nos permitan desarrollar nuestro trabajo de la mejor manera posible.

Las exigencias actuales de cualquier actividad deportiva nos obligan a un continuo reciclaje y materias como Anatomía, Fisiología, Biomecánica, Teoría y Metodología del Entrenamiento, etc., además de las imprescindibles Técnica, Táctica, Estrategia y, sobre todo, de las Reglas del Juego, son básicas para una buena formación del estudiante, por lo que una de las obligaciones de los autores de esta obra es ofertar en todo momento la mejor de las enseñanzas a sus discentes.

Esta publicación está basada en los avances que sobre el análisis del movimiento humano han surgido en distintos congresos, jornadas, reuniones, simposios y publicaciones científicas, los cuales propician una formación acorde con las necesidades actuales y aunque la Biomecánica tiene relación con el deporte y la educación y la actividad física, puede llegar a ser considerada como una materia "árida". Sin embargo, para la práctica deportiva resulta ser de obligado cumplimiento saber, conocer y controlar las bases anatomofisiológicas que se desarrollan al practicar deporte y que pueden permitirnos obtener un mayor rendimiento y mantener un nivel óptimo en tan intensa actividad física como exige la práctica deportiva actual.

Así pues, es justo dar nuestro más sincero agradecimiento a todos los expertos en cada una de las materias tratadas en este volumen que de forma altruista y generosa han colaborado con un lenguaje sencillo, ameno y directo, divulgando unos conocimientos científicos que interrelacionan la Biomecánica con la Educación Física, la Actividad Física y el Deporte que dan fe de su indiscutible profesionalidad, capacidad docente e inquietud investigadora.

Por último, damos también las gracias por su aportación a la publicación de esta obra al Departamento de Ciencias Médicas y Quirúrgicas de la Universidad de Las Palmas de Gran Canaria y a la Federación Interinsular de Fútbol de Las Palmas.

Las Palmas de Gran Canaria, Mayo de 2011
Los Autores

AUTORES Y COAUTORES

BRITO OJEDA, ESTRELLA MARÍA
GARCÍA MANSO, JUAN MANUEL
NAVARRO GARCÍA, RICARDO
NAVARRO NAVARRO, RICARDO
NAVARRO VALDIVIELSO, MANUEL E.
RUIZ CABALLERO, JOSÉ ANTONIO
BRAVO BRITO, DAVID
CANALS IMOHR, MARC
DUQUE MORÁN, JOSÉ F.
FORCADA CALVET, PAU
GARCÍA ARANDA, JOSÉ Mª.
GOLANO ÁLVAREZ, PAU
GUERRA PONS, ARMANDO
HERNÁNDEZ DE VERA, ORLANDO
JIMÉNEZ DÍAZ, JUAN F.
LEGIDO ARCE, JULIO C.
LEGIDO DÍEZ, JULIO C.
LÓPEZ LÓPEZ, EDUARDO
MALLO SAINZ, JAVIER
MARTIN GONZÁLEZ, JUAN M.
MARTÍNEZ MORILLA, JULIO A.
MEDINA GONZÁLEZ, RAMÓN
NAVARRO CABELLO, ENRIQUE
OJEDA BRITO, ROMINA
OJEDA BRITO, TATIANA
OJEDA GARCÍA, ROBERTO
PONCE GONZÁLEZ, MIGUEL A.
POTAU GINÉS, JOSEP Mª.
RAMÍREZ IZQUIERDO, JOSÉ M.
RAMOS GORDILLO, ANTONIO
RAMOS VERDE, EDUARDO J.
REYES MARTÍN, I.
REYES ROMERO, RAFAEL
RODRÍGUEZ DE VERA, BIENVENIDA
RODRÍGUEZ PÉREZ, MARI C.
RODRÍGUEZ RUIZ, DAVID
RUANO GIL, DOMINGO
RUIZ CABALLERO, ALBERTO A.
RUIZ CAUBÍN, ALBERTO F.
SÁNCHEZ ALVARADO, JOSÉ
SANTANA RODRÍGUEZ, NORBERTO
SARMIENTO MONTESDEOCA, SAMUEL
SARMIENTO RAMOS, LOURDES
SEGOVIA MARTÍNEZ, JUAN C.
SOUS SÁNCHEZ, JOSÉ O.
VERDÚ ENCINA, JULIO
VITORIA ORTIZ, MANUEL

CAPÍTULO 1

BIOMECÁNICA Y DEPORTE

SU IMPORTANCIA

Domingo Ruano Gil, Ricardo Navarro García, José A. Ruiz Caballero, Estrella Mª. Brito Ojeda, Ricardo Navarro Navarro

La Biomecánica deportiva desempeña un papel importante para determinar las estructuras que intervienen en todo movimiento deportivo y cómo se comportan. Estos postulados resultan fundamentales para introducir las técnicas apropiadas que pueden mejorar el rendimiento de estas estructuras e interpretar el mecanismo de producción de sus lesiones con el fin de prevenirlas.

La Biomecánica deportiva presenta tres aspectos fundamentales: Su concepto, su división y el método para estudiarla.

CONCEPTO

La Biomecánica Deportiva es la rama de la Biomecánica, término introducido por Descartes según los franceses y por Borelli según los italianos, que estudia los fenómenos biológicos de los movimientos deportivos. Este estudio debe realizarse en el sujeto biomecánico (representado por el deportista) pero en aquellos deportes que se realicen con aparatos también deben de incluirse estos (en el tenis, por ejemplo, el sujeto biomecánico estará representado por el cuerpo del atleta más la raqueta).

En ocasiones el sujeto biomecánico con fines de estudio puede dividirse en varios sistemas biomecánicos, como sucede con el saltador de trampolín, en el que puede distinguirse un sistema biomecánico superior que estaría representado por la cabeza, el cuello, la mitad superior del tronco y las extremidades superiores, y otro sistema biomecánico inferior que comprendería la mitad inferior del tronco y las extremidades inferiores. Esta sistematización puede resultarnos muy útil a la hora de estudiar los movimientos de nutación, contranutación, etc. En los corredores cada miembro inferior puede representar un sistema biomecánico que facilite un estudio comparativo entre ambos.

El sujeto biomecánico deportivo muestra una *función* y una *forma*. La función expresa el gasto que realiza para efectuar el movimiento deportivo; la forma representa la ordenación del sujeto deportivo en el espacio y en el tiempo, dado que se traduce en el movimiento deportivo con su duración correspondiente (tiempo deportivo).

Durante el movimiento deportivo el sujeto biomecánico está expuesto a la acción de fuerzas tanto internas como externas. Las primeras corresponden a las contracciones musculares, mientras que las segundas corresponden a la acción de la gravedad o atracción que ejerce la Tierra sobre el mismo y que es directamente proporcional a su masa o cantidad de materia, la cual se condensa en el denominado *centro de gravedad corporal*, que se localiza inmediatamente por delante de la tercera vértebra lumbar, es decir, superiormente a la línea que une ambas articulaciones de la cadera, circunstancia que determina en el sujeto biomecánico una situación de inestabilidad. Si estuviera por debajo de esta línea la situación de inestabilidad desaparecería, como sucede en las aves, que pueden dormir de pie e incluso sosteniéndose sobre un solo miembro inferior. Ello determina el que durante un acto deportivo el sujeto biomecánico realice el gasto pertinente a ese acto y el correspondiente a mantener su postura corregida (Gráfico 1.1).

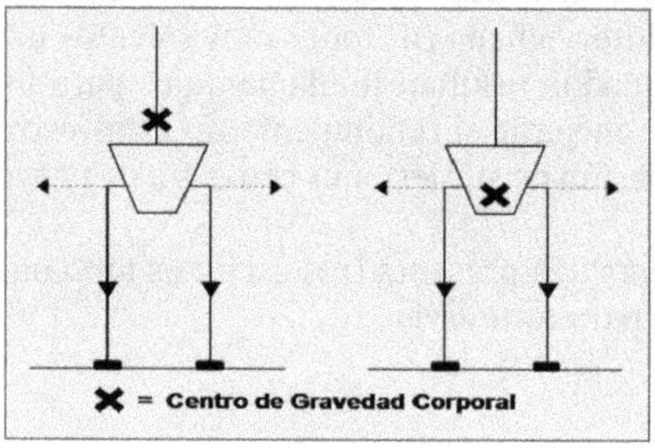
= Centro de Gravedad Corporal

– Gráfico 1.1 –

DIVISIÓN

En la ejecución todo gesto deportivo, intervienen huesos, articulaciones y músculos. Por ello, en Biomecánica Deportiva se distinguen tres modalidades: Ósea, Articular y Muscular.

BIOMECÁNICA DEPORTIVA ÓSEA

Estudia que durante todo gesto deportivo los huesos del sujeto biomecánico se encuentran sometidos a la acción de fuerzas internas y externas, denominadas *solicitaciones*, que en el interior del hueso se traducen en tensiones (Gráfico 1.2) que pueden ser por extensión (a), por flexión (b), por cizallamiento (c) y por torsión (d).

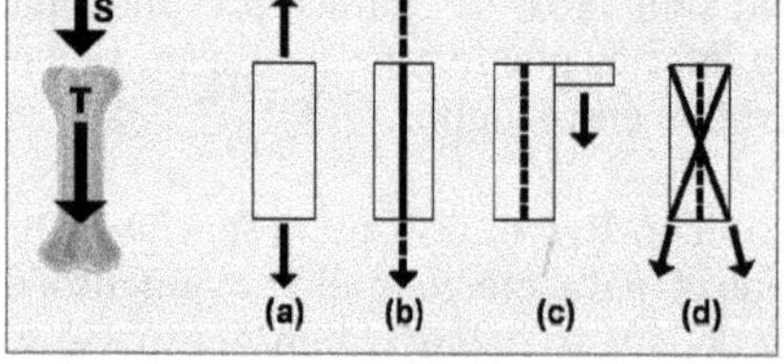
S
T
(a)
(b)
(c)
(d)

– Gráfico 1.2 –

- *Extensión:* Son las más escasas de todas, pudiendo presentarse en posturas relacionadas con actividades como gimnasia rítmica, barra fija, etc.

- *Flexión:* Son muy frecuentes en actividades deportivas. Pueden ser de flexión axil (coinciden con el eje del hueso), paralelas (paralela al eje del hueso) y oblicuas (perpendicular al eje del hueso) siendo la más importante la solicitación de flexión paralela que se produce en la cadera durante los saltos (Gráfico 1.3).
- *Cizallamiento:* Están representadas por dos fuerzas perpendiculares al eje del hueso de diferente signo. Son frecuentes en la columna vertebral durante los movimientos de rotación (Gráfico 1.4).
- *Torsión:* Al igual que las de cizallamiento, están constituidas por dos fuerzas circulares de diferente orientación con respecto al eje del hueso (Gráfico 1.5).

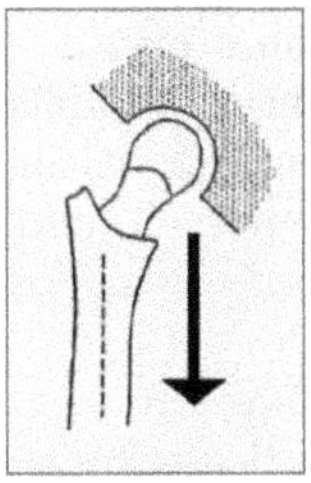
– Gráfico 1.3 –

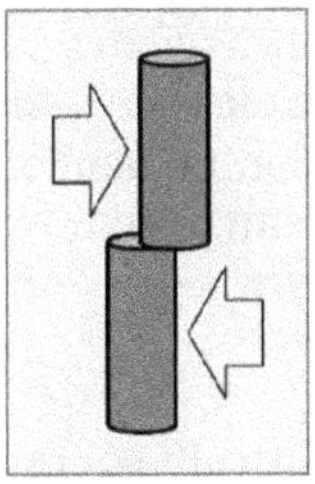
– Gráfico 1.4 –

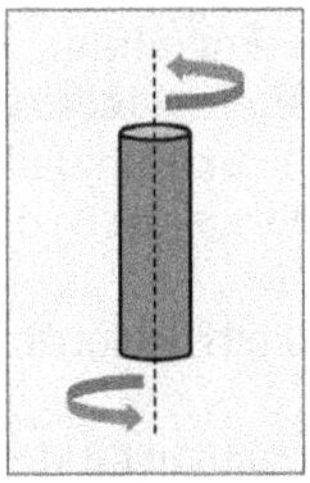
– Gráfico 1.5 –

Por su parte, las tensiones en el interior del hueso se traducen en tensiones de compresión, de tracción y de cizallamiento, según aproximen, separen o tiendan a disgregar el material en diferente sentido (Gráfico 1.6).

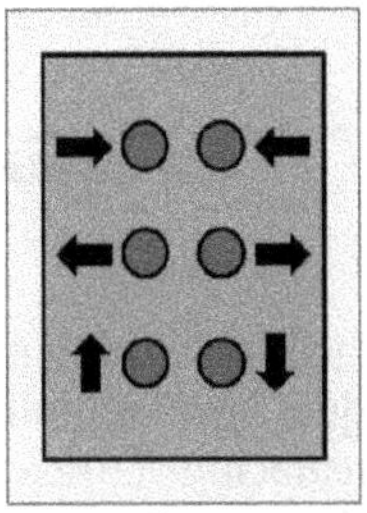
– Gráfico 1.6 –

Las solicitaciones y tensiones producen modificaciones en el eje, forma, estructura y osificación de los huesos y la columna vertebral se incurva, entre otros motivos, por este hecho. La forma de la diáfisis de los huesos largos de las extremidades es fundamentalmente redondeada para condensar el material, pues si fuera cuadrangular se dispersaría por las aristas (Gráfico 1.7).

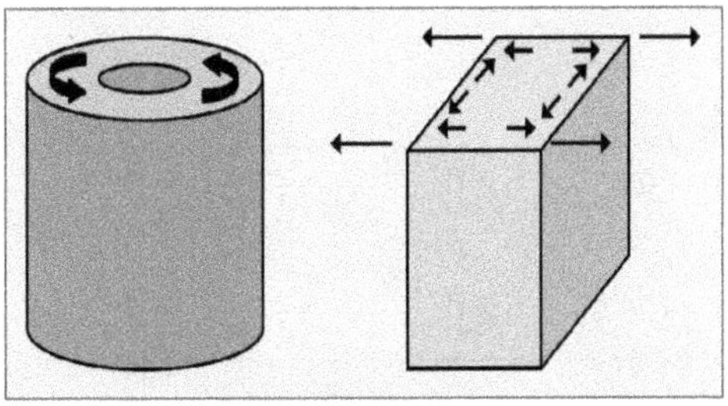
– Gráfico 1.7 –

También las solicitaciones y tensiones determinan que el material de los huesos se condense en determinados puntos formando lo que se denomina *pilares de resistencia*, lo que explica que, con la edad, al cesar la actividad física o deportiva si se añaden determinados factores hormonales y metabólicos se modifica la estructura y resistencia del hueso, produciéndose la osteoporosis.

Durante el crecimiento el predominio de solicitaciones y tensiones en el punto de inserción de los tendones en los huesos puede incluso producir el desprendimiento de determinadas zonas de los mismos y un ejemplo bastante demostrativo lo tenemos en la afección denominada de *Osgood-Schlatter*, que consiste en el desprendimiento de la tuberosidad anterior de la tibia antes de su unión al hueso. Por último, las solicitaciones y tensiones pueden ser la causa de determinadas alteraciones relacionadas con la situación de la rodilla respecto al eje de rotación de la extremidad inferior, pudiendo quedar esta articulación por fuera (genu-varo o piernas en O) o por dentro (genu-valgo o piernas en X) de dicho eje.

BIOMECÁNICA DEPORTIVA ARTICULAR

Durante la actuación de un músculo sobre una articulación se desencadenan dos tipos de componentes: *tracción* (produce el movimiento) y *compresión* (tendencia a mantener unidos los huesos que integran dicha articulación). Ello explica por qué en las articulaciones cuya integridad anatómica está asegurada por fuerzas musculares se producen luxaciones (Gráfico 1.8).

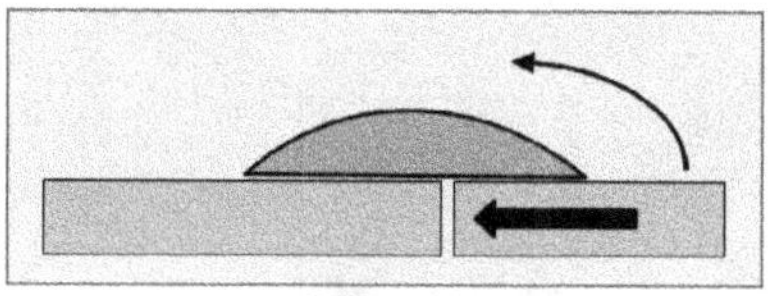

– Gráfico 1.8 –

Las articulaciones, además de facilitar el movimiento, también determinan la presentación de fuerzas debido a que forman, junto con huesos y músculos, un sistema de palancas. En éstas, la articulación representa el punto de apoyo o fulcro, la resistencia representa la fuerza de gravedad que se opone al movimiento y la contracción muscular que determina el movimiento representa la potencia y según la situación de cada uno de los componentes las palancas pueden ser de primer, de segundo o de tercer orden.

En las de primer orden la articulación se encuentra en el centro, la potencia en un extremo y la resistencia en el otro. Como ejemplo podemos citar el movimiento de extensión del antebrazo sobre el brazo (Gráfico 1.9).

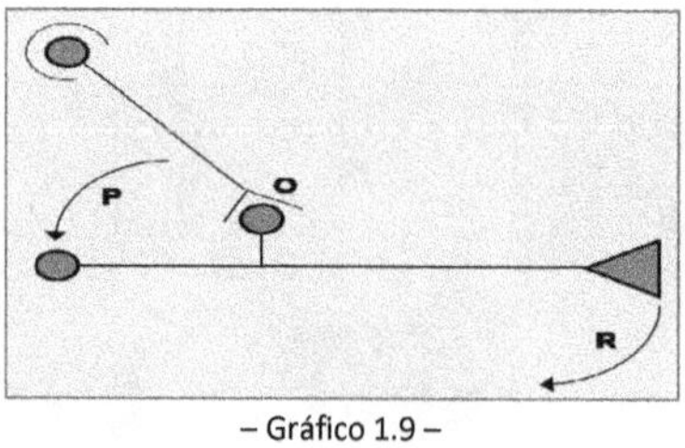
P
O
R

– Gráfico 1.9 –

En las de segundo orden la resistencia está en el centro, el punto de apoyo en un extremo y la potencia en el otro. Esta circunstancia acontece cuando en una actividad deportiva nos apoyamos sobre el suelo o la pista con la punta de los dedos (Gráfico 1.10)

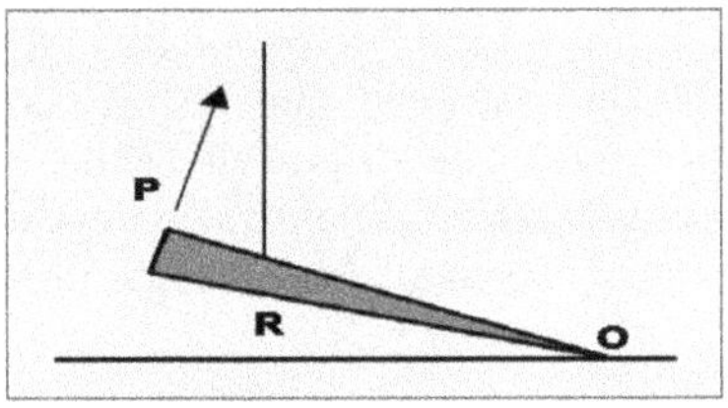
P
R
O

– Gráfico 1.10 –

Por último, en las palancas de tercer orden la articulación está en un extremo, la resistencia en el otro y la potencia entre ambas. Esta circunstancia ocurre cuando, por ejemplo, flexionamos el antebrazo sobre el brazo (Gráfico 1.11). Constituyen el grupo de mayor fuerza, siendo las más idóneas para la práctica totalidad de los movimientos deportivos (por ejemplo, en el chut de potencia en el fútbol, la articulación del tobillo, la de la rodilla y la de la cadera forman, junto con los músculos, tres palancas de este género).

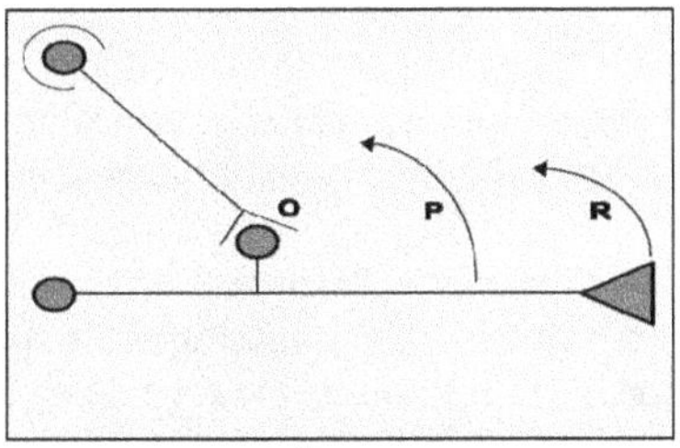
O
P
R

– Gráfico 1.11 –

Vamos a acabar este apartado añadiendo que tanto las solicitaciones como las y tensiones son nocivas para el cartílago articular, pero si se mantienen en un ámbito adecuado contribuyen a mejorar la fisiología articular. Así, mientras que las solicitaciones de flexión comprimen el cartílago y los discos o meniscos inarticulares y favorecen la expulsión del líquido sinovial (Gráfico 1.12), las de extensión permiten la penetración del líquido, lo que favorece su nutrición (Gráfico 1.13).

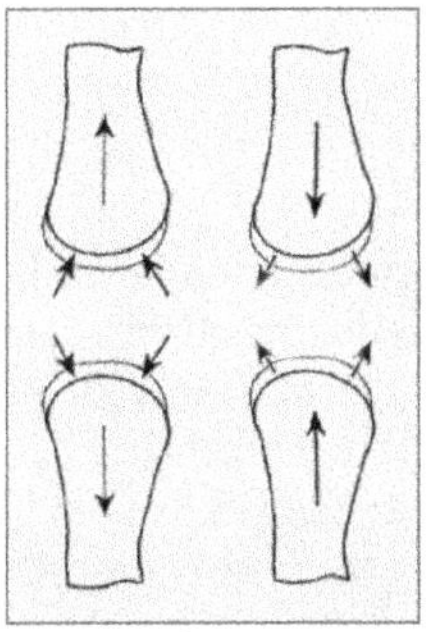

– Gráfico 1.12 –

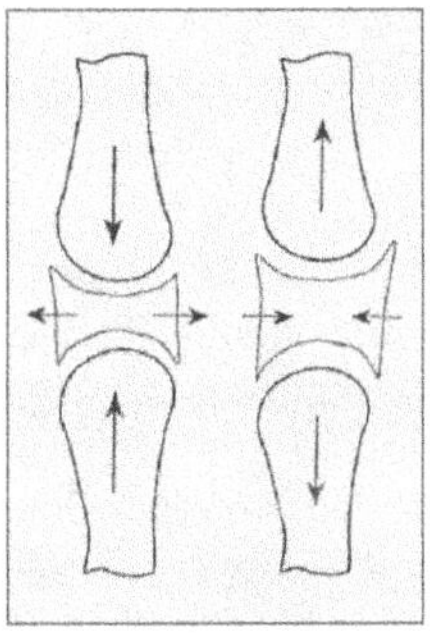

– Gráfico 1.13 –

BIOMECÁNICA DEPORTIVA MUSCULAR

Estudia los fenómenos biomecánicos estáticos y dinámicos que desencadenan los músculos. Conviene tener presente que los músculos desencadenan solicitaciones y lesiones que si bien resultan nocivas para el aparato locomotor, tienden a neutralizarlas mediante su contracción. Así, en la articulación de la cadera, la solicitación de flexión paralela que se produce durante los saltos deportivos es anulada por la acción de tirante muscular que ejerce en sentido contrario la cintiha ilio-tibial de Maissiat. Ello explica la relativa frecuencia de las lesiones que se producen en esta estructura en los saltadores de longitud. (Gráfico 1.14).

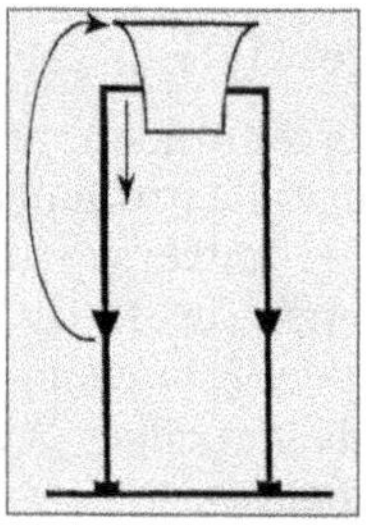

– Gráfico 1.14

Dinámicamente cualquier movimiento es producto de distintos grupos musculares conocidos como *músculos agonistas*, mientras que los encargados de estabilizar la articulación son los llamados *músculos antagonistas* y *sinérgicos*.

En consecuencia, el movimiento es el resultado final de la acción de músculos agonistas situados a diferentes niveles que constituyen lo que se denomina como *lazada muscular*, dato este a tener muy presente en cualquier técnica de entrenamiento deportivo (Gráfico 1.15).

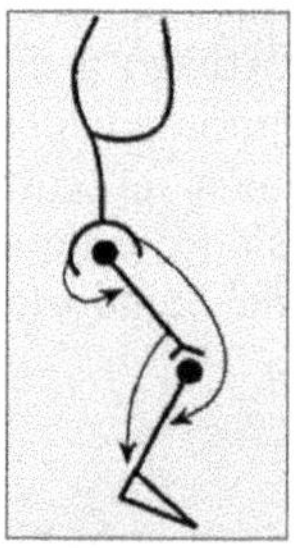

– Gráfico 1.15 –

La acción de un músculo sobre una articulación depende de las condiciones biomecánicas con que actúe. En los músculos biarticulares puede darse la circunstancia de que realicen una acción en una articulación y de sentido inverso en otra, dando lugar a lo que se conoce como *efecto paradójico de Lombard* (por ejemplo, el músculo recto anterior del muslo es extensor de la rodilla y flexor de la cadera, dato que se habrá de tener en cuenta tanto en las sesiones de entrenamiento como en la rehabilitación del músculo cuádriceps).

En un gesto deportivo, el trabajo realizado por cualquier músculo puede ser estático o dinámico. El primero se realiza mediante la contracción isométrica del músculo, no variando en este caso el origen e inserción del mismo; el segundo puede, además, ser concéntrico o excéntrico, según se aproxime o aleje el origen e inserción del músculo (Gráfico 1.16).

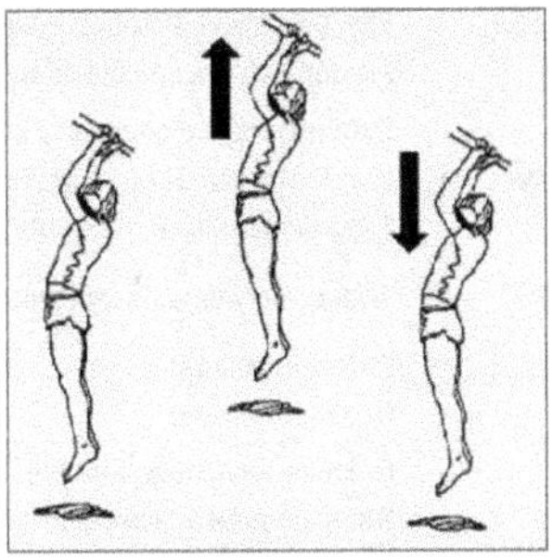

– Gráfico 1.16 –

Por último, la fuerza que desarrolla todo músculo en una actividad física o deportiva depende de los siguientes factores:

- *Sección fisiológica del músculo:* La unidad de fuerza representa la fuerza que es capaz de desarrollar un músculo por centímetro cuadrado de sección fisiológica y que equivale a 5 Kg/cm^2 (Gráfico 1.17).

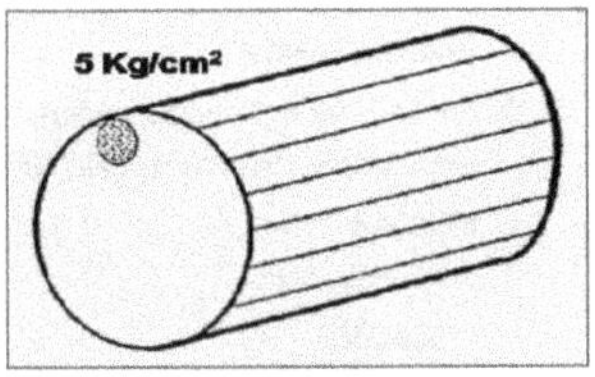
5 Kg/cm²

– Gráfico 1.17 –

- *Dirección de las fibras:* En los músculos semi-peniformes se precisan dos secciones fisiológicas para interesar todas las fibras musculares, lo que explica por qué estos músculos tienen habitualmente más fuerza que los fusiformes.
- *Distancia con que actúa el músculo respecto a la articulación que produce el movimiento:* Es evidente que un músculo que esté más alejado de la articulación que otro producirá un movimiento menos potente.
- *Longitud de las fibras musculares:* En el caso del lanzamiento de jabalina, por ejemplo, antes de efectuar el lanzamiento realiza un movimiento de hiperextensión del miembro con la finalidad de que la dimensión de las fibras musculares aumente.
- *Unidad motora:* Está representada por el número de fibras musculares que inerva cada una de las células motora. Por citar un ejemplo, en las extremidades inferiores la unidad motora es mayor que en la mano debido a que las células motoras se distribuyen por un mayor número de fibras musculares.

A continuación presentamos una tabla donde se indican los distintos grados de movimiento de las principales articulaciones implicadas en el deporte.

ARTICULACIÓN	TIPO DE MOVIMIENTO	GRADOS
Flexión de la Cadera	Flexión activa con rodilla extendida	– 90°
	Flexión activa con rodilla flexionada	– 120°
	Flexión asistida con rodilla flexionada	– 145°
Extensión de la Cadera	Extensión activa con rodilla extendida	– 20°
	Extensión activa con rodilla flexionada	– 10°
	Extensión asistida con rodilla flexionada	– 30°
Abducción de la Cadera	Abducción lateral de una pierna	– 35°
Rotación Longitudinal de la Cadera	Rotación Interna	– 60°
	Rotación Externa	– 30°
Rotación Axial de la Rodilla	Rotación axial activa interna	– 30°
	Rotación axial activa externa	– 40°
	Rotación axial pasiva interna	– 30 y – 35°
	Rotación axial pasiva externa	– 40 y – 45°
Flexión – Extensión del Tobillo	Flexión (dorsal)	– 20 y – 30°
	Extensión (flexión plantar)	– 30 y – 50°
Abducción del Tobillo	Plano horizontal	– 35 y – 45°
Pronación y Supinación del Tobillo	Pronación	– 25 y – 30°
	Supinación	– 50 y – 55°
Abducción del Hombro		180°
Rotación Axial del Hombro (brazo flexionado)	Rotación externa	– 80°
	Rotación interna	– 95°
Movimiento del hombro (plano horizontal)	Antepulsión + abducción anterior	– 140°
	Repulsión + abducción posterior	– 30°
Movimiento del Codo	Flexión activa	– 145°
	Flexión asistida	– 160°
Prono – Supinación (codo en flexión de 90°)	Pronación	– 85°
	Supinación	– 90°

MÉTODOS DE ESTUDIO

Existen numerosos métodos para estudiar el movimiento o gesto deportivo. Uno de los más utilizados consiste en el análisis tridimensional del mismo y permite seguir su evolución mediante figuras animadas o gráficas que facilitan la observación de las evoluciones del centro de gravedad corporal o descomponer el movimiento para su estudio en distintas fases que normalmente pasan desapercibidas.

REFERENCIAS BIBLIOGRÁFICAS

- Baciu, C. (1967): Anatomía Fonctionala a Aparatului Locomotor. Bucarest: National Centre Physicak Education and Sport.
- Borelli (1608 – 1679): Motu animalium.
- Braune, W. & Fischer, O. (1889): "Liber den Schwerpunkt des Menschlichen Korpers mit

SICHT AUF DIE AUSRUSTUNG DES DEUTSCHEN INFANTELISTEN". EN ABH. SÁCHS AKAD. WISS., (15) P. 11.

- CHARNLEY, J. (1959): SYMPOSIUM ON BIOMECHANICS. LONDON: INSTITUTION OF MECHANICAL ENGINEERS.
- DEMETER, A.; GAGEA, A. & ILIESCU, A. (1974): "RELATIA FORTA-VITEZA IN ATLETISM". EN REY. ED. FÍZ. SI SPORT (1).
- DYSON, G.H. (1973): MECHANICS OF ATHLETICS (6TH. ED.) LONDON: UNIVERSITY OF LONDON PRESS.
- HOCHMUTH, G. (1967): BIOMECHANIK SPOTLICHER BEWEGUNGEN. FRANKFURTH AM MAIN: WILHELM LIMPERT-VERLAG GMBH.
- JONES, R.L. (1941): "THE HUMAN FOOT. AN EXPERIMENTAL STUDY OF ITS MECHANICS AND THE ROLE OF ITS MUSCLES AND ITS LIGAMENTS IN THE SUPPORT OF THE ARCH". EN AM. ANAT. (68) P. 1.
- KANE, J.E. (1972): PSYCHOLOGICAL ASPECTS OF PHYSICAL EDUCATION AND SPORT. LONDON: ROUTLEDGE AND KEGAN PAUL.
- KRETSCHMER, E. (1921): KORPERBAU UND CHARAKTER. BERLIN: SPRINGER-VERLAG.
- PARNELL, R.W. (1958): BEHAVIOUR AND PHYSIQUE. LONDON: EDWARD ARNOLD.
- SHELDON, W.H. (1954): ATLAS OF MAN. NEW YORK: GRAMERY.
- VANDERVAEL, F. (1961): ANALYSE DES MOVEMENTS DU CORPS HUMAIN. LIEGE: DESOER.
- WILLIAMS, M. & LISSNER, H.R. (1962): BIOMECHANICS OF HUMAN MOTION. PHILADELPHIA: W.B. SAUNDERS.
- WIRHED, R. (1985): ANATOMIE ET SCIENCE DU GESTE SPORTIF. PARIS: EDITIONS VIGOT.
- WOESTYN, J. (1970): ÈTUDE DU MOUVEMENT, I. BRUXELLES: PRODIUM.

CAPÍTULO 2

NOCIONES DE CÁLCULO VECTORIAL
LA MECÁNICA

Alberto F. Ruiz Caubín, Alberto A. Ruiz Caballero,
David Bravo Brito, Ricardo Navarro Navarro

MAGNITUD

Se denomina *magnitud* a todo aquello que es susceptible de ser medido. Podemos distinguir dos tipos:

- *Primarias:* No se definen mediante una relación con otras magnitudes.
- *Secundarias:* Sí se definen mediante una relación con otras magnitudes.

Todas las magnitudes que trataremos pertenecerán a dos grupos:

- *Escalares:* Aquellas cuya medida queda completamente especificada por un número real y su unidad (masa, longitud, temperatura).
- *Vectoriales:* Son más complejas que las escalares y vienen representadas por lo que se conoce como *vector* (desplazamiento, velocidad, fuerza).

Un vector $\vec{a}$ (Gráfico 2.1) se define como un segmento orientado que se caracteriza por:

- Un *origen* o *punto de aplicación* (Punto *A*).
- Un escalar o *módulo*, *a* o $|\vec{a}|$, que viene dado por la longitud del segmento *AA'*.

  Este módulo es siempre positivo e independiente de la dirección del vector.
- Una *dirección,* dada por la recta *r* (recta soporte) que contiene al segmento *AA'*.
- Un *sentido,* que se indica mediante una punta de flecha y coincide con el recorrido desde *A* (origen) hasta *A'* (extremo).

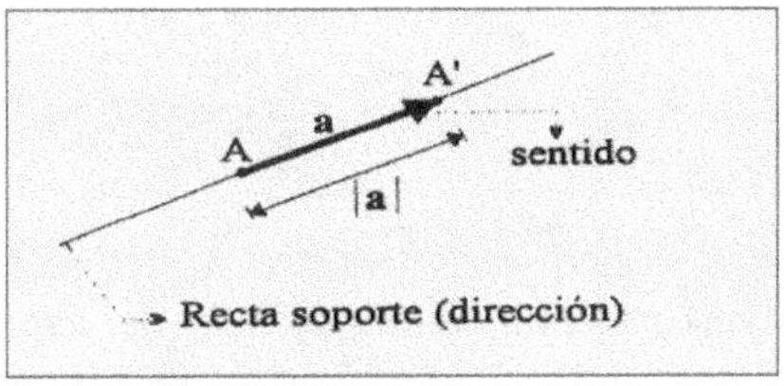
A'
a
A
sentido
|a|
Recta soporte (dirección)

– Gráfico 2.1 –

Los vectores pueden clasificarse en:

- *Libres:* Se caracterizan por su módulo, dirección y sentido, quedando indeterminado su origen (campo gravitatorio uniforme en una determinada región del espacio).
- *Deslizantes:* Además es necesario especificar la recta soporte (fuerza aplicada a un sólido rígido).
- *Localizados:* Ligados o fijos, se caracterizan además por su punto de aplicación (velocidad y aceleración de una partícula).

SUMA Y DIFERENCIA DE VECTORES

Las reglas que daremos a continuación sólo son válidas para vectores libres.

- Dos vectores libres ($\vec{a}$ y $\vec{b}$) son iguales si tienen el mismo módulo, dirección y sentido (Gráfico 2.2a).
- Un vector con igual dirección y módulo que un vector $\vec{a}$ pero con sentido opuesto recibe el nombre de *vector opuesto* y se denota por $-\vec{a}$ (Gráfico 2.2b).

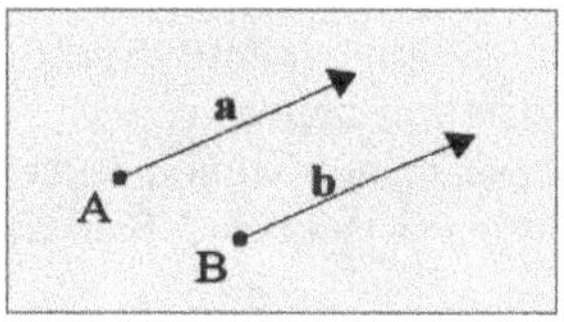
a
b
A
B

– Gráfico 2.2a –

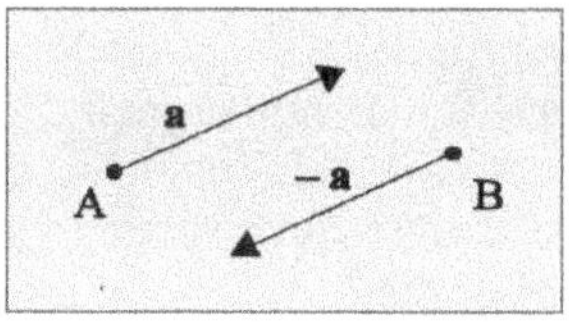
a
−a
A
B

– Gráfico 2.2b –

Dados tres vectores $\vec{a}, \vec{b}$ y $\vec{c}$, *la suma* se define como el vector $\vec{d}$ que se obtiene colocando el origen de $\vec{c}$ en el extremo de $\vec{b}$ y el origen de $\vec{b}$ en el extremo de $\vec{a}$. Uniendo el origen de $\vec{a}$ con el extremo de $\vec{c}$ y asignando el sentido desde el origen de $\vec{a}$ hacia el extremo de $\vec{c}$, obtenemos el vector suma $\vec{d}$ (*regla del polígono*) (Gráfico 2.3). Escribiremos entonces $\vec{d} = \vec{a} + \vec{b} + \vec{c}$.

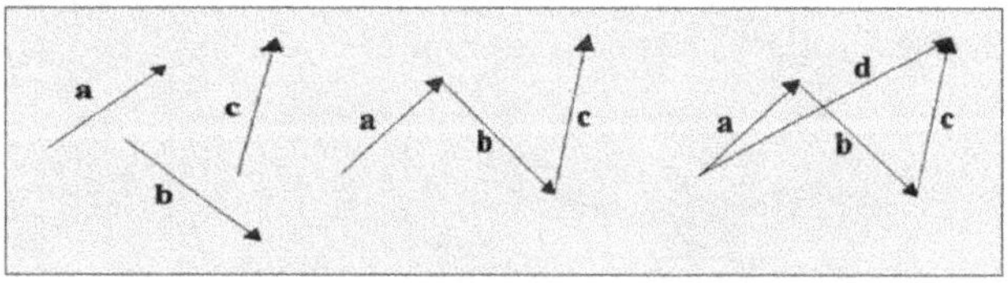
a
b
c
a
b
c
a
b
c
d

– Gráfico 2.3 –

Otra forma de sumar vectores es mediante la *regla del paralelogramo*. Con ella se obtiene la suma de dos vectores $\vec{a}$ y $\vec{b}$ llevando el origen de $\vec{b}$ a $\vec{a}$ y completando el paralelogramo trazando los lados paralelos a ambos vectores. Por último, uniendo el origen común con el vértice opuesto del paralelogramo se obtiene el vector suma $\vec{c}$ (Gráfico 2.4). Esto es, $\vec{c} = \vec{a} + \vec{b}$.

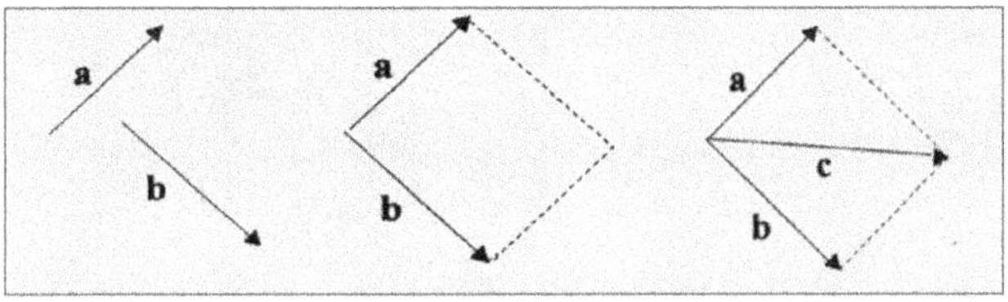
a
b
a
b
a
c
b

– Gráfico 2.4 –

Dados dos vectores $\vec{a}$ y $\vec{b}$, la *diferencia* se define como el vector $\vec{c}$ que se obtiene de sumar $\vec{a}$ con el opuesto de $\vec{b}$ (Gráfico 2.5). Es decir, $\vec{c} = \vec{a} - \vec{b} = \vec{a} + \left(-\vec{b}\right)$.

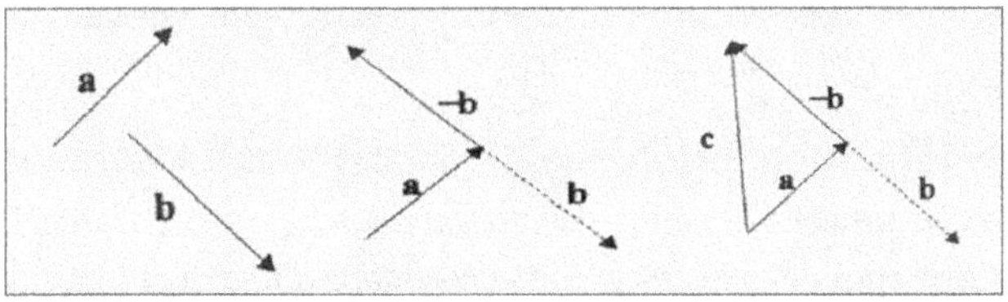
a
b
-b
a
b
-b
c
a
b

– Gráfico 2.5 –

PRODUCTO DE UN VECTOR POR UN ESCALAR

El producto de un vector $\vec{a}$ por un escalar k se define como un vector $\vec{e}$ que tiene un modulo k veces el de $\vec{a}$, la dirección de $\vec{a}$ y un sentido que depende del signo del escalar (Gráfico 2.6). Así pues, $\vec{e} = k\,\vec{a} = \vec{a}\,k$.

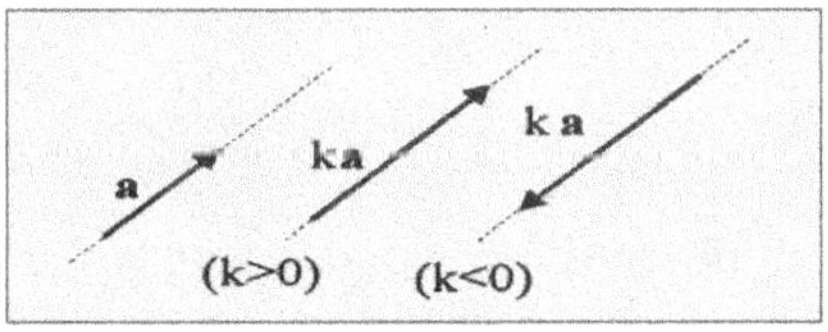
a
ka
k a
(k>0)
(k<0)

– Gráfico 2.6 –

TRIEDRO DE REFERENCIA

Se denomina triedro de referencia a tres ejes perpendiculares que se cortan en un punto llamado *origen del triedro de referencia*. Notaremos a los ejes por X, Y y Z y a los vectores unitarios asociados como $\vec{u}_x, \vec{u}_y$ y $\vec{u}_z$. Podemos distinguir dos tipos:

- *Levógiro* (a izquierdas).
- *Dextrógiro* (a derechas).

Ambos se pueden representar con la mano correspondiente (Gráficos 2.7a y 2.7b) haciendo coincidir el dedo índice con el eje X, el dedo corazón con el eje Y y el pulgar con el eje Z.

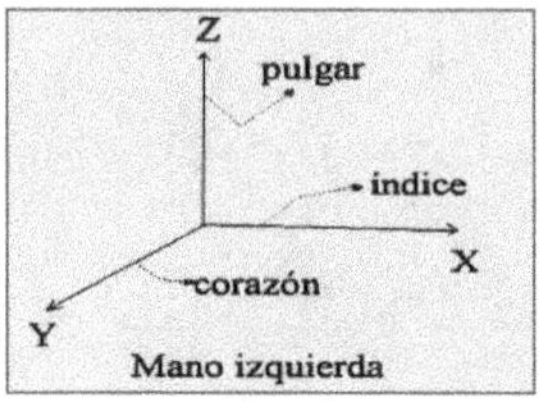
Z
pulgar
índice
X
corazón
Y
Mano izquierda

– Gráfico 2.7a –

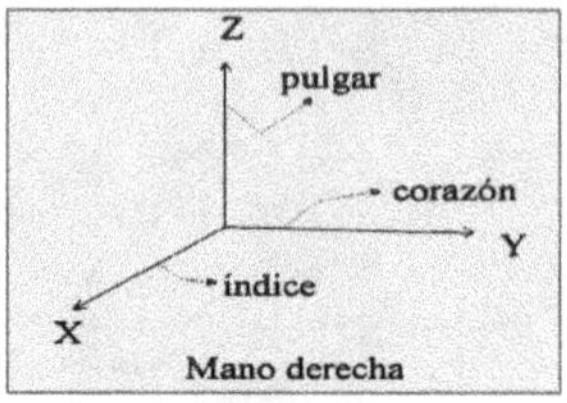
Z
pulgar
corazón
Y
índice
X
Mano derecha

– Gráfico 2.7b –

En adelante trabajaremos únicamente con triedros de referencia dextrógiros y anotaremos los vectores $\vec{u}_x, \vec{u}_y$ y $\vec{u}_z$ como $\vec{i}, \vec{j}$ y $\vec{k}$, respectivamente. Es lo que denominaremos como *triedro cartesiano* y en él, la posición de un punto P del espacio puede referirse respecto del triedro mediante las siguientes variables:

- (x, y, z): Corresponde al *Sistema de Coordenadas Cartesianas* (Gráfico 2.8a).
- (r, φ, θ): Corresponde al *Sistema de Coordenadas Esféricas* (Gráfico 2.8b).
- (ρ, φ, z): Corresponde al *Sistema de Coordenadas Cilíndricas* (Gráfico 2.8c).

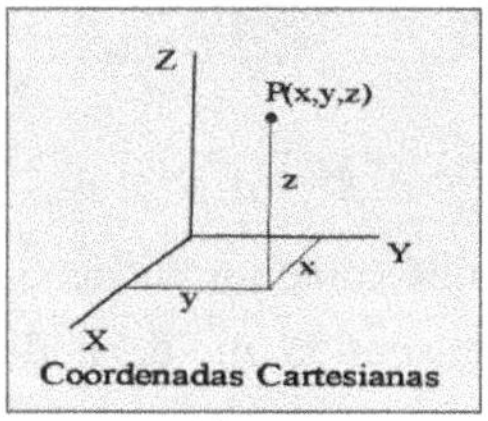
Z
P(x,y,z)
z
Y
x
y
X
Coordenadas Cartesianas

– Gráfico 2.8a –

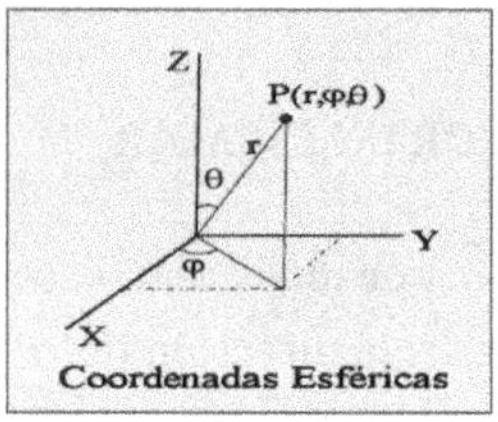
Z
P(r,φ,θ)
r
θ
Y
φ
X
Coordenadas Esféricas

– Gráfico 2.8b –

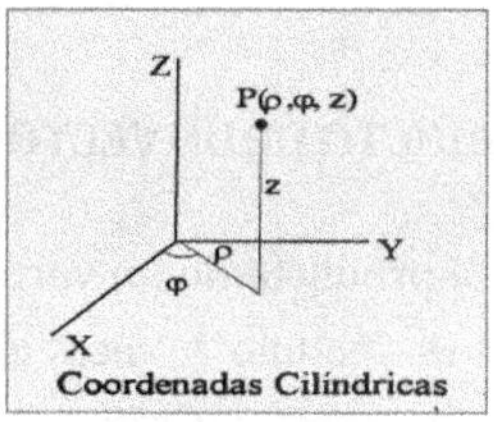
Z
P(ρ,φ, z)
z
Y
ρ
φ
X
Coordenadas Cilíndricas

– Gráfico 2.8c –

COMPONENTES CARTESIANAS DE UN VECTOR

Sean un sistema de coordenadas de referencia y un vector $\vec{a}$. Gráficamente se puede observar que podemos obtener $\vec{a}$ como la suma de tres vectores dirigidos sobre los ejes X, Y y Z, que son $\vec{a}_x, \vec{a}_y$ y $\vec{a}_z$ respectivamente (Gráfico 2.9).

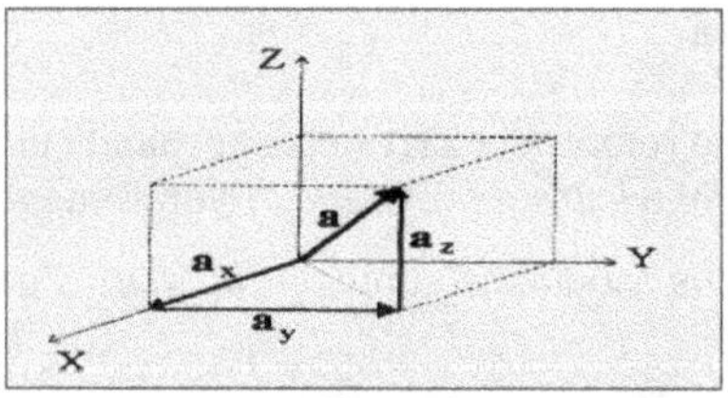
Z
a
a_z
a_x
Y
a_y
X

– Gráfico 2.9 –

A las proyecciones sobre los ejes X, Y y Z $(\vec{a}_x, \vec{a}_y, \vec{a}_z)$ se les denomina *componentes cartesianas de* $\vec{a}$ y la expresión analítica de $\vec{a}$ en un sistema de coordenadas cartesianas es:

$$\vec{a} = a_x \vec{i} + a_y \vec{j} + a_z \vec{k} \quad = \quad a\left(\cos\alpha_x \vec{i} + \cos\alpha_y \vec{j} + \cos\alpha_z \vec{k}\right)$$

siendo $\vec{i}, \vec{j}$ y $\vec{k}$ los vectores unitarios dirigidos según los ejes X, Y y Z del triedro, tal que:

$$\left|\vec{i}\right| = \left|\vec{j}\right| = \left|\vec{k}\right| = 1$$

Otra forma de expresar el vector $\vec{a}$ en un sistema de coordenadas cartesianas (Gráfico 2.10) es:

$$\vec{a} = \left(a_x, a_y, a_z\right) \quad = \quad \left(\cos\alpha_x, \cos\alpha_y, \cos\alpha_z\right)$$

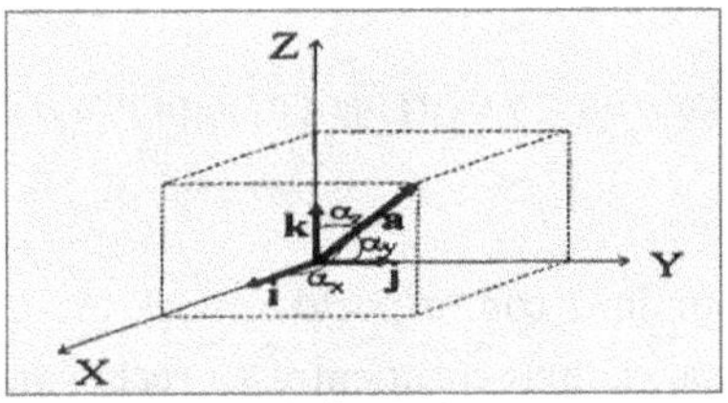
Z
Y
X
k
a
i
j

– Gráfico 2.10 –

PRODUCTO ESCALAR DE DOS VECTORES

Dados $\vec{a}$ y $\vec{b}$, su producto escalar se define como:

$$\vec{a} \cdot \vec{b} = a \cdot b \cdot \cos\alpha$$

El *significado geométrico* del producto escalar es que dicho producto es igual al módulo de uno de ellos por la proyección del otro sobre él (Gráfico 2.11).

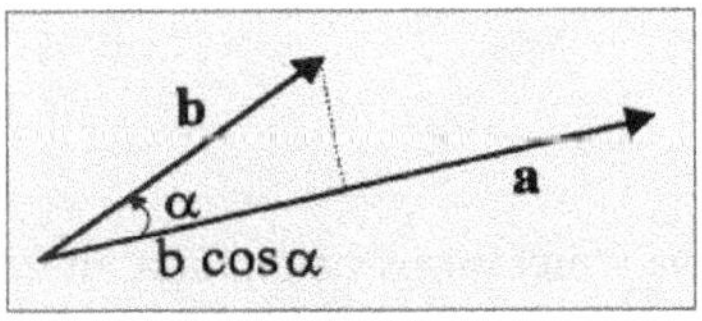
b
α
a
b cosα

– Gráfico 2.11 –

PRODUCTO VECTORIAL DE DOS VECTORES

Dados $\vec{a}$ y $\vec{b}$, su producto vectorial se define como un vector $\vec{c}$, perpendicular al plano determinado por $\vec{a}$ y $\vec{b}$, de módulo el producto de sus módulos por el seno del ángulo que forman y sentido dado por el avance de un tornillo de rosca derecha que se hace girar llevando $\vec{a}$ sobre $\vec{b}$ siguiendo el menor ángulo (Gráfico 2.12).

$$\vec{c} = \vec{a} \cdot \vec{b} \; ; \; c = a \cdot b \cdot sen\,\alpha$$

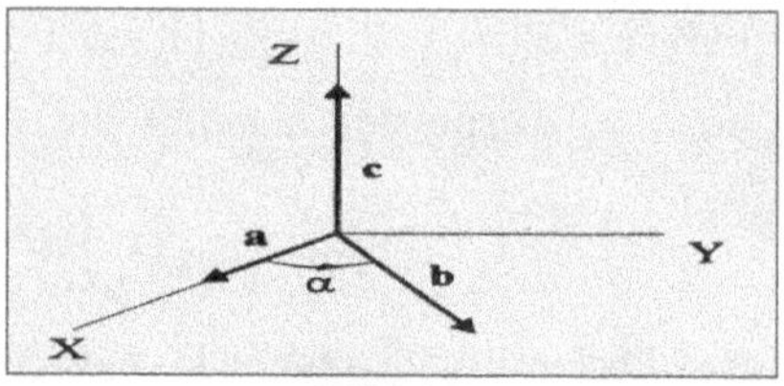
Z
c
a
α
b
Y
X

– Gráfico 2.12 –

MOMENTO DE UN VECTOR CON RESPECTO A UN PUNTO

El momento ($\vec{M}_o$) de un vector $\vec{a}$ (deslizante o ligado) con respecto a un punto *O* se define como:

$$\vec{M}_o = \vec{r} \cdot \vec{a}$$

Siendo $\vec{r}$ un vector con origen en *O* y extremo en un punto *A* cualquiera de la recta soporte de $\vec{a}$.

El módulo del momento de $\vec{a}$ con respecto a *O*, $\vec{M}_o$, se obtiene multiplicando el módulo de $\vec{a}$ por la distancia más corta entre su recta soporte y el punto O, d (Gráfico 2.13).

$$M_o = a \cdot r \cdot sen\alpha = a \cdot d$$

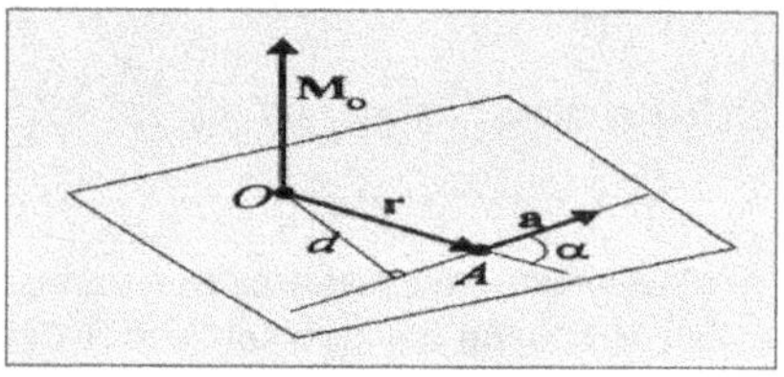
M$_o$
O
r
a
d
A
α

– Gráfico 2.13 –

MECÁNICA

Los factores biológicos y mecánicos tienen una influencia mutua y esto se ve claramente en la misma construcción de los huesos, de las articulaciones y de los músculos, la cual se ajusta en gran medida a la función mecánica del cuerpo.

La Biomecánica (*Bios* = vida y *Mechane* = medio) estudia los movimientos tanto del hombre como de los animales desde el punto de vista de la Mecánica. Por consiguiente, el objeto de la investigación biomecánica es el movimiento mecánico, esto es, el cambio de lugar de una parte de la masa del hombre o del animal. Sin embargo, la experiencia nos enseña que los conocimientos básicos de la Mecánica suelen olvidarse y sin un conocimiento suficiente de la misma no puede comprenderse la Biomecánica.

El movimiento es, posiblemente, uno de los primeros fenómenos físicos que conocemos, así como las fuerzas quizá sean las primeras magnitudes con las que experimentamos y justamente la Mecánica tiene por objetivo establecer la relación entre el cambio de movimiento y las fuerzas con el propósito de desarrollar los procedimientos fundamentales que permitan enfocar adecuadamente los sucesos cotidianos en los que están presentes movimientos y fuerzas.

Pero ¿qué se entiende por movimiento? El movimiento es un fenómeno relativo, lo cual quiere decir que, tanto para expresar el concepto de reposo como el de movimiento, previamente ha de determinarse un *sistema de referencia* que se considere *fijo* y referir al mismo la posición del móvil, por lo que si varía la posición de éste con respecto al sistema de referencia habrá movimiento y en caso contrario el móvil estará en reposo.

Para seguir las pautas metodológicas podemos estudiar por bloques la Mecánica. Estos bloques son:

- *Dinámica:* Estudia cuáles son las causas de los diferentes tipos de movimiento y sus leyes. Es decir, estudia las fuerzas como causas capaces de modificar el estado de reposo o de movimiento de un cuerpo o de producirle una deformación.
- *Estática:* Tiene por objeto determinar la resultante general de todas las fuerzas que actúan sobre un cuerpo con el fin de establecer las condiciones de equilibrio del mismo.
- *Cinemática:* Estudia el movimiento según sus características pero sin tener en cuenta las causas que lo producen y tiene por objetivo saber dónde se encuentra en cada instante el cuerpo que se mueve y cómo se mueve, por lo que deberemos disponer de una ecuación que permita relacionar la posición del cuerpo con el tiempo, dicha ecuación se denomina *ley del movimiento.* Al mismo tiempo nos interesará conocer el itinerario (trayectoria) seguido por el móvil, su velocidad en cada instante, la aceleración, etc.

Por último, es necesario elegir un criterio para clasificar los movimientos. En consecuencia y según el tipo de trayectoria, los movimientos pueden ser rectilíneos o curvilíneos y según el vector de aceleración pueden ser uniformes o no uniformes (variados). Así pues, el movimiento puede ser *rectilíneo* o *curvilíneo* y *uniforme* o *variado* (Gráfico 2.14).

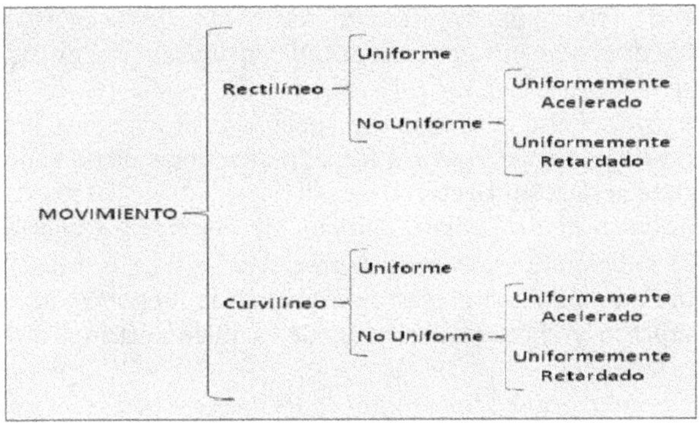
MOVIMIENTO
Rectilíneo
Uniforme
No Uniforme
Uniformemente Acelerado
Uniformemente Retardado
Curvilíneo
Uniforme
No Uniforme
Uniformemente Acelerado
Uniformemente Retardado

– Gráfico 2.14 –

LEYES DE LA MECÁNICA CLÁSICA (NEWTON)

La Mecánica es la base sobre la que se apoya el resto de la Física. Hasta que Galileo y Newton no establecieron las leyes de la Mecánica no fue posible un conocimiento coherente de los fenómenos físicos. Estas leyes son de alcance universal y se aplican tanto al movimiento de un satélite en órbita alrededor de la Tierra como el movimiento de un atleta alrededor de una pista.

Incluidos los de los seres humanos y los de los animales, todos los movimientos de un cuerpo material obedecen, sin excepción alguna, a las leyes de la Mecánica porque cada movimiento mecánico comprende un cambio de lugar en el tiempo y en el espacio de una parte de la masa.

La Dinámica se fundamenta en tres principios incluidos inicialmente por Galileo y posteriormente serían enunciados por Newton (1687) en el que probablemente es el libro más famoso de toda la historia de la Física: *Philosophiae Naturalis Principia Methematica*, y todos ellos han sido plenamente confirmados por la experiencia (Gráfico 2.15).

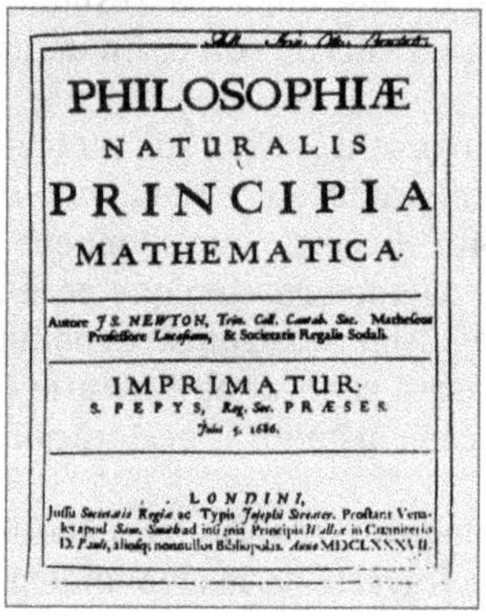

PHILOSOPHIÆ
NATURALIS
PRINCIPIA
MATHEMATICA.

Autore J. S. NEWTON, Trin. Coll. Cantab. Soc. Matheseos Professore Lucasiano, & Societatis Regalis Sodali.

IMPRIMATUR.
S. PEPYS, Reg. Soc. PRÆSES.
Julii 5. 1686.

LONDINI,
Jussu Societatis Regiæ ac Typis Josephi Streater. Prostant Venales apud Sam. Smith ad insignia Principis Walliæ in Cœmiterio D. Pauli, aliosq; nonnullos Bibliopolas. Anno MDCLXXXVII.

– Gráfico 2.15 –

El enunciado original de dichos principios es el siguiente:

- *Lex I. Corpus omne perseveraret in statu suo quiescendi vel movendi uniformiter in directum, nisi quatemus illud a viribus impressis cogitur statum suum mutare.*
  Todo cuerpo seguirá en estado de reposo o de movimiento uniforme en línea recta a menos que sea forzado a cambiar dicho estado por fuerzas que actúen sobre él.
- *Lex II. Mutationem motus proportionallem esse vi motrice impressae et fieri secundum lineam rectam, qua vis illa imprimitur.*
  El cambio de movimiento es proporcional a la fuerza motriz que se le ha impreso y sigue la dirección de la línea recta en que se le imprime la fuerza.
- *Lex III. Actione contrariam semper et aequalem esse reactionem sive corporum actiones in se mutuo semper esse aequales et in partes contrarias dirigi.*

> A toda acción se opone siempre una reacción igual. O bien, las acciones recíprocas de dos cuerpos, uno sobre otro, son siempre iguales y dirigidas hacia las partes opuestas.

A continuación analizaremos con algo más de detalle cada uno de estos principios expresándolos, además, en un lenguaje más actual.

PRIMER PRINCIPIO: PRINCIPIO DE INERCIA

> *Si sobre un cuerpo no actúa fuerza alguna o la resultante de las fuerzas que actúan sobre él es nula y no forma un par de fuerzas, permanecerá indefinidamente en estado de reposo o de movimiento rectilíneo uniforme.*

Si bien la primera parte de este principio es evidente la segunda ya no lo parece tanto, puesto que, como todos sabemos, cuando un cuerpo se mueve termina parándose debido al rozamiento, pero lo cierto es que si llegásemos a alcanzar un pulimento perfecto la fuerza de rozamiento sería nula y el cuerpo no se detendría.

SEGUNDO PRINCIPIO: PRINCIPIO FUNDAMENTAL DE LA MECÁNICA DE NEWTON

> *Si sobre un cuerpo actúa una fuerza, o varias cuya resultante no sea nula, se le comunica una aceleración que es directamente proporcional a la fuerza aplicada e inversamente proporcional a una cualidad característica denominada "masa inerte".*

$$\vec{F} = m \cdot \vec{a}$$

En el Sistema Internacional, las unidades utilizadas para mediar la fuerza son el *Newton* (N) y el *kilopondio* o *kilogramo-fuerza* (kgf) o *kilogramo-peso* (kgp) (1 kp = 9.8N).

- Concepto Dinámico de Fuerza: Surge de forma inmediata de la relación $\vec{F} = m \cdot \vec{a}$, pues nos permite afirmar que si un cuerpo se mueve animado por una aceleración $\vec{a}$, es porque sobre él actúa una fuerza $\vec{F}$ en su misma dirección y sentido.

  La misma ecuación nos indica que el Primer Principio no es más que un caso particular del Segundo, pues si $\vec{F} = 0 \rightarrow \vec{a} = 0$. Luego, o el cuerpo está en reposo o en movimiento rectilíneo y uniforme.
- Concepto Dinámico de Masa: Como $m = F/a$, entonces *masa inerte de un cuerpo es la relación que existe entre el valor de la fuerza aplicada a dicho cuerpo y la aceleración que con ella adquiere* y físicamente representa la oposición que todo cuerpo presenta al adquirir una aceleración cuando se le aplica una fuerza.
- Peso de un Cuerpo: En las proximidades de la Tierra todos los cuerpos caen libremente con una aceleración de valor g = 9.8 m/s^2, ya que están sometidos a la acción de una fuerza que es su propio peso ($\vec{P}$). De acuerdo con la Segunda Ley:

$$\vec{P} = m \cdot \vec{g}$$

siendo *m* la masa gravitatoria del cuerpo.

Experimentalmente se ha llegado a la conclusión de que las masas gravitatoria e inerte de un cuerpo tienen el mismo valor.

TERCER PRINCIPIO: PRINCIPIO DE ACCIÓN Y REACCIÓN

Si un cuerpo actúa sobre otro con una fuerza (acción), éste reacciona contra el primero con una fuerza igual, de la misma dirección y de sentido contrario (reacción).

$$\vec{F}_{acción} = -\vec{F}_{reacción}$$

Esta Ley nos lleva a considerar que no puede existir una fuerza aislada (acción), sino que ha de ir acompañada siempre de la reacción. Así, hemos de considerar, por ejemplo, que si la Tierra atrae a un cuerpo, la Tierra también es atraída igualmente por el cuerpo; asimismo, si un imán atrae a un trozo de hierro, éste también atraerá al imán con la misma intensidad.

El efecto se observa "sólo" en un sentido debido a la diferencia de las masas. En definitiva, *siempre hemos de considerar las fuerzas por parejas.*

MECÁNICA RELATIVISTA

Albert Einstein (1879 - 1955) enunció el *Principio de Relatividad* como dos postulados:

1 *Todas las leyes de la naturaleza deben ser las mismas para observadores inerciales, es decir, que se mueven con velocidad constante unos respectos de otros.*
2 *En cualquier sistema de referencia inercial la velocidad de la luz es siempre la misma.*

Sin embargo, aunque las numerosas modificaciones que la teoría de Einstein introdujo en las leyes de la Física Clásica resultan insignificantes en la vida práctica, existe un campo dentro de la Física, el de las partículas elementales, donde resulta sencillo alcanzar velocidades próximas a las de la luz debido a su pequeña masa. Es justamente aquí donde la Teoría de la Relatividad ejerce un dominio de aplicación prácticamente absoluto, ya que, de acuerdo con dicha teoría y según la expresión que ahora veremos, la masa de los cuerpos no es absolutamente constante, sino que varía con la velocidad.

$$m = \frac{m_o}{\sqrt{1 - \frac{v^2}{c^2}}}$$

donde:

m_o, representa la *masa del móvil en reposo.*
v, representa la *velocidad del móvil.*
c, representa la *velocidad de la luz* ($c = 3 \times 10^8$ m/s.).

La variación de la masa sólo es apreciable cuando el cuerpo se mueve a una velocidad próxima a la de la luz, aunque en nuestro caso podemos considerar la masa como constante.

Einstein dedujo la expresión $E = m \cdot c^2$, la cual nos da la energía total de una partícula (sin contar la energía potencial) siendo *m* la masa relativa y *c* la velocidad de la luz. Para alcanzar la velocidad de la luz sería necesario comunicar a la partícula una cantidad de energía infinita, luego una partícula con masa jamás no podrá alcanzar la velocidad de la luz.

MECÁNICA CUÁNTICA

Es una amplia teoría del movimiento de las partículas de tamaño atómico, para la cuales la Mecánica Cuántica es equivalente a la Mecánica Clásica de Newton.

A finales del siglo XIX, los físicos, satisfechos con sus descubrimientos, llegaron a pensar que el edificio de las Ciencias Físicas estaba prácticamente acabado. Sin embargo, ciertas experiencias relacionadas con el movimiento de las partículas elementales resultaron determinantes para que ese edificio que se pensaba prácticamente terminado se derrumbase con gran estrépito ante los asombrados ojos de los investigadores. En efecto, ni siquiera con la mecánica newtoniana se podían explicar fenómenos como, por ejemplo, el efecto fotoeléctrico, la teoría de la Relatividad o los espectros continuos de emisión y desde entonces las cosas no han sido tan fáciles como se creía en un principio, pero sí mucho más divertidas. Veamos algunas de esas experiencias.

De los muchos problemas que se abordaron uno de los más complejos fue el relacionado con la interpretación de la distribución de la radiación emitida por un cuerpo, ya que se trataba de romper con las leyes y teorías de la Física Clásica. Así, en 1910, Max Planck enunció su universalmente aceptada *Ley de Radiación*, según la cual la luz está cuantizada, siendo emitida o absorbida en "paquetes" que son múltiplos enteros del "cuanto" de energía. También los trabajos de Heinrich Hertz sobre el efecto fotoeléctrico o de Arthur Compton con el "efecto Compton", contribuyeron a establecer la concepción actual de la luz, a la que se atribuye un comportamiento dual: como onda y como corpúsculo.

Al profundizar en el estudio de estas dos experiencias se llegó a caracterizar la energía y el momento lineal de una nueva partícula que no tiene masa, el *fotón*, por lo que no resulta posible calcular su energía cinética con la expresión clásica y lo mismo ocurre con las otras partículas elementales (protón, electrón y neutrón), que cuando se mueven a velocidades próximas a la de la luz su comportamiento tampoco se ajusta a las ecuaciones clásicas.

En resumen, la Mecánica de Newton (también llamada Clásica) presenta dos limitaciones en su campo de aplicabilidad. Es preciso que:

1 *La velocidad de las partículas sea pequeña en comparación con la velocidad de la luz. En caso contrario se utilizará la Mecánica Relativista.*

2 *Las partículas no sean de tamaño atómico o subatómico. En caso contrario será preciso recurrir a la Mecánica Cuántica.*

Por lo tanto, podemos concluir que la Mecánica Clásica se ocupa del estudio de fenómenos que tienen lugar a escalas no microscópicas y a velocidades muy alejadas de la de la luz.

CAPÍTULO 3

APLICACIONES BIOMECÁNICAS

Alberto F. Ruiz Caubín, Estrella Mª. Brito Ojeda,
José A. Ruiz Caballero, Manuel E. Navarro Valdivielso

LAS PALANCAS EN EL APARATO LOCOMOTOR HUMANO

El aparato locomotor es el órgano del cuerpo humano encargado de producir movimiento. Es decir, que podemos establecer un paralelismo entre los distintos elementos anatómicos corporales y los distintos elementos mecánicos de una máquina adaptada al movimiento, por lo que el aparato locomotor puede ser estudiado desde el punto de vista de la Mecánica (Gráfico 3.1a y b).

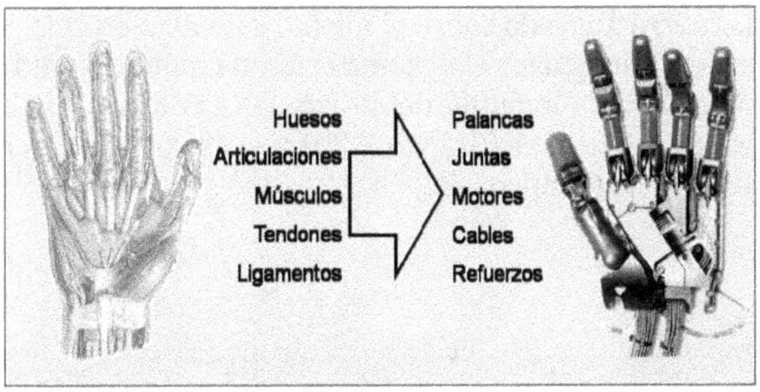
Huesos
Articulaciones
Músculos
Tendones
Ligamentos
Palancas
Juntas
Motores
Cables
Refuerzos

– Gráfico 3.1a –

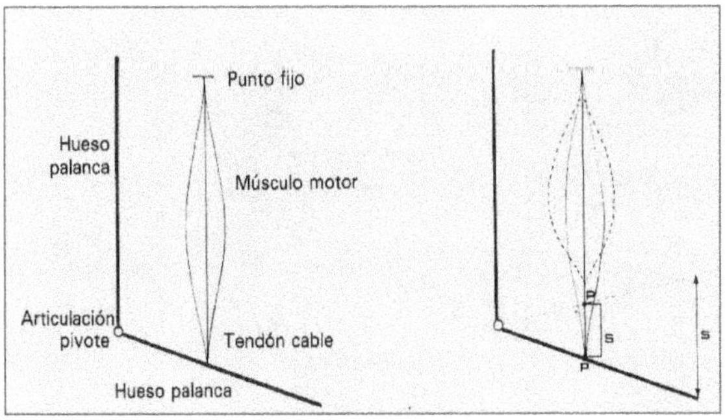
Punto fijo
Hueso palanca
Músculo motor
Articulación pivote
Tendón cable
Hueso palanca
P
P
S
S

– Gráfico 3.1b –

En (3.1b) se observa que el músculo, al contraerse, desplaza el punto de inserción del tendón haciendo que la palanca ejecute un determinado movimiento angular. A su vez, el hueso amplifica el movimiento del músculo y mientras el punto de inserción del tendón sufre el desplazamiento *S*, el extremo de la palanca realiza el *S'*, que es claramente mayor.

La *palanca* es una máquina simple constituida por una barra rígida vinculada a un punto fijo llamado *fulcro* (*F*) y a la que se aplican dos fuerzas: una resistente (*resistencia*) (*R*) y otra motriz (*potencia*) (*P*).

En el estudio de las palancas se debe determinar el equilibrio de ambas fuerzas según su posición respecto al fulcro, por lo que será necesario definir dos nuevos elementos: la distancia desde el fulcro al punto de aplicación de la potencia (*brazo de la potencia*) (b_p) y la distancia desde el fulcro al punto de aplicación de la resistencia (*brazo de la resistencia*) (b_r).

Un sistema de este tipo se halla en equilibrio de fuerzas cuando $P \times b_p = R \times b_r$ y según la disposición relativa entre los elementos de la palanca, existen tres tipos o géneros:

PRIMER GÉNERO (INTER-FIJA)

El fulcro siempre se encuentra entre la potencia y la resistencia y como se puede ver en el gráfico siguiente, en un sistema en equilibrio la longitud del brazo de la palanca y la fuerza aplicada sobre el mismo se hallan en relación inversa. Así, cuando ambos brazos son iguales el sistema está en equilibrio para fuerzas iguales (Gráfico 3.2a), si se dobla la longitud del brazo de la potencia también se dobla la resistencia que se puede vencer (Gráfico 3.2b) y si se reduce a la mitad ocurre lo mismo para la resistencia (Gráfico 3.2c).

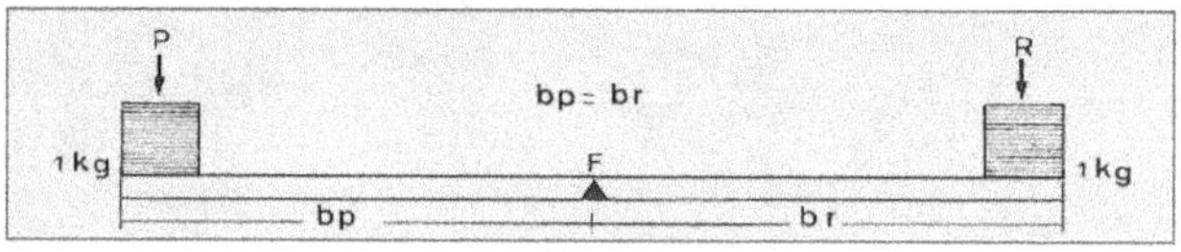
P
R
bp= br
1 kg
F
1 kg
bp
br

– Gráfico 3.2a –

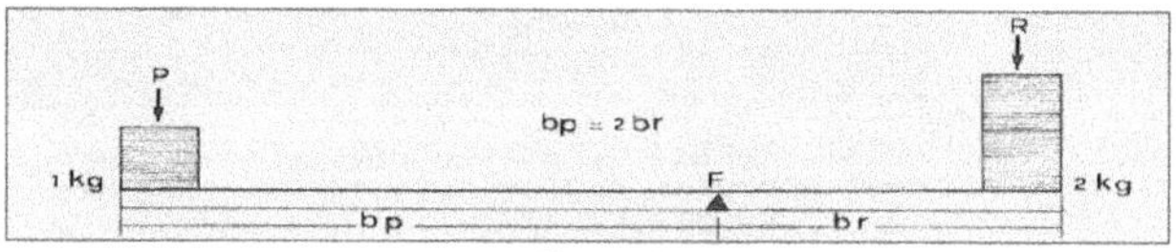
R
P
bp = 2 br
1 kg
F
2 kg
bp
br

– Gráfico 3.2b –

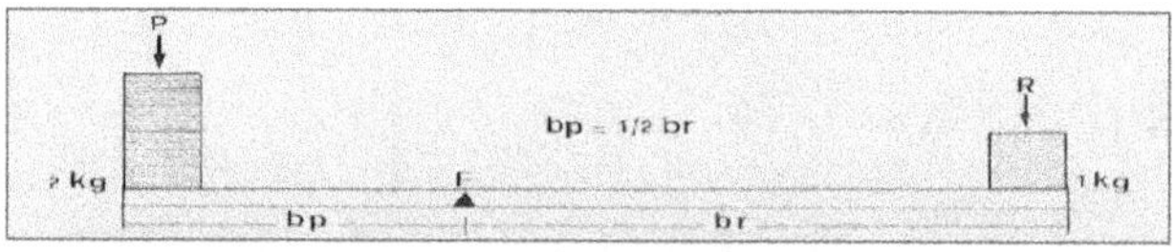
P
R
bp = 1/2 br
2 kg
F
1 kg
bp
br

– Gráfico 3.2c –

En este último caso es fácil observar que el hueso representa una palanca desfavorable para la potencia, puesto que debe aplicarse una fuerza muy grande para vencer una resistencia limitada. Sin embargo, esta desventaja se recupera rápidamente si tenemos en cuenta los desplazamientos de los puntos de aplicación de ambas fuerzas, ya que los pequeños desplazamientos (S_p) de *P* producen grandes desplazamientos (S_r) de *R* (Gráfico 3.3).

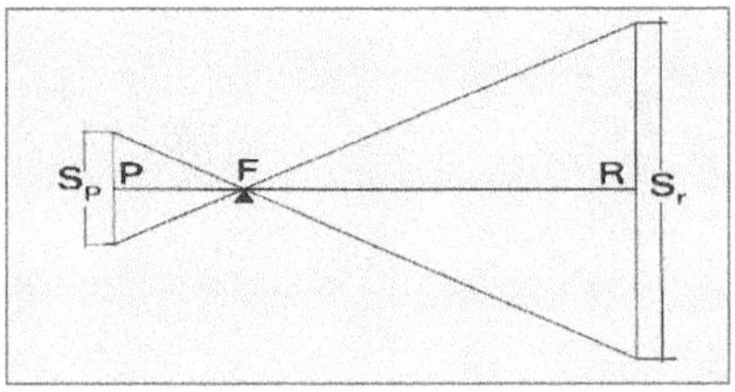
S_p
P
F
R
S_r

– Gráfico 3.3 –

Este tipo de palanca favorable al movimiento es utilizada a menudo por el aparato locomotor, ya que la potencia que se aplica a las palancas es desarrollada por la musculatura, que tiene una capacidad de contracción de longitud limitada (entre el 20 y el 25% de la longitud total del músculo, es decir, unos pocos centímetros) mientras que las extremidades realizan movimientos amplios, por lo que los huesos deben asumir el papel de "amplificador" del movimiento. Un ejemplo de ello sería el movimiento de extensión del antebrazo con respecto al brazo (Gráfico 3.4).

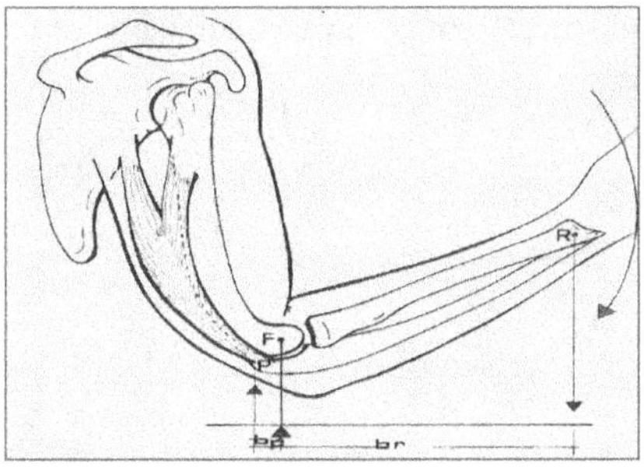

– Gráfico 3.4 –

Como vemos, el fulcro se encuentra en la articulación del codo; la potencia se debe a la contracción del tríceps braquial, que se inserta posteriormente a la articulación; por último, la resistencia, que se encuentra localizada en el baricentro del antebrazo, en situación anterior a la articulación depende del peso de la extremidad a desplazar.

SEGUNDO GÉNERO (INTER-RESISTENTE)

En las palancas de este tipo la resistencia se localiza entre la potencia y el fulcro. En ellas el brazo de la potencia es siempre mayor que el de la resistencia, por lo que es favorable a la fuerza aplicada. Pero esto implica que los desplazamientos del punto de aplicación de la resistencia sean siempre menores a los de la potencia (Gráfico 3.5).

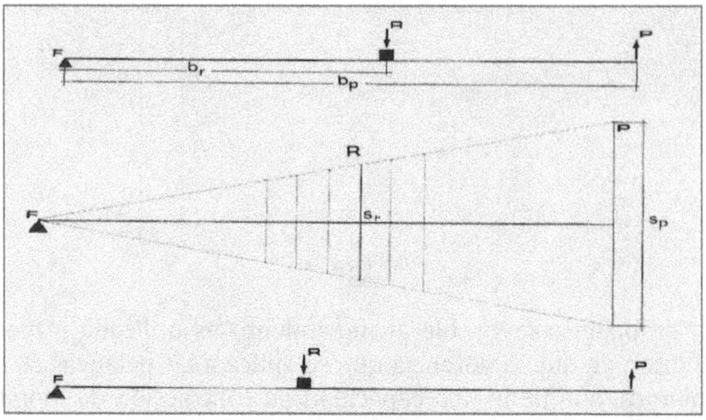
F
R
P
b_r
b_p
R
F
s_r
s_p
P
F
R
P

– Gráfico 3.5 –

Un ejemplo de palanca de este género lo tenemos en la extensión plantar del pie (es decir, en la acción de ponerse de puntillas). En este cao el fulcro, o punto fijo, se localiza en el punto de inserción de la musculatura sobre el calcáneo por medio del tendón de Aquiles y la resistencia viene determinada por el peso del cuerpo a levantar, que carga sobre la articulación tibio-peroeno-astragalina (Gráfico 3.6).

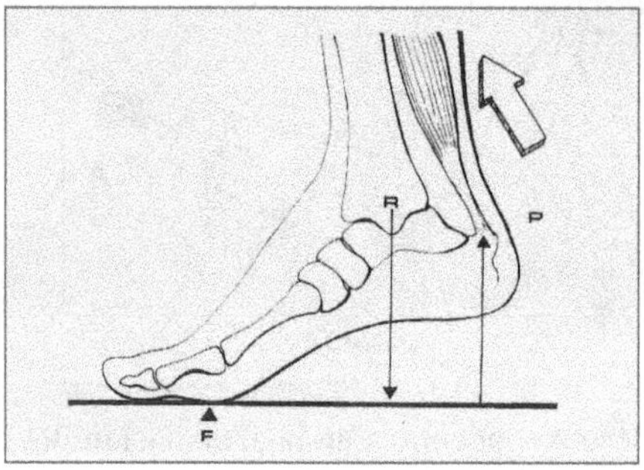
R
P
F

– Gráfico 3.6 –

TERCER GÉNERO (INTER-POTENTE)

En este último género, la potencia se localiza entre la resistencia y el fulcro (Gráfico 3.7).

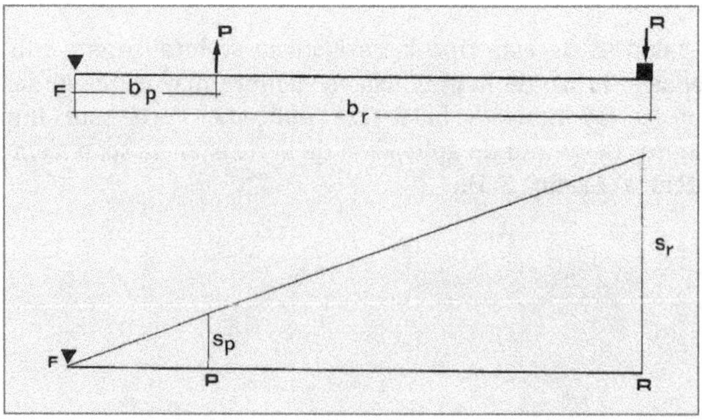
P
R
F
b_p
b_r
s_r
s_p
F
P
R

– Gráfico 3.7 –

Ser siempre desfavorable a la aplicación de la fuerza pero favorable a la producción de movimiento es la característica de este tipo de palanca y un ejemplo en el aparato locomotor, donde son más frecuentes, es la flexión del antebrazo sobre el brazo, donde el fulcro de halla en la articulación del codo; la potencia en la inserción del bíceps braquial y la resistencia se determina por el peso del antebrazo y se localiza en el baricentro de éste (Gráfico 3.8).

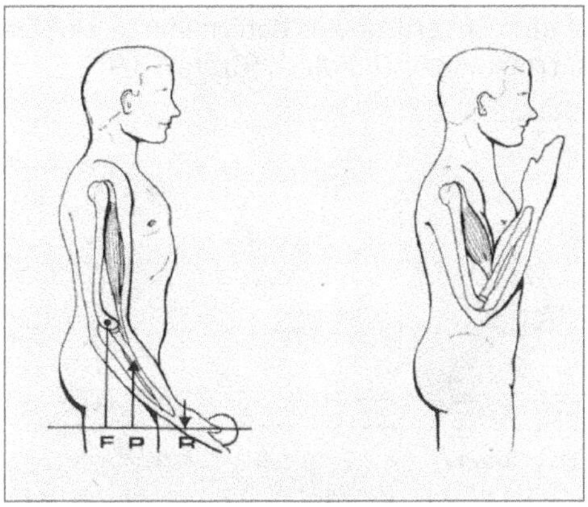
F
P
R

– Gráfico 3.8 –

MEDIDA DE LA VELOCIDAD

En el deporte se suelen emplear métodos sencillos que permiten determinar únicamente la velocidad media a lo largo de una distancia dada sin tener en cuenta el tiempo.

MÉTODO CINEMATOGRÁFICO

Consiste en el registro objetivo de la modificación de la posición de un cuerpo en el tiempo y en el espacio, permitiendo deducir por medio de la diferenciación la forma de las funciones velocidad-tiempo y aceleración-tiempo. No obstante, existen otros métodos que permiten la medición y el registro directo de la curva velocidad-tiempo o aceleración-tiempo.

CÉLULA FOTOELÉCTRICA

En algunas actividades deportivas la velocidad media alcanzada por los deportistas es lo bastante significativa como para poder apreciar su capacidad de rendimiento con los sistemas tradicionales dado el escaso periodo de tiempo que dura el paso por el lugar de medición. Así, por ejemplo, la velocidad en carrera se comprueba midiendo el tiempo logrado en 30m. y la resistencia mediante la comparación de la velocidad media en diferentes sectores de un recorrido de sprint y en salto de esquí suele medirse la velocidad de descenso sobre la misma plataforma de impulso.

En la actualidad existen una serie de soluciones técnicas que posibilitan tanto la puesta en marcha como la parada automática de los sistemas de medición. En este sentido, la mejor solución es la que ofrecen las denominadas *barreras de luz* porque no molestan en absoluto al deportista. Su principio se basa en que el atleta, al traspasar la barrera de luz, hace que una célula reciba momentáneamente menos luz y reaccione con la modificación de su corriente fotoeléctrica.

CRONÓGRAFO

La velocidad en una carrera puede determinarse empleando el cronógrafo, según el método desarrollado por Gundlach (Gráfico 3.9).

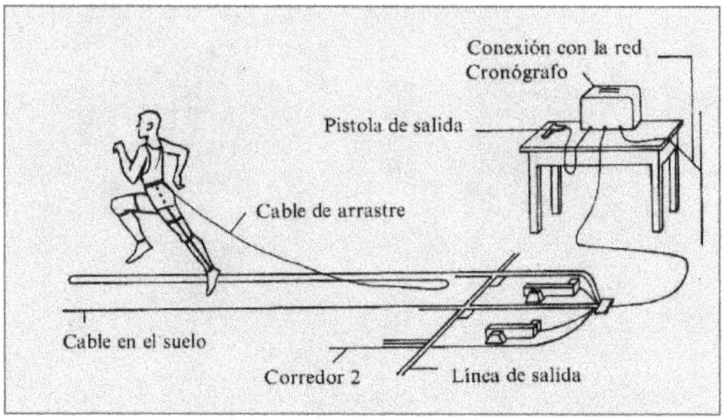
Conexión con la red
Cronógrafo
Pistola de salida
Cable de arrastre
Cable en el suelo
Corredor 2
Línea de salida

– Gráfico 3.9 –

Como se puede observar en el gráfico, el deportista lleva sujeto con una cinta elástica un cable unipolar aislado. Dicho cable está unido por uno de sus extremos al aparato registrador del cronógrafo (registrador de tiempo) (t_{zan}), mientras que el otro extremo se bifurca y baja por ambas piernas hasta llegar a los clavos de las zapatillas, a los cuales va unido mediante una lamina metálica. La pista se rocía con una solución de sal común para mejorar su conductibilidad eléctrica y se conecta por medio de un segundo cable con el cronógrafo. Durante la fase de apoyo (t_{ap}), es decir, mientras los clavos de las zapatillas están en contacto con el suelo, se cierra el circuito, que se vuelve a abrir tan pronto aquéllos dejan de estar en contacto con la pista (fase de vuelo) (t_{vu}). Mientras, dentro del cronógrafo, un motor sincrónico con una velocidad uniforme de 1m/s, va transportando una cinta de papel y en el momento de cierre del circuito, una pluma inscriptora montada sobre un magneto efectúa un pequeño desplazamiento lateral y vuelve de nuevo a su posición original cuando el circuito se abre, de forma que:

$$t_{zan} = t_{ap} + t_{vu}$$

Los valores del tiempo permiten calcular la frecuencia de los pasos (n) y conociendo la longitud del paso (l), seremos capaces de calcular la velocidad (v) de la carrera (en m/s):

$$v = l \times n$$

Por último, para la valoración del cronograma necesitaremos medir la longitud del paso, cosa que se realiza con una cinta métrica sirviéndonos de las huellas que dejan los clavos en la pista.

FOTOGRAFÍA DE LA HUELLA LUMINOSA

Consiste en marcar con pequeñas bombillas eléctricas las partes del cuerpo que nos interesa estudiar y fotografiarlas con una cámara durante la ejecución del movimiento. En el positivo de la fotografía la trayectoria de los puntos marcados quedan reflejados en forma de huellas blancas. Sin embargo, este método alcanza un valor informativo superior si, inmediatamente delante del objetivo de la cámara, hacemos rotar a frecuencia constante una placa ranurada. De esta manera se obtiene una huella en forma de puntos luminosos que se interrumpen en espacios iguales de tiempo. El mismo efecto puede lograrse si alimentamos las bombillas con corriente pulsátil.

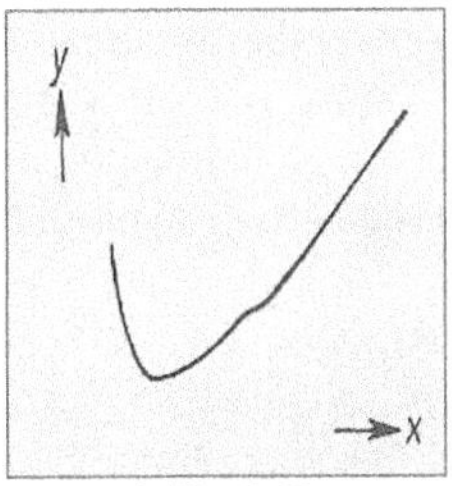
y
x

- Gráfico 3.10a -

Fotografías de la huella luminosa de la mano lanzadora (fuente de luz en forma de punto) durante las fases de acompañamiento y lanzamiento de peso:
a) Huella luminosa normal;
b) La fuente luminosa alimentada con luz pulsátil, o bien el recorrido de los rayos de la máquina fotográfica están cortados por la rotación de una placa ranurada.

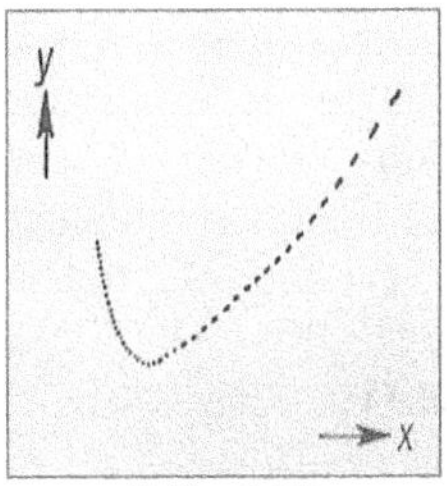
y
x

- Gráfico 3.10b -

De los datos obtenidos a partir de (3.10b) podemos calcular la trayectoria velocidad-tiempo. De acuerdo con la escala de la representación gráfica se miden los diferenciales parciales de distancia estableciendo para cada grado:

$$v_i = \frac{dS_i}{dt_i}$$

La diferencial del tiempo (*dt*) disminuye con el aumento de revoluciones de la placa ranurada, obteniéndose un trazado muy exacto de la curva velocidad-tiempo. Cuando la frecuencia (*f*) es constante, también lo es *dt*. La diferencial del tiempo se calcula de acuerdo con la condición:

$$dt = \frac{1}{f}$$

Por otro lado, la diferencial de tiempo no deberá elegirse demasiado pequeña debido a que aumentaría el error en el cálculo de la diferencial de la distancia.

TACÓGRAFO

Con el fin de investigar el entrenamiento de las carreras de velocidad y de los saltos en atletismo, Abalakov construyó un tacógrafo especial consistente en un tambor que lleva enrollado un hilo fabricado con una fibra sintética que se sujeta al deportista de forma que la velocidad circular del tambor al girar es igual a la velocidad de la carrera. Así, en tanto se mida el número de vueltas (*n*) dadas por el tambor y de acuerdo con el principio tacométrico, registrándolo sobre una cinta de papel que es arrastrada por el mismo tambor, obtenemos la velocidad de la carrera (*v*) (en 1/min) en relación con la distancia, ya que la velocidad de la carrera es exactamente proporcional al número de vueltas dadas por el tambor (que solamente lleva una capa de hilo enrollada), por lo que el diámetro (*D*) (en m) del mismo es constante:

$$v = \frac{\pi \cdot D}{60} \cdot n \ \ (en\, m/s)$$

De todos es sabido que la policía de tráfico utiliza desde hace tiempo los instrumentos de radar para medir y controlar la velocidad de los vehículos. Este método también podría servir, al menos en principio, para determinar las curvas de velocidad-tiempo de los movimientos de los deportistas, si bien los primeros ensayos realizados nos han dado resultados satisfactorios ya que los movimientos de brazos y piernas provocan constantemente una mayor o menor velocidad de una parte importante de la masa total del cuerpo en comparación con la del tronco y, por consiguiente, la dispersión de las ondas reflejadas es bastante elevada. Sólo en aquellas especialidades en las que el deportista avanza con movimientos parecidos a los de un cuerpo rígido (por ejemplo en descenso de esquí) es posible obtener medidas satisfactorias referentes a la curva velocidad-tiempo mediante el uso del radar de efecto Doppler.

PELÍCULA FOTOGRÁFICA

La cinematografía científica ha alcanzado en los últimos años un grado de desarrollo bastante importante gracias al empleo de cámaras que poseen una frecuencia de filmación muy alta y de ello ha sabido aprovecharse la Biomecánica, ya que con tales cámaras es posible obtener muchas secuencias fotográficas por unidad de tiempo, de manera que la distancia (*ds*) cubierta por el atleta entre dos fotografías y la porción de tiempo (*dt*) necesaria para ello resultan muy pequeñas.

Para su filmación conjunta y con vistas a una reproducción a escala de las longitudes de las distancias del campo de visión de la cámara, se colocan determinadas señales y otras marcas delimitadoras que en todo momento se mantienen dentro del campo de realización del movimiento, cuya longitud se conoce.

En general, para calcular la frecuencia de la imagen podernos servirnos de la siguiente ecuación:

$$v = \frac{B-1}{L-1} \cdot f$$

donde:

v = Frecuencia de imagen de la cámara (en 1/seg.).
B = Número de imágenes filmadas.
L = Número de marcas.
F = Frecuencia de la corriente alterna.

Por ejemplo, si de una película cuya frecuencia se calculó en v = 100 imágenes/segundo se deduce que para cubrir una cierta distancia (s_n - s_0) de la trayectoria del movimiento se necesitaron 11 imágenes (es decir, 10 cambios de imagen), podremos calcular el correspondiente tiempo de duración (*$*) de la siguiente manera:

$$t_n - t_0 = \frac{10\, cambios\ de\ imagen}{100\, cambios\ de\ imagen/\,seg} = 0.1\, seg.$$

Si b_0 es el número de imágenes para la posición s_0 de la distancia; si b_1 es el número de imágenes para la posición s_1 de la distancia; si b_2 es el número de imágenes para la posición s_2 de la distancia y si b_n es el número de imágenes para la posición s_n de la distancia, en general podemos poner que b_n - b_0 cambios de imágenes corresponden a la distancia s_n - s_0 y de ello, para la duración del tiempo t_n - t_0, podemos establecer que el tiempo necesario para cubrir la distancia s_n - s_0 es de:

$$t_n - t_0 = \frac{b_n - b_0}{v}\ (en\ seg.)$$

FOTOGRAFÍA CRONO-CÍCLICA

El principio de la fotografía crono-cíclica consiste en múltiples tomas sobre el mismo negativo de la película y, mediante una cortísima exposición, del movimiento de un cuerpo en determinadas y constantes diferenciales del tiempo (*dt*). Este efecto se consigue con ayuda de una máquina fotográfica normal delante de cuyo objetivo se rotar con frecuencia constante una placa ranurada (Gráfico 3.11).

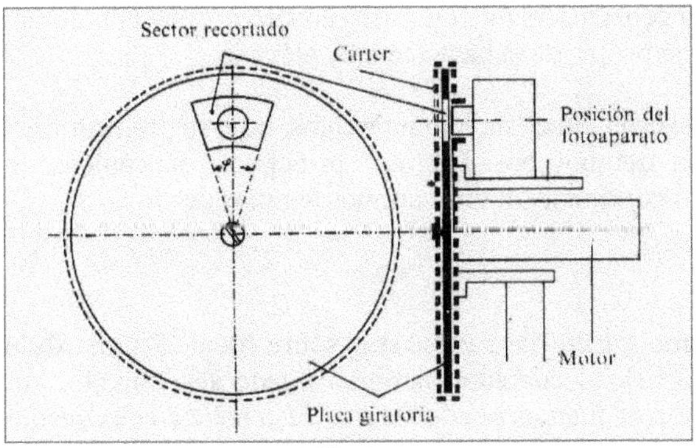
Sector recortado
Carter
Posición del fotoaparato
Motor
Placa giratoria

– Gráfico 3.11 –

MEDIDA DE LA FUERZA. MÉTODOS DINAMOGRÁFICOS

En los métodos dinamográficos se aprovecha el hecho de que la resistencia del suelo, como fuerza de reacción, tiene el mismo valor que la fuerza muscular que actúa sobre la superficie de apoyo. Si esta fuerza muscular encuentra una base elástica, ésta se flexionará más o menos, según el valor de dicha fuerza. Este efecto puede observarse fácilmente en los saltos de trampolín, que se flexiona más cuando el impulso, es decir, la fuerza muscular, es mayor (Gráfico 3.12).

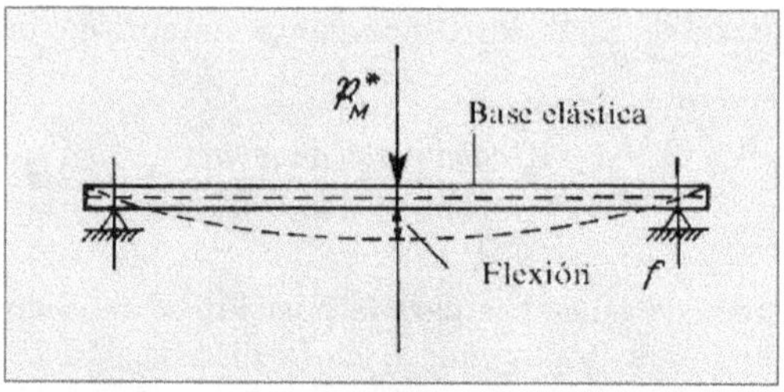
P_M^*
Base elástica
Flexión
f

– Gráfico 3.12 –

Los dinamógrafos mas simples se basan en este principio de la flexión de una tabla de madera, pero para poder utilizarlos en el campo de la investigación biomecánica deben cumplir las siguientes exigencias:

- *Dependencia proporcional entre la carga* $P_M^*(t)$ *e indicación del dinamógrafo.* Dicha proporcionalidad queda garantizada cuando la base elástica queda flexionada permanentemente (deformación plástica), o sea, cuando la carga está comprendida entre los límites establecidos por la ley de Hooke.
- *Registro libre de distorsión en el campo de acción de la fuerza* $P_M^*(t)$. Como registro libre de distorsión se comprende aquel que, tanto con el aumento como con la disminución de la carga, aumenta o disminuye momentáneamente la indicación del dinamógrafo y la base elástica no realiza ninguna vibración propia.

En cuanto a la construcción de las bases elásticas, debe cumplirse la condición de que la frecuencia propia de la base sea muy elevada.

Existen numerosos tipos de dinamógrafos que se utilizan para medir los diagramas fuerza-tiempo basados en principios mecánicos, eléctricos o extensométricos. A continuación ilustraremos algunos de ellos.

PATÍN DE HIELO

El patín dinamográfico para velocistas sobre hielo dispone de un indicador directo (Gráfico 3.13). El corredor también puede ser filmado, por lo que las medidas de la acción de fuerzas pueden leerse de la película en cuestión.

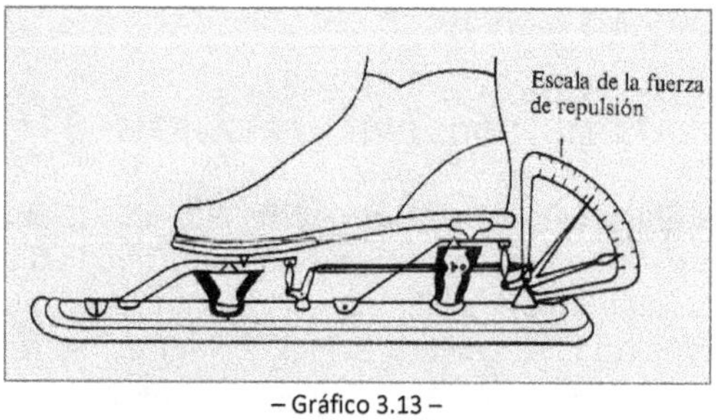
Escala de la fuerza
de repulsión

– Gráfico 3.13 –

TACOS DE SALIDA

Se utilizan para facilitar la investigación de la salida en los sprints de las carreras de velocidad y permiten la determinación directa de los golpes simultáneos de ambos pies en el momento de despegar las manos del suelo (cese de los contactos eléctricos) y del disparo de la pistola de salida (contacto con el gatillo) mediante un mecanismo de registro eléctrico (Gráfico 3.14).

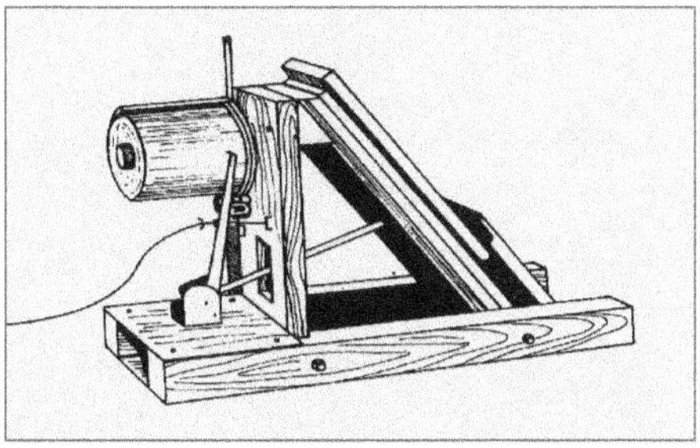

– Gráfico 3.14 –

REFERENCIAS BIBLIOGRÁFICAS

- AGUADO, X. (1993): *Eficacia y técnica deportiva*. Barcelona: Ed. Inde.
- BRIZUELA, G. (1999): Curso para Monitores de Atletismo. Apuntes de Biomecánica.
- CROMER, A. (1992): *Física para las ciencias de la vida* (2ª ed.). Barcelona: Ed. Reverté.
- FUCCI, S.; BENIGNI, M. & FORNASARI, V. (1998): Biomecánica del aparato locomotor aplicada al acondicionamiento muscular (3ª ed.). Madrid: Ed. Harcourt Brace.
- HOCHMUTH, G. (1973): *Biomecánica de los movimientos deportivos*. Madrid: Ed. Doncel.
- MARTEL ESCOBAR, P.: GIL DE LA FE, J.; GARCÍA WEIL, L. & MARRERO DÍAZ, A. (1994): *Guía para un curso de Física General. Mecánica I*. Las Palmas: Univ. de Las Palmas de Gran Canaria.
- MARTÍN, J.; RUIZ CARRERO, E. & FRAILE, J. (1997): *Física*. Barcelona: Ed. Santillana.
- NAVARRO GARCÍA, R.; RUIZ CABALLERO, J.A.; NAVARRO GARCÍA, E. & BRITO OJEDA, Mª.E. (19..): *Lesiones en el deporte: Generalidades*.
- VERA, P. & HOYOS, J.V. (1993): *Técnicas instrumentales desarrolladas por el IBV para el análisis de las actividades humanas*. Valencia. Editorial IBV.

PÁGINAS WEB

- http://biomecanica.dgsca2.unam.mx
- http://www.sportsetnet.org.uk
- http://www.e.yamagata-u.ac.jp/~asai/index.html

CAPÍTULO 4

BIOMECÁNICA Y DEPORTE
ESTUDIO DEL MOVIMIENTO HUMANO

Alberto F. Ruiz Caubín, José A. Ruiz Caballero
Estrella Mª. Brito Ojeda, Manuel E. Navarro Valdivielso

Durante siglos el hombre ha mostrado fascinación por la "arquitectura", el estilo y la forma y composición de su cuerpo. Esta búsqueda por entender su anatomía ha traído consigo la creación de nuevas disciplinas muy especializadas y, con ello, la producción y desarrollo de herramientas científicas que le ayuden a descifrar el enigma que constituye el funcionamiento de la misma. Es por ello que en la actualidad se diseñan y desarrollan nuevos programas y sistemas informáticos capaces de reproducir modelos virtuales de movimientos dirigidos a la comprensión y depuración de las técnicas deportivas, al estudio de la marcha normal y patológica con fines tanto diagnósticos como de rehabilitación y, junto con la ergonomía, al diseño de equipos, espacios e instrumentos de uso humano.

Las distintas partes del esqueleto presentan variaciones entre los individuos que conforman los diferentes grupos humanos, dentro de los cuales también hay distintos tipos anatómico-individuales, de forma que la estructura corporal puede variar considerablemente de unos individuos a otros. Así, en distintos tratados sobre anatomía se describe que, en la mayoría de los individuos, la variación normal de la estructura del cuerpo puede presentar un rango de entre el 60 y el 79%. Entonces, la variabilidad anatómica contribuye a la variabilidad de movimiento (por ejemplo, cada quien camina de una manera, pero, también, cada paso del andar de cada quien es diferente).

Los continuos cambios de posición de los distintos segmentos corporales son un proceso complejo que implica un elaborado control del sistema músculo-esquelético por parte del sistema nervioso, no olvidemos que cada músculo tiene su propia longitud de brazo de palanca (o de momento). El centro de una articulación, también conocido como eje de giro, punto de giro o eje de rotación, generalmente varía conforme crece o disminuye la amplitud del ángulo que forman dos segmentos y el punto de giro se desplaza a diferentes puntos anatómicos dentro de la articulación.

La contracción del músculo esquelético depende de las características químicas de los tejidos y fisiológicas del tipo de fibras que lo componen (rápidas o lentas) y la velocidad a la que se puede contraer el músculo dependerá del número de unidades de contracción y de unidades motoras, cada una de las cuales está formada por la neurona motora y las fibras musculares que controla.

Desde el punto de vista funcional, las *articulaciones sinoviales* son las más frecuentes e importantes. Poseen una rica inervación y el tipo fundamental de sensación que transmiten es la *propriocepción*, que ofrece información sobre el movimiento y la posición en el espacio de las distintas partes del cuerpo. Precisamente la localización de los puntos anatómicos que representan los ejes de rotación en las articulaciones es uno de los principales temas de discusión entre los distintos grupos de investigadores debido al desacuerdo existente en cuanto a su definición.

Las partes del cuerpo humano se consideran estructuras rígidas para facilitar el estudio del movimiento, el cual se mide en tres dimensiones con relación a los planos anatómicos estándar: sagital, frontal y transversal, anidados a los cuales se usan sistemas de ejes cartesianos (x, y, z).

La variación en los movimientos (lineales o angulares) se describe por medio de los parámetros cinéticos y cinemáticos y son los valores de estos parámetros los que caracterizan a los movimientos. En general se pueden tener dos posibles descripciones:

- *Cualitativa:* Nos informa sobre los elementos que componen el desplazamiento del cuerpo, es decir: *cómo* nos movemos.
- *Cuantitativa:* Nos indica la descripción numérica de las características del desplazamiento basada en las mediciones experimentales, es decir: *cuánto* nos movemos.

LESIONES POR SOBRECARGA EN EL DEPORTE

Aplicación de cargas incorrectas o excesivas durante el entrenamiento, esfuerzos repetidos sobre una misma región del organismo y defectos del entrenamiento de fuerza, entre otras causas, hacen que, a la larga, puedan aparecer lesiones del tipo hipermovilidad de las articulaciones, defectos axiales, vicios posturales, falta de coordinación y equilibrio, defectos de la técnica deportiva, etc.

Es por esto por lo que la Biomecánica adquiere una gran importancia a la hora de evitar o disminuir la cantidad o la gravedad de las lesiones que se producen al practicar cualquier deporte.

¿QUÉ ES LA BIOMECÁNICA?

La Mecánica, término que etimológicamente significa herramienta, es la parte de la Física que estudia el movimiento de los cuerpos y las fuerzas que lo producen. Así pues, la Biomecánica es la ciencia que estudia el movimiento de los seres vivos teniendo en cuenta las peculiaridades de estos.

El movimiento del hombre que se estudia en la biomecánica deportiva se produce bajo la acción de dos tipos de fuerzas: mecánicas externas (gravedad, fricción, etc.) y de tracción muscular, dirigidas por el Sistema Nervioso Central y, por consiguiente, condicionadas por procesos fisiológicos. No obstante y aunque no existen leyes particulares de la mecánica para el mundo vivo, de la misma forma y en la misma medida en que los sistemas vivos se diferencian de los cuerpos abstractos absolutamente rígidos, igualmente el movimiento mecánico de los sistemas vivos es más complejo que el de un cuerpo absolutamente rígido. Por consiguiente, a la hora de aplicar las leyes generales de la mecánica y si de lo que se trata es de tener una más completa comprensión del movimiento de los sistemas vivos, deberemos tener en cuenta sus particularidades biológicas (las causas de la adaptación del movimiento humano a las más variadas condiciones, las vías de perfeccionamiento de los movimientos, la influencia de la fatiga, etc.) ya que es precisamente este aspecto el que determina las causas de la organización de las fuerzas mecánicas

La Biomecánica suele ser dividida de la misma forma que la Mecánica. Así, la parte que describe los movimientos se denomina *cinemática* y es la que sitúa espacialmente los cuerpos y detalla sus movimientos basándose en los desplazamientos (recorridos), las velocidades y las aceleraciones en dichos desplazamientos. Cuando el movimiento o la falta de este se relacionan con las fuerzas que los provocan se habla de *dinámica* y dentro de esta, el estudio de las fuerzas que provocan el movimiento recibe el nombre de *cinética* y el estudio de las fuerzas que determinan que los cuerpos se mantengan en equilibrio se denomina *estática* (Gráfico 4.1).

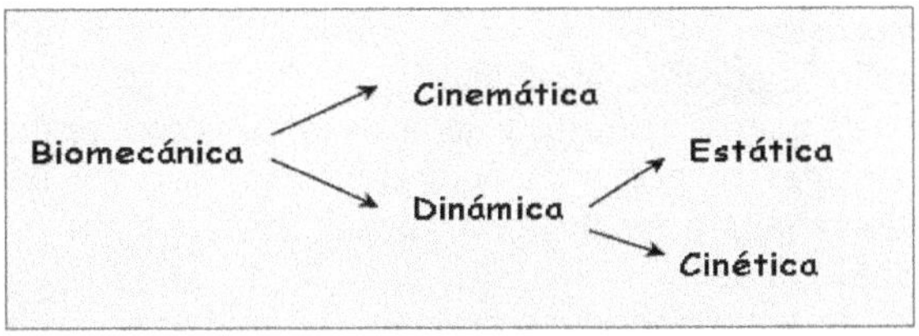
Biomecánica
Cinemática
Dinámica
Estática
Cinética

– Gráfico 4.1 –

- *Cinemática:* Estudia el movimiento sin tener en cuenta las causas que lo producen, se dedica exclusivamente a su descripción. Describe las técnicas deportivas o las diferentes habilidades y recorridos que el hombre puede realizar (por ejemplo, el lanzamiento a canasta en baloncesto o la distancia recorrida por el base en un partido).
- *Dinámica:* Estudia el movimiento, o su falta, relacionado con las causas que lo provocan.
- *Cinética:* Estudia de las fuerzas que provocan el movimiento (por ejemplo, las fuerzas implicadas durante la salida de un velocista).
- *Estática:* Estudia las fuerzas que determinan que los cuerpos se mantengan en equilibrio (por ejemplo, cómo se mantiene un windsurfista sobre la tabla).

OBJETIVOS DE LA BIOMECÁNICA DEL MOVIMIENTO HUMANO

Como disciplina docente, la Biomecánica estudia el movimiento del hombre durante la realización de ejercicios físicos y analiza las acciones motoras como sistemas de movimiento activos recíprocamente relacionados (objeto del conocimiento). Además, en dicho análisis se investigan las causas mecánicas y biológicas y las particularidades motoras que dependen de ellas en las distintas condiciones.

Según el área de aplicación de que se trate, podemos clasificar las distintas aplicaciones de esta especialidad de la siguiente manera:

- *Educación Física:*
  - Dictar principios generales que ayuden a comprender y ejecutar diferentes actividades y ejercicios habituales en las clases de educación física.
  - Dictar una serie de principios sobre la forma de evitar lesiones (higiene motriz).
  - Describir las distintas tares y ejercicios.
  - Aportar una serie de métodos de registro sencillos que contribuyan a medir diferentes características de la motricidad.
- *Biomecánica Ocupacional:* Estudio de la relación del hombre con las máquinas encaminado a conseguir un mayor rendimiento, menos lesiones y menor fatiga.
- *Deporte de Alta Competición:*
  - Descripción de la técnica deportiva.
  - Búsqueda de las técnicas más eficaces.
  - Desarrollo de sistemas de registro y medida.
  - Ayuda a la planificación del entrenamiento.
- *Utillaje Deportivo:*
  - Desarrollo de nuevos materiales.
  - Diseños de nuevos aparatos y útiles deportivos con los que se posibiliten prácticas más seguras y la obtención de mejores mascas, además de contribuir a la creación de nuevos deportes.
- *Re-Educación Deportiva:*
  - Estudio de las alteraciones de la motricidad (por ejemplo, diferentes trastornos en la marcha).
  - Construcción de máquinas y aparatos de rehabilitación.

CUALIDADES EXIGIBLES A UN INSTRUMENTO DE MEDIDA

VALIDEZ

A veces se pretenden medir ciertas cualidades con instrumentos que no miden exactamente lo que se pretende.

La validez es el grado en que un instrumento de medida mide aquello que pretende medir y suele expresarse en forma de coeficiente de validez entre 0 y 1 o en porcentaje entre 0 y 100 (por ejemplo, se puede atribuir un porcentaje o coeficiente de validez a la Course Navette como forma de medida del consumo máximo de oxigeno, de forma que cuanto mayor sea este valor más válido será este método; en este caso el consumo máximo de oxígeno se podría medir mediante la Course Navette).

FIABILIDAD

Un instrumento de medida podría ser muy fiable pero poco válido, pero en este caso no nos serviría ya que, aunque sería estable en los resultados que mide, no estaría midiendo aquello que se pretende. Así pues, podemos definir la fiabilidad como el grado de estabilidad de un instrumento de medida, es decir, el grado de coincidencia en sus resultados al pasárselo más de una vez al mismo sujeto o grupo en condiciones similares.

La fiabilidad aparece expresada por el grado en que convergen o no las diferentes medidas (puntos); la validez, en cambio, aparece expresada por la diana, que representa aquello que se pretende medir en realidad (Gráfico 4.2).

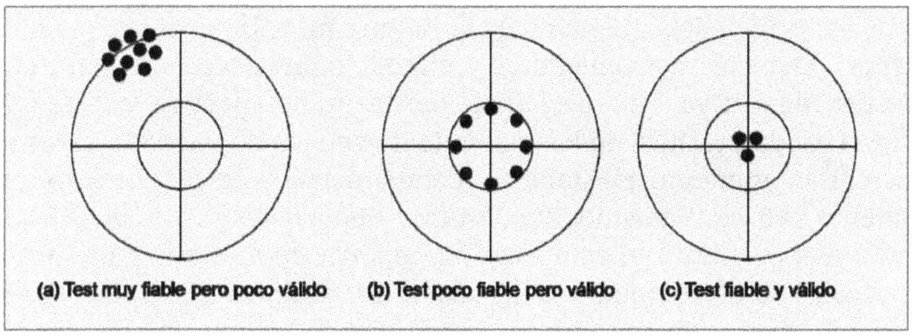
(a) Test muy fiable pero poco válido
(b) Test poco fiable pero válido
(c) Test fiable y válido

– Gráfico 4.2 –

OBJETIVIDAD

Es el grado de independencia del instrumento respecto a la persona que lo utiliza. Es decir, el grado de coincidencia en la misma medición efectuada por distintas personas.

ERRORES DE MEDIDA

Los errores en las mediciones pueden ser debidos a dos causas: al método o al instrumento utilizado para realizar la medición (*sistemático*) o a la persona que realiza la misma (*accidental*).

SISTEMÁTICO

Es un error permanente y siempre en el mismo sentido que resulta difícil de detectar, pues depende del instrumento o del método utilizado para realizar la medición y aunque a veces bastará con calibrar adecuadamente el instrumento para corregirlo, otras no será posible ya que será intrínseco al instrumento o al método, por lo que será necesario comparar los resultados con los obtenidos por otros instrumentos o métodos cuya validez y fiabilidad estén reconocidos, es lo que se conoce como *validación del método o del instrumental.*

Un ejemplo de ello lo tenemos en el salto de longitud. Si la distancia la medimos con una cinta métrica de de material plástico que se haya dilatado por haber permanecido largo tiempo al sol, obtendremos un error del mismo tamaño siempre que realicemos alguna medición con esa misma cinta y en las mismas condiciones.

ACCIDENTAL

A diferencia del anterior, se trata de un error que variar más o menos respecto del real y depende del sujeto que realiza la medición. Para minimizar sus efectos será preciso definir bien el protocolo a utilizar, así como formar adecuadamente a los encargados de realizar las mediciones y de repetir las mismas varias veces.

HERRAMIENTAS PARA EL ANÁLISIS BIOMECÁNICO

Uno de los principales objetivos de la Biomecánica Deportiva es el de aportar herramientas, técnicas instrumentales y metodologías adecuadas para el estudio de la técnica deportiva que permitan, desde la perspectiva del rendimiento, cuantificar la calidad técnica de los movimientos de los deportistas, crear modelos o patrones de movimiento y establecer comparaciones en distintos periodos del entrenamiento con ellos mismos y con otros deportistas. Esta cuantificación del movimiento nos permitirá la comparación objetiva de diferentes ejecuciones con distintos niveles de efectividad y la detección de variables que pudieran influir en el rendimiento, pudiendo conocer tanto su nivel de influencia como el grado de interrelación con otras variables.

Para analizar la ejecución de una técnica deportiva las primeras herramientas de cualquier entrenador son, sin la menor duda, su propia vista y su experiencia. Un entrenador experimentado puede apreciar errores y aciertos con mucha más facilidad y rapidez que algunas de las más sofisticadas técnicas instrumentales, dando soluciones inmediatas a sus deportistas. Sin embargo, cada vez es mayor el número de entrenadores que comienzan a hacer uso frecuente de instrumental desarrollado específicamente para la investigación en Biomecánica.

Posiblemente el metro haya sido el primer instrumento utilizado para medir el rendimiento de los deportistas, expresando, por ejemplo, las distancias alcanzadas tras un salto o un lanzamiento. A continuación podemos mencionar el cronómetro, el cual se hizo imprescindible a la hora de comparar rendimientos de un mismo deportista, o de distintos deportistas, en momentos o lugares diferentes y si bien en un comienzo los cronómetros solo apreciarían segundos, actualmente son capaces de precisar hasta centésimas de segundo, siendo esta la medida habitual utilizada por la gran mayoría de entrenadores de atletas, nadadores, patinadores, etc. Además, cada vez es más normal ver a preparadores físicos y entrenadores con cámaras de video que graban las sesiones para luego estudiarlas y realizar un análisis más profundo, difícil de hacer en el momento mismo de la actuación.

Cuando los deportistas alcanzan un nivel en el que las mejoras o las comparaciones con sus competidores son excesivamente pequeñas llega el momento de hacer uso de herramientas capaces de convertir en datos claramente cuantificables aquello que el entrenador apenas puede percibir. Estas herramientas pueden ser sumamente útiles no solo para observar ejecuciones de la técnica, sino, también, para amplias facetas del entrenamiento donde se necesite registrar datos de forma objetiva y precisa. A continuación mostramos algunas de las técnicas o métodos de medida del movimiento humano donde se incluyen desde los más sencillos y que están al alcance de la mayoría de profesionales, hasta los más sofisticados, disponibles solo en algunos laboratorios.

MÉTODOS E INSTRUMENTOS SOFISTICADOS			
CINEMÁTICOS		DINÁMICOS	OTROS
DIRECTOS	INDIRECTOS		
Electrogoniómetros	Cine y Vídeo en Alta Velocidad	Plataforma de fuerza	E.M.G.
Acelerómetros	Fotografía	Plataforma de presiones	Ergometría
Fotocélulas	Radiología- Radioscopia	Dinamómetro	Antropometría (Ecografía, Balanza, Tallímetro, etc.)
		Calibrador de sujección	
MÉTODOS E INSTRUMENTOS SENCILLOS			
Cinta Métrica – Cronómetro – Podómetro – Vídeo – Fotografía – Test de campo – Pie de rey – Goniómetro – Cuentakilómetros, etc.			

En las páginas siguientes se describen algunas de las principales herramientas y técnicas de precisión para el control de los entrenamientos y el análisis biomecánico de la técnica deportiva que no dudamos se irán aplicando cada vez más al deporte de rendimiento.

HERRAMIENTAS PARA EL ANÁLISIS CINEMÁTICO DEL MOVIMIENTO

Las herramientas y técnicas incluidas en este grupo permiten realizar un análisis descriptivo del movimiento sin tener en consideración las fuerzas que lo originan o las que se generan a causa del mismo y los datos aportados se suelen expresar en términos de desplazamiento, velocidad y aceleración (lineal o angular).

MEDICIÓN DEL TIEMPO

La medición de tiempos es una de las principales necesidades de los entrenadores. Estas mediciones suelen ser tiempos parciales o finales en carreras o, en general, tiempos entre eventos muy diversos en las múltiples actividades deportivas (por ejemplo, puede quererse calcular, a partir de una medición del tiempo, la velocidad con que un saltador de longitud llega a la tabla de batida).

Sin embargo, debido fundamentalmente al tipo de evento que determina el inicio o el final de los tiempos que se deseen medir, es muy posible que se requieran diferentes soluciones. Así, el elemento principal puede ser un cronómetro conectado a diferentes medios de accionamiento que pueden ser tanto eléctricos como mecánicos y que responderán a diferentes eventos. No obstante, existen elementos utilizados habitualmente para otras tareas, como pueden ser las cámaras de video domésticas, que también pueden ser utilizadas como cronómetros si conocemos cuál es su frecuencia de grabación (50Hz en Europa).

A continuación se describen algunas de las posibilidades de aplicación de las herramientas para la medición de tiempos.

- *Fotocélulas:* Son elementos muy difundidos, de fácil montaje y bajo coste cuya función es la de actuar como un interruptor al paso de la corriente eléctrica. Su principal aplicación es la de conectar y desconectar un cronómetro, aunque también pueden utilizarse para poner en marcha una cámara o activar una plataforma de fuerzas. Según sea su funcionamiento pueden ser clasificadas de dos tipos.

  Las del primer tipo, de más simple conexión, funcionan mecánicamente y su tiempo de reacción es del orden de milisegundos. Las del segundo tipo funcionan electrónicamente y poseen un retardo en su accionamiento del orden de nanosegundos, también se las denomina como fotocélulas por salida a colector abierto (o a transistor). Así pues, si las necesidades de medida se satisfacen con una precisión de centésimas de segundo bastará con utilizar fotocélulas de accionamiento por cierre de contacto, mientras que si se desea utilizar una precisión de milésimas de segundo resultará más conveniente utilizar las del tipo electrónico.

  Una segunda clasificación puede distinguir un tipo de fotocélulas denominado "reflex" que puede ser de especial aplicación en las pistas de atletismo. Este tipo de fotocélulas poseen el emisor y el receptor infrarrojo en una misma unidad y funcionan colocando un espejo reflectante en el lado opuesto. Presentan la ventaja de que todos los cables de conexión quedan en un solo lado de la pista, pero su alcance se reduce casi a la mitad de las de tipo ordinario, aunque esta distancia suele ser suficiente durante los entrenamientos, posibilitando una separación de 4 a 5 metros entre la fotocélula y el espejo, lo que abarca unas 3 o 4 calles de la pista.

  Una precaución a tener en cuenta cuando se utilizan fotocélulas para cronometrar a deportistas en movimiento es la altura a la que se colocarán para disparar y detener el cronómetro. No es lo mismo cortar la barrera con un brazo o una perna que con el tronco, puesto que la posición relativa de los miembros respecto del centro de gravedad corporal varía considerablemente a lo largo de un movimiento. Una solución técnica utilizada por los fabricantes consiste en conectar dos fotocélulas en serie para cada una de las barreras dispuestas verticalmente en un único trípode. De esta forma solo funcionará cuando ambas fotocélulas sean cortadas simultáneamente, situación que solo ocurre cuando pasa el tronco del corredor, evitándose los cortes con brazos o piernas. Una buena ubicación suele ser a la altura de las caderas o de los hombros del deportista y la mayoría de las veces es suficiente con disponer únicamente de fotocélulas simples (Gráfico 4.3).

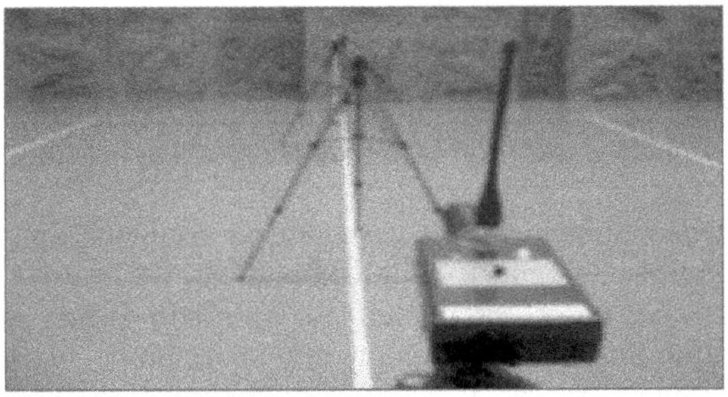

– Gráfico 4.3 –

- *Plataforma de Contacto:* Este es uno de los nombres que se le da a un instrumento que permite registrar el tiempo de vuelo y, a partir de este, calcular la altura de un salto vertical. Las versiones que existen de este instrumento son numerosas y las más simples funcionan como un simple interruptor, accionando un cronómetro en el momento del despegue y deteniéndolo al instante del contacto, aunque algunas de las más desarrolladas incluyen microprocesadores y permiten conocer no solo el tiempo de vuelo, también otros datos calculados a partir de sucesivos saltos con los que se puede obtener el trabajo realizado durante un intervalo determinado e incluso la potencia entregada por unidad de tiempo (Gráfico 4.4).

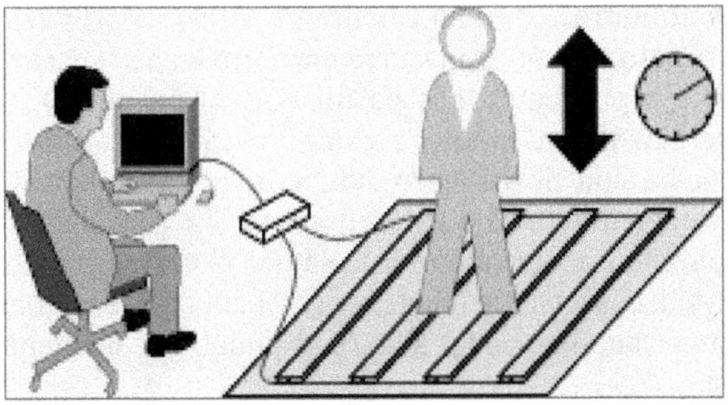

– Gráfico 4.4 –

Aunque pueden construirse de forma casera y conectarse a un cronómetro manual, deberemos conocer el posible error de medición e intentar minimizarlo, principalmente reduciendo el recorrido de accionamiento del interruptor y las principales ventajas respecto a otros medios para medir el salto vertical son su sencillez y precisión, ya que solamente es necesario que el sujeto salte sobre la plataforma y almacenar el tiempo registrado. Su precisión, conectada a un cronometro de 0.001 segundos de apreciación y dependiendo de la altura del salto, es del orden del milímetro y conectada a un cronometro de 0.01 segundos de apreciación asciende al orden del centímetro.

Utilizando este tipo de instrumental pueden utilizarse datos de numerosos estudios en los que se ha empleado, ofreciéndose incluso estadísticas sobre composición y topología muscular de deportistas de distintas especialidades, basándose en distintos saltos verticales medidos de esta forma. Por último, una plataforma de contacto conectada en forma apropiada puede resultar muy útil para la medición de tiempos o para el accionamiento de instrumental muy variado. En natación, por ejemplo, las placas de cronometraje ofrecen un funcionamiento similar a las plataformas de contacto y pueden servir de inspiración a otras aplicaciones.

- *Cámara de Vídeo:* Su principal uso es capturar secuencias para reproducirlas después del entrenamiento o de la competición y ofrecer a los deportistas una visión de ellos mismos. También los entrenadores han aprovechado este instrumento para observar repetidamente la acción de sus deportistas, para poder determinar errores y aciertos que en directo son imposibles de detectar.

Las cámaras de video domésticas de norma PAL (estándar en Europa) obtienen 25 cuadros por segundo y cada cuadro está formado por dos campos, por lo que dependiendo del reproductor que posteriormente se utilice podrán apreciarse 25 o 50 imágenes por segundo (para la norma NTSC, estándar en EE.UU., los valores respectivos de frecuencia de grabación son de 30 cuadros por segundo y 60 campos por segundo). Aprovechando este dato referido a la frecuencia de grabación de los equipos de video, una función sumamente útil de cualquier cámara doméstica es la posibilidad de ser utilizada, junto a un reproductor, para cronometrar una acción deportiva.

Para cronometrar con una cámara de video lo primero que deberemos conocer es cuánto tiempo transcurre entre imágenes sucesivas al reproducir con su propio reproductor. Las posibilidades son de 0.02 o 0.04 segundos según avance cuadro a cuadro o campo a campo (en norma PAL) y para verificarlo basta con filmar un movimiento y cronometrarlo manualmente para posteriormente reproducirlo y contar la cantidad de imágenes que ocupa el movimiento, por último calculamos el cociente entre la duración del movimiento y la cantidad de imágenes que ocupa, de esta forma obtendremos cuánto tiempo supone cada avance manual de imágenes en el propio reproductor.

Además, existen cámaras que editan en la imagen un cronómetro, lo cual resulta de suma utilidad ya que al reproducir la secuencia el cronómetro se podrá ver en el monitor. Otra solución es utilizar un editor de caracteres, también incorporado en la mayoría de las cámaras domésticas, algunos de los cuales poseen la opción de editar un cronómetro en la imagen. De cualquiera de las dos formas, si el cronómetro editado cuenta con centésimas de segundo y el reproductor pasa en cámara detenida el total de 50 imágenes por segundo, se verán pasar los dígitos del cronometro cada 0.02 segundos y esa será la precisión de la medición. En el caso de que el reproductor ofrezca solo 25 imágenes por segundo, se moverá de a 0.04 segundos. De esta forma una cámara de video normal puede convertirse en una valiosa y precisa herramienta para cronometrar gestos deportivos variados.

- *Otros Instrumentos:* Existen otros instrumentos que, en forma similar a los que acabamos de ver, permiten realizar la medición de tiempos durante las acciones deportivas e incluso la puesta en marcha de otros equipos con la aparición de un evento determinado.

Así, por ejemplo, un elemento muy simple como un micrófono conectado de forma tal que superando un umbral de sonido determinado cierre un circuito eléctrico, puede poner en marcha un cronómetro. El caso más típico de utilización de este principio es el atletismo en pista, concretamente en el caso de las salidas de las carreras. En las competiciones de cierto nivel el pistoletazo de salida pone en marcha el cronómetro de la "fotofinish" a través de un micrófono adherido a la propia pistola o muy próximo a ella.

También la combinación de varios elementos puede ofrecer soluciones idóneas. En las carreras de velocidad, el inicio del cronometraje se produce por un evento sonoro (el pistoletazo de salida) que dispara el cronómetro y su detención se produce al cruzar una barrera de fotocélulas. Similar funcionamiento, pero invirtiendo el orden, podría servir para medir el tiempo que transcurre entre la salida de un balón en un tiro de falta en fútbol y el impacto contra una determinada zona marcada en una portería. Es decir, el balón, al salir disparado, accionaría el cronómetro al cruzar una barrera de fotocélulas y la detención del cronómetro se produciría al impactar contra una superficie colocada en algún sitio determinado de la portería al ser detectado dicho impacto por un micrófono-interruptor.

MEDICIÓN DEL MOVIMIENTO

A continuación vamos a describir algunas técnicas e instrumentos que permiten la descripción cinemática del movimiento y aportan información más completa sobre el desempeño deportivo. El tipo de variables obtenidas hace referencia a posiciones, trayectorias, velocidades y aceleraciones (lineales o angulares) que son almacenadas en ordenadores para su posterior tratamiento.

- *Acelerómetro:* Un acelerómetro es un transductor de aceleraciones, es decir, un dispositivo que transforma la aceleración en una señal eléctrica proporcional a la magnitud de dicha aceleración y para su funcionamiento precisa de una unidad electrónica que le alimente de corriente y transforme la señal obtenida enviándola a un polígrafo para su representación gráfica o a un ordenador para su almacenamiento y posterior estudio.

  La conexión entre emisor y receptor se realiza mediante un equipo de telemetría portátil que recoge los datos y los envía a distancia mediante una señal sin que para ello se interfiera en ningún momento con la actividad del deportista, aunque actualmente existen equipos muy pequeños y ligeros que son fácilmente transportables en un cinturón o en una riñonera e incluso acelerómetros triaxiales que permiten conocer el valor de la aceleración total sufrida descompuesto en sus tres componentes.

  El tipo utilizado en la biomecánica deportiva suele ser de muy baja masa (menos de 3 gramos) y se fija a la piel con cinta o esparadrapo, pudiéndose registrar las aceleraciones sufridas en función del tiempo, aunque mediante técnicas matemáticas de integración es posible obtener simultáneamente la velocidad y el desplazamiento del segmento corporal. En el gráfico siguiente se muestra el funcionamiento de un equipo con dos acelerómetros (en tibia y cabeza) y adquisición de la señal por telemetría (Gráfico 4.5).

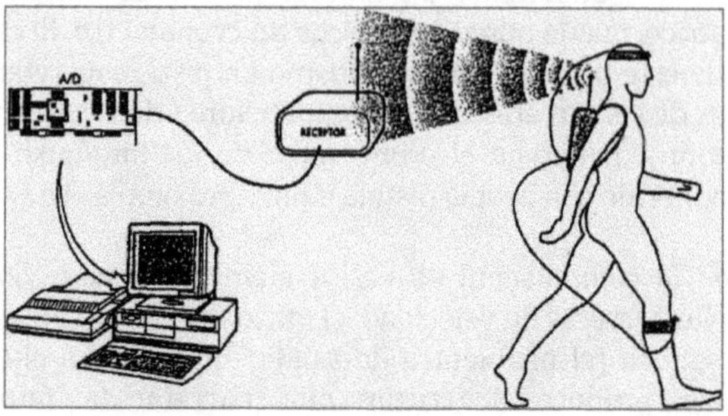
A/D
RECEPTOR

– Gráfico 4.5 –

La aplicación de técnicas de acelerometría al deporte actualmente se reduce al estudio de los impactos del pie contra el suelo en actividades como la carrera y el salto para su uso en el desarrollo de equipamiento deportivo (nuevos pavimentos, calzado más eficiente, etc.) o al entrenamiento de técnicas de aterrizaje para amortiguar el nivel de los impactos sufridos por el cuerpo del deportista. No obstante, el empleo de acelerómetros está abriendo sus puertas y puede tener aplicaciones importantes en el estudio de la propulsión en deportes como ciclismo, natación, marcha, carrera de velocidad, remo, etc., donde la aceleración que sufre el deportista o su implemento es el resultado de la aplicación de su técnica en modo más o menos eficiente.

- *Electrogoniómetro:* Un electrogoniómetro es un transductor de ángulos, es decir, un elemento que transforma una posición angular entre sus extremos en una señal eléctrica proporcional al valor de dicho ángulo y al igual que sucede con los acelerómetros y otros transductores, necesita de una unidad electrónica que le alimente de corriente eléctrica y que transforme la señal obtenida para enviarla a un polígrafo para su representación o a un ordenador para su almacenado.

La conexión entre emisor y receptor se realiza mediante un equipo de telemetría portátil que recoge los datos y los envía a distancia mediante una señal sin que para ello se interfiera en ningún momento con la actividad del deportista y existen electrogoniómetros triaxiales con los que es posible conocer hasta tres ángulos en una misma articulación, como por ejemplo, en la rodilla, la flexo-extensión, el varo-valgo y la rotación externa-interna, obtenidos en forma simultánea.

- *Digitalización:* La digitalización de imágenes obtenidas mediante grabación o filmación por medio de una cámara de video o de cine es una técnica más complicada y requiere de un instrumental mucho más complejo y valioso que los comentados hasta ahora. La técnica instrumental que permite el estudio cinemático espacial de los movimientos humanos se denomina *fotogrametría tridimensional* e involucra una serie de pasos y posibilidades que se describen a continuación.

En el caso de la cinematografía, una vez reveladas las películas, se extraen las coordenadas planas locales, fotograma a fotograma, de cada uno de los puntos anatómicos o de los asociados a complementos que utilice el deportista, los que corresponden a los marcadores que definen un modelo biomecánico de segmentos corporales articulados. Para ello suele utilizarse un sistema de captura de imágenes que incorpora un proyector-analizador y un sistema de digitalización 2D, a partir del cual se registra en un ordenador la información asociada a la configuración corporal del sujeto sometido a análisis en cada instante de tiempo (Gráfico 4.6).

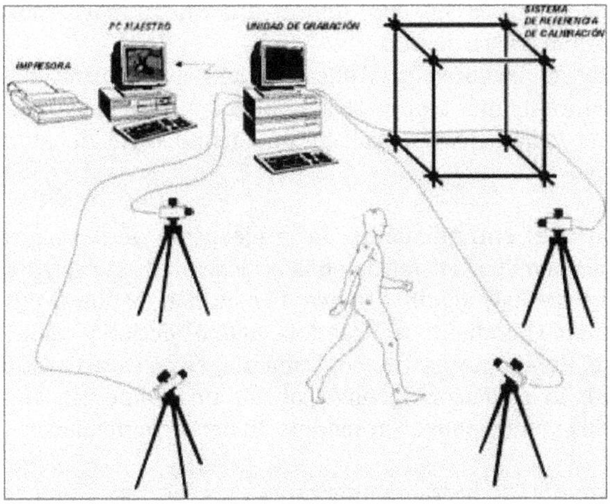
PC MAESTRO
UNIDAD DE GRABACIÓN
IMPRESORA
SISTEMA DE REFERENCIA DE CALIBRACIÓN

– Gráfico 4.6 –

Hoy en día se está utilizando un tipo de digitalización automática o semiautomática por video. Uno de los diversos métodos, basa su funcionamiento en la capacidad de diferenciar el brillo de cada punto (pixel) del monitor (Gráfico 4.7).

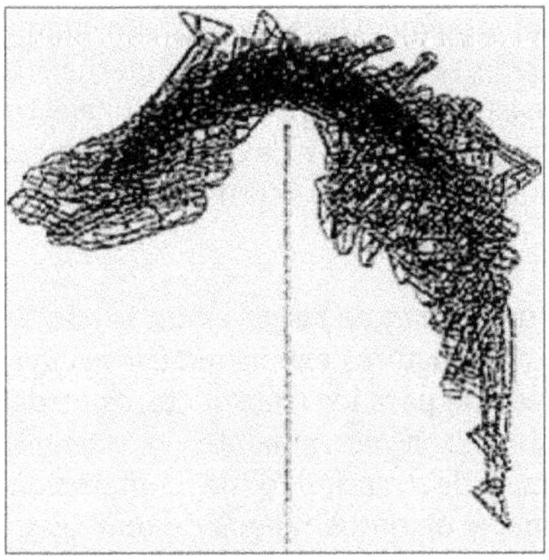

– Gráfico 4.7 –

HERRAMIENTAS PARA EL ANÁLISIS CINÉTICO DEL MOVIMIENTO

El entrenamiento deportivo se centra muchas veces en conseguir un aumento de la fuerza muscular, la cual es medida generalmente como la máxima carga capaz de mover para ejecutar un movimiento o como la máxima fuerza capaz de generar al incidir sobre un instrumento estático.

Desde el punto de vista biomecánico, los fines buscados mediante el entrenamiento de la fuerza muscular son:

- *Aumento de la Fuerza Máxima:* Aplicar una fuerza mayor durante el tiempo que sea posible aplicar fuerza.
- *Aumento de la Explosividad:* Aplicar la fuerza en forma más explosiva de modo que durante más tiempo se aplique una fuerza próxima a la máxima.
- *Aumento de la Resistencia:* Aplicar un mismo nivel de fuerza durante un tiempo mayor.

Por otra parte, el entrenamiento de la ejecución de la técnica deportiva se dirige a conseguir la mayor eficiencia en la aplicación de la fuerza que es capaz de generar el deportista. Esto significa aplicar la cantidad de fuerza óptima, creciendo con una determinada pendiente, aplicándola en la dirección y sentido apropiados y manteniéndola el tiempo necesario. Lógicamente, estas características de la fuerza aplicada durante la ejecución técnica cobran una importancia superior a las características de la fuerza muscular medida en otras condiciones.

Así pues, este tipo de herramientas captan las fuerzas, momentos o presiones actuantes sobre el cuerpo humano en su interacción con el medio y permiten obtener información sobre las cargas mecánicas que generan el movimiento o las que se producen durante la realización del movimiento. Veamos algunas de ellas.

- *Transductor de Deformación y Célula de Carga:* Un transductor de deformación es un dispositivo que transforma la deformación que sufre en una señal eléctrica proporcional a la magnitud de dicha deformación. El más utilizado se denomina *galga extensométrica*, un componente muy simple y de bajo coste que puede ser adherido a la superficie de distintos materiales. Básicamente consiste en una resistencia eléctrica que modifica su resistividad proporcionalmente a la variación de su longitud y suele ser habitual adherirla a una barra de acero para registrar la fuerza aplicada por un deportista.

  Por su parte, una *célula de carga* es un captador unidireccional basado generalmente en transductores extensométricos cuya principal aplicación es la misma que la descrita para los transductores de deformación y algunas de las que se comercializan actualmente ya vienen preparadas para ser sometidas a fuerzas de tracción o de compresión, por lo que resultan apropiadas para medir distintos rangos de fuerzas y pueden ser aplicadas a una mesa de fuerzas o a cualquier otro dispositivo que sea adaptable a las diferentes posiciones de los deportistas. Así, por ejemplo, una célula desarrollada para el estudio de la fuerza muscular consta de un captador, un circuito electrónico de medida y una interfase de adquisición de datos que va conectada a un ordenador con el que puede caracterizarse la fuerza muscular de los deportistas utilizando programas informáticos diseñados para tal fin.

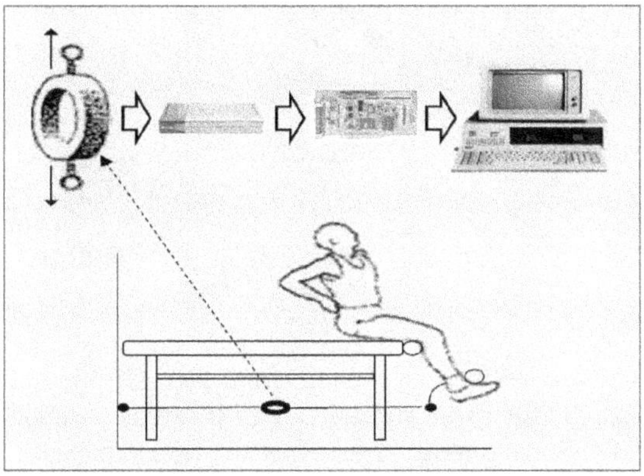

- Gráfico 4.8 -

- *Dinamómetro:* Es un instrumento diseñado para medir la fuerza isométrica. Se diferencia de la célula de carga en que la cadena suele estar totalmente integrada en una única pieza compuesta por un transductor de fuerza, un conversor de datos y un aparato indicador. Son generalmente portátiles, funcionan con baterías recargables y están preparados para ser sujetados de sus extremos con ganchos, mosquetones u otros medios de sujeción que permiten conectarlo a cables, cadenas o cuerdas de las que tracciona el deportista.

Generalmente se utilizan para medir la fuerza isométrica y visualizar simultáneamente el valor de la fuerza aplicada, aunque existen dinamómetros que pueden ser conectados a un ordenador personal que permiten almacenar la información para su posterior tratamiento. Así pues, las aplicaciones de un dinamómetro pueden ser básicamente las mismas que las de una célula de carga pero con la ventaja de estar totalmente integrado en una única pieza y ser totalmente portátil.

- *Plataforma de Fuerzas:* También denominada *plataforma dinamométrica*, permite registrar las fuerzas de reacción del suelo en función del tiempo durante la ejecución de un gesto deportivo. Las más utilizadas están basadas en cuatro soportes sobre los que se apoya la plataforma, cada uno de los cuales es un captador o transductor triaxial que detecta parte de cada una de las componentes de la fuerza aplicada y a partir de la ecuación de equilibrio y del valor de las componentes verticales medidas se puede calcular el punto de aplicación de la fuerza y su dirección (Gráfico 4.9 y 4.10).

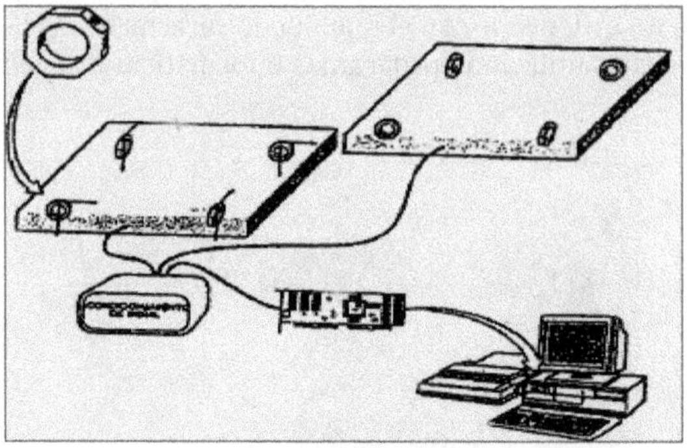

– Gráfico 4.9 –

Cada captador posee un transductor integrado por una célula de carga que puede ser de dos tipos: piezoeléctrico o extensiométrico y su aplicación al estudio del deporte puede ser de especial utilidad para:

- Obtener la magnitud de las componentes horizontal-longitudinal, horizontal-transversal y vertical de la fuerza de reacción del suelo y, a partir de ellas, calcular el módulo y la dirección de la fuerza resultante aplicada durante la realización de cualquier gesto deportivo.
- Obtener el tiempo de duración de un apoyo con una precisión de 0.001 segundos.
- Obtener el impulso mecánico generado durante la fase de impulsión asociado con el rendimiento de un salto, o durante la fase de aterrizaje, asociado con los impactos transmitidos al cuerpo.
- Obtener el estudio de las fuerzas de impacto que sufre el deportista, las cuales están directamente relacionadas con las lesiones por sobrecarga en actividades como la carrera de fondo o el salto vertical.
-

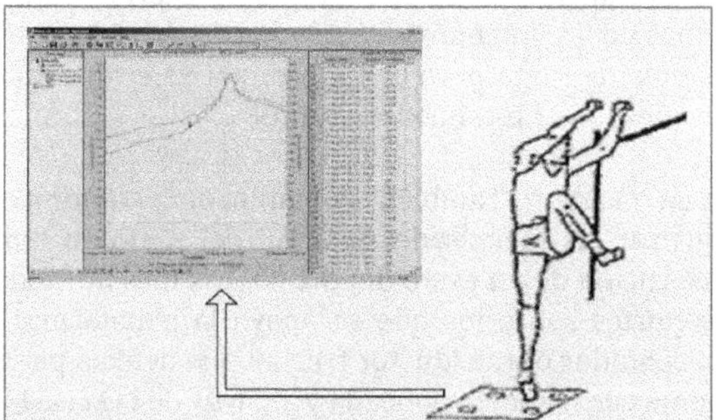

– Gráfico 4.10 –

- *Plataforma de Presiones:* Son superficies rígidas sobre las que se dispone una matriz de transductores de presión. Permiten el registro y el análisis de las presiones en el apoyo del cuerpo humano, generalmente el pie, sobre una superficie plana durante la ejecución de un movimiento y determinar la evolución dinámica de las presiones de contacto durante el apoyo, así como calcular su baricentro y la componente vertical de la fuerza aplicada. Algunas admiten su integración a una plataforma dinamométrica, lo cual posibilita registrar y tratar simultáneamente la información sobre distribución de presiones y las fuerzas resultantes en las tres direcciones del espacio (Gráfico 4.11).

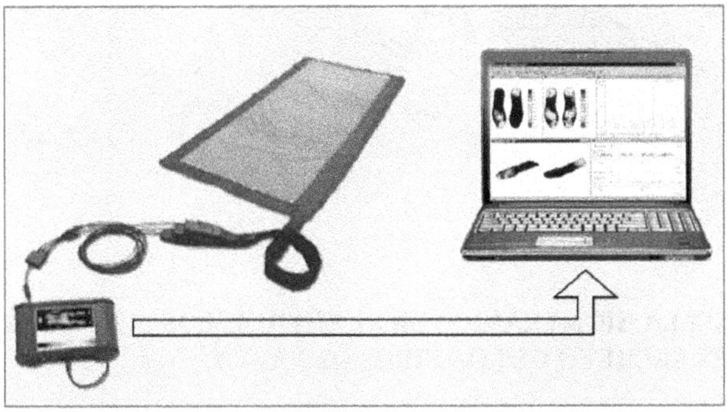

– Gráfico 4.11 –

Debido a que su principal aplicación es el estudio del apoyo del pie con el suelo, se aplica fundamentalmente al estudio de la marcha humana y de aquellos movimientos deportivos en los que las características de este apoyo sean relevantes.

- *Plantillas Instrumentadas:* De manera similar a las anteriores, permiten el registro y análisis dinámico de la distribución de presiones durante el apoyo del pie, facilitan la determinación de los mapas de presiones a lo largo del tiempo de apoyo, el cálculo de la componente vertical de la fuerza resultante y la evolución del baricentro, aunque su principal diferencia radica en que, al ser una plantilla, se introduce en el calzado y los datos obtenidos corresponden a la interacción pie-calzado (Gráfico 4.12). Sin embargo, debido a su reciente desarrollo su aplicación en el deporte de rendimiento todavía es escasa.

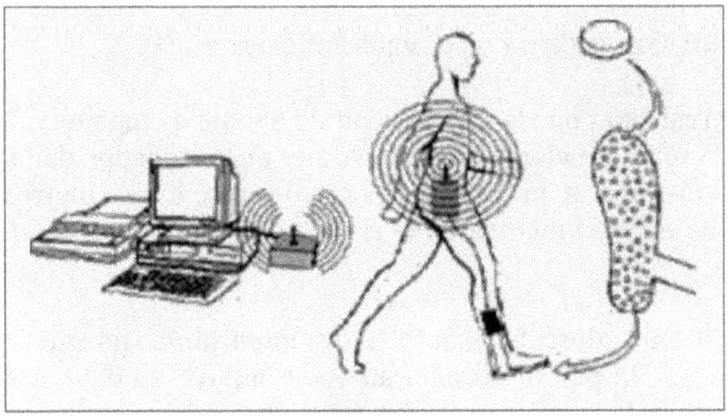

– Gráfico 4.12 –

Esta herramienta ofrece información precisa sobre la magnitud y la localización de las presiones plantares durante el apoyo sea en carrera, en salto, en marcha o en cualquier otra actividad. También calcula la localización del centro instantáneo de presiones y su cambio de posición durante el gesto deportivo, pudiendo, además, ofrecer información sumamente útil referente a, por ejemplo, qué parte aborda del pie el suelo y cómo lo abandona durante un determinado gesto (Gráfico 4.13).

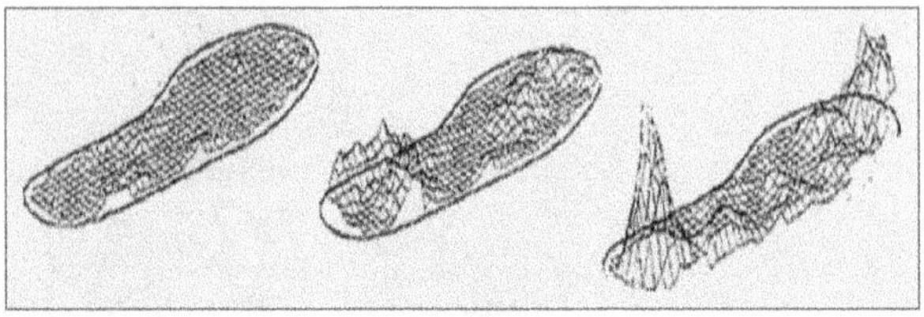

– Gráfico 4.13 –

APLICACIÓN DE LA BIOMECÁNICA EN EL FÚTBOL. LOS CIENTÍFICOS DESCUBREN EL SECRETO DE LOS TIROS DE FALTA

Tres grupos de investigadores pertenecientes al Grupo de Investigación Deportiva de la Universidad de Sheffield, al Laboratorio de Ciencias Deportivas de la Universidad de Yamagata y de Fluent Benelux han conseguido desvelar, mediante un análisis científico y técnico fundamental, algunos de los secretos de la trayectoria curva que describe un balón después de ser golpeado. El objetivo de estos investigadores era comprender la técnica empleada en el "arte" de marcar goles desde posiciones de balón parado perfeccionada por futbolistas tan populares como Roberto Carlos, Michael Ballack o David Beckham.

La combinación de experimentos en túneles de viento, análisis con videocámaras de alta velocidad, simulaciones de trayectorias y técnicas de modelación por ordenador han permitido explicar lo que sucede cuando un futbolista golpea la pelota a balón parado. Estas investigaciones proporcionan una mayor comprensión de los factores que influyen en el diseño de balones más idóneos, especialmente de aquéllos pensados para un mayor rendimiento en los lanzamientos a balón parado.

ESTUDIOS EN TÚNELES DE VIENTO Y SIMULACIÓN DE TRAYECTORIAS

El trabajo realizado por la Universidad de Sheffield (Inglaterra) con un balón de fútbol en un túnel de viento ha demostrado que alrededor de la pelota el aire pasa de un flujo laminar a un flujo turbulento de entre 8 y 10 metros por segundo, aunque depende en gran medida de la estructura y la textura de la superficie del balón.

Se trata de un descubrimiento muy importante porque la resistencia experimentada por la pelota durante su vuelo influye mucho en su trayectoria, especialmente si la bola permanece en rotación. Dicho movimiento de rotación provoca que se desvíe la trayectoria de la misma hacia un lado u otro mientras está en el aire debido a un fenómeno conocido como *fuerza de Magnus*, la cual está causada por el hecho de que en el lado de una pelota en rotación en la que el aire y el movimiento de rotación van en la misma dirección, la velocidad de circulación del aire se incrementa y disminuye la presión, mientras que en el lado opuesto la velocidad del aire disminuye y aumenta la presión. Este desequilibrio en la presión produce la aparición de la fuerza lateral de Magnus, que es muy pronunciada al final del vuelo del balón (cuando su velocidad es menor) y cuando se le ha aplicado mucho efecto de rotación en el golpeo. La relación entre la fuerza de desviación lateral y la fuerza de resistencia es la misma durante la mayor parte de la trayectoria de la pelota pero se altera considerablemente cerca de la portería, cuando el flujo de aire alrededor de la pelota deja de ser plano y se vuelve turbulento.

Las pruebas en el túnel de viento finalmente han corroborado algo que los científicos venían sospechando desde hacía mucho tiempo: que un balón de fútbol golpeado sin efecto de rotación se enfrenta a una resistencia similar a la de una pelota de golf y es muy distinta de la de una esfera lisa. El punto de transición desde un flujo de aire turbulento a plano alrededor de la pelota es esencial en los lanzamientos directos de falta porque la resistencia experimentada por el balón aumenta un 150% en una mínima fracción de segundo cuando se produce la transición.

Este fenómeno, unido a la fuerza Magnus casi constante, es lo que produce la desviación lateral de los lanzamientos de falta a medida que la pelota se acerca a la portería. La transición desde un flujo turbulento a otro plano también está relacionada con la intensidad de la rotación y con el dibujo de la superficie del balón, de forma que cuando la velocidad de rotación es muy alta la transición del flujo de aire se produce más rápidamente.

ESTUDIOS DE DINÁMICA DE FLUIDOS POR ORDENADOR

Las simulaciones de dinámica de fluidos por ordenador para complementar los estudios del túnel de viento descubrieron que a bajas velocidades y sin efecto de rotación se puede observar una gran separación de flujos en la pelota y que a medida que incrementa la velocidad del aire, la separación entre los flujos es menor. Esta separación también se manifestó lateralmente a medida que se aplicaba efecto de rotación a la pelota.

De igual modo, el estudio de dinámica de fluidos por ordenador permitió derivar fácilmente equilibrios de fuerzas que posteriormente fueron aplicados a un modelo de visualización de la trayectoria de un lanzamiento directo de falta.

SIMULACIONES DE GOLPEO DE BALÓN

Un grupo de investigadores japoneses han desarrollado técnicas para analizar grabaciones con videocámaras de alta velocidad de futbolistas golpeando un balón con el fin de examinar hasta qué punto se deforman cuando impactan tanto la pelota como el pie del futbolista. Se trata de un estudio fundamental para comprender y predecir el movimiento posterior de la pelota en el aire.

En este sentido, la simulación por ordenador de las deformaciones estructurales involucradas en el golpeo del balón ha permitido predecir la cantidad de efecto de rotación que puede transmitir un jugador al balón a una velocidad de impacto, un ángulo de golpeo y un punto de contacto determinados, lo que ha permitido deducir el lugar exacto donde debe ser golpeado un balón para transmitirle el efecto de rotación más óptimo en los lanzamientos de falta, demostrando que si se golpea a unos 80 milímetros aproximadamente del centro de la esfera la pelota adquiere casi el doble de efecto (8 revoluciones por segundo) que si se golpea en un área de 40 milímetros alrededor del centro esférico (4 revoluciones por segundo). Además, en un día de lluvia o de alta humedad, en el que el coeficiente de fricción entre la bota del futbolista y el balón es menor, la cantidad de efecto de rotación inducida a la pelota puede disminuir casi un tercio en comparación con un día seco.

CAPÍTULO 5

MOVIMIENTO

ESTUDIO CINEMÁTICO

Alberto F. Ruiz Caubín, Alberto A. Ruiz Caballero, David Bravo Brito

Por *movimiento* entendemos la variación aparente de la posición de un cuerpo en el transcurso del tiempo y en este capítulo nos ocuparemos de su descripción sin tener en cuenta el por qué de su origen.

A la parte de la Física encargada de este tipo de estudios se la conoce con el nombre de *Cinemática*, aunque simplificaremos su estudio haciendo uso de la aproximación de *punto material* o de *partícula*, que consiste en ver a cualquier cuerpo como un punto geométrico al que se le asocia una cierta masa, de forma que los cuerpos carecen de dimensiones y de estructura interna.

TRAYECTORIA Y VECTOR DE POSICIÓN

Si utilizamos el sistema de coordenadas cartesiano, la posición de un punto está definida por las coordenadas *x, y, z.* A la curva que describe una partícula en su movimiento se le denomina *trayectoria* y a las coordenadas de la partícula en cada instante de tiempo se les pueden considerar como las componentes de un vector que reciben el nombre de *vector de posición.*

$$\vec{r}(t) = x(t)\vec{i} + y(t)\vec{j} + z(t)\vec{k}$$

Este vector tiene su origen en el sistema de referencia elegido y su extremo en la partícula y sus componentes, cuando están expresadas en función del tiempo, reciben el nombre de *ecuaciones paramétricas de la trayectoria* (Gráfico 5.1).

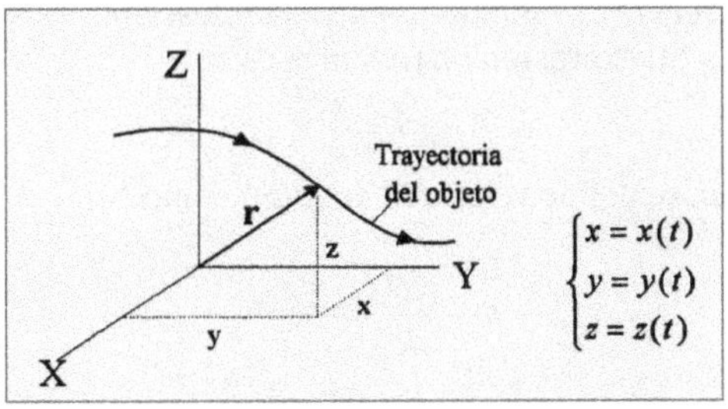
Z
Trayectoria
del objeto
r
z
Y
x
y
X
x = x(t)
y = y(t)
z = z(t)

– Gráfico 5.1 –

VELOCIDAD Y ACELERACIÓN

El *vector velocidad* se define como la derivada del vector de posición respecto al tiempo:

$$\vec{v} = \frac{d\vec{r}}{dt}$$

Este vector, en un instante dado, tendrá la dirección de la tangente a la trayectoria en dicho instante.

Podemos expresar la velocidad en función de sus componentes cartesianas como:

$$\vec{v} = \frac{dx}{dt}\vec{i} + \frac{dy}{dt}\vec{j} + \frac{dz}{dt}\vec{k} = v_x\vec{i} + v_y\vec{j} + v_z\vec{k} \quad [m/s]$$

Por su parte, el *vector aceleración* se define como la derivada del vector velocidad respecto al tiempo:

$$\vec{a} = \frac{d\vec{v}}{dt}$$

Este vector tiene la misma dirección que el cambio instantáneo de la velocidad y es tangente a la curva descrita por los extremos del vector velocidad. Dicha curva recibe el nombre de *hodógrafa del movimiento.*

Podemos expresar la aceleración en función de sus componentes cartesianas como:

$$\vec{a} = \frac{dv_x}{dt}\vec{i} + \frac{dv_y}{dt}\vec{j} + \frac{dv_z}{dt}\vec{k} = \frac{d^2x}{dt^2}\vec{i} + \frac{d^2y}{dt^2}\vec{j} + \frac{d^2z}{dt^2}\vec{k} = a_x\vec{i} + a_y\vec{j} + a_z\vec{k} \quad [m/s^2]$$

MAGNITUDES ANGULARES

Hasta ahora hemos definido las *magnitudes lineales* que debemos conocer en un estudio cinemática del movimiento. Pero además hemos de tener en cuenta las *magnitudes angulares* que se definen a continuación. Para simplificar, consideraremos un movimiento circular.

Comenzamos con el *desplazamiento angular,* Θ, que es el ángulo barrido por el radio de la circunferencia, *R*, cuando la partícula describe, a partir de un punto *O*, un arco de longitud *s*. Su expresión en radianes es:

$$\theta = \frac{s}{R}$$

Del mismo modo, se define *velocidad angular*, como:

$$\omega = \frac{d\theta}{dt} \quad [rad/s]$$

A esta velocidad angular, definida como una magnitud escalar, se le puede dar carácter vectorial, $\vec{\omega}$, asociándole como dirección la perpendicular al plano del movimiento y sentido el de avance de un tornillo de rosca derecha girado en el mismo sentido en que se mueve la partícula.

Así, por ejemplo, si la partícula gira alrededor del eje z del sistema de coordenadas $\vec{\omega}$ sólo tendrá componente en esa dirección, pudiendo expresarse como:

$$\vec{\omega} = w\vec{k}$$

De modo análogo podemos definir la *aceleración angular* como:

$$\alpha = \frac{d\omega}{dt} \quad [rad/s^2]$$

Por último, en el caso que nos ocupa la dirección de la velocidad angular es constante, por lo que:

$$\vec{\alpha} = \alpha\vec{k} = \frac{d\omega}{dt}\vec{k} = \frac{d^2\vartheta}{dt^2}\vec{k}$$

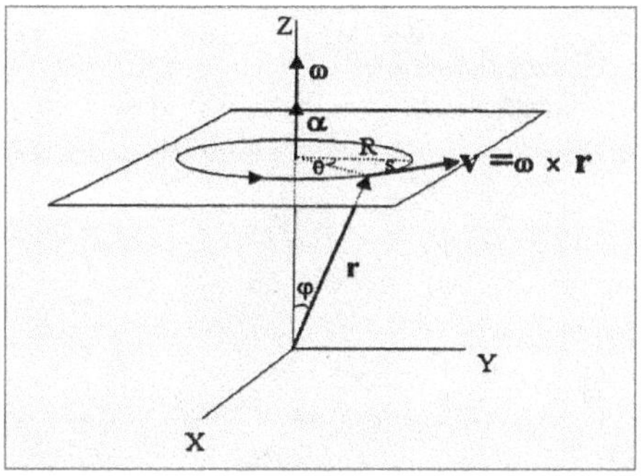
Z
ω
α
R
θ
s
V =ω × r
r
φ
Y
X

– Gráfico 5.2 –

REFERENCIAS BIBLIOGRÁFICAS

- AGUADO, X. (1993): *Eficacia y técnica deportiva*. Barcelona: Ed. Inde.
- BRIZUELA, G. (1999): Curso para Monitores de Atletismo. Apuntes de Biomecánica.
- HARLEY, R.; TOZER, K. & DOUST, J. (2001): "An analysis of movement patterns and physiological strain in relation to optimal positioning of association football referees". En Spinks, W.; Reilly, T. & Murphy, A. (eds.): *Science & Football*. Londres: Routledge.
- KRUSTUP, P.; HELSEN, W.; RANDERS, M.; CHRISTENSEN. J.; MACDONALD, C.; REBELO, A. & BANGSBO, J. (2009): *Activity profile and physical demands of football referees and assistant referees in international games.*
- MALLO, J. (2006): *Análisis del rendimiento de los árbitros y árbitros asistentes durante la competición en el fútbol* (Tesis Doctoral). Universidad Politécnica de Madrid: E.T.S. de Arquitectura.
- MALLO, J.; NAVARRO, E.; GARCÍA-ARANDA, J.; GILIS, B. & HELSEN, W. (2007): "Activity profile of top-class association football referees in relation to performance in selected physical tests". En *Journal of Sports Sciences* (25:7) pp. 805-813.
- MALLO, J.; NAVARRO, E.; GARCÍA-ARANDA, J.; GILIS, B. & HELSEN, W. (2008): "Analysis of

the kinematical demands imposed on top-class assistant referees during competitive soccer matches". En *Journal of Strength and Conditioning Research* (22:1) pp. 235-242.

- MARTÍNEZ, C. (1998): *Evaluación del rendimiento físico del árbitro de fútbol* (Tesis Doctoral). Universidad Politécnica de Madrid: Dpto. de Organización, Administración y Estadística de Ingeniería Técnica.
- NAVARRO GARCÍA, R.; RUIZ CABALLERO, J.A.; NAVARRO GARCÍA, E. & BRITO OJEDA, Mª.E. (19..): *Lesiones en el deporte: Generalidades.*
- VERA, P. & HOYOS, J.V. (1993): *Técnicas instrumentales desarrolladas por el IBV para el análisis de las actividades humanas.* Valencia. Editorial IBV.
- WESTON, M.; CASTAGNA, C.; IMPELLIZZERI, F.; RAMPINI, E. & ABT, G. (2007): "Analysis of physical match performance in English Premier League soccer referees with particular reference to first half and player work rates". En *Journal of Science and Medicine in Sports* (10) pp. 390-397.
- WESTON, M.; CASTAGNA, C.; IMPELLIZZERI, F.; RAMPINI, E. & BREIVIK, S. (2007): "Ageing and physical match performance in English Premier League soccer referees". En *Journal of Science and Medicine in Sports* (13) pp. 96-100.

PÁGINAS WEB

- HTTP://BIOMECANICA.DGSCA2.UNAM.MX
- HTTP://WWW.SPORTSETNET.ORG.UK
- HTTP://WWW.E.YAMAGATA-U.AC.JP/~ASAI/INDEX.HTML

CAPÍTULO 6

MOVIMIENTO
ESTUDIO DINÁMICO

Alberto F. Ruiz Caubín, Alberto A. Ruiz Caballero

En el capítulo anterior se estudió el movimiento de una partícula desde el punto de vista de la Cinemática, es decir, sin preocuparse de por qué una partícula lleva un tipo de movimiento u otro y que el movimiento de una partícula quedaba perfectamente definido con el conocimiento de los vectores de posición, velocidad y aceleración.

En el presente capítulo analizaremos los factores que determinan el movimiento de una partícula así como sus causas y se establecerán las leyes de la Mecánica de la partícula, con las que podremos resolver el problema fundamental de la dinámica: conocidos estos factores, encontrar los vectores de posición $\vec{r}(t)$ y velocidad $\vec{v}(t)$.

LEYES DE LA MECÁNICA. TEOREMA DE CONSERVACIÓN DEL MOMENTO LINEAL

Se define como *partícula libre* aquella que no está sujeta a ningún tipo de interacción con el medio, pero si tenemos en cuenta que todo medio ejerce algún tipo de influencia sobre el movimiento de las partículas fácilmente podemos deducir que las partículas libres no existen. Sin embargo este concepto es de gran utilidad, ya que en la práctica se pueden encontrar situaciones en las que la influencia del medio es despreciable o equivalente a la que ejerce el vacío, es decir, ninguna. En estos casos se tendrá que las partículas se comportan como libres.

Una vez introducida la noción de partícula libre, la *primera ley de la Mecánica* establece que:

> *"... Una partícula libre permanece en reposo o se mueve con un movimiento rectilíneo uniforme respecto de ciertos sistemas de referencia, denominados sistemas de referencia inerciales".*

Conocida también como *primera ley de Newton* o *ley de inercia,* esta ley establece la tendencia natural que tienen las partículas a no modificar su estado de movimiento cuando no se les perturba. A esta propiedad se le llama *inercia* y también se la puede definir como *la resistencia que ofrecen las partículas ante una perturbación externa.*

Se define *momento lineal* de una partícula como:

$$p = m \cdot v \left[\frac{Kg \cdot m}{s} \right]$$

donde *m* es la masa y *v* es la velocidad de la partícula.

Con este concepto se puede expresar alternativamente la ley de inercia diciendo que *una partícula libre se mueve con p constante respecto de un sistema de referencia inercial.*

La *segunda ley de la Mecánica* establece que:

> *"... Para una partícula aislada, el momento lineal total permanece constante* $(p = cte)$*."*

Este resultado también se conoce como *Principio de conservación del momento lineal* y una forma de demostrarlo es:

$$\vec{p} = m \cdot \vec{v}$$

$$\vec{F} = m \cdot \vec{a} = m \cdot \frac{d\vec{v}}{dt} = \frac{d(m\vec{v})}{dt} = \frac{d\vec{p}}{dt}$$

Si la resultante de fuerzas sobre la partícula es nula, entonces:

$$\vec{F} = 0 \Rightarrow \frac{d\vec{p}}{dt} = 0 \Rightarrow \vec{p} = cte$$

Por último, la *tercera ley de la Mecánica* o *Principio de Acción y Reacción*, establece que:

> *"... Dadas dos partículas (1 y 2), la fuerza que ejerce la partícula 1 sobre la partícula 2 es de igual módulo y sentido contrario que la que ejerce la partícula 2 sobre la 1."*

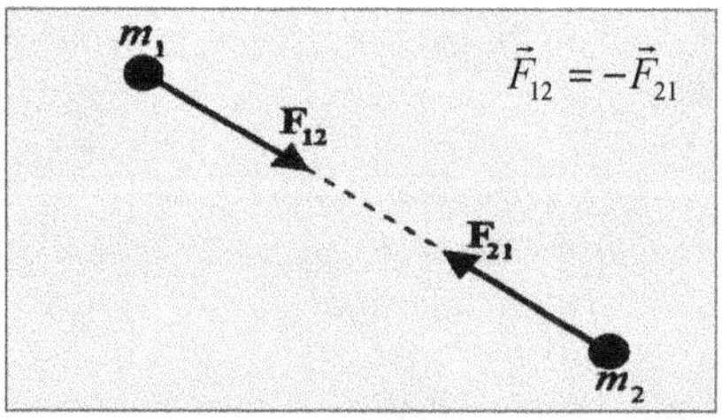
m1
F12 = -F21
F12
F21
m2

– Gráfico 6.1 –

MOMENTO ANGULAR. CONSERVACIÓN DEL MOMENTO ANGULAR

Se define el *momento angular o cinético,* $\vec{L}_o$, de una partícula de masa *m* que se mueve con velocidad $\vec{v}$, respecto de un punto *O,* desde el cual se mide el vector de posición de la partícula $\vec{r}$, como:

$$\vec{L}_o = \vec{r} \cdot \vec{p} = \vec{r} \cdot m\vec{v} = m(\vec{r} \cdot \vec{v})$$

El momento angular es perpendicular al plano determinado por $\vec{r}$ y $\vec{v}$. Se mide en $\frac{kg \cdot m^2}{s}$.

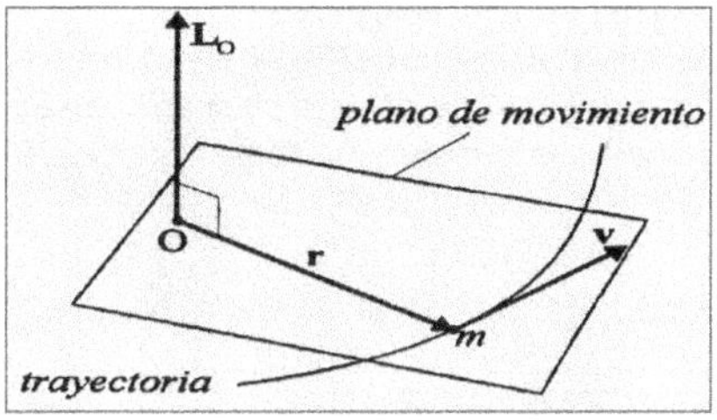
L₀
plano de movimiento
O
r
v
m
trayectoria

- Gráfico 6.2 -

En general $\vec{L}_o$ cambia (en magnitud y dirección) mientras transcurre el movimiento de la partícula. Si la partícula se mueve en un plano y el punto *O* se toma en él, la dirección de $\vec{L}_o$ no cambia y permanece perpendicular a dicho plano. Un caso particularmente interesante donde esto ocurre es cuando la partícula describe un movimiento curvilíneo en el plano.

En este caso si se calcula el momento angular respecto del punto *O,* $\vec{L}_o$ será un vector de módulo $\vec{L}_o = m \cdot r^2 \cdot v$ y dirección la de la velocidad angular $\vec{\omega}$.

Se define el *momento de una fuerza* respecto de un punto *O,* $\vec{M}_o$ como:

$$\vec{M}_o = \vec{r} \cdot \vec{F}$$

El *teorema del momento angular* establece que:

$$\vec{M}_o = \frac{d\vec{L}_o}{dt}$$

Si el momento resultante de todas las fuerzas que actúan sobre una partícula respecto a un punto *O*, es nulo, el momento angular respecto a ese punto se conserva. A esto se conoce como *Teorema de conservación del momento angular:*

$$Si\ \vec{M}_o = \frac{d\vec{L}_o}{dt} = 0 \Rightarrow \vec{L}_o = cte$$

REFERENCIAS BIBLIOGRÁFICAS

- AGUADO, X. (1993): *Eficacia y técnica deportiva.* Barcelona: Ed. Inde.
- BRIZUELA, G. (1999): *Curso para Monitores de Atletismo. Apuntes de Biomecánica.*
- CROMER, A. (1992): *Física para las ciencias de la vida.* Barcelona: Ed. Reverté
- NAVARRO GARCÍA, R.; RUIZ CABALLERO, J.A.; NAVARRO GARCÍA, E. & BRITO OJEDA, Mª.E. (19..): *Lesiones en el deporte: Generalidades.*
- FUCCI, S.; BENIGNI, M. & FORNASARI, V. (1998): *Biomecánica del aparato locomotor aplicada al acondicionamiento muscular.* Madrid: Harcourt Brace.
- HOCHMUTH. G. (1973): *Biomecánica de los movimientos deportivos.* Madrid: Ed. Doncel.
- MARTEL ESCOBAR, P.; GIL DE LA FE, J.; GARCÍA WEIL, L. & MARRERO DÍAZ, A. (1994): *Guía para un curso de física general. Mecánica I.* Las Palmas de Gran Canaria: Universidad de Las Palmas de Gran Canaria.
- MARTÍN, J.; Ruiz Carrero, E. & Fraile, J. (1997): *Física.* Madrid: Ed. Santillana.
- VERA, P. & HOYOS, J.V. (1993): *Técnicas instrumentales desarrolladas por el IBV para el análisis de las actividades humanas.* Valencia. Editorial IBV.

PÁGINAS WEB

- HTTP://BIOMECANICA.DGSCA2.UNAM.MX
- HTTP://WWW.SPORTSETNET.ORG.UK
- HTTP://WWW.E.YAMAGATA-U.AC.JP/~ASAI/INDEX.HTML

CAPÍTULO 7

FUNDAMENTOS DE LA BIOMECÁNICA DE LA ACTIVIDAD DEPORTIVA Y DEL MOVIMIENTO HUMANO

José O. Sous Sánchez, José A. Ruiz Caballero, Estrella Mª. Brito Ojeda, Ricardo Navarro García, Ricardo Navarro Navarro

La *Mecánica* es la parte de la Física que estudia el estado de reposo o de movimiento de los cuerpos bajo la acción de las fuerzas. Estudia el movimiento de los cuerpos bien en sí mismo (describiéndolo), bien referido a sus causas (fuerzas) o bien referido a la falta del mismo (equilibrio) en relación con las fuerzas que lo provocan.

La *Kinesiología* es el nombre con que se conoce el estudio científico de los movimientos del cuerpo humano (seres vivos) y resulta de gran importancia y utilidad ya que es la sucesión de distintos movimientos y cadenas cinéticas la que da como resultado las acciones o técnicas características utilizadas en los diferentes deportes e incluye tres disciplinas (Barbero, 1998): la *Fisiología*, la *Anatomía* y la *Biomecánica*. Esta última es la ciencia que examina las fuerzas internas y externas que actúan sobre el cuerpo humano y el efecto que producen (Hay, 1994).

El concepto de Biomecánica (combinación de las palabras biología y mecánica) tiene que ver con los principios y métodos de la Mecánica aplicados al estudio de la estructura y función de sistemas biológicos. Este término, así como el de kinesiología, se ha utilizado para darle nombre a los estudios del movimiento del cuerpo humano y las investigaciones en este ámbito se realizan en movimientos que el individuo desempeña durante la vida diaria, en su lugar de trabajo y en la actividades físicas como la marcha, la danza y las diferentes especialidades deportivas (Espinosa, 2005).

Tanto la Fisiología como la Biomecánica son las perspectivas dedicadas al análisis del movimiento, desde el punto de vista energético una y desde el punto de vista mecánico y técnico otra. Para que dichas perspectivas científicas puedan transferir sus resultados será necesario dar respuesta a cómo aplicar los conocimientos, es entonces cuando adquiere especial relevancia el *Comportamiento Motor* (Barbero, 1998 y Gutiérrez, 1988).

La Mecánica del cuerpo y la Biomecánica han sido, hasta hace poco, campos de estudio olvidados, por lo que podemos considerarla como una recién nacida si la comparamos con otras ciencias que llevan siglos siendo estudiadas. Es en el último medio siglo cuando, debido a las posibilidades que ofrece para plantear y resolver problemas relacionados con la mejora de la salud y de la calidad de vida, esta disciplina se ha consolidado como un campo de conocimientos en continua expansión capaz de aportar soluciones de índole científica y tecnológica (Barbero, 1998). De hecho, el desarrollo alcanzado por la Biomecánica en la segunda mitad del siglo obedece a su progresiva aplicación en los ámbitos médico, deportivo y ocupacional (Vera et al, 2007).

En ésta interdisciplina tienen cabida muchos profesionales de diferentes especialidades, aunque fundamentalmente entra en el campo de actuación de médicos, físicos e ingenieros y dependiendo de su orientación y de los objetivos que se persigan los proyectos de investigación toman en consideración aspectos fundamentales de las distintas áreas de conocimiento (Espinosa, 2005). En el mundo del deporte es fundamental para comprender las diferentes actividades y ejercicios, prevenir lesiones, mejorar el rendimiento (en términos de trabajo eficaz) y describir y analizar el gesto deportivo para mejorar la técnica. Además de esto, la Biomecánica juega un importante papel en la investigación y desarrollo de nuevos materiales así como en la rehabilitación del deportista lesionado (Naranjo, 2000).

FUNDAMENTOS DE LA BIOMECÁNICA DEPORTIVA

La ejecución de un gesto deportivo implica movimiento y, por consiguiente, éste puede ser analizado utilizando las leyes de la Mecánica y la Biomecánica deportiva.

Según Balius (1993), citado por Marrero (2004):

> *"... La Biomecánica deportiva es la ciencia mediante la cual se pretende alcanzar el máximo rendimiento del deportista estudiando sus posibilidades físicas desde el punto de vista la mecánica."*

La Biomecánica aplicada al deporte emplea dos métodos de trabajo diferentes:

- *Analítico*: Consiste en el análisis de los movimientos deportivos.
- *Constructivo*: Consiste en la creación de nuevos aparatos y útiles deportivos, así como en el desarrollo de nuevos materiales.

Para Barbero (1988) la Biomecánica consta de diferentes campos o áreas de estudio: *Cinemática, Dinámica, Cinética* y *Estática* (Gráfico 7.1).

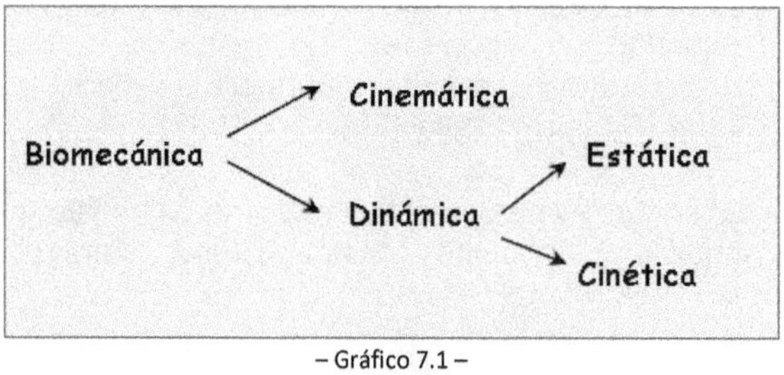
Cinemática
Biomecánica
Estática
Dinámica
Cinética

– Gráfico 7.1 –

- *Cinemática*: Estudia los movimientos sin tener en cuenta las causas que lo producen, se dedica exclusivamente a su descripción. Describe las técnicas deportivas o las diferentes habilidades y recorridos que el hombre puede realizar. Posibles ejemplos de estudio podrían ser un lanzamiento a canasta en baloncesto o la distancia recorrida por el base en un partido.
- *Dinámica*: Estudia el movimiento o la falta del mismo relacionado con las causas que lo provocan.
- *Cinética*: Estudio de las fuerzas que provocan el movimiento (por ejemplo, el estudio de las fuerzas implicadas durante la salida de un velocista).
- *Estática*: Estudio de las fuerzas que determinan que los cuerpos se mantengan en equilibrio (por ejemplo, cómo se mantiene un windsurfista sobre la tabla).

Tanto los profesores de educación física como los entrenadores deportivos se encuentran en una continua confrontación con problemas relacionados con la ejecución de la técnica deportiva. Deben enfrentarse a la tarea de detectar y corregir los fallos en la ejecución del atleta y para llevar a cabo este papel de una forma eficiente pueden valerse de la Biomecánica deportiva

> *"... De la misma forma que un conocimiento de los principios fisiológicos capacitan al profesor o entrenador para hacer juicios en lo referente a la cantidad y tipo de entrenamiento a realizar en cada caso, un conocimiento de los principios biomecánicos los capacita para escoger las técnicas apropiadas y detectar las causas básicas de los errores en la ejecución de una técnica."* (Kreighbaum & Barthles, 1990 y Williams & Lissner, 1991).

OBJETIVOS DE LA BIOMECÁNICA DEPORTIVA

La Biomecánica se plantea una serie de objetivos dependiendo del ámbito o área en el que esté siendo aplicada. Entre las áreas de mayor interés para los entrenadores y profesionales de la Educación Física encontramos los siguientes objetivos (Barbero, 1998):

- *Educación Física:*
  - Dictar principios generales que ayuden a comprender y ejecutar las actividades y ejercicios que se plantean en las clases.
  - Dictar principios sobre la forma de evitar lesiones.
  - Describir tareas y ejercicios.
  - Aportar métodos de registro sencillos que contribuyan a medir distintas características de la motricidad.
- *Deporte de alta competición:*
  - Describir la técnica deportiva.
  - Ayudar en el entrenamiento corrigiendo defectos y buscando técnicas más eficaces.
  - Desarrollar métodos de medida y registro.
  - Reducir el peso del material deportivo sin detrimento de sus características.

INSTRUMENTOS Y MÉTODOS EMPLEADOS EN BIOMECÁNICA DEPORTIVA

Gracias al desarrollo de la tecnología en la actualidad se cuenta con métodos para la descripción e instrumentos de medición del movimiento del cuerpo humano y el uso de éstos depende de qué y cómo se quiera medir (Espinosa, 2005):

- *Goniómetro:* Sirve para medir la amplitud de los segmentos corporales que conforman una articulación.
- *Acelerómetro:* Emite señales usualmente analógicas y fácilmente digitalizables.
- *Electromiógrafo:* Detecta, mediante electrodos (cutáneos o intramusculares), la actividad muscular de determinados músculos.
- *Plataformas de fuerza:* Dividen las fuerzas que actúan sobre ellas en tres direcciones espaciales.
- *Dinamómetros:* Registran el valor de las torcas en la rotación de segmentos en las diferentes articulaciones.
- *Videografía*: Provee los cuadros de video digitalizados con información de la proyección de secuencias de movimientos ejecutados.
- Para reconstruir la información tridimensional de imágenes planas de dos dimensiones captadas con *cámaras de video* (se utilizan varias cámaras viendo al mismo objetivo) y un algoritmo para una *reconstrucción fotogramétrica.*
- Para el análisis científico del desplazamiento tridimensional se utilizan los llamados *sistemas optoeléctricos.*
- Actualmente la exactitud y la velocidad de los sistemas modernos de ordenador-televisión son las herramientas estándar de medición en la mayoría de lugares donde se hace *análisis de desplazamiento o Gait Laboratories.*

Aguado (1993) establece la siguiente división de los instrumentos y métodos:

- *Instrumentos y métodos sencillos o domésticos:*
  - Podómetro.
  - Vídeo.
  - Fotografía.
  - Test de campo.
  - Papel fotográfico.
  - Casete.
  - Cuentakilómetros de bicicleta.
  - Cinta métrica.
  - Pie de rey.
  - Goniómetro.
  - Cronómetro.
- *Instrumentos y métodos sofisticados* (la mayoría de ellos se apoyan en sistemas y soportes informáticos):
  - CINEMÁTICOS DIRECTOS:
    - Electrogoniómetro.
    - Acelerómetro.
    - Células fotoeléctricas.
  - INDIRECTOS:
    - Cinematografía y vídeo de alta velocidad.

        - Fotografía.
        - Radiología y radioscopia.
        - Fotografía de huella luminosa.
        - Fotografía cronocíclica.
    - DINÁMICOS:
        - Plataformas de fuerza.
        - Plataforma de presiones.
        - Calibrador de sujeción.
        - Dinamómetro.
    - OTROS:
        - Antropometría
            - Ecografía.
            - Balanza.
            - Tallímetro.
            - Paquímetro.
            - Compás de pliegues.
            - Compás ginecológico.
    - E.M.G.:
        - Ergometría.

A su vez, las técnicas cinemáticas se dividen en:

- *Directas:* Cuando la medición se realiza directamente sobre el individuo. Suelen ser más precisas pero también más caras y tienen el inconveniente de que es necesario establecer contacto con el sujeto, por lo que no pueden utilizarse en situaciones reales de competición (excepto escasas excepciones) debido a las reglas de juego y a que pueden interferir en las evoluciones de los deportistas (Barbero, 1998).
- *Indirectas:* Cuando la medición se realiza sobre un soporte que puede ser magnético, fotográfico o de otra índole.

Como en todas las áreas del conocimiento, simultáneamente a la necesidad de medir con mayor precisión, fiabilidad y rapidez, científicos e investigadores están promoviendo el desarrollo tecnológico de equipos de medición y, también, de los sistemas de automatización de la captura y del registro y posterior manejo de los datos, de ahí la necesidad de implantar sistemas informáticos que faciliten esta tarea. Dichos sistemas han surgido principalmente en las universidades y en los centros de investigación y actualmente cualquier grupo puede optar por comprar, si dispone de los recursos necesarios para ello, uno de los tantos sistemas informáticos que existen en el mercado o puede optar por desarrollar un *software* para sus propias aplicaciones (Espinosa, 2005).

FUNDAMENTOS DE LA BIOMECÁNICA DEL MOVIMIENTO HUMANO

PRINCIPIOS BIOMECÁNICOS DEL MOVIMIENTO HUMANO

En el inicio de la vida, el desarrollo motor del individuo era muy limitado y estaba asociado al desarrollo del sistema nervioso y las formas de locomoción que desarrollará posteriormente implicarán una secuencia determinada que abarca desde el arrastrarse y el gateo hasta la marcha en posición erguida. Así pues, para el ser humano el desarrollo motor es el proceso por medio del cual adquiere los patrones de movimiento básicos, o formas elementales de movimiento, como saltar, lanzar o caminar.

Los cambios de posición de los segmentos corporales constituyen un proceso complejo que demanda un elaborado control del sistema músculo-esquelético (donde cada uno de los músculos tiene su propia longitud de brazo de palanca o de momento) por parte del sistema nervioso. El centro de una articulación, también llamado eje de giro, punto de giro o eje de rotación, de los segmentos corporales generalmente varía conforme crece o disminuye la amplitud del ángulo que forman dos segmentos, mientras que el punto de giro se desplaza a diferentes puntos anatómicos dentro de la articulación (Espinosa, 2005).

La contracción del músculo esquelético depende de las características químicas de los tejidos y fisiológicas del tipo de fibras que lo componen: rápidas o lentas. La velocidad a la que se puede contraer el músculo para desarrollar fuerza depende del número de unidades de contracción y unidades motoras que constan de la neurona motora y de las fibras musculares que controla.

Desde el punto de vista funcional las articulaciones sinoviales son las más frecuentes e importantes. Poseen una rica inervación y el tipo fundamental de sensación que transmiten es la *propiocepción*, la cual ofrece información sobre el movimiento y la posición en el espacio de las distintas partes del cuerpo. La localización de los puntos anatómicos que representan los ejes de rotación en las articulaciones es uno de los temas actuales de discusión entre los distintos grupos de investigación debido a la incertidumbre que se tiene en cuanto a su definición.

Para facilitar el estudio del movimiento las distintas partes del cuerpo humano se consideran estructuras o cuerpos rígidos. Los movimientos se miden en tres dimensiones con relación a los planos anatómicos estándar: *sagital, frontal* y *transversal* y anidados a esta referencia se usan sistemas de ejes cartesianos (*x, y, z*).

La variación en los movimientos (lineales y angulares) se describe por medio de parámetros cinemáticos y cinéticos, cuyos valores son los que caracterizan a los movimientos. En general, se pueden tener dos posibles descripciones:

- *Cualitativa:* Nos informa sobre los elementos que componen el desplazamiento del cuerpo, es decir, el cómo nos movemos.
- *Cuantitativa:* Es una descripción numérica de las características del desplazamiento basada en las mediciones experimentales. Es el significado funcional, el cuánto nos movemos.

La postura es la actitud, la distribución de las distintas partes del cuerpo en el espacio durante el movimiento. Conforme el individuo va creciendo su postura varía y estas variaciones son parte de los recursos que tiene como respuesta a las demandas de la gravedad. Los patrones de postura cambian con la edad, el sexo, el nivel de desarrollo y el somatotipo del cuerpo.

Coordinar se relaciona conceptualmente con las fases de movimiento o conductas parciales (partes que pueden ser conectadas ordenadamente dentro de la ejecución motriz). El ordenamiento está relacionado con el trabajo muscular mediante reglas determinadas de la actividad sinergista y antagonista de los músculos y procesos parciales del sistema nervioso, esto se conoce como *coordinación motriz* y se debe tener claro que hay gran cantidad de factores y procesos individuales que actúan conjuntamente.

En un acto motor se deben dominar una gran cantidad de ejes de movimiento. El factor referente a la elasticidad de los músculos (tendones y ligamentos) elimina la localización fija de los ejes de movimiento. Además, es igualmente necesario considerar cualidades como el *ritmo del movimiento* -que abarca el orden temporal del acto motor- y la *fluidez* -que es la ejecución del acto motor con más o menos grado de continuidad-. Las investigaciones en el área permiten concluir que el nivel de estas cualidades sólo se eleva a través de la actividad física y que el mismo se mejora considerablemente si las cualidades que se ejercitan van dirigidas a mejorar la condición física del individuo (Espinosa, 2005).

Para la estimación de los parámetros de los segmentos han surgido modelos matemáticos y métodos que nos proveen de procedimientos para la localización de centros de masa y para el cálculo de velocidades angulares y de momentos de inercia de los segmentos. En este sentido, para permitir el cálculo de parámetros tanto cinemáticos como cinéticos en el movimiento del cuerpo humano se hacen suposiciones como las siguientes:

- Cada segmento tiene una masa fija concentrada en el centro de masa.
- La localización del centro de masa permanece fija durante el movimiento.
- Las articulaciones se suponen del tipo bisagra.
- La longitud del segmento permanece constante durante el movimiento.

Un sistema de movimiento *acíclico*, como por ejemplo un salto de longitud, se puede considerar compuesto por las siguientes fases: la carrera, el impulso, el vuelo y la caída. Un ejemplo de un proceso *cíclico* es la marcha (el andar), en este sistema las fases se repiten constantemente: contacto en el piso con el talón, soporte de los dos pies en el piso, soporte de un pie en el piso y desplazamiento del otro pie en el aire, contacto del otro pie en el piso con el talón, soporte de los dos pies en el piso, etc.

TIPOS DE MOVIMIENTO

Debido a que el esqueleto del organismo humano es un sistema compuesto de palancas, el cuerpo posee el potencial de producir movimientos como una unidad entera o en sus partes en cuatro posibles patrones o vías. Estos tipos de patrones de movimiento generales son: *rectilíneo* (o traslatorio), *angular* (o rotatorio), *curvilíneo* y *complejo* (Gráfico 7.2).

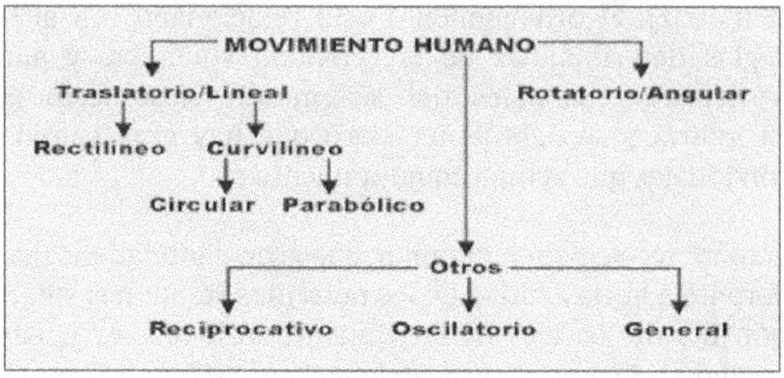
MOVIMIENTO HUMANO
Traslatorio/Lineal
Rotatorio/Angular
Rectilíneo
Curvilíneo
Circular
Parabólico
Otros
Reciprocativo
Oscilatorio
General

– Gráfico 7.2 –

- *Movimiento lineal o rectilíneo (traslatorio)* (Gráfico 7.3): Es aquel movimiento del cuerpo humano o de sus segmentos que ocurre en una línea recta. Cuando se ejecuta un movimiento rectilíneo o de traslación el cuerpo (o los segmentos de éste) se desplaza a igual distancia a través de una línea recta. Cualquier punto en el objeto se mueve a través de la misma distancia y al mismo tiempo en vías paralelas. El movimiento de la mano y del antebrazo hacia adelante para agarrar un objeto es un ejemplo de este tipo de movimiento. No obstante, en este tipo de movimiento también se encuentran involucrados las articulaciones del codo y el hombro.

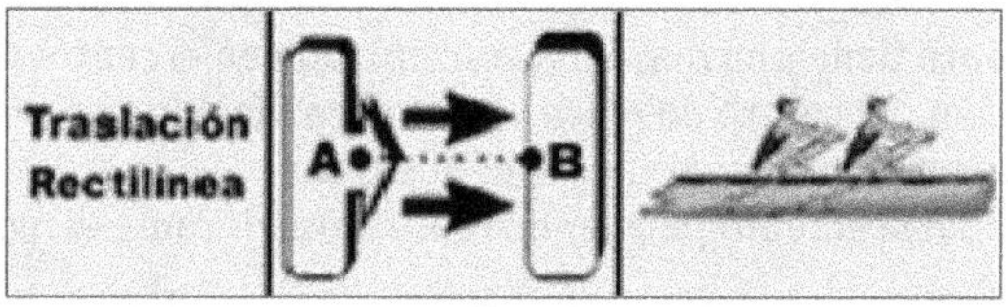
Traslación Rectilínea
A
B

– Gráfico 7.3 –

Resulta imposible que todas las partes del cuerpo humano cumplan estrictamente con esta condición. Por ejemplo, durante la trayectoria de una persona caminando en una línea recta y sobre una superficie plana (horizontal) el centro de gravedad (o de masa) oscila lateral y ligeramente hacia arriba y hacia abajo y los restantes puntos del cuerpo se desvían aún más de su vía rectilínea.

- *Movimiento angular (rotatorio)* (Gráfico 7.4): Es el movimiento alrededor de un eje en un patrón/vía curva. En este tipo de movimiento cada constituyente corporal (en un estado rígido) se mueve en forma circular siguiendo el arco o perímetro de un círculo y cada punto sobre el objeto o segmento se mueve a través del mismo ángulo, al mismo tiempo y a una distancia constante desde el eje de rotación. Por ejemplo, esto ocurre cuando se mueve una palanca ósea alrededor de su articulación (eje o punto fijo de rotación). Por lotanto, el movimiento de todos los segmentos desde sus respectivas articulaciones describen un movimiento angular. Todos los movimientos de los seres humanos se ejecutan a nivel de las articulaciones y la mayoría de ellos ocurren alrededor de un eje articular. Parece, entonces, que el movimiento rotatorio es la función principal del sistema músculo-esquelético.

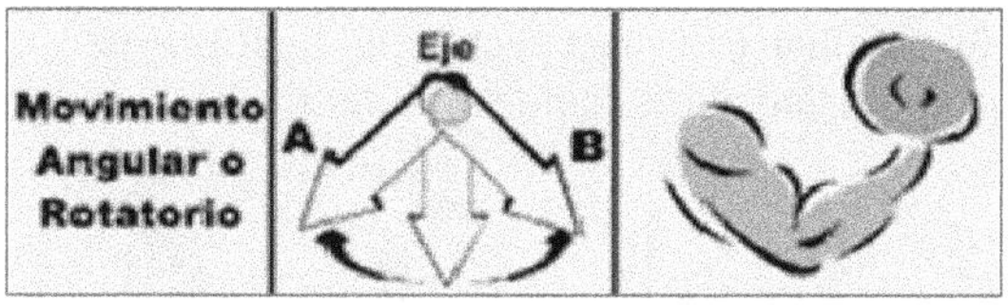
Movimiento
Angular o
Rotatorio
Eje
A
B

– Gráfico 7.4 –

En términos generales, la mayoría de los segmentos corporales representan cuerpos rígidos. El eje o centro de rotación puede estar fuera o dentro del cuerpo, dependiendo de la posición de éste. Si el cuerpo es rígido, entonces todos los puntos de masa se mueven siguiendo el arco del círculo, siendo posible, en este caso, considerar la rotación como verdaderamente circular alrededor de su centro de gravedad, aunque en realidad esto no es posible ya que el cuerpo humano muy raramente es rígido, con excepción durante períodos de tiempo momentáneos.

- *Movimiento curvilíneo* (Gráfico 7.5): En este movimiento se sigue una vía en forma de curva o parabólica y es una combinación de los dos tipos de movimientos angular y lineal. Durante un movimiento curvilíneo el centro de gravedad/masa del cuerpo u objeto siguen vías irregulares o curvas. Conforme un segmento óseo rota sobre su propio eje y se traslada hacia adelante mediante otras articulaciones, los puntos sobre esa palanca pueden moverse en una vía parabólica regular o irregular. Esto puede ser ilustrado con el movimiento de una persona que lleva un vaso de agua hacia su boca desde una posición de 180° a nivel de la articulación humero-ulnar. La trayectoria que sigue una parábola es un ejemplo de este tipo de movimiento

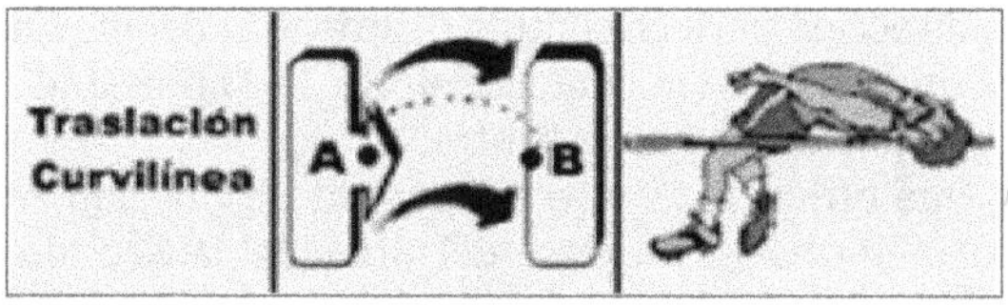
Traslación
Curvilínea
A
B

– Gráfico 7.5 –

Cuando se lleva a cabo un análisis de tipo biomecánico se toma como supuesto que la masa corporal se concentra en el centro de gravedad. En adición, bajo la influencia de la fuerza de gravedad y dado el control que ejercen otras variables (resistencia del viento y otras fuerzas externas) el centro de gravedad de cualquier proyectil sigue una parábola cuya forma específica dependerá de la velocidad inicial y de su ángulo de salida. Mediante un análisis cinesiológico cuantitativo se pueden establecer cálculos matemáticos para poder predecir o describir su altura máxima, distancia recorrida y el tiempo de desplazamiento entre otras variables cinemáticas. Además, es posible estimar los efectos en cuanto a las variaciones de la velocidad inicial del ángulo.

- *Movimiento complejo* (Gráfico 7.6): Es un movimiento que combina simultáneamente movimiento rectilíneo, curvilíneo y rotatorio. Si consideramos al cuerpo como un todo, durante el movimiento traslatorio (por ejemplo, caminar una línea recta o en bicicleta) se producen múltiples movimientos tanto angulares como rectilíneos.

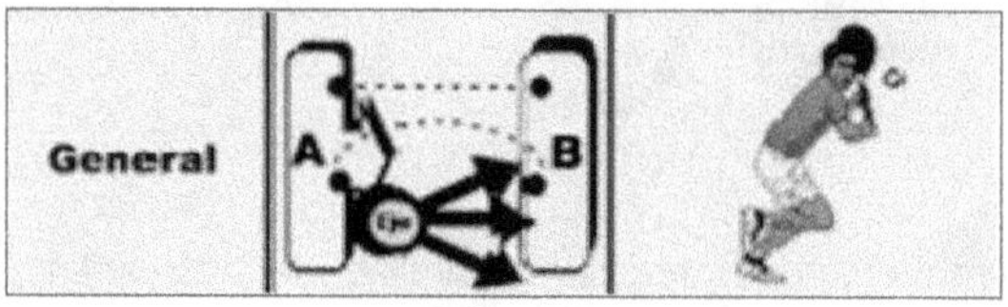
General
A
B

– Gráfico 7.6 –

FUERZAS ACTUANTES EN EL MOVIMIENTO HUMANO

El movimiento o estado de equilibrio de cualquier objeto o cuerpo depende de las fuerzas que actúan sobre dicho cuerpo, las cuales pueden ser internas o externas. Las fuerzas internas están generadas por la musculatura y se fundamentan en el proceso de la contracción muscular. Por su parte, las fuerzas externas que influyen en el movimiento son cuatro (Gráfico 7.7):

- *Gravedad*: Es la fuerza de atracción que existe entre dos cuerpos cualesquiera y viene definida por la *Ley de Gravitación Universal*, que dice:

  "... Dos cuerpos se atraen con una fuerza directamente proporcional al producto de sus masas e inversamente proporcional al cuadrado de la distancia que los separa."
- *Normal*: Es la fuerza ejercida por el suelo sobre un cuerpo apoyado en él. Se trata de una aplicación de la *Tercera Ley de Newton*, según la cual para cada acción siempre existe una reacción igual y opuesta.
- *Fricción*: Es la resistencia al movimiento de dos superficies en contacto. Actúa en la misma dirección pero en sentido contrario al del movimiento y depende del tipo de materiales en contacto y de la intensidad con que ambas superficies presionan una contra la otra.
- *Resistencia:* Que ofrece el aire (o el agua) al desplazamiento de un cuerpo. Depende de la forma del objeto, del área de la sección frontal y de la velocidad a la que se desplaza.

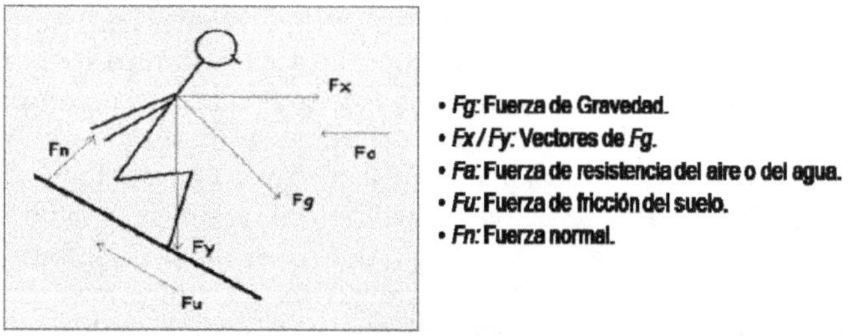
Fx
Fn
Fa
Fg
Fy
Fu
• Fg: Fuerza de Gravedad.
• Fx / Fy: Vectores de Fg.
• Fa: Fuerza de resistencia del aire o del agua.
• Fu: Fuerza de fricción del suelo.
• Fn: Fuerza normal.

– Gráfico 7.7 –

FACTORES QUE MODIFICAN EL MOVIMIENTO

Existen diversos factores que pueden afectar o modificar el movimiento. Dichos factores pueden ser de origen externo (ambiental) o interno (morfológico):

- *Externos*: Los factores externos o ambientales que modifican el movimiento son la fricción, la resistencia del aire y la resistencia del agua.
- *Factores Anatómicos (resistencia interna)*:
  - Fricción en las articulaciones.
  - Tensión de los músculos antagonistas.
  - Tensión de los ligamentos, aponeurosis o epimisio del tronco muscular.
  - Anomalías óseas y en la estructura articular.
  - Presión de la cápsula articular.
  - La interferencia de los tejidos blandos.

BIOMECÁNICA DEL MOVIMIENTO ARTICULAR. PALANCAS DEL CUERPO HUMANO

"... Cuando se produce la contracción y un músculo (o grupo muscular) actúa sobre una articulación, en ésta se produce movimiento de forma análoga a lo que ocurre en una palanca." (Naranjo, 2000)

En el cuerpo humano el "sistema de palancas" está constituido por los segmentos óseos (como palancas), las articulaciones (como apoyos), los músculos agonistas (como las fuerzas de potencia) y la sobrecarga (como las fuerzas de resistencias).

Según la ubicación de estos elementos se pueden distinguir tres tipos de géneros de palancas (Antoniazzi, 2001):

- *Primer Género o Interapoyo* (Gráfico 7.8): Considerada palanca de equilibrio. El apoyo (F) se encuentra entre las fuerzas potencia (E) y resistencia (R).

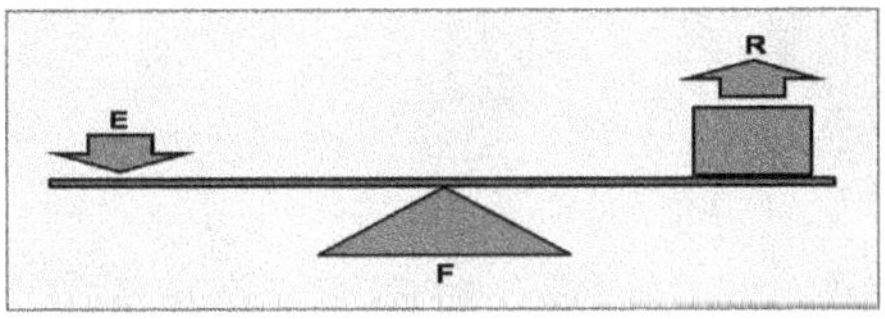
R
E
F

– Gráfico 7.8 –

- *Segundo Género o Interresistencia:* (Gráfico 7.9) Como palanca de fuerza. La fuerza resistencia (R) se sitúa entre la fuerza potencia (E) y el apoyo (F).

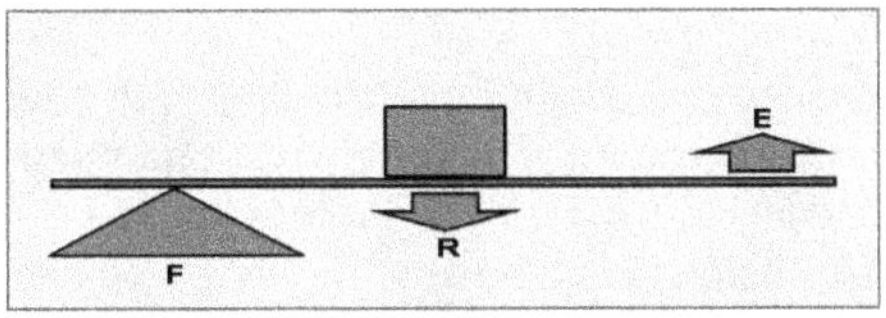
E
F
R

– Gráfico 7.9 –

- *Tercer Género o Interpotencia:* (Gráfico 7.10) Considerada palanca de velocidad. La fuerza potencia (E) se encuentra entre la fuerza resistencia (R) y el apoyo (F).

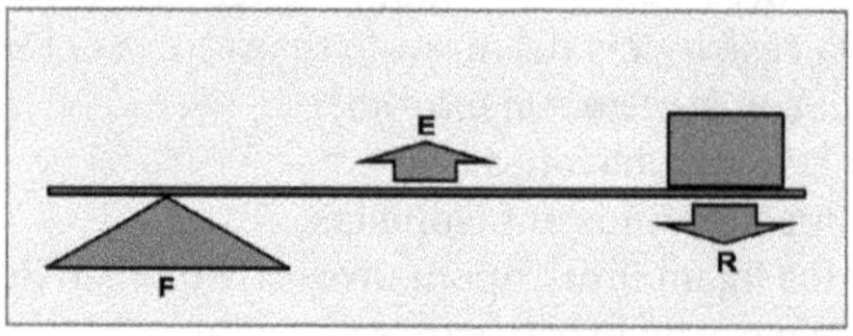
E
F
R

- Gráfico 7.10 -

Sobre la palanca del sistema conviene destacar dos elementos muy importantes para el análisis biomecánico:

- *Brazo de potencia:* Es la distancia perpendicular entre el apoyo y la línea de acción muscular, determinada entre sus tendones.
- *Brazo de resistencia:* Es la distancia horizontal entre el apoyo y el punto de aplicación de la resistencia.

En el cuerpo humano abundan las palancas de tercer género, pues favorecen la resistencia y, por consiguiente, la velocidad de los movimientos (Antoniazzi, 2001). Como ejemplos de los tres géneros de palancas en el cuerpo humano encontramos (Gráfico 7.11):

- *1er Género:* Articulación occipitoatloidea (apoyo); músculos extensores del cuello (potencia) y peso de la cabeza (resistencia).
- *2º Género:* Articulación tibiotarsiana (apoyo); músculos extensores del tobillo (potencia) y peso del cuerpo (resistencia).
- *3er Género:* Articulación del codo (apoyo); músculos flexores del codo (potencia) y peso del antebrazo la mano (resistencia).

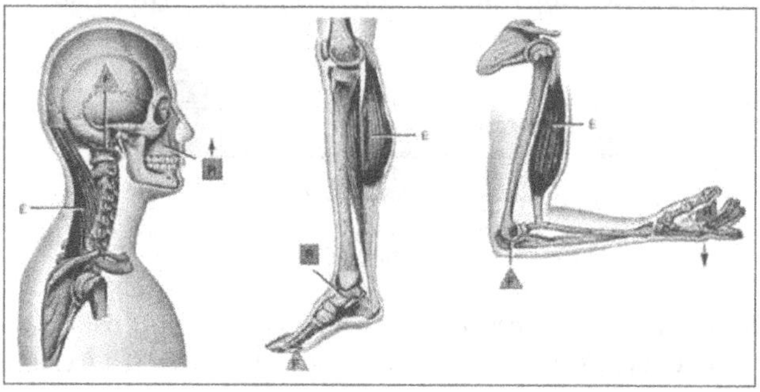

- Gráfico 7.11 -

No obstante, un aspecto a tener en cuenta es que según la posición en el espacio del sistema involucrado en el movimiento, una misma articulación puede presentar más de un género. Un ejemplo lo constituye la articulación del codo: flexión (2° género) y extensión (1er género).

ESTABILIDAD Y CENTRO DE GRAVEDAD EN EL CUERPO HUMANO

La estabilidad viene condicionada por la superficie de apoyo de tal forma que mientras el eje que pasa por el centro de gravedad caiga sobre la base de sustentación el cuerpo estará en equilibrio estable y perderá su estabilidad cuando el eje salga de la base de apoyo.

Una determinada fuerza hace volcar un cuerpo más fácilmente cuanto menores sean la superficie de apoyo y el peso propio del mismo. La estabilidad aumenta cuanto más bajo esté el centro de gravedad y cuanto más se agrande la base desplazando los pies. Por su parte, el centro de gravedad representa el punto hipotético donde se concentra toda la masa de un cuerpo/objeto. Es donde actúa la fuerza de gravedad.

Así pues, el centro de gravedad es el punto de aplicación de las fuerzas de gravedad de los distintos segmentos corporales. Un lugar al que se aplica de forma simplificada el peso de todo el cuerpo para poder efectuar cálculos o explicar determinados comportamientos. En situación anatómica base, el centro de gravedad se encuentra entre la 1ª y 5ª vértebra lumbar, un poco por delante de ellas, aunque la ubicación precisa del vector de gravedad para una persona dependerá de las dimensiones físicas de ésta, donde su magnitud es igual a la masa corporal del individuo.

Por último, el centro de gravedad modifica su posición al cargar cualquier peso ya que deberá considerarse el centro de gravedad del conjunto persona más la carga. Esto obliga a la persona a ajustar su postura para mantener el mismo equilibrio que sin carga.

REFERENCIAS BIBLIOGRÁFICAS

- AGUADO, X (1993): *Eficacia y Técnica en el Deporte.* Barcelona: INDE.
- ANTONIAZZI, L.D. (2001): *Variables Biomecánicas.* Madrid: PubliCE Standard.
- BARBERO ÁLVAREZ, J.C. (1998): "El entrenamiento de los deportes de equipo basado en estudios biomecánicos (análisis cinemático) y fisiológicos (frecuencia cardiaca) de la competición". En *Lecturas: Educación Física y Deportes* (Revista digital).
- ESPINOSA SÁNCHEZ, M. (2005): "Análisis Biomecánico comparativo de dos aparatos que ayudan al desarrollo de fuerza en miembros inferiores". En: Serrano, C.; Hernández, P. y Ortiz, F.: *Estudios de Antropología Biológica* (vol. 12) México: Univ. Nacional Autónoma de México.
- GOWITZKE, B.A, & MILNER, M. (1988): *Scientific Bases of Human Movement* (3ª ed.). Baltimore: Williams & Wilkins.
- GUTIÉRREZ, M. (1988): *Estructura Biomecánica de la motricidad.* Granada: INEF.
- HAY, J.G. (1994): *The Biomechanics of Sports Techniques* (4ª ed.). New Jersey: Prentice Hall.
- KREIGHBAUM, E. & BARTHLES, K. (1990): *Biomechanics: A cualitative aproach for studying human movement* (3ª ed.). New York: Macmillan Publishing Company.
- MARRERO GORDILLO, N. (2004): "La Biomecánica aplicada a la Lucha Canaria". En Amador Ramírez, F. et al.: *Dimensión histórica, cultural y deportiva de las luchas.* Fuerteventura: ACCEDEL.
- NARANJO ORELLANA, J. (2000): "Fundamentos de la Biomecánica del aparato locomotor". En Moreno, M.; Casajús, J.A. & Naranjo, J.:. *Bases anatómicas y fisiológicas del deporte.* Madrid: RFEF.

- VERA, P.M.; ATIENZA, C. & PERIS, J.L. (2007): "La Biomecánica y su aplicación en la resolución de problemas relacionados con la salud". En *Contrastes. Revista cultural* (49) pp. 81-87.
- WILLIAMS, M. & LISSNER, H. (1991): *Biomecánica del movimiento humano* (2ª ed.). México: Trillas.

CAPÍTULO 8

ESTRUCTURA DEL EJERCICIO FÍSICO
FORMA Y TÉCNICA

Manuel E. Navarro Valdivielso, Estrella Mª. Brito Ojeda,
José A. Ruiz Caballero

El ejercicio físico constituye la manifestación práctica del movimiento en el campo de la actividad física y siguiendo al americano Muska Mosston (1972) entendemos por ejercicio físico:

"... Cualquier acto voluntario aceptado libremente con intención de mejora personal."

El ejercicio físico existe desde siempre y podemos decir que es consustancial al ser humano. El ejercicio físico sistemático nació por la intelectualización de la actividad motriz del hombre, buscando los efectos requeridos en cada momento para el organismo. Por lo tanto, la "sistemática del ejercicio" abarca el estudio del movimiento y de cómo repercute en el cuerpo según unos ejercicios establecidos. Es decir, que analiza las posibilidades motrices del cuerpo humano desde el punto de vista de su propia estructura y cuáles son los efectos que produce como resultantes de la aplicación de un determinado esfuerzo.

Este concepto se identifica con el de *Gimnástica*, que el humanista Mercurial ya definía como la ciencia que estudia los efectos de todos los ejercicios y las formas de su ejecución. El término proviene del griego *gymnos* (desnudo) porque los atletas se quitaban el vestido cuando iban a entregarse a los ejercicios del cuerpo. En la cultura helena el objetivo principal de la gimnástica es, según Platón, Aristóteles y Galeno, la regulación de una vida sana y, con ello, el logro de la buena condición y la buena forma y hacen una clara distinción entre gimnástica y gimnasia, siendo esta última el medio para alcanzar los objetivos (los ejercicios).

A lo largo de la historia de la humanidad el sentido del ejercicio físico ha ido evolucionando desde una concepción utilitaria y de supervivencia en épocas pretéritas a otras donde se vinculaba a aspectos saludables, recreativos, compensatorios, etc., hasta concebirse en la actualidad como integrante del sistema educativo a través de la Educación Física.

Es a partir del siglo XIX cuando se advierten actividades consideradas como ejercicios físicos con la aparición de las llamadas Escuelas y Movimientos que marcaron la forma, la técnica y las clasificaciones del ejercicio. A partir de ellas se aprecia una universalización de los conceptos y de la sistemática, surgiendo distintos sistemas de desarrollo de la actividad física: Sistemas analíticos (Gimnasia sueca), Sistemas naturales (Gimnasia Natural Austríaca), Sistemas rítmicos (Gimnasia expresiva, rítmica, etc.) o los Sistemas deportivos (Arnold). En la actualidad las tendencias más sobresalientes e integradas en el sistema educativo, son la Condición Física, la Psicomotricidad, la Sociomotricidad, la Expresión Corporal y el Deporte Educativo (Gráfico 8.1).

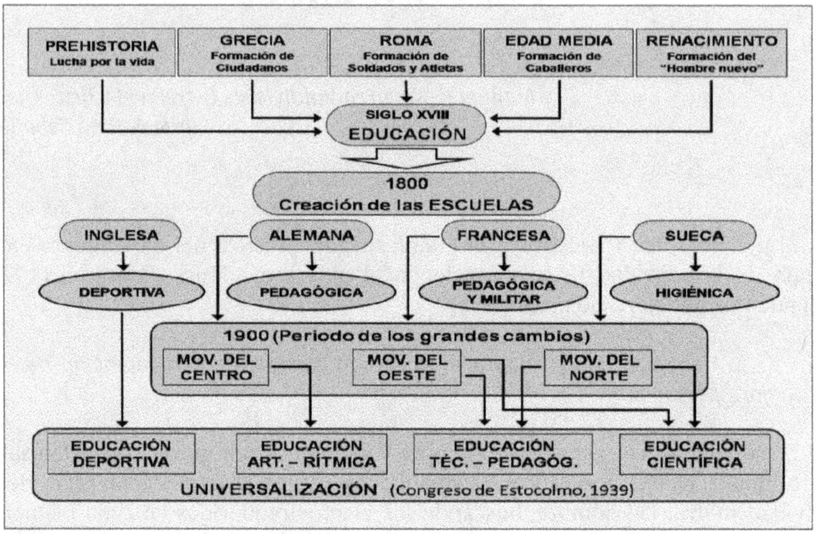
PREHISTORIA
Lucha por la vida
GRECIA
Formación de Ciudadanos
ROMA
Formación de Soldados y Atletas
EDAD MEDIA
Formación de Caballeros
RENACIMIENTO
Formación del "Hombre nuevo"
SIGLO XVIII
EDUCACIÓN
1800
Creación de las ESCUELAS
INGLESA
ALEMANA
FRANCESA
SUECA
DEPORTIVA
PEDAGÓGICA
PEDAGÓGICA Y MILITAR
HIGIÉNICA
1900 (Periodo de los grandes cambios)
MOV. DEL CENTRO
MOV. DEL OESTE
MOV. DEL NORTE
EDUCACIÓN DEPORTIVA
EDUCACIÓN ART. - RÍTMICA
EDUCACIÓN TÉC. - PEDAGÓG.
EDUCACIÓN CIENTÍFICA
UNIVERSALIZACIÓN (Congreso de Estocolmo, 1939)

– Gráfico 8.1 –

ESTRUCTURA DEL EJERCICIO FÍSICO

PRINCIPIOS DE LA SISTEMÁTICA DEL EJERCICIO

El ejercicio físico se puede definir como una actividad muscular a través del movimiento y realizado con una intencionalidad; o como dice el profesor Jordi Porta (1989):

> *"... Acción repetida con un fin no mediato y de objetivos concretos."*

El ejercicio físico constituye un estímulo esencial que posibilita el desarrollo y mejora de las capacidades motrices de las personas, además de contribuir a las funciones educativas del movimiento (comunicativa y de relación, higiénica, de conocimiento, agonística, catártica y hedonista o de compensación).

Luis Agosti (1948) en su legendario libro *Gimnasia Educativa*, define el ejercicio gimnástico como:

> *"... Un movimiento de naturaleza definida en cuanto a sus características mecánicas, y cuya ejecución satisface los fines de la pedagogía gimnástica."*

Para que un movimiento corporal sea considerado como ejercicio físico tiene que reunir las siguientes características: Voluntariedad, Intencionalidad y Sistematización (Gráfico 8.2).

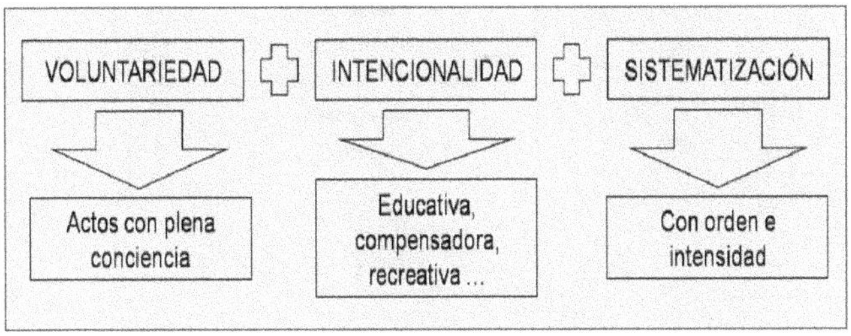
VOLUNTARIEDAD
INTENCIONALIDAD
SISTEMATIZACIÓN
Actos con plena conciencia
Educativa, compensadora, recreativa...
Con orden e intensidad

– Gráfico 8.2 –

La sistemática del ejercicio se centra en el estudio del movimiento humano analizando los factores anatómicos, mecánicos y funcionales que constituyen los principios que regulan este movimiento.Más explícitamente, el objeto de la sistemática sería el estudio del movimiento corporal desde el punto de vista cuantitativo y formal que aplicado, razonado y conscientemente, trata de conseguir un beneficio saludable o de competencia motriz en los individuos.

Tomando como referencia la propuesta de Muska Mosston, todo ejercicio físico puede ser encuadrado en una estructura tridimensional que contenga los siguientes factores (Gráfico 8.3):

- *Anatómico:* Referido a las partes del cuerpo que intervienen en un determinado movimiento.
- *Mecánico:* Analiza el tipo de movimiento que realizamos para llevar a cabo una tarea concreta o desarrollar una cualidad determinada. Desde este punto de vista podemos tener movimientos simples (circunducciones, flexión/extensión, abducción/aducción, rotación externa/interna, etc.) y movimientos complejos (donde intervienen la carrera, el salto, el giro, el lanzamiento, etc.).
- *Funcional:* Observa los efectos que produce el movimiento realizado en el organismo. Se distinguen:

    - DE EJECUCIÓN SIMPLE: Son la base del rendimiento motor e influyen aspectos metabólicos (muscular, respiratorio, cardiovascular, etc.). Son la fuerza, la velocidad, la resistencia y la flexibilidad.
    - DE EJECUCIÓN INTEGRADOS: Necesitan de un ajuste motor en el que intervienen mecanismos perceptivos y de toma de decisiones. Son la agilidad (capacidad y dominio del movimiento en el espacio), la coordinación (movimiento complejo con el mínimo gasto de energía) y el equilibrio (adquisición de una situación o posición estable que pueda servir de punto de partida para acciones posteriores).

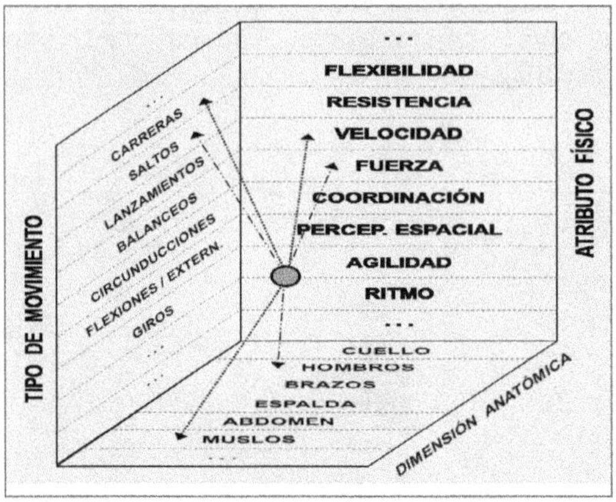
FLEXIBILIDAD
RESISTENCIA
VELOCIDAD
FUERZA
COORDINACIÓN
PERCEP. ESPACIAL
AGILIDAD
RITMO
ATRIBUTO FÍSICO
CARRERAS
SALTOS
LANZAMIENTOS
BALANCEOS
CIRCUNDUCCIONES
FLEXIONES / EXTERN.
GIROS
TIPO DE MOVIMIENTO
CUELLO
HOMBROS
BRAZOS
ESPALDA
ABDOMEN
MUSLOS
DIMENSIÓN ANATÓMICA

– Gráfico 8.3 –

Existen muchas clasificaciones tradicionales del ejercicio físico y su utilidad dependerá del fin que se establezca. Así, se distinguen por:

- *Su proyección anatómica (método sueco):* Interés por las distintas partes del cuerpo. Así, había ejercicios de brazos, de piernas, de tronco... (Amorós, Agostí).
- *El tipo de actividad:* Conceptos utilitarios de correr, lanzar, saltar... (Método Natural de Hebert).
- *La función que desarrollaba* (Niels Bukh): Ejercicios de fuerza, de flexibilidad, de agilidad...
- *El papel que desempeñaban en la sesión de clase:* Ejercicios de orden, preparatorios, fundamentales y finales (Lindhard).
- *La función de las características mecánicas del ejercicio:* Flexión-extensión del tronco, extensión-flexión de cadera, abducción-adducción de hombro...
- *La función de su finalidad:* Gimnasia educativa o civil, militar, médica y estética (Ling).

ELEMENTOS ESTRUCTURALES DEL MOVIMIENTO

Los análisis estructurales que se hagan según criterios biomecánico, motores o espacio-temporales nos acercan al conocimiento de las formas de los movimientos y nos permiten englobar y clasificar los distintos ejercicios por afinidad entre ellos y, además, proporcionan las bases para el establecimiento de normas objetivas de ejecución de destrezas motrices y para el establecimiento de programas metódicos seriados o didácticos.

Teniendo en cuenta las distintas clasificaciones actuales, los ejercicios pueden presentar características diferenciadoras como la intencionalidad, la forma o técnica y la intensidad.

INTENCIONALIDAD

Este aspecto es el que define de forma más acertada la función y características del ejercicio físico. Significa la consecución de unos beneficios de tipo físico y la ejercitación es la forma más fácil de conseguirlo.

El ejercicio gimnástico está pensado en función de las modificaciones que, por su práctica, producirá en el organismo. Para alcanzar tales objetivos, el ejercicio se apoyará en unas formas y en unos criterios de intensidad.

Las transformaciones que se pretenden se manifiestan exteriormente en forma de cualidades físicas e indican el nivel de adaptación de los diversos aparatos y sistemas. Las cualidades o aptitudes que intenta desarrollar el ejercicio son: fuerza, flexibilidad, resistencia, velocidad, agilidad, coordinación y equilibrio.

FORMA Y TÉCNICA

Hace referencia a consideraciones del aspecto exterior del ejercicio como la acción mecánica, la localización, la estructura, la técnica de trabajo, la técnica de aplicación y la acción. La observación del ejercicio en otros o en nosotros mismos nos permitirá mejorar la forma de ejecución y, en consecuencia, progresar en las facultades que facilita la realización económica y eficaz del ejercicio. Los siguientes elementos describen y caracterizan la forma del ejercicio:

- *Acción mecánica:* Atiende al ejercicio según sus características en función del tiempo y del espacio. Siguiendo a Luis Agostí (1948):

  > *"... Existe diversa terminología y para facilitar la descripción del movimiento deberá especificarle la dirección del mismo en relación a los ejes y planos corporales y no emplear nombres diferentes para ejercicios de mecánica similar."*

  Hace la siguiente división de los ejercicios según su acción mecánica:

  - MECÁNICA ELEMENTAL: Dependen de la estructura articular (sinartrosis, diartrosis y anfiartrosis) y de los ejes y planos de movimientos:
    - ELEVACIÓN El miembro gira extendido sobre el extremo proximal mientras se lleva el otro en dirección contraria a la acción de la gravedad.
    - DESCENSO: Contrario al anterior.
    - ABDUCCIÓN: Movimiento de separación de un miembro de la línea media del cuerpo en el plano frontal.
    - ADDUCCIÓN: Aproximación de un miembro en el mismo plano.
    - FLEXIÓN: Movimiento en el que un miembro aproxima sus dos extremos por medio de una articulación.
    - OSCILACIÓN: Movimiento de un miembro que se ejecuta en un plano diferente e independiente de la gravedad.
    - EXTENSIÓN: Opuesto al anterior.
    - VAIVÉN: Movimiento de flexión-extensión localizado en una articulación que describe un segmento en ambos sentidos.

  - INCLINACIÓN: Movimiento de cabeza y tronco hacia adelante.
  - ROTACIÓN Y TORSIÓN: Movimiento en que uno de los extremos del miembro gira sobre su eje longitudinal mientras el otro lo hace en sentido contrario o permanece fijo.
  - CIRCUNDUCCIÓN: Movimiento en que el miembro a mover describe una circunferencia con uno de sus extremos tomando el otro como centro (cuello, hombro, cadera, muñeca y tobillo).
  - IMPULSO: Movimiento destinado a romper la inercia de un miembro.
  - BALANCEO: Movimiento pendular de piernas o brazos que presenta una fase de descenso durante la cual se aplica el acento rítmico aumentando la acción de la gravedad con un impulso activo sin detención.
  - LANZAMIENTO: Movimiento realizado con velocidad uniformemente acelerada de modo que la inercia del miembro lo lleve hasta el límite articular. Se diferencia del balanceo en que éste no es necesario que llegue al límite articular.
  - PRESIÓN: Al final de una oscilación o de una elevación se suma un esfuerzo adicional que hace llegar la trayectoria hasta el límite de la movilidad articular.
  - REBOTE: Aceleración que se suma hacia la mitad de la trayectoria del movimiento esencial llevando el segmento hasta el límite del recorrido, permitiendo que la acción elástica inicie el rebote hacia la acción de partida.
- MECÁNICA COMPLEJA: Hacen referencia a las actividades de: correr, saltar, trepar, etc. en los que intervienen de forma integrada diferentes miembros y sistemas corporales.

- *Localización:* Es uno de los criterios más sencillos que existen para enmarcar los ejercicios y el que menos cambios ha experimentado a lo largo de los tiempos principalmente porque los objetivos de casi todas las culturas iban dirigidos en gran medida al desarrollo de determinadas zonas corporales y sin atender a otras pautas más específicas.

Se refiere a la zona o lugar de aplicación al que el movimiento va dirigido, o la fijación de ciertas partes del cuerpo para dirigir el ejercicio a una zona determinada del mismo. Es fácil indicar que un ejercicio es de brazos o de piernas, pero resulta más complicado establecer con precisión la zona de los segmentos a los que se dirige el ejercicio, para ello es preciso conocer los segmentos y grupos musculares que lo accionan.

- *Técnica de aplicación:* Los movimientos gimnásticos son acciones deportivo-motrices donde el cuerpo, por medio de acciones específicas y observando ciertas prescripciones sobre la forma y la postura, llega desde una posición inicial a una posición o movimiento final.

En cada fase, el ejercicio gimnástico deberá responder a las exigencias que se deriven de los efectos que con él se buscan y para ello será preciso estructurar el ejercicio de tal manera que facilite el estudio de los diferentes aspectos a tener en cuenta. Es decir, saber el porqué de la elección de determinadas posiciones y cómo debe realizarse el ejercicio en función de los efectos deseados.

En el ejercicio físico es posible apreciar las siguientes fases cronológicas:

- POSICIÓN INICIAL O DE PARTIDA: Con la finalidad de localizar las zonas a las que va dirigido e intensificar el ejercicio por la adopción de diferentes posiciones (de pie, sentado, decúbito supino o prono, tierra inclinadas, en suspensión, en cuclillas, etc.).

- EJECUCIÓN: O ejercicio propiamente dicho. Se observan las características formales del ejercicio (natural o construido, analítico y sintético o global).

  En el transcurso de esta fase no todos los ejercicios se someten a las mismas normas, por lo que habrá que realizar un análisis particular basado en los efectos del ejercicio y en la cuantía del trabajo (repeticiones o duración).

  Cada una de las fases del movimiento son unidades funcionales parciales que incluyen una o varias acciones corporales elementales y están delimitadas por un cambio en el comportamiento dinámico de todo el cuerpo.

- POSICIÓN FINAL: Cuando se combinan varios ejercicios, la posición final se constituye en posición de partida o en enlace.

- *Técnica de trabajo:* Matiza cómo se aplican las fuerzas que generan el movimiento. En otras palabras, es el resultado de la aplicación de las fuerzas internas que generan el movimiento y está determinada por el tipo de contracción muscular, la velocidad del movimiento y por el grado de coordinación. Básicamente se distinguen tres técnicas de ejercicios:

  - IMPULSADOS: La contracción muscular es usada para romper la estática del segmento o acelerar su inercia, a la que se abandona inmediatamente después (de balanceo o pendulares).
  - CONDUCIDOS: Todo movimiento cuyo recorrido sea regulado por acciones musculares opuestas, las mismas son ejercidas permanentemente durante todo el movimiento (controlado o guiado).
  - EXPLOSIVOS O BALÍSTICOS: Son los que iniciados por una fuerte contracción de los músculos motores primarios se relajan cuando se ha alcanzado una gran velocidad, abandonándose a la inercia para completar el recorrido. El movimiento se frena por la resistencia pasiva de los ligamentos y grupos musculares antagonistas, así como por la contracción de estos últimos. El ejemplo más claro lo encontramos en un salto o en un lanzamiento.

- *Actividad o voluntariedad del movimiento:* Dependiendo de la naturaleza de la actividad o de la voluntariedad, los ejercicios se clasifican en dos categorías:

- ACTIVOS: Cuando son el resultado de una contracción muscular. Se distinguen:
  - LIBRES: Fuerzas internas vencen la resistencia del propio cuerpo.
  - RESISTIDOS: Vencer la resistencia de una fuerza externa.
  - AYUDADOS: Es necesario una ayuda externa para la realización del ejercicio.
- PASIVOS: Cuando la acción es producida de forma externa (gravedad, ayuda de compañero, materiales, etc.). Se distinguen:
  - RELAJADOS: La articulación se moviliza partiendo de un estado de relajación.
  - FORZADOS: La movilización se dirige hacia el aumento de la capacidad articular.

- *Tipos de contracción muscular:* El músculo se puede contraer de diferentes formas, siendo las más utilizadas las siguientes:

  - CONTRACCIÓN ISOTÓNICA CONCÉNTRICA: El movimiento va en contra de la fuerza de gravedad y el músculo se acorta (flexión del brazo).
  - CONTRACCIÓN ISOTÓNICA EXCÉNTRICA: El movimiento va a favor de la fuerza de gravedad y el músculo se alarga (extensión del brazo).
  - CONTRACCIÓN ISOMÉTRICA: No se produce movimiento y aunque existe tensión, el músculo ni se alarga ni se acorta (empujar una pared).
  - CONTRACCIÓN ISOCINÉTICA: El movimiento ofrece la misma resistencia en todas sus fases, por lo que la resistencia es constante en todo el recorrido (acciones de los brazos en el estilo crol de natación).

- *Estructura del ejercicio:* Se llama estructura del ejercicio al conjunto de las características biomecánicas desde el punto de vista de la división segmentaria del cuerpo. Se refiere, por tanto, a la participación cuantitativa del cuerpo en el movimiento.

  Bajo este criterio es relevante el papel que cumplen las articulaciones o grupos de articulaciones, pues estas constituyen los puntos o centro del movimiento llamados también *núcleos de movimientos.* Cabe diferenciar tres tipos de estructuras:

  - ANALÍTICAS: Son aquellas en las que el cuerpo se moviliza segmento por segmento aislando la acción de cada uno de sus miembros. Se fundamenta exclusivamente en un concepto mecanicista encaminado a localizar los efectos de forma precisa y alcanzar rápidamente los objetivos.
  - SINTÉTICAS: Ponen en acción varias articulaciones (núcleos de movimiento) y grupos musculares, con intención de globalidad, sin perjuicio de poder localizar las acciones.
  - GLOBALES: Según Langlade, *son la expresión de la motilidad de todo el cuerpo.* Se los considera, por tanto, la culminación de los movimientos de estructura sintética.

- *Carácter de los ejercicios:* Desde el punto de vista del procedimiento metodológico se pueden diferenciar los siguientes tipos de ejercicios:

- NATURALES: Constituyen las actividades físicas sin ningún tipo de artificio, tal y como los entendía Hébert (marcha, carrera, saltos, cuadrupedia, equilibrio, lanzamiento, lucha, natación, etc.).
- CONSTRUIDOS O ARTIFICIALES: Aquellos cuya realización está regulada por objetivos específicos, es decir, los movimientos se apartan de los utilizados espontáneamente. Pueden convertirse en una expresión cotidiana, siendo realizados con naturalidad.

Existe una cierta relación entre la estructura y el carácter de los ejercicios. Así, hemos de observar que los ejercicios de estructura sintética y global pueden ser tanto naturales como construidos (por ejemplo, la carrera, aún siendo un ejercicio global, puede tener un carácter eminentemente natural si se hace de forma espontánea, o construido si toma la forma de un ejercicio de carrera para acrecentar la eficiencia).

INTENSIDAD

Este tercer aspecto determinante en la estructura del ejercicio físico determina la intensidad o esfuerzo físico que requiere cada uno de los movimientos.

En este sentido, son muchos los factores que inciden en la intensidad del ejercicio físico y entre ellos cabe destacar los siguientes:

- *Factores que influyen en la intensidad del ejercicio:* Son el resultado de relacionar la cantidad de trabajo (volumen) con su aspecto cualitativo (intensidad):
  - Aumento de la carga.
  - Aumento de las repeticiones o de la duración.
  - Aumento de la velocidad de ejecución.
  - Disminución de los tiempos de recuperación.

- *Leyes o principios de aplicación:*
  - Los ejercicios de baja intensidad no producen mejoras.
  - La intensidad media/alta sí produce mejora.
  - La intensidad demasiado alta produce sobreentrenamiento.

Por último, hemos de tener siempre presente que dadas las grandes diferencias entre las capacidades motrices de los distintos individuos, la gradación de la intensidad del ejercicio físico ha de basarse en sus características individuales específicas, es decir, fundamentalmente la edad, el sexo y la condición física.

ANÁLISIS DE LOS ELEMENTOS MECÁNICOS DEL EJERCICIO

Tal y como se ha dicho en capítulos anteriores, el cuerpo humano puede ser considerado como un sistema de palancas compuesto por huesos, músculos y articulaciones.

Estas palancas presentan un punto de apoyo, un brazo de potencia (donde se aplica la fuerza producida por la contracción muscular) y un brazo de resistencia (donde se sitúa el objeto a mover o la resistencia a superar) y pueden ser de tres tipos o géneros:

- *Primer género:* Donde el punto de apoyo es intermedio entre la resistencia y la potencia (por ejemplo, el psoas ilíaco).
- *Segundo género:* Donde la resistencia es intermedia entre la potencia y el punto de apoyo (por ejemplo, el tríceps sural).
- *Tercer género:* Donde la potencia se encuentra entre el apoyo y la resistencia (por ejemplo, el bíceps braquial).

El análisis mecánico intenta precisar con exactitud los distintos desplazamientos que se han originado a nivel de las articulaciones que han participado en el movimiento. Para el análisis de los movimientos dentro de las articulaciones al ejecutar los ejercicios se usa un sistema de referencia o sistema de coordenadas definido por tres planos que se cortan entre sí formando ángulos rectos (Kapndji, 1982):

- *Plano sagital o antero-posterior:* Izquierda y derecha.
- *Plano horizontal o transversal:* Superior e inferior.
- *Plano frontal:* Anterior y posterior.

Tomando como referencia a los profesores de la asignatura de Sistemática del Ejercicio del INEF de la Universidad Politécnica de Madrid, José Luis Hernández Vázquez y José Ignacio Manchón (1976), el análisis mecánico intenta precisar con exactitud los distintos desplazamientos que se han originado a nivel de las articulaciones que han participado en el movimiento. Dicho análisis se puede realizar con el cuerpo en una posición estática, mediante un ejercicio analítico o mediante un ejercicio de forma global.

ANÁLISIS MECÁNICO DE LA POSICIÓN ESTÁTICA

Se realiza en comparación con la posición anatómica:

- Observando en conjunto, la posición para entender la situación global de los segmentos y articulaciones del individuo.
- Identificando la posición de los segmentos comparando unos con respecto a otros.
- Comparando la posición anatómica.

ANÁLISIS MECÁNICO DEL EJERCICIO ANALÍTICO

Consta de las siguientes fases:

- Observación en su conjunto para comprender cuál es la posición global del movimiento.
- División del ejercicio en fases.
- Determinar, por cada fase, los desplazamientos articulares que se han producido

ANÁLISIS DE LOS ELEMENTOS KINESIOLÓGICOS DEL EJERCICIO

La kinesiología (*kiné* = movimiento y *logos* = ciencia, estudio, tratado) estudia el movimiento de los cuerpos animados, especialmente del hombre. Así pues, los aspectos kinesiológicos tratan del análisis de los ejercicios desde el punto de vista anatómico con la intervención muscular en el movimiento (Rach & Burke, 1967).

El movimiento puede ser producido por dos tipos de fuerzas: internas (producidas por el sistema muscular) y externas.

- *Internas:* Los músculos pueden realizar distintas funciones:
  - AGONISTA: Contracción isotónica concéntrica.
  - ANTAGONISTA: Contracción isotónica excéntrica.
  - SINERGISTA O NEUTRALIZADOR: Facilita la acción agonista por contracción isotónica concéntrica.
  - FIJADOR O ESTABILIZADOR: Fija la articulación por contracción isométrica.

- *Externas:*
  - Fuerza de gravedad, que es constante y unidireccional.
  - Fuerzas producidas por la acción de otro compañero.

El origen del desplazamiento puede ser una de estas fuerzas y según la dinámica del movimiento en el espacio podrá ser de las siguientes formas:

- *Rectilíneo o de traslación.*
- *Rotación o angular.*
- *Curvilíneo.*

Para realizar un análisis kinesiológico habremos de tener en cuenta:

- Observación y comprensión del gesto (análisis mecánico).
- Desplazamiento de los segmentos corporales.
- Resistencias exteriores a superar.
- Dirección del movimiento (impulsión o tracción).
- Movimientos articulares (músculos motrices).
- Articulaciones que se fijan (músculos fijadores).

ANÁLISIS DE LOS ELEMENTOS FUNCIONALES DEL EJERCICIO

La "biomáquina" (Fidelus & Kocjasz, 1989) es una simplificación del funcionamiento del organismo de los seres humanos que engloba los principales aparatos y órganos en tres grandes sistemas:

- *Sistema locomotor o de movimiento:* Formado por el aparato locomotor activo (músculos) y pasivo (huesos y articulaciones) cuya misión es la realización del movimiento.
- *Sistema de dirección y control:* Engloba al sistema nervioso central y vegetativo. Su función es producir y enviar las órdenes necesarias para la realización del movimiento.
- *Sistema de alimentación y transporte:* Formado por los aparatos cardio-circulatorio, respiratorio y digestivo. Es el encargado de transformar los

alimentos y el aire en la energía y el oxígeno necesarios para la realización del movimiento.

Dentro de la práctica deportiva se realizan ejercicios con un fin determinado, ya sea para perfeccionar las capacidades físicas (fuerza, velocidad y resistencia), para mejorar la técnica o bien ambos elementos a la vez. Así, mientras que el perfeccionamiento conjunto de las funciones de todos estos sistemas conduce al aumento del nivel de las capacidades físicas, el perfeccionamiento de la colaboración entre el sistema motor y el de dirección lleva al perfeccionamiento de la técnica del movimiento.

El análisis mecánico, kinesiológico y funcional de cada uno de los movimientos se realiza sobre la base de las articulaciones, huesos y músculos que interactúan en un ejercicio. A modo de ejemplo y siguiendo a Porta (1985) y a Kapandji (1974) a continuación vamos a estudiar la articulación de la rodilla, la cual resulta fundamental para la estabilidad y dinámica corporal y está sujeta a frecuentes lesiones debido a la falta de ajuste de sus superficies articulares, problema éste que los meniscos no logran paliar en su totalidad.

Mecánicamente hablando, la rodilla es una tróclea. Es decir, una articulación en forma de polea que permite que un hueso adyacente pueda girar en el mismo plano con un movimiento de flexo-tensión, aunque cuando la rodilla está flexionada existe también la posibilidad de efectuar rotaciones. Los músculos que determinan su capacidad funcional son (Gráfico 8.4):

- *En la pared anterior del muslo:* Crural (1), Vasto interno (2), Vasto externo (3) y Recto anterior (4).
- *En la pared posterior del muslo:* Recto interior (5), Semitendinoso (6), Semimembranoso (7), Bíceps crural (8) y Tensor fascia lata (9).

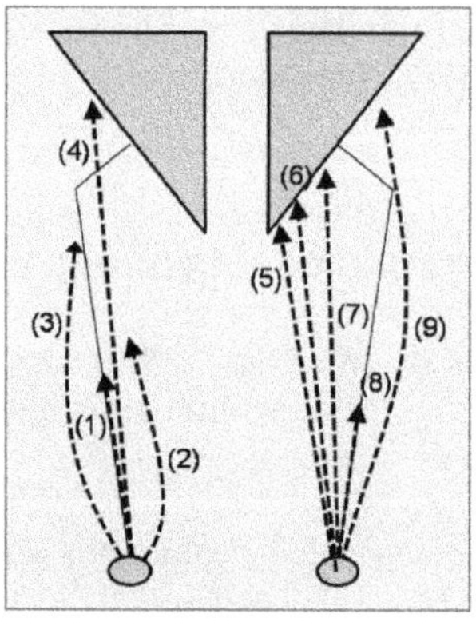
(4)
(3)
(1)
(2)
(6)
(5)
(7)
(9)
(8)

– Gráfico 8.4 –

La primera constatación al respecto de la correcta sinergia muscular entre ambos grupos es que el grupo de extensores (1, 2, 3 y 4) o cuádriceps son casi tres veces más potentes qie el grupo de los flexores, representados fundamentalmente por los isquiotibiales (6, 7 y 8).

Este gran desequilibrio nos debe poner en guardia respecto a la potenciación indiscriminada del cuádriceps, olvidándose de hacer lo propio con los flexores, rompiendo así el equilibrio fisiológico normal. En el gráfico siguiente (Gráfico 8.5) se pueden observar dos ejercicios para el desarrollo de la fuerza de los flexores de la rodilla.

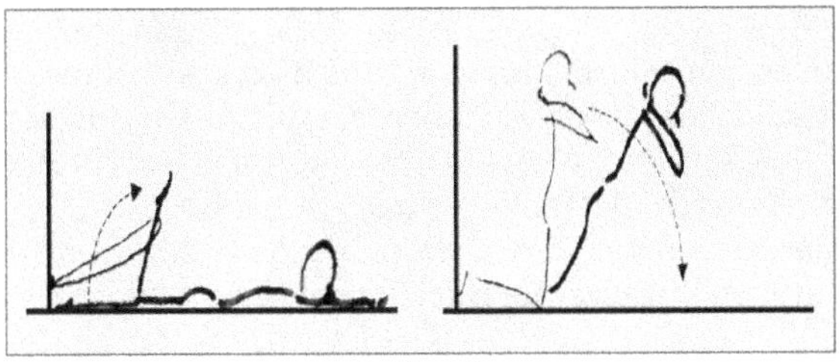

– Gráfico 8.5 –

Asimismo y en relación con el cuádriceps es importante constatar que el recto anterior es biarticular, por lo que su actuación dependerá de la posición de la cadera de forma que si la misma está en extensión (tronco flexionado hacia adelante) el recto anterior está más contraído que si colocamos el tronco erguido. Es decir, que si, por ejemplo, queremos efectuar un salto o cualquiera otra acción que implique una extensión de la rodilla utilizando eficazmente la fuerza del cuádriceps, siempre que la técnica específica lo permita el tronco se deberá mantener erguido (Gráfico 8.6).

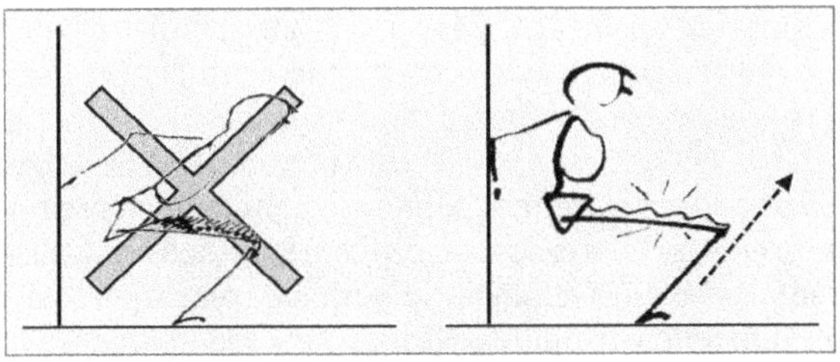

– Gráfico 8.6 –

REPERCUSIÓN EN LA EDUCACIÓN FÍSICA ESCOLAR

En el campo de la Educación Física el ejercicio es la manifestación práctica del movimiento, constituyendo el estímulo para desarrollar y perfeccionar las capacidades físicas. Este movimiento físico conduce al perfeccionamiento de las funciones del aparato locomotor y de los sistemas de alimentación y control, con los cuales está asociado (Blanco & Costes, 1998).

Para Mosston (1968), el empleo del movimiento en el área educativa tiene distintos valores:

- *Convencional:* Al transmitir un sentimiento, una idea o un estado de ánimo. Sujeto a una cultura determinada.

- *Funcional:* Como movimiento mesurable. Sujeto a una reglamentación estricta.
- *Intrínseco, específico e independiente de los anteriores:* Se ocupa de la aportación del movimiento al desarrollo intencional de las cualidades básicas y no depende ni del nivel cultural ni de un estado de ánimo determinado, ni de la personalidad de quien lo proponga.

Tal y como hemos mencionado, los ejercicios físicos sirven para el desarrollo sistemático de las cualidades y su objetivo es conseguir adaptaciones:

- *Estructurales del cuerpo:* Dotándole de una aptitud básica, salud y disposición para las exigencias motrices básicas del individuo en su vida de relación.
- *Funcionales:* Permiten realizar un trabajo moderado o intenso, ya sea general o específico.
- *Específicas:* Para ejecutar tareas que demanden destrezas o rendimientos no habituales y, por lo tanto, muy específicos.

Otro beneficio de su empleo educativo es que durante la ejecución de los ejercicios físicos, el movimiento casi siempre abarca unas articulaciones determinadas, quedando el resto estabilizadas por la acción de determinados grupos musculares. Es decir, que en cada ejercicio participan, en mayor o menor grado, casi todos los músculos haciendo posible la realización del movimiento propuesto.

- *Ejercicios de estructura analítica:* Predominarán si los intereses se centran en acrecentar la capacidad contráctil para potenciar al individuo en su actuación deportiva si se aplican para la corrección de la actitud y preparación física y, en general, cuando se precisa una gran localización. Esto es debido a que cumplen satisfactoriamente con las necesidades de tales objetivos.
- *Ejercicios de estructura sintética:* Aunque realmente constituyen un paso intermedio entre unos ejercicios, habitualmente suelen utilizarse para la introducción al movimiento rítmico,. Su ventaja, con respecto a los analíticos es que proporcionan mayor fluidez, ritmo y expresividad; por el contrario, su principal inconveniente es que pueden llegar a requerir de un largo proceso de elaboración hasta obtener los efectos pretendidos.
- *Ejercicios de estructura global:* Se emplean cuando lo que se busca es expresión rítmica. Es decir, cuando se aplica a los ejercicios una matiz rítmico.
- *Ejercicios construidos o artificiales:* Aunque encasillados como ejercicios de interpretación mecánica debido principalmente a su proceso de aprendizaje, pueden convertirse en expresión espontánea si se realizan con naturalidad. Su empleo radical es utópico, pues, por un lado, las formas naturales son impregnadas por los tecnicismos elaborados por el hombre aún sin pretenderlo y, por otro, no son suficiente para alcanzar en su totalidad los objetivos educativos.
- *Ejercicios naturales:* Pueden transformarse en ejercicios construidos para buscar una mayor eficacia y perfeccionamiento. Así, por ejemplo, aunque la carrera es un ejercicio natural, si le aplicamos una determinada técnica con el fin de obtener un mejor resultado se convierte en un ejercicio construido.

- *Ejercicios intermedios:* Son aquellos que se realizan con el fin de obtener una mayor eficacia o una mejor adecuación a determinados ejercicios.

Existe una cierta relación entre la estructura y el carácter de los ejercicios debido a que tanto los de estructura sintética como los de estructura global pueden ser naturales o construidos. Por ejemplo y siguiendo con la carrera, aún siendo ésta un ejercicio global también puede tener un carácter eminentemente natural o construido ya que la carrera que se realiza de forma espontánea es totalmente diferente de aquella que se practica utilizando técnicas destinadas a acrecentar la eficacia. Por otro lado, los ejercicios que responden a una estructura analítica son eminentemente construidos.

Por lo que respecta a la elección de los ejercicios ya sean naturales o construidos, la misma guarda una estrecha relación con la postura filosófica del profesional acerca de los métodos de educación. Desde nuestro punto de vista quizás lo más apropiado sería utilizar tanto unos como otros, ya que ambos aportan ventajas suficientes como para no desdeñar su aplicación.

Para una mejor utilización de los ejercicios será necesaria una planificación previa. Esta discriminación de ejercicios se debe basar en una norma para su mejor aplicación. Por ejemplo, en Educación Primaria y debido a las necesidades motrices (periodo de educación psicomotriz) y por la propia psicología del escolar en estas edades, deberían aplicarse fundamentalmente ejercicios naturales, salvo en casos de tratamiento especial.

A partir de los doce años aproximadamente (comienzo de la E.S.O.) la situación es distinta en los dos aspectos señalados anteriormente, por lo que la elección deberá estar en línea con los planteamientos del programa de esta etapa pudiéndose utilizar indistintamente ejercicios naturales y construidos o alternar su empleo, todo ello en función de los objetivos inmediatos.

REFERENCIAS BIBLIOGRÁFICAS

- AGOSTI, L. (1948): *Gimnasia Educativa*. Madrid.
- ARRANZ, F. & MORILLA, M. (coords.) (1997): *Materiales curriculares para el profesorado de Educación Física* (vol. 1). Sevilla: Ed. Wanceulen.
- BLANCO, A. & COSTES, A. (1998): "Estructura del ejercicio físico". En VV.AA.: *Temario de oposiciones al cuerpo de profesores de Enseñanza Secundaria*. Barcelona: Inde.
- BLANCHARD, C. (1986): *Antropología del deporte*. Barcelona: Bellaterra.
- CAGIGAL, J.M. (1968): "La Educación Física. ¿Ciencia?". En *Citius, Altius, Fortius* (tomo X). Madrid: I.N.E.F.
- CECCHINI, J. (1996): "Epistemología de la Educación Física". En GARCÍA HOZ: *Personalización en la Educación Física*. Madrid: Rialp.
- CONTRERAS, O. (1998): *Didáctica de la Educación Física. Un enfoque constructivista*. Barcelona: Inde.
- DEL MORAL (1995): *La Escuela Natural Austriaca. La Educación Física y su Didáctica*. Madrid: ICCE.
- DIEM, C: (1966): *Historia de los deportes*. Barcelona: Caralt.
- GRUPPE, O. (1976): *Teoría pedagógica de la Educación Física*. Madrid: I.N.E.F.

- HERNÁNDEZ VÁZQUEZ & MANCHÓN RUIZ (1980): *Gimnástica.* Madrid: U.N.E.D.
- IDLA, E. (1992): *Movimiento y Ritmo. Juego y Recreación.* Barcelona: Ed. Paidós.
- KAPANDJI, I.A. (1973): *Cuadernos de fisiología articular* (I, II y III). Barcelona: Ed. Toray-Masson.
- LANGLADE, A. (1986): *Teoría General de la Gimnasia.* Buenos Aires: Ed. Stadium.
- LE BOULCH, J. (1978): *Hacia una ciencia del movimiento humano. Introducción a la psicokinética.* Barcelona: Ed. Paidós.
- LE BOULCH, J. (1991): *El deporte educativo.* Barcelona: Ed. Paidós.
- LOZA (1995): *Los Métodos Analíticos. La Educación Física y su Didáctica.* Madrid: ICCE.
- MAILLO (1993): "Principios de Sistemática del Ejercicio y Elementos Estructurales del Movimiento". En *Desarrollo Curricular para la Formación de Maestros Especialistas en Educación Física.* Madrid: Gymnos.
- MARTÍN LLAUDES, N. (1995): *Sistemática del ejercicio: Conceptos y contexto.* Granada: Facultad de Ciencias de la Actividad Física y del Deporte.
- MAYOR MAYOR, A. (1996): *Sistemática del movimiento.* Guadalajara: Universidad de Alcalá.
- MEHL, E. (1962): "Sobre la historia del concepto gimnástica". En *Citius, Altius, Fortius* (tomo IV).
- MOSSTON, M (1979): *Gimnasia dinámica.* México: Pax-México.
- OLIVERA, J. (2000): "La influencia del pensamiento de José Mª Cagigal (1957-1983) en la Educación Física actual. Contribuciones". En PÁRRAGA & ZAGALAZ: *Reflexiones sobre Educación Física y Deporte en la Edad Escolar.* Jaén: Universidad de Jaén.
- PORTA, J. (1986): "Los sistemas naturales". En VV.AA.: *La educación física en las enseñanzas medias.* Barcelona: Ed. Paidotribo.
- RASCH, P & BURKE, R (1967): *Kinesiología y anatomía aplicada.* Barcelona: Ed. Ateneo.
- RODRÍGUEZ, J. (1995): *Deporte y Ciencia. Teoría de la Actividad Física.* Barcelona: Inde.
- TRIGO, E. (coord.) (2000): *Fundamentos de la Motricidad.* Madrid: Gymnos.
- ZAGALAZ, M.L. (2001): *Bases teóricas de la Educación Física y el Deporte.* Jaén: Univ. de Jaén.

CAPÍTULO 9

ANÁLISIS DE LOS PROCESOS DE APRENDIZAJE EN EL DEPORTE

José M. Ramírez Izquierdo, José A. Ruiz Caballero, Mari C. Rodríguez Pérez, Estrella Mª. Brito Ojeda

Las investigaciones que hemos revisado a partir de los trabajos de Singer (1993), Ruiz (1997) y Buceta (2003) de los procesos de entrenamiento deportivo hacen referencia al aprendizaje deportivo considerado como un proceso de adquisición de nuevas formas de acción mediante el movimiento e incluye aspectos relacionados con las actividades físicas y deportivas. Si repasamos los múltiples aprendizajes adquiridos a lo largo de nuestra vida, podemos constatar la cantidad de procesos que abarcan y su importancia en la construcción de destrezas y habilidades (andar, correr, saltar, lanzar, subir y bajar escaleras, montar en bicicleta, nadar, escribir, utilizar un ordenador, conducir un automóvil, hacer deporte, tocar un instrumento musical, etc.). Por este motivo la importancia del estudio de las características y evolución del aprendizaje deportivo es innegable, ya que conociendo mejor cómo se aprende podremos diseñar el entrenamiento de forma más efectiva; además es preciso superar la distinción tradicional entre aprendizaje cognitivo y deportivo, pues ni se trata de fenómenos diferentes ni podemos confundir qué aprendemos con cómo aprendemos (Ribes, 1985 y 1990).

MODELOS RELACIONADOS CON EL APRENDIZAJE DEPORTIVO

Los modelos describen sistemas reales en términos más simples, es decir, nos proporcionan una réplica de la realidad gracias a la cual podremos estudiar, con garantías de control, una situación desde nuevas perspectivas al permitirnos una comprensión fácil, aunque incompleta, de dicha realidad.

Los modelos explicativos de aprendizaje aplicados al entrenamiento de las habilidades deportivas han definido en cada momento las líneas de investigación e intervención.

MODELOS FÍSICOS

Se fundamentan en las leyes de la Mecánica, la Dinámica y la Cinemática. Se desarrollan a partir del análisis de la constitución anatómica humana considerando al sujeto formado por un conjunto de articulaciones y segmentos que cumplen las leyes físicas de la mecánica, dinámica y cinemática, derivadas todas ellas de la propia constitución anatómica humana.

MODELOS BIOMECÁNICOS

Explican el movimiento humano y el aprendizaje deportivo a través de la consideración de diferentes palancas que componen huesos y músculos. Los movimientos surgen de la interacción entre fuerzas internas y externas (trayectorias, velocidades y aceleración). La introducción a los principios biomecánicos realizada por Wiemann (1980) a partir de la obra de Hochmuth (1967) puede ser un buen punto de partida.

No obstante, si bien la biomecánica se constituye en un modelo de interés como complemento de las teorías de corte psicológico, al explicar los diferentes movimientos que se producen en el aprendizaje motor no nos aclara nada sobre el modelo de relaciones que deben establecerse cuando se lleva a cabo el proceso de aprendizaje.

Aprender implica el establecimiento de nuevas relaciones y no de nuevos movimientos; el análisis del aprendizaje puede apoyarse en el biomecánico, pero no ser sustituido por él, ya que, desde un enfoque relacional, los movimientos son tan importantes como los objetos y los eventos con los que interactúan. El análisis biomecánico suele terminar en la detección de errores, en las acciones del aprendiz y en un conjunto de recomendaciones que el entrenador (como mediador) y el practicante deben seguir. Existen procedimientos informáticos de digitalización para registrar los movimientos y las ejecuciones, permitiendo un análisis posterior de los mismos para evitar futuros errores y mejorar las acciones motoras.

MODELOS BIOLÓGICOS

Incorporan modelos antropométricos, evolutivos, energéticos y de control deportivo que pretenden explicar el aprendizaje desde una vertiente biológica destacando aspectos anatómicos (estructurales), evolutivos y fisiológicos (funcionales). En esta breve síntesis nos interesa destacar los siguientes aspectos:

- *Anatómicos:* Han sido utilizados en Ergonomía, donde el conocimiento de la estructura del organismo ha contribuido a diseñar adecuadamente el espacio de trabajo, los utensilios y las máquinas, posibilitando su manejo fácil y eficaz. Las limitaciones de esta concepción radican en la enorme variabilidad entre los sujetos así como en la evidencia de enormes diferencias antropométricas entre expertos en un mismo tipo de tareas. En la actualidad la Ergonomía se está orientando hacia concepciones más cognitivas, como veremos posteriormente.
- *Evolutivos o Madurativos:* Atribuyen los cambios corporales en el rendimiento y ejecución de una variedad de tareas. Se considera que existen períodos críticos para el aprendizaje de algunas destrezas y cómo se adaptan los utensilios a las diferentes edades.
- *Fisiológicos o Energéticos:* Consideran al hombre como una fuente de energía y al trabajo y la actividad física como un desgaste energético. La falta de una serie de cualidades fisiológicas permiten la explicación de las deficiencias en el aprendizaje. Esta concepción está muy ligada al modelo de la medicina deportiva y al entrenamiento deportivo y ha servido para que disminuyan los

trabajos con excesivo desgaste energético y para investigar la importancia de los ciclos de actividad-descanso.

Su influencia es notoria y puede observarse en expresiones tales como "trabajo mental" o "fatiga psíquica" y en el interés despertado por la distribución de la práctica en el aprendizaje de tareas motoras.

Centrar los procesos de aprendizaje en la maduración o en la estructura biológica de la persona, conlleva el que ésta aprenderá en función de su propia maduración o desarrollo fisiológico. Tal y como afirma Riera (1991):

> *"... La explicación del aprendizaje motor no puede limitarse solamente al estudio de factores madurativos o de desarrollo, por cuanto aprender implica establecer nuevas relaciones y no exclusivamente rendimiento."*

Estos modelos se han utilizado más para explicar porqué no se aprende que para explicar cómo se aprende y no debemos olvidar que la explicación del aprendizaje de una tarea motora nunca puede limitarse al estudio de los factores biológicos que ignoren las relaciones con los aprendizajes previos y la historia personal de cada individuo.

MODELOS PSICOLÓGICOS

Investigan los fenómenos relacionados con la adquisición de habilidades deportivas que permiten explicar los procesos de aprendizaje. En la lista de las teorías psicológicas que explican el aprendizaje subyace que todo aprendizaje supone un estímulo que activa un proceso neurofisiológico que genera una acción que puede tener consecuencias previsibles.

Desde este planteamiento, los diferentes modelos explicativos del aprendizaje pueden ser integrados en dos grandes corrientes o modelos: asociacionistas y cognitivos.

- *Modelos Asociacionistas:* Generalmente derivan del aprendizaje animal y son extrapolados para comprender el aprendizaje motor humano. Entre estos modelos podemos destacar las teorías del paradigma operante y respondiente, el moldeamiento, el encadenamiento, la imitación, el desvanecimiento de estímulos, etc.
- Dentro de estos modelos podemos considerar, además de las aportaciones de Pavlov, Thorndike y Skinner, los modelos psicométricos, los cuales centran su interés en el conocimiento de los patrones motores básicos como fuentes explicativas de los diferentes tipos de aprendizaje. Se trata, en definitiva, de conocer y valorar las aptitudes humanas con el objetivo de llegar a predecir el nivel de aprendizaje posible.
- *Modelos Cognitivos:* Estos modelos se han caracterizado por la búsqueda de explicaciones teóricas derivadas de analogías entre el comportamiento humano y algunos productos elaborados por él, como los medios de comunicación, los servomecanismos y los ordenadores, las máquinas, etc. El *modelo cibernético*, el *modelo de procesamiento de la información* y el *modelo*

ergonómico se están considerando como los de mayor adecuación y operatividad para comprender y analizar el proceso de aprendizaje motor.

- MODELOS CIBERNÉTICOS: Se basan en la importancia del "feedback" o proceso de retroalimentación de la información. El más importante es el *modelo de circuito cerrado* de Adams, según el cual el proceso de información es de tipo continuo, por lo que la información se utiliza momento a momento.

  En este modelo se distinguen dos fases: verbal y motriz, estableciendo la diferencia entre ambas en la capacidad del individuo de controlar la información de manera consciente o por automatismos. El adecuado desarrollo de la fase verbal desembocará en la fase motriz, para lo cual se han de tener en cuenta los conceptos de huella de memoria (imagen mental de lo que se pretende hacer) y de huella perceptiva (información sobre la ejecución del acto motor).

  Desde esta perspectiva, Adams (1971) define el aprendizaje motor como:

  > *"... Un proceso en el que el individuo, de acuerdo con la huella perceptiva y comparándola con la imagen modelo (retroalimentación), va realizando una serie de ajustes para adaptar la ejecución del acto o tarea motriz a la imagen modelo."*

  Esta teoría del circuito cerrado es válida para explicar el aprendizaje de tareas motrices continuas, en las que existe la posibilidad de ajuste durante su ejecución.

- MODELOS DE PROCESAMIENTO DE LA INFORMACIÓN: Parten de la teoría de la comunicación para tratar de explicar cómo se produce el proceso de aprendizaje motor. Welford (1976), considera el fenómeno de la ejecución y el aprendizaje de habilidades y destrezas motrices como un sistema de procesamiento de la información en el que intervienen un emisor de información, un canal de transmisión y un receptor, distinguiendo, además, cuatro circuitos: decisión-memoria, control neuromuscular, conocimiento de la ejecución y conocimiento de los resultados.
- MODELOS ERGONÓMICOS: La Ergonomía está adquiriendo una gran importancia como disciplina científica que puede contribuir a mejorar el bienestar humano, por tanto, se hace necesario definir su objeto de estudio.

  Cañas (2001) llama la atención sobre dos aspectos fundamentales, el físico y el psicológico, que hay que diferenciar en la relación del ser humano y el sistema donde lleva a cabo su actividad y que dan pié a distinguir dos subdisciplinas dentro de la Ergonomía: la Física y la Cognitiva. Los psicólogos con esta orientación pretenden describir e integrar todos los procesos cognitivos responsables de la percepción, adquisición, almacenamiento y uso de la información que está disponible para que el sujeto pueda realizar una actividad determinada y, de esta manera, ayudar a que el diseño del proceso de actividad sea el apropiado para mejorar su bienestar y evitar los errores humanos. No obstante, aunque este modelo todavía no ha sido aplicado directamente al ámbito deportivo, se están llevando a cabo investigaciones en la dimensión cognitiva del aprendizaje no verbal en los humanos.

También consideramos interesante mencionar, dentro de los modelos cognitivos, los *modelos descriptivos* de Fitts & Posner (1966), cuyo principal objetivo es llegar a describir el proceso de aprendizaje motor a partir de las analogías que un canal de información puede transmitir y analizar y enuncian una relación entre velocidad, amplitud del movimiento y precisión. Las variables que se manejan en la *ley de Fitts* son el tiempo de movimiento (*TM*), la amplitud del objetivo en la dirección del movimiento (*W*), la amplitud del movimiento (*A*) y constantes propias de la situación (*a+b*). La fórmula propuesta es la siguiente:

$$TM = a + b \cdot \log_2 (2A/W)$$

En este modelo el individuo responde unidireccionalmente a los estímulos del ambiente, por lo que podemos relacionarlo con el modelo reflexológico. Por su parte, la informática ha consolidado la conceptualización del comportamiento humano de forma secuencial, llenando con diversos mecanismos y variables el espacio entre los estímulos y las respuestas e introduciendo términos como programa motor, mecanismos de control, memoria motriz, etc.

Según Riera (1991), la mayoría de los modelos cognoscitivos no consideran al movimiento como un elemento esencial de su estructura, ya que la forma del movimiento raramente ha sido analizada y conceptualizada con estos modelos e indica que la utilización de términos y conceptos derivados de la tecnología no resulta ser la más adecuada, o suficiente, para estudiar el comportamiento humano, siendo escasa la asimilación entre el hombre y las máquinas, por lo que un modelo teórico en el estudio del aprendizaje motor debiera centrarse en la relación y no en el individuo que aprende, conceptualizando dicho aprendizaje como *el proceso por el que se establecen nuevas relaciones* y entendiéndolo como un proceso que no puede confundirse ni reducirse a su estado resultante.

Desde nuestro punto de vista el proceso de enseñanza-aprendizaje del acto motor no puede basarse solamente en los estímulos externos y en el mejoramiento de las percepciones (sensaciones exteroceptivas), sino también en el desarrollo de las sensaciones propioceptivas e interoceptivas. Importa no sólo la metodología de trabajo del entrenador, sino la manera en que ésta es analizada por el deportista partiendo de sus propias sensaciones, perfeccionándose el acto motriz a través de la mejora de los procesos de retroalimentación.

CONCEPCIONES PSICOLÓGICAS DEL APRENDIZAJE DEPORTIVO

TEORÍAS ASOCIACIONISTAS

Generalmente extrapolan las investigaciones realizadas con animales para intentar conocer, comprender y valorar las aptitudes humanas con el objetivo de explicar las diferencias individuales en el aprendizaje deportivo y predecir su nivel de aprendizaje y su posible rendimiento. Destacan el paradigma operante y respondiente, el moldeamiento, el encadenamiento, la imitación, el desvanecimiento de estímulos, etc., y como representante más significativo podemos mencionar a Fleishman, quien considera que cada sujeto posee las aptitudes necesarias para dominar cualquier destreza deportiva, siendo posible su medida y especificación.

En la actualidad los psicólogos del deporte que siguen estas teorías entienden la conducta deportiva como una relación funcional del conjunto de respuestas mentales, motoras y psicofisiológicas que los deportistas tienen en función de unos antecedentes y unos consecuentes tanto externos como internos; una relación de contingencias; un organismo con unas determinadas características físicas, habilidades motoras, historial de aprendizaje y variables de personalidad que se dan en un medio ambiente físico (cancha, vestuario, pistas de atletismo), social (familia, entrenador, árbitro y jueces deportivos, directivos, público, periodistas) y biológico que condiciona el rendimiento deportivo (Gil, 1991).

TEORÍAS COGNITIVAS

Destacan dos líneas de investigación independientes y bastante dispares. La primera se refiere al aprendizaje no consciente o implícito y se centra en el papel de la atención en el aprendizaje implícito de secuencias (Jiménez; Méndez & Cleeremans, 1996 y Méndez & Jiménez, 1998). La segunda pertenece a la ya clásica tradición de los estudios sobre las habilidades de expertos y novatos en diversos dominios de actuación (Sanz; Pozo; Pérez & Gómez-Crespo, 1996 y Postigo & Pozo, 1998).

Estas teorías consideran que los sujetos son procesadores activos de información capaces de resolver problemas motrices pero que no han estudiado la dimensión afectiva presente en los procesos de adquisición que permite el descubrimiento y la toma de decisiones.

Su aplicación práctica ha sido diferente y han subrayado la capacidad de los sujetos para descubrir, planificar, decidir, regular y evaluar sus acciones motrices (Adams, 1971 y Bernstein, 1976). En esta línea podemos encontrar: el enfoque cibernético, el procesamiento de la información y el enfoque conceptual de Singer.

- *Enfoque Cibernético Circular Autorregulador:* Permite observar cómo el deportista realiza una serie de operaciones cognitivas en orden a lograr los niveles de ejecución previstos. La tarea del entrenador es fundamental y supone valorar el resultado y orientar y corregir los errores para alcanzar el éxito (Grosser & Neuimaier, 1986) (Gráfico 9.1).

A partir de los resultados obtenidos en sus estudios se convierten en clásicas las cuestiones de representación de los movimientos, control de grados de libertad, concepto de problema deportivo, distinción entre movimiento y acción, efecto del medio en el control y regulación de las acciones motrices, etc.

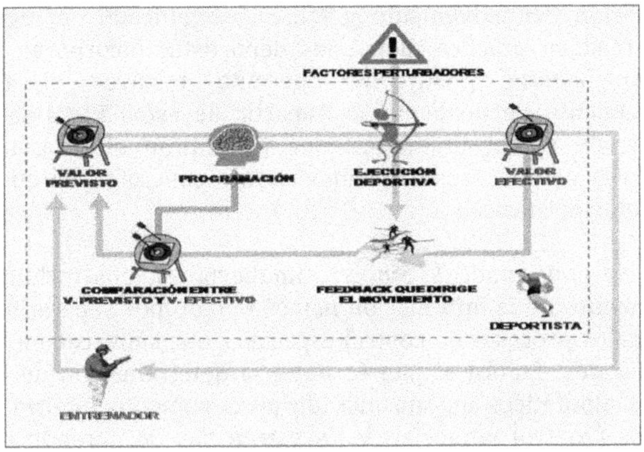
FACTORES PERTURBADORES
VALOR PREVISTO
PROGRAMACIÓN
EJECUCIÓN DEPORTIVA
VALOR EFECTIVO
COMPARACIÓN ENTRE V. PREVISTO Y V. EFECTIVO
FEEDBACK QUE DIRIGE EL MOVIMIENTO
DEPORTISTA
ENTRENADOR

– Gráfico 9.1 –

- *Procesamiento de la Información:* Se apoya en la teoría de la comunicación para tratar de explicar cómo se produce el aprendizaje deportivo.

Welford (1980) plantea el fenómeno de la ejecución y el aprendizaje de habilidades y destrezas motrices como un sistema de procesamiento de la información en el que intervienen un emisor de información, un canal de transmisión y un receptor, que le permiten distinguir cuatro circuitos: decisión-memoria, control neuromuscular, conocimiento de la ejecución y conocimiento de los resultados (Gráfico 9.2).

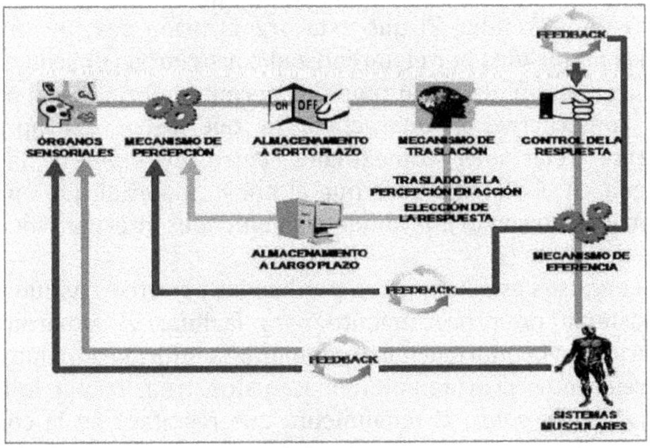
FEEDBACK
ÓRGANOS SENSORIALES
MECANISMO DE PERCEPCIÓN
ALMACENAMIENTO A CORTO PLAZO
MECANISMO DE TRASLACIÓN
CONTROL DE LA RESPUESTA
TRASLADO DE LA PERCEPCIÓN EN ACCIÓN
ELECCIÓN DE LA RESPUESTA
ALMACENAMIENTO A LARGO PLAZO
MECANISMO DE EFERENCIA
FEEDBACK
FEEDBACK
SISTEMAS MUSCULARES

– Gráfico 9.2 –

Fitts & Posner (1968) pretenden describir el proceso de aprendizaje deportivo a partir de las analogías que un canal de información puede transmitir y analizar y enuncian una relación entre velocidad, amplitud del movimiento y precisión. El deportista responde unidireccionalmente a los estímulos del ambiente, por lo que podemos relacionarlo con los planteamientos asociacionistas.

Por su parte, Schmidt (1975 y 1976a) plantea una nueva teoría rescatando el concepto de "esquema" como estructura cognitiva que controla la realización del movimiento y toma el significado de regla o fórmula. Cuando realizan práctica motriz los deportistas incorporan un *Programa Deportivo General* (PDG) que permite resolver el problema de almacenamiento en la memoria. A partir de estos PDGs se elaboran los esquemas de respuesta motora que especifican el programa deportivo traducido al exterior como un movimiento concreto con consecuencias y resultados específicos.

- *Orientación Conceptual de Singer:* Aunque podríamos incluirla dentro del procesamiento de la información hemos optado por separarla porque tiene en cuenta los procesos de control especiales que subyacen en la adquisición de habilidades. Enfoca el interés hacia la determinación de las relaciones entre los hipotéticos mecanismos de procesamiento interno, los procesos cognitivos (control potencial) y las estrategias de aprendizaje (generadas externa o internamente). Esta orientación considera que gran cantidad de procesamiento de la información continúa cuando el sujeto intenta aprender actividades deportivas complejas y que parte de esos procesos pueden estar bajo el control del aprendiz. La intervención consciente en un momento particular debe estar determinada de acuerdo a las demandas de la tarea, el grado de habilidad personal y los objetivos del programa de entrenamiento.

Desde la perspectiva del procesamiento de la información la naturaleza de una estrategia es tal que capacita al aprendiz a formar una estructura organizacional en la que la información puede ser almacenada y recuperada de modo más eficiente. La composición del orden impuesto por el sujeto depende de la estructura inherente de la información y de las capacidades cognitivas del aprendiz. El que esta organización sea un resultado de las estrategias empleadas por el aprendiz al construir agrupaciones o relaciones a los *inputs* que han de ser aprendidos permite inferir que la memoria es un proceso constructivo e interactivo, lo que exige del aprendiz buscar activamente relaciones contextuales entre el *input* y la información almacenada en el sistema para que el nuevo material que entra pueda ser transformado y grabado nuevamente en unidades internas más largas.

En general las estrategias son producidas por un individuo en conjunción con el sistema de procesamiento para facilitar el almacenamiento y la recuperación de la información al comparar la información que está entrando con los referentes previamente almacenados, transformar la información y tomar decisiones sobre el movimiento que resultará en la consecución del objetivo deseado. El control cognitivo de factores tales como los afectivos, el nivel de *arousal* para la adaptación de la tensión, los factores cognitivos motivacionales de las expectativas hacia la ejecución de éxitos y los relacionados con las atribuciones causales para los resultados de la actuación, deben estar en coordinación con otros procesos cognitivos que interactúan para dirigir y regular el comportamiento (Riera, 1989a).

TEORÍAS DINÁMICAS O ECOLÓGICAS

Entienden que la información está siempre presente para que el sujeto la capte y actúe sin que exista ningún proceso que medie. Además, evitan utilizar el recurso de las representaciones mentales para explicar cómo es el proceso de aprendizaje deportivo y centran su interés en analizar al sujeto en su situación natural, en la que sus acciones tienen dos fuentes de regulación: la que se localiza en el propio sujeto y la que proviene del contexto en el que está actuando. En este planteamiento son fundamentales los siguientes conceptos:

- *Affordance* (valor funcional o utilidad percibida): Supone que los sujetos perciben la utilidad de los objetos y situaciones de forma directa relacionándola con sus propias capacidades de acción (Burton, 1987).
- *Estructuras de coordinación:* Insisten en que el sujeto debe controlar los diversos grados de libertad de su cuerpo conjugando los grupos musculares y las articulaciones para que actúen como una unidad. El aprendizaje deportivo entraña el descubrimiento de las limitaciones concretas de los músculos y articulaciones puestos en juego para la realización del movimiento (Famose, 1987a; 1987b y 1992).

PROCESOS DE APRENDIZAJE DE LAS HABILIDADES DEPORTIVAS

Desde una orientación práctica de la actividad física y deportiva son varios los planteamientos que intentan explicar el proceso mediante el cual se desarrollan las habilidades deportivas.

SEGÚN EL TIPO DE ACTIVIDAD (GENTILE, 1972)

El proceso de aprendizaje deportivo comprende dos estadios. En el primero de ellos el sujeto capta la idea de movimiento y el objetivo a conseguir; en el segundo se fija y diversifica la respuesta motriz. Es preciso destacar que lo adecuado para la adquisición de una determinada habilidad deportiva puede no serlo para otra, por lo que es necesario analizar la naturaleza de las habilidades a desarrollar y delimitar pautas concretas que el entrenador deberá realizar (guiar la práctica, comunicación con los deportistas, ampliar la información, estructurar las condiciones ambientales para el aprendizaje, etc.).

SEGÚN LAS CONSIDERACIONES PRÁCTICAS (MARTENIUK, 1976)

Defiende que la ejecución deportiva está basada en tres tipos de mecanismos que implican exigencias diferentes según el tipo de tarea: perceptivos, de decisión y efectores o de ejecución. Así, mientras que un futbolista que espera el balón pone en juego los tres mecanismos (percibir la trayectoria del pase, elegir/decidir el tiro y tirar) en el saltador de altura las demandas en el mecanismo perceptivo no son tan fuertes como en el ejecutivo, ya que su entorno perceptivo (el "listón" a saltar) permanece estable (Gráfico 9.3).

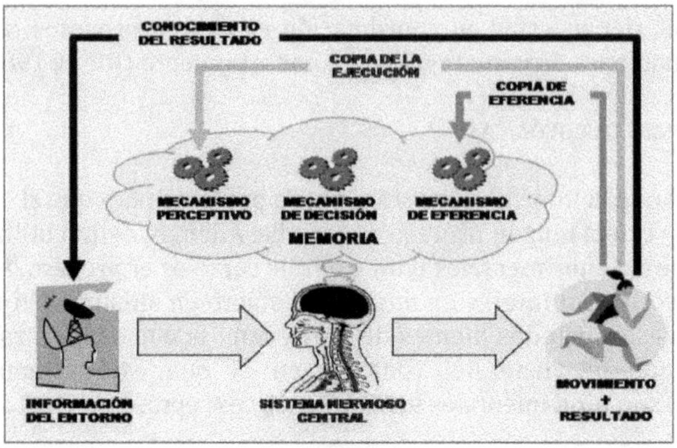
CONOCIMIENTO DEL RESULTADO
COPIA DE LA EJECUCIÓN
COPIA DE EFERENCIA
MECANISMO PERCEPTIVO
MECANISMO DE DECISIÓN
MECANISMO DE EFERENCIA
MEMORIA
INFORMACIÓN DEL ENTORNO
SISTEMA NERVIOSO CENTRAL
MOVIMIENTO + RESULTADO

– Gráfico 9.3 –

El entrenador puede contribuir al análisis del rendimiento deportivo considerando que el sujeto que aprende activa una serie de mecanismos, procesos y estrategias cognitivas entre los que destaca el papel de la memoria inmediata, en la que se manejan informaciones sobre el objetivo, el movimiento, la formulación del plan de acción y las ejecuciones o acciones concretas. El entrenador puede ayudar a evaluar el objetivo y modificar el plan de acción, es decir, informar y retroalimentar, favorecer la atención selectiva y apoyar la adquisición de habilidades.

SEGÚN LAS ESTRUCTURAS COORDINATIVAS (KERR, 1982)

Destaca la importancia de relacionar al aprendiz con su medio y no considerarlo como un simple ejecutante. Integra las últimas aportaciones sobre los estudios de aprendizaje y control deportivo y defiende que el entrenador proponga a los aprendices problemas deportivos en los que se vean afectados por las limitaciones ambientales (canchas, materiales, tierra, agua, nieve, etc.) donde se lleva a cabo la acción deportiva. Esta acción activará un proceso de captación de informaciones diferentes (generales, específicas y personales) que se seleccionarán discriminando lo relevante de lo irrelevante y se utilizarán para desencadenar la acción y decidir qué hacer. Como resultado de la acción se establecerán una serie de circuitos reguladores basados en el conocimiento de los resultados (CR); en el conocimiento de la ejecución (CE) y en la generación de un mecanismo de detección de errores. En este proceso, tanto las *estructuras de coordinación* que controlan los grados de libertad del sistema como las *limitaciones impuestas* por el medio en el que se va a actuar son analizadas en situación natural y no de laboratorio.

El papel del entrenador no se limita a facilitar la construcción de las habilidades de los jugadores, es un mediador que usa el método de descubrimiento guiado para enseñar a aprender y aunque cada aprendizaje sea específico, los sujetos que han aprendido diversas tareas habrán establecido relaciones diferentes; es decir, habrán aprendido a enfrentarse a situaciones nuevas, a encontrar la combinación de los movimientos adecuados y a confiar en sus potencialidades para aprender nuevas destrezas. Para conseguirlo el entrenador deberá programar el entrenamiento de una variedad de tareas en función de los objetivos, de los movimientos involucrados y de las relaciones a establecer.

Por otra parte, la consideración del sujeto como agente de su aprendizaje conlleva la incorporación de algún tipo de estrategias cognitivas para elaborar sus acciones, lo que hace probable que muchas de las percepciones de los aprendices sean directas e impliquen un análisis de la situación en relación con sus competencias o sus propios programas de acción que serán utilizados y adaptados a cada situación de aprendizaje.

SEGÚN LA RELACIÓN ESTABLECIDA (RUIZ, 1999)

La potencialidad de este planteamiento estriba en ofertar una perspectiva más global, donde el individuo y sus acciones son una misma parte del sistema que incluye los elementos con los que interactúa, el medio de contacto y los factores de esta interacción. El énfasis no está en estudiar los cambios en el organismo o en las respuestas, sino en la relación entre el organismo y el contexto.

Defiende que se deben articular objetivos y metas (explicitar el estado final al que debe llegar el aprendiz como resultado del proceso de entrenamiento), el estado inicial de los conocimientos previos del aprendiz, un modelo de aprendizaje (considerar el pensamiento del deportista para diseñar de una manera eficaz el método a utilizar y tener en cuenta un conocimiento adecuado de los procesos, estrategias y técnicas, las formas de conocimiento implicadas en los estadios cognitivo, asociativo y autónomo, la secuencia de dichos estadios que llevan de uno a otro y las relaciones que se establecen), un modelo de entrenamiento que especifique cómo el modelo de aprendizaje puede llevarse a la práctica y un modelo de evaluación para diagnosticar habilidades y conceptos básicos, ideas previas, detección de errores, control de procesos y logros alcanzados.

Como se puede observar es un acercamiento global del aprendizaje en el deporte que incluye todos y cada uno de los componentes destacados del mismo y lleva a un plan de estrategia metodológica donde se relacionan cada una de las fases y procesos implicados. Es la "piedra angular" en el ámbito deportivo, donde no se aprenden movimientos o gestos deportivos aislados para después combinarlos; al contrario, lo que se aprenden son relaciones.

Aprender implica el establecimiento de nuevas relaciones y no sólo de nuevos movimientos. Por tanto, el análisis del aprendizaje puede apoyarse en aspectos biomecánicos pero no puede ser sustituido por ellos, ya que, desde un enfoque relacional, los movimientos son tan importantes como las tareas, los objetos y los eventos con los que interactúan.

APRENDIZAJE AUTORREGULADO EN EL DEPORTE

Una vez analizados los distintos modelos, vistas las teorías más significativas y descrito cómo se entiende el proceso de aprendizaje, finalizamos este apartado con algunas cuestiones que consideramos importantes para el aprendizaje deportivo:

- ¿De qué manera adquieren los deportistas su competencia?
- ¿Cómo cambia el proceso de adquisición motriz según la edad?
- ¿Qué papel juegan los entrenadores en el aprendizaje de los deportistas?
- ¿Cuáles son actualmente las características de un buen acercamiento al aprendizaje deportivo?

Es necesaria una reflexión sobre cómo debe ser considerado y comprendido el aprendizaje deportivo y qué factores contribuyen a que dicho aprendizaje tenga lugar. Es decir, no basta con esperar que los entrenadores asimilen y relacionen las nociones de aprendizaje deportivo con las aportaciones de los diferentes modelos, es preciso un análisis previo que indique hasta qué punto son aplicables estas ideas al ámbito del deporte en particular.

Hay que conectar la percepción organizada, la representación global de lo percibido y la conceptualización de lo percibido y lo representado, de manera que pasen a formar parte de nuestras ideas, conocimientos, habilidades y valores. Se trata de una forma de organización física y mental de apropiación conceptualizada de la realidad que organice y dirija la observación, el entrenamiento y la investigación y que permita comprender mejor cómo los deportistas aprenden las habilidades deportivas.

Justicia (1996) insiste en la caracterización del aprendizaje como un caso especial de actividad cognitiva realizada individualmente o en equipo, intencional, intensiva, autorregulada y basada en tareas específicas. Un proceso activo y constructivo donde los deportistas establecen metas e intentan planificar, supervisar y regular sus cogniciones, motivaciones y acciones dirigidas y limitadas por sus objetivos y por las características contextuales del deporte que practican. Estas son actividades de autorregulación que median entre los sujetos en sus contextos y su rendimiento global (González-Pienda et al. 2003).

AUTORREGULACIÓN DEL APRENDIZAJE

> *"... Proceso a través del cual los sujetos activan y mantienen cogniciones, conductas y afectos, orientados hacia objetivos de logro".* (ZIMMERMAN, 1994 y 1995)

Ha sido investigado desde diferentes perspectivas (cognitivo-constructiva, fenomenológica, social-cognitiva, vigotskiana, etc.) lo que ha permitido describir los componentes implicados en el aprendizaje exitoso, explicar las relaciones recíprocas que se establecen entre ellos y relacionar el aprendizaje con las condiciones personales, las metas, la motivación y las emociones (Boekaerts, 1999). Por tanto hay que analizar las necesidades, expectativas y las metas que se proponen, ya que son el elemento fundamental para comprender el estilo de aprendizaje y la *capacidad de autorregulación*, donde los aspectos cognitivos y metacognitivos nos aportan información sobre cómo el deportista se enfrenta a las tareas; es decir, pensamientos, sentimientos y acciones que se planifican y adaptan para lograr metas a través de la autoobservación, la autoevalución y la autorrevisión (Gráfico 9.4).

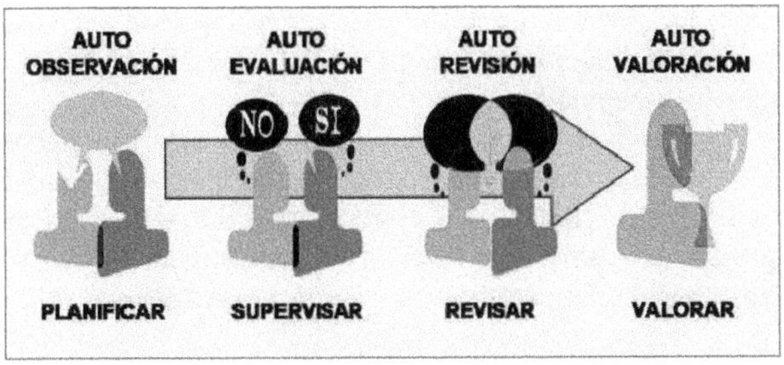
AUTO OBSERVACIÓN
AUTO EVALUACIÓN
AUTO REVISIÓN
AUTO VALORACIÓN
NO
SI
PLANIFICAR
SUPERVISAR
REVISAR
VALORAR

– Gráfico 9.4 –

Zimmerman (2000) considera que el aprendizaje autorregulado tiene lugar en tres fases:

- *Previa o Planificación:* Relativa a los procesos que preceden al esfuerzo dedicado al aprendizaje y que afectan al mismo. Se fijan metas y se elabora un plan para conseguirlas, lo cual supone procesos de planificación respecto a la dirección del aprendizaje, distribución del tiempo disponible y de los recursos necesarios para su realización en función de los requisitos de la tarea que genera expectativas de resultados y de eficacia.
- *Realización o Supervisión:* Donde el control de la cognición, emoción, motivación, ambiental, etc., juegan un papel destacado en la acción que se realiza. Además, la autoobservación favorece la atención de los aspectos específicos de la acción, las condiciones y los resultados obtenidos. Se ponen en juego los procesos de control de la actividad y se desarrollan estrategias de atención, planificación, control de la ejecución, repetición y evaluación, desempeñando un papel importante la toma de conciencia de las estrategias utilizadas y las percepciones sobre su utilidad y coste.
- *Reflexión o Valoración:* Trata de evaluar los logros alcanzados y las atribuciones causales de los mismos para interpretar y valorar lo que ha sucedido en la fase anterior, ya que afecta a sus acciones posteriores.

Sin embargo, previo al planteamiento anterior se produjo un acuerdo acerca de la distinción entre tres fases de aprendizaje en el ámbito deportivo (Fitts, 1964) y desarrolladas a nivel de procesos básicos de aprendizaje por Anderson (1982) entre otros. Siguiendo a Lane (1987), describimos estas fases de la siguiente forma:

- *Fase Inicial (Cognitiva o Declarativa):* Captar y entender la información necesaria para actuar es garantía inicial del posible progreso. Es difícil estar motivado y progresar cuando se desconoce la meta que se persigue, por lo que resulta importante la presencia de la mediación verbal manifiesta ya que el sujeto debe mantener la información en su memoria de trabajo.

  En esta fase no se han de esperar cambios radicales ni consecuciones óptimas, ya que los deportistas están totalmente centrados en tratar de hacerlo bien e invierten mucho esfuerzo y atención consciente.

- *Fase Intermedia (Asociativa y de Práctica):* Es el paso de la fase declarativa a la procedimental. El sujeto ya no es un novato y se empiezan a manifestar los primeros signos de un atleta que percibe, decide y actúa mejor, eliminando los errores y las deficiencias en la comprensión inicial de la tarea y refinando sus estrategias. La ejecución está bajo el control voluntario, desaparece la dependencia de la mediación verbal y el sujeto comienza a poner en marcha su aprendizaje autorregulado.

Dado que en esta fase los errores no son tan variables necesitará de la intervención externa para eliminar aquellos que aún se manifiesten con mayor persistencia. Con la práctica motriz y mental refinará la imagen de lo que tiene que hacer y será más eficiente seleccionando las estrategias que deberá utilizar en cada situación con los parámetros adecuados.

- *Fase Final (Procedimental y Automática):* Es la fase de mayores períodos de práctica y donde los distintos componentes de la tarea se integran de manera completa. Se supone que el deportista ya ha alcanzado el máximo y aunque las mejoras son menos destacables sus rendimientos sí lo son. El control de la ejecución deja de ser voluntario y pasa a ser automático, lo cual le permite centrar su atención en otras informaciones del medio.

  Es la fase en la que objetivos y acciones se llevan a cabo de forma fluida y coordinada, de manera fácil y económica. Esta economía no es sólo de energía física, también es cognitiva ya que el procesamiento informativo no es preferentemente consciente sino automático. Es el momento del pleno desarrollo del aprendizaje y manifestación de autorregulación, donde las estrategias sirven para mejorar el rendimiento.

Tanto el planteamiento de Zimmerman como la propuesta de Lane son, aunque distantes en el tiempo, compatibles y complementarios. Mientras el primero introduce más efectivamente procesos y estrategias cognitivo-afectivas y de autocontrol implicados en cada una de las fases, el segundo se orienta más hacia la planificación inicial, la realización de la actividad y el automatismo en la destreza deportiva objeto de aprendizaje, siendo el objetivo más importante conseguir la automatización de las habilidades deportivas para llegar a ser competente.

COMPETENCIA DEPORTIVA

Se sabía de la existencia de un conocimiento de tipo declarativo referido al conocimiento de hechos y conceptos y de otro procedimental más ligado a las acciones sobre cómo realizar una tarea que reclamaba las estructuras de control directamente utilizables en la realización de la acción deportiva. En 1986 Wall añadió un tercer tipo relacionado con los sentimientos subjetivos que los deportistas desarrollan y almacenan sobre sí mismos en interacción con el medio y que les dota de la confianza y seguridad necesarias para poder manifestar su competencia motriz.

Los deportistas aprenden a ser más competentes porque aprenden a interpretar las situaciones que reclaman una actuación más eficaz y porque desarrollan los recursos necesarios para responder a las demandas que la situación requiere, todo lo cual implica el desarrollo de un sentimiento de capacidad para actuar y de confianza en sus posibilidades de acción. Así pues, el concepto de competencia deportiva hará referencia al conjunto de conocimientos, procedimientos, actitudes y sentimientos que intervienen en las múltiples interacciones que el aprendiz realiza con su medio.

A medida que los deportistas aprenden también experimentan diferentes combinaciones de éxito y fracaso al competir que influyen en su autoconcepto y en su sentimiento de confianza. Sin embargo, pueden aprender a valorar sus acciones y limitaciones, a actuar estratégicamente, a evaluar las demandas y a relacionar sus acciones con las consecuencias de las mismas; es decir, pueden acceder a un nivel superior de conocimiento denominado *metacognitivo* cuyas habilidades influyen en el control y la adquisición de las acciones deportivas (Ruiz, 1994). Este planteamiento asume que en los entrenamientos se habrán de promocionar aquellos conocimientos que contribuyan a mejorar la competencia de los deportistas pero que puedan ser planificados previamente por los preparadores y que se puedan conectar con los conocimientos, procedimientos y actitudes (Coll et al., 1992).

El entrenador tiene que plantear las tareas como situaciones a resolver que deben provocar en el deportista la elaboración de respuestas nuevas mediante el ensayo de posibles soluciones y organizando su comportamiento a partir de los conocimientos previos. El aprendizaje se sitúa así en la zona en la que se incita al sujeto a entregarse a la acción y donde se combinan el nivel de habilidad y el nivel de dificultad, integrando las actividades de entrenamiento (mediación del entrenador) y aprendizaje en la zona de dificultad óptima, denominada por Vygotski (1979) y Rivière (1984) como zona de desarrollo potencial (Gráfico 9.5).

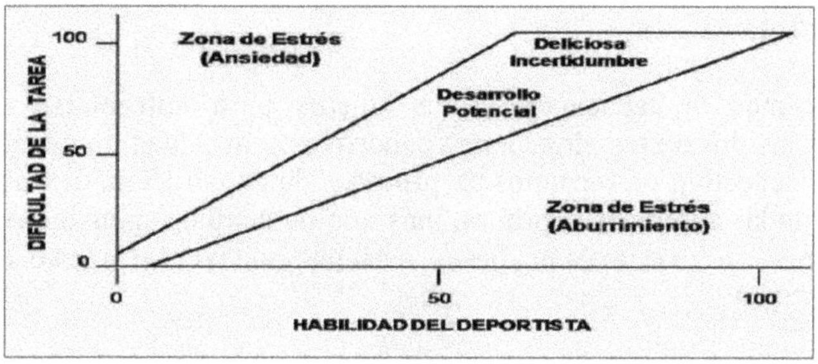
DIFICULTAD DE LA TAREA
100
50
0
Zona de Estrés
(Ansiedad)
Deliciosa
Incertidumbre
Desarrollo
Potencial
Zona de Estrés
(Aburrimiento)
0
50
100
HABILIDAD DEL DEPORTISTA

– Gráfico 9.5 –

De igual forma, es preciso incorporar la noción de significación de Florence (1991) y destacar la necesidad de considerar lo que los deportistas conocen y dominan antes de proponer tareas que puedan ser arbitrarias para los sujetos que deben practicarlas, por lo que proponer situaciones prácticas simples en las que se únicamente se favorezca la reproducción de manera mecánica de un patrón deportivo previamente establecido no favorece el adecuado aprendizaje.

La esencia de la construcción del conocimiento deportivo se produce como resultado de la interacción entre las disposiciones internas y el medio en el que el deportista se desenvuelve mediante una construcción personal. Durante el proceso de construcción de su competencia el protagonismo de los deportistas destaca en los contextos de intercambio entrenador-deportistas y deportistas-deportistas en una dinámica de aprendizaje compartido y cooperativo en la que se explora la zona potencial de desarrollo de los jugadores mediante la adecuación de las tareas y situaciones a sus niveles de conocimiento y competencia.

Para autores como Bruner & Connolly (1973), Keogh & Surgen (1985), Bransford & Stein (1986) y Ruiz (1994) un sujeto es competente cuando:

1. Identifica y selecciona la información relevante de una situación que debe resolver.
2. Define y representa la situación con precisión.
3. Explora alternativas o métodos de resolución mediante el análisis adecuado.
4. Elabora un plan de acción adecuado a la situación que resuelve el problema.
5. Planifica y actúa conforme a un plan y realiza la secuencia de acciones oportunas.
6. Evalúa los logros y el efecto de sus acciones formulando nuevos planes de acción.

Las representaciones organizadas de las experiencias previas, relativamente permanentes, son las encargadas de filtrar, codificar, categorizar y evaluar la información que el sujeto recibe en función de experiencias deportivas relevantes, es decir, a través de los procesos de aprendizaje el deportista construye estructuras (formas de organizar la información) amplias, complicadas y conectadas entre sí que facilitarán su aprendizaje futuro. En suma, el conocimiento deportivo es un producto de la interacción social y del tipo de deporte donde los procesos psicológicos superiores se adquieren en un contexto social de una manera controlada y, posteriormente, se interiorizan para convertirlos en habituales y automáticos.

Reconocemos la capacidad de los sujetos para enfrentarse de manera autónoma a las diferentes situaciones deportivas y articular una concepción del aprendizaje deportivo en términos de procesos de exploración, descubrimiento y proyección de las soluciones óptimas, más que un simple seguir instrucciones de forma automática o controlada. Desde esta perspectiva es preciso entender el aprendizaje como:

> *"... Un proceso dinámico de transformación mutua donde las situaciones nuevas se integran en las ya conocidas y resueltas en la dimensión cognitiva, afectiva, social, ecológica, contextual, motriz y deportiva, por medio del cual un individuo, en su contexto, adquiere a través de la experiencia y la práctica nuevas formas de acción que anteriormente no poseía".*

Así pues, el aprendizaje deportivo supone que el deportista participe en la construcción de sus acciones partiendo de sus conocimientos, habilidades, estrategias y patrones deportivos básicos. El deportista competente lo es en parte por su habilidad para emplear las estrategias apropiadas a cada situación automatizando una serie de gestos que no tiene que controlar conscientemente, incluso puede darse la paradoja de que el mismo movimiento, cuando se realiza de forma automática, resulte más fluido en su ejecución que si se va pensando en la forma de realizarlo. El papel del entrenador consiste en facilitar y mediar para que el sujeto aprenda a autorregular sus movimientos proponiéndole situaciones que favorezcan la competencia y la adaptabilidad.

COMPONENTES BÁSICOS DEL APRENDIZAJE EN EL DEPORTE

La Psicología del Deporte no puede limitarse a elaborar modelos teóricos de carácter descriptivo o explicativo ni a dar definiciones exactas, debe proporcionar aportaciones de tipo prescriptivo, es decir, propuestas y pautas de intervención que permitan mejorar las actividades de entrenamiento y aprendizaje deportivos.

Sabemos de la dificultad que entraña esta propuesta, por lo que una de las funciones más importantes del psicólogo deportivo será desarrollar actividades referidas a la planificación, tarea que se encuadra dentro de la dimensión tecnológico-proyectiva y de afrontamiento. Esta dimensión está relacionada con la investigación dirigida a la elaboración de diseños de entrenamiento psicológico que permitan ajustar y contextualizar el conocimiento a la aplicación práctica; se trata de realizar investigaciones con sentido de utilidad para mejorar los procesos de entrenamiento, independientemente de la metodología que se utilice.

Es aquí donde encajan de forma directa los métodos y actividades para que los deportistas aprendan los contenidos de su deporte (*formas de saber*), realicen actividades para aprender procedimientos (*formas de poder*) y desarrollen las capacidades necesarias en su actividad deportiva mediante procesos cognitivos apropiados y procesos afectivos moduladores (*formas de querer*) mediante estrategias de aprendizaje (*formas de hacer*) que serán el medio para conseguir dichos objetivos.

MECANISMOS, PROCESOS, ESTRATEGIAS Y TÉCNICAS DE APRENDIZAJE

Aunque no haremos un análisis detallado de cada uno de los elementos que tienen un papel relevante en la Psicología del Deporte, la delimitación terminológica resulta obligatoria para no confundir una serie de conceptos que están siendo ampliamente utilizados, desde una aproximación psicológica, en el ámbito deportivo.

- *Mecanismos:* Son estructuras de emplazamiento, real o hipotético, asociadas con el sistema nervioso para el tratamiento de la información que permiten la realización de una acción mediante procesos y funciones específicas de control (Singer, 1980).

- *Procesos:* Son sucesos internos (operaciones mentales) asociados a un determinado mecanismo que implican la manipulación de la información y constituyen la meta de las estrategias de aprendizaje y debido a que son poco visibles y de difícil manipulación no existe un acuerdo generalizado para identificarlos.

  Según Beltrán (1993), sensibilización, atención, adquisición, personalización, control, recuperación, transferencia y evaluación son los procesos más importantes para organizar y regular la información recibida y convertirla en acción, sin olvidar el proceso que nos permite conocer y regular el funcionamiento de los procesos anteriores de forma que se atienda a la información relevante en virtud de unas expectativas; codificar, organizar y almacenar dichas informaciones relacionándolas entre sí e integrándolas en habilidades anteriormente almacenadas y, por último, recuperar la información para producir las acciones pertinentes para alcanzar el objetivo deseado.

- *Estrategias:* Según Singer (1993) son los modos de proceder (prescritos, redefinidos o autogenerados) en la utilización de la información con la finalidad de decidir adecuadamente cómo conseguir un objetivo. Para Nisbet & Shuckersimith (1987) son procesos ejecutivos mediante los cuales se eligen, coordinan y aplican las habilidades.

  Se vinculan con el aprendizaje significativo y con el aprender a aprender, pudiendo ser entendidas como el "puente" entre los procesos y las técnicas, es decir, las actividades que es necesario realizar para conseguir una meta. Actuar estratégicamente, tanto en el entrenamiento como en la competición, significa actuar de forma eficiente (nivel de resultado alcanzado) y eficaz (coste de la actividad para alcanzar el resultado) para llegar a ser competente con un máximo de certeza y un mínimo coste energético.

- *Técnicas:* Son cada uno de los pasos que el sujeto realiza para llevar a cabo las estrategias psicológicas. Hacen referencia a las destrezas que el deportista puede aprender, potenciar e incorporar a su repertorio de acciones deseables para un mejor afrontamiento de su participación deportiva y una mejora de su rendimiento.

  La mayoría de programas de entrenamiento psicológico incluyen a la autoconfianza, la motivación, el control del estrés, el nivel de activación, la atención, la concentración y la toma de decisiones como habilidades básicas a desarrollar, pero estas todavía siguen siendo términos muy amplios.

ESTILOS DE APRENDIZAJE EN EL DEPORTE

La aproximación de los estilos de enseñanza al estilo de aprendizaje requiere de los entrenadores, como señala Bernard (1990), que comprendan la trama mental de sus deportistas derivada de los conocimientos previos y del conjunto de estrategias, guiones o planes, utilizados por los sujetos en la ejecución de las tareas.

Schmeck (1988) considera que los estilos están formados por conjuntos de estrategias similares que habitualmente utiliza el deportista cuando se enfrenta a la tarea de aprendizaje y los divide en cuatro:

- *Pensamiento* (Sternberg, 1999): Entendido como una manera característica de ser, pensar y sentir, referido no a una habilidad sino a cómo son las actitudes para utilizar las habilidades que se poseen cuando el individuo se enfrenta a una tarea de aprendizaje. Sería el resultado de la relación existente entre el nivel de habilidad y personalidad.
- *Mediacional* (Feuerstein, 1991): Entendido como la interacción entrenador-deportista que actúa de soporte favoreciendo la competencia cognitiva a partir dc la zona de desarrollo próximo, ayudando a ese mediador (técnico) a filtrar y organizar los estímulos del aprendizaje e influir en la transferencia del mismo, es decir, enseñar al deportista a ir más allá de los gestos deportivos.

- *Cognitivo* (Witkin & Goodenouhg, 1985): Entendido como el modo de funcionamiento que muestra el individuo en sus actividades perceptivas y cognitivas en su relación con el entorno, diferenciando así entre dependencia e independencia de campo.
- *Aprendizaje* (Kirby, 1988 y Schmeck, 1988): Entendido como el conjunto de orientaciones o de procedimientos que el sujeto tiene que utilizar de forma habitual y estable cuando se enfrenta a la tarea de aprendizaje.

Dentro de su teoría del autogobierno mental, entendida como el modo que tienen los agentes implicados en el entrenamiento (entrenador y deportista) de aprovechar sus recursos intelectuales, o bien como la capacidad mental utilizada de modo eficaz durante el proceso instruccional, Sternberg (1994 y 1999) diferencia tres estilos o funciones:

- *Ejecutivo:* Propio de personas que gustan de seguir las reglas y las órdenes, prefiriendo los problemas estructurados y utilizando los procedimientos que ya conocen. Se correspondería con un pensador práctico.
- *Legislativo:* Característico de personas que gustan de establecer reglas y que prefieren las situaciones ambiguas porque eso les permite plantear diferentes soluciones a un mismo problema, utilizando con rigurosidad algunos de los metacomponentes de la inteligencia, como la planificación, el control y la evaluación. Se correspondería con un pensador creativo y donde se trabajarían conceptos como elaborar, imaginar, diseñar, suponer, etc.
- *Judicial:* Propio de quienes gustan de evaluar reglas y procedimientos y analizar problemas ya existentes. Se correspondería con un pensador crítico y analítico.

Por último, Honey & Mumford (1986) prescinden parcialmente de la insistencia en el factor cognitivo, que no es fácilmente modificable, e insisten en otras facetas del aprendizaje que son accesibles al cambio de una manera más rápida, describiendo cuatro estilos de aprendizaje y sus características principales:

- *Activo:* Animador, improvisador, descubridor, arriesgado, espontáneo.
- *Reflexivo:* Ponderado, concienzudo, receptivo, analítico, exhaustivo.
- *Teórico:* Metódico, lógico, objetivo, crítico, estructurado.
- *Pragmático:* Experimentador, práctico, directo, eficaz, realista.

Estos estilos están en función del contexto y de la tarea a realizar, es decir, no se dan de forma pura. Por ello, y desde una perspectiva interactiva, podremos esquematizar cómo un deportista puesto en una situación de aprendizaje pondrá en juego un estilo propio y particular para resolver dicha situación, articulando sus "conocimientos y destrezas" con "las tareas y contextos" de su forma de adquirir el conocimiento deportivo y "saber" relacionarlos con las "actitudes y emociones" que motiven un "querer". La resultante de combinar "actitudes y emociones" con "conocimientos y destrezas" será la característica de posibilidad "poder", y el resultado final de los tres componentes será "hacer". Dicho de otra manera: Para hacer, hay que querer, poder y saber (Gráfico 9.6).

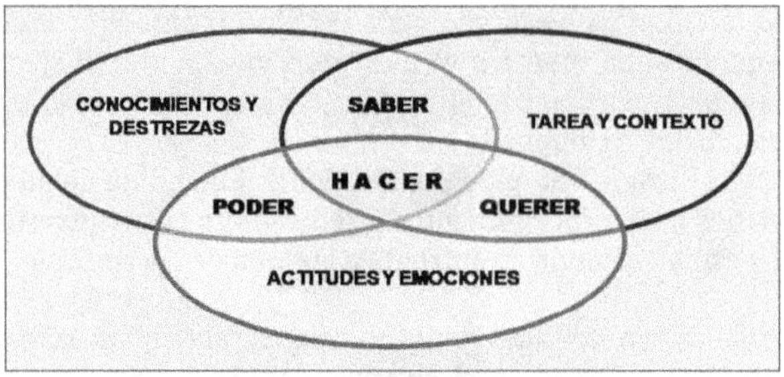
CONOCIMIENTOS Y DESTREZAS
SABER
TAREA Y CONTEXTO
HACER
PODER
QUERER
ACTITUDES Y EMOCIONES

– Gráfico 9.6 –

En líneas generales, podemos definir el *estilo* como el conjunto de cualidades que permanecen en la persona y persisten aún cuando la situación cambie. Se trataría de los procedimientos que utiliza el sujeto para enfrentarse a la solución de un problema dentro de un contexto o situación. Mientras que la *estrategia* se refiere a las técnicas particulares y específicas incluidas dentro del estilo (Dunn, Beuadry & Klavas, 1989; Hernández, 1993 y Buendía & Olmedo, 2000). Los resultados obtenidos inciden en el hecho de que ambos se necesitan mutuamente, es decir, constituyen un todo armónico que nos permite conocer mejor a deportistas y entrenadores, así como los recursos que utilizan en sus actividades para dar respuesta a cuestiones demandadas por el deporte en cuestión y la categoría deportiva en la que participan.

Así pues, será interesante investigar de forma explícita la utilización de estrategias de aprendizaje, tanto las orientadas a la tarea como a la persona, por lo que implícitamente estaremos aportando datos para conocer un poco más los estilos de nuestros deportistas. Deseamos igualmente conocer la influencia que tiene el material y la situación en el uso de las estrategias, siempre y cuando se consideren las destrezas no como capacidades innatas que posibilitan una determinada eficacia psicológica, sino como el resultado del desarrollo a través del entrenamiento, la práctica, las expectativas y el potencial de cada sujeto, tal y como sucede en otros aspectos de la vida.

REFERENCIAS BIBLIOGRÁFICAS

- ADAMS, J.A. (1971): "A closed-loop theory of motor learning". En *Journal of Motor Behavior* (3) pp. 111-150.
- ALONSO, C.M; GALLEGO, D.J & HONEY, P. (1994): *Los estilos de aprendizaje.* Bilbao: Mensajero.
- ANDERSON, J.R. (1982): *The architecture of cognition.* Cambridge (Mass.): Harvard University Press.
- ANSHEL, M.H. & KAISSIDIS, A.N. (1997): "Coping style and situational appraisals as predictors of coping strategies following stressful events in sport as a function of gender and skill level". En *British Journal of Psychology* (88) pp. 263-276.
- BELTRÁN, J. (1998): *Procesos, estrategias y técnicas de aprendizaje.* Madrid: Síntesis.
- BERNAD, J.A. (1999): *Estrategias de aprendizaje. Cómo aprender y enseñar estratégicamente en la escuela.* Madrid: Bruño.
- BERNSTEIN, N. (1967): The coordination and regulation of movement. Londres: Pergamon Press.

- BUCETA, J.M. (1998): *Psicología del Entrenamiento Deportivo.* Madrid: Dykinson.
- BUCETA, J.M. (2000): *Cuestiones actuales en la aplicación de la psicología al deporte de competición.* Madrid: UNED.
- BUENDÍA, L. & OLMEDO, E. (2000): "Estrategias de aprendizaje y procesos de evaluación en la educación universitaria". En *Bordón* (52) pp. 151-163.
- CANO F. & JUSTICIA, F. (1996): "Los estilos de aprendizaje en psicología y educación". En González-Pienda, J.A.; Escoriza, J.; Cabanach, R.G. y Barca, A. (eds.): *Psicología de la instrucción II. Componentes cognitivos y afectivos del aprendizaje escolar.* Barcelona: EUB.
- CANO, F. & JUSTICIA, F. (1993): "Factores académicos y estrategias y estilos de aprendizaje". En *Revista de Psicología General y Aplicada* (46) pp. 89-99.
- CAÑAS, J.J.& Y WAERN, Y. (2001): *Ergonomía Cognitiva.* Madrid: Editorial Médica Panamericana.
- CAÑAS, J.J. (2003): "Ergonomía Cognitiva". En *Alta dirección* (227) pp. 66-70.
- CAÑAS, J.J. (2005): Personas y máquinas. El diseño de su integración desde la ergonomía cognitiva. Ed. Pirámide.
- CARRON, A.V. (1971): *Laboratory experiments in motor learning.* New Jersey: Prentice-Hall.
- CASTIELLO, U.; LUSHER, D.; MARI, M.; EDWARDS , M.G. & HUMPHREYS, G.W. (2002): Observación de una mano humana o robótica que agarra un objeto: Efectos diferenciados del oscurecimiento motor. En W. Prinz y B. Hommel (Eds.), atención y funcionamiento XIX Oxford: Universidad de Oxford.
- CHARAN, R.; BURCK, C. & BOSSIDY, L. (2002): EXECUTION: THE DISCIPLINE OF GETTING THINGS DONE. NEW YORK: CROWN BUSINESS.
- COBOS, P.L. (2005): Conexionismo y cognición. Ed. Pirámide.
- CROCKER, P.R.; KOWALSKI, K.C. & GRAHAM, T.R. (1998): "Measurement of coping strategies in sport". En Duda, J.L. (ed.): *Advances in sport and exercise psychology measurement.* Morgantown, WV: Fitness Information Technology.
- DESHARNAIS, R. (1971): "Essai de systematisation d'une politique integrée de recherche et d'applications en psychologie du sport axée sur une equation de la performance maximun". En *Mouvement* (6) pp. 43-50.
- DÍAZ, F. (2002): *Estrategias docentes para un aprendizaje significativo.* México: McGraw Hill.
- DOSIL, J. (2002): *Psicología y rendimiento deportivo.* Ourense: Gersam.
- DUNN, R. & DUNN, K. (1984): *La enseñanza y el estilo individual del aprendizaje.* Madrid: Anaya.
- ENDSLEY, M. (1995): Toward a Theory of Situation Awareneness in Dynamic Systems. *Human Factor* (37) pp. 32-64.
- FAMOSE, J. (1992): *Aprendizaje Motor y dificultad de la tarea.* Barcelona: Paidotribo.
- FELTZ D.L & LANDERS D.M. (1983): "The effects of mental pactice on motor skills learning and performance: A-Meta-Analysis". En *Journal of Sport Psychology* (5) pp. 25-27.
- FEUERSTEIN, R. (1993): "La teoría de la modificabilidad estructural cognitiva: Un modelo de evaluación y entrenamiento de los procesos de la inteligencia". En Beltrán, J.: *Intervención psicopedagógica.* Madrid: Pirámide.
- FITTS, P.M. & POSNER, M. (1968): *El rendimiento humano.* Alicante: Marfil.
- FLORENCE, J. (1991): *Tareas significativas en educación física escolar.* Barcelona: Inde.
- GONZÁLEZ-PIENDA, J.A.; NÚÑEZ, J.C.; ÁLVAREZ, L. & SOLER, E. (2002): *Estrategias de aprendizaje: Concepto, evaluación e intervención.* Madrid: Pirámide.
- HONEY, P. & MUMFORD, A. (1986): *Using our learning styles.* Berkshire: Peter Honey.
- HUERTAS, E. (1992): *El aprendizaje no-verbal de los humanos.* Madrid: Pirámide.
- HUNT, T. (1997): *Desarrolla tu capacidad de aprender.* Barcelona: Urano.

- IZQUIERDO, J.M.; GUILLÉN, F. & MARRERO, G. (1996): "Una aproximación a la eficacia del entrenador deportivo y el profesor de educación física". En Pérez, E. y Caracuel, J.C. (eds.): *Psicología del deporte, investigación y aplicación*. Malaga: IAD.
- JOHNSON, P.E. (1982): "Cognitive models of medical problem-solvers". En Connelly, D.P. y Fenderson, D. (eds.): *Clinical decisions and laboratory use*. Minneapolis: University of Minnesota Press.
- JUSTICIA, F. & CANO, F. (1993): En Monereo, C. (comp.): *Concepto y medida de las estrategias y los estilos de aprendizaje. Las estrategias de aprendizaje: procesos, contenidos e interacción*. Barcelona: Domènech.
- MAGILL, R.A. (2000): *Motor Learning. Concepts and Applications*. Madison: Brown & Benchmark Publishers.
- MAYER, R.E. (1988): "Learning strategies: An overview". En Weinstein, C.E.; Gotees, E.T. y Alexander, P.A. (eds.): *Learning and study strategies. Issues in assessment, instruction and evaluation*. New York: Academic Press.
- MCCARTHY, B.F. (1979): *Learning Styles: Identification and matching teaching formats* (Tesis doctoral). Northwestern University.
- MILLER, G.A. (1956): "The magical number seven plus or minus two: Some limits on our capacity for processing information". En *Psychological Review* (63) pp. 81-97.
- MONEREO, C. & CASTELLÓ, M. (1997): *Estrategias de aprendizaje*. Barcelona: Edebé.
- MONTGOMERY, H. (1989): "From cognition to action: The search for dominance in decision making". En Montgomery, H. y Svenson, O. (eds.): *Process and structure in human decision making*. Chichester: Wiley.
- OÑA, A. (1987): *Desarrollo y motricidad*. Granada: INEF.
- OÑA, A. (1994): *Comportamiento motor. Bases psicológicas del movimiento humano*. Servicio de publicaciones de la Universidad de Granada.
- OÑA, A.; MARTÍNEZ, M.; MORENO, F. & RUIZ, L.M. (1999): *Control y aprendizaje motor*. Madrid: Síntesis.
- PARASURAMAN, R. & RILEY, V. (1997): "Humans and automation: Use, misuse, disuse, abuse". En *Human Factors* (39) pp. 230-253.
- PETTY, R.E. & CACIOPPO, J.T. (1986): *Comunication and persuasión: Central and perisheral routes to attitude change*. New York: Springer-Verlag.
- POZO, J.I. & MONEREO, C. (1999): *El aprendizaje estratégico*. Madrid: Santillana.
- PRESSLEY, M. (1989): *Cognitive strategy instruction that really improves children's academic perfomance*. Camdbridge: Brookline Books.
- REASON, J. (1992): *Human Error*. New York: Cambridge University Press.
- RIEDER, H. & FISCHER, G. (1990): *Aprendizaje deportivo. Metodología y didáctica*. Barcelona: Martínez Roca.
- RIERA, J. (1989): *Fundamentos del aprendizaje de la técnica y la táctica deportivas*. Barcelona: Inde.
- RIERA, J. & CRUZ, J. (1991): *Psicología del deporte. Aplicaciones y perspectivas*. Barcelona: Martínez Roca.
- RIVÈRE, A. (1991): *Objetos con mente*. Madrid: Alianza (Serie Minor).
- ROBERTS, G.C; SPINK, K.S. & PEMBERTON, C.L. (1986): *Learning experiences in sport psychology*. Illinois: Human Kinetics.
- ROMÁN, J.M. & GALLEGO, S. (1995): *Escalas de estrategias de aprendizaje. ACRA*. Madrid: TEA.
- RUIZ, L.M. (1994): *Deporte y aprendizaje. Procesos de adquisición de habilidades*. Madrid: Visor.
- RUIZ, L.M. (1995): *Competencia motriz*. Madrid: Gymnos.
- RUIZ, L.M. (1999): "La práctica en aprendizaje motor". En Oña, A. (eds.): *Control y aprendizaje motor*. Madrid: Síntesis.
- RUIZ, L.M. & SÁNCHEZ, F. (1997): *Rendimiento Deportivo. Claves para la optimización de los aprendizajes*. Madrid: Gymnos.

- SANDERS, M.S., & MCCORMICK, E.J. (1993): *Human Factors in Engineering and Design.* McGraw-Hill, Inc.
- SCHIDMT, R.A. & LEE, T. (1999): *Motor Control and Learning: A Behavioral Emphasis.* Champaign (IL): Human Kinetics.
- SCHMECK (1988): *Learning strategies and learning styles.* New York: Plenum Press.
- SCHMIDT, R.A. (1975): "A schema theory of discrete motor skill learning". En *Psychological Review* (82) pp. 225-260.
- SCHMIDT, R. A. (1988): *Motor control and learning.* Illinois: Human Kinetics.
- SCHMIDT, R.A. (1991): *Motor learning and performance: from principles to practice.* Champain (IL): Human Kinetics.
- SHERIDAN, T.B. (1997): "Supervisory control". En G.Salvendy (ed.) *Handbook of Human Factors.* New York: Wiley.
- SINGER R.N. & GERSON, R.F. (1985): "Task classification and strategy utilization in motor skill". En *Research Quarterly for Exercise and Sport* (52) pp. 100-116.
- SINGER, R.N. (1980): *Motor learning and human performance.* New York: McMillan.
- SINGER, R.N. (1988): "Strategies and meta-strategies in learning and performing selpared athletics skill". En *The Sport Psychology* (15) pp. 271-282.
- SINGER, R.N. (1993): *Handbook of Research on Sport Psychology.* New York: McMillan Publishing Company.
- STERNBERG, R. (1999): *Estilos de pensamiento: Claves para identificar nuestro modo de pensar y enriquecer nuestra capacidad de reflexión.* Barcelona: Paidós.
- THORNDIKE, E.L. (1931): *Human learning.* Appleton-Century.
- VALLES, A. (2000): *PROESMETA: Programa de Estrategias para el Aprendizaje.* Valencia: Promolibro.
- VAN RAALTE J.L. & BREWER, B.W. (2002): *Exploring Sport and Exercise Psychology.* Washington DC.: American Psychological Association.

CAPÍTULO 10

BASES BIOLÓGICAS DE LAS ARTICULACIONES
CINEMÁTICA ARTICULAR

Lourdes Sarmiento Ramos, Estrella Mª. Brito Ojeda

Como unidad morfológica funcional compuesta de huesos, músculos y articulaciones, el aparato locomotor puede entenderse como una máquina adaptada al movimiento en la que cada uno de sus componentes anatómicos constituyen elementos mecánicos. Así pues, podemos considerar a los huesos como palancas, las articulaciones sus engranajes y los ligamentos sus refuerzos y también como toda máquina, necesita de un motor capaz de transformar un tipo de energía en otra, esta función viene dada por el músculo.

CONCEPTO DE ARTICULACIÓN

Al estudio de las articulaciones se le denomina *Artrología* (etimológicamente "artros" = juntura y "logia" = estudio) y está presente en la mayoría de los términos que, de una manera u otra, tienen que ver con el movimiento de los segmentos corporales. Las articulaciones son los puntos de unión entre dos o más huesos, permiten el movimiento del aparato locomotor y ayudan a amortiguar las fuerzas reactivas que inciden sobre el cuerpo al movernos.

CLASIFICACIÓN DE LAS ARTICULACIONES

Las articulaciones se pueden clasificar desde dos puntos de vista: *estructural* y *funcional*. Estructuralmente se denominan según el tipo de tejido conjuntivo que une los huesos entre sí o por la existencia de una cápsula rellena con líquido. De esta forma distinguimos articulaciones *fibrosas, cartilaginosas* y *sinoviales*.

Si atendemos a la clasificación funcional, las articulaciones se dividen igualmente en tres clases según el grado de movilidad permitido: *Sinartrosis* (carecen de movilidad), *Anfiartrosis* (semimoviles) y *Diartrosis* (móviles).

CLASIFICACIÓN FUNCIONAL	CLASIFICACIÓN ESTRUCTURAL	GRADO DE MOVILIDAD	EJEMPLOS
Sinartrosis	Fibrosas	Sin movimiento	Suturas del cráneo
Anfiartrosis	Cartilaginosas	Semimóviles	Sínfisis del pubis
Diartrosis	Sinoviales	Móviles	Artic. del hombro, cadera, codo

– Gráfico 10.1 –

SINARTROSIS O ARTICULACIONES FIBROSAS

Aunque la mayoría son fijas, algunas pueden presentar movimientos muy leves. En ellas los huesos que se articulan encajan íntimamente, manteniéndose unidos por medio del tejido fibroso. Se distinguen tres subgrupos:

- *Suturas:* Se localizan en el cráneo y dependiendo del tipo de encaje que presentan las dos superficies óseas pueden ser *dentadas, escamosas, biseladas, armónicas* y *esquindilosis.*
- *Sindesmosis:* Dos huesos están unidos por bandas fibrosas (ligamentos) cuya flexibilidad, en ocasiones, les proporciona un movimiento muy limitado. Encontramos ejemplos en la formación interdiáfisis del radio y del cúbito y en la relación tibioperonea inferior.
- *Gonfosis:* Se localizan entre la raíz del diente y el alvéolo.

ANFIARTROSIS O ARTICULACIONES CARTILAGINOSAS

Se distinguen dos tipos.

- *Sincondrosis:* Cuando los huesos se mantienen unidos por cartílago hialino. Ejemplos de este tipo de articulación los encontramos entre la primera costilla y el esternón y durante la etapa de crecimiento entre las diáfisis y las epífisis de los huesos largos.
- *Sínfisis:* Si los huesos se unen por medio de una almohadilla o disco fibrocartilaginoso. Ejemplos son la sínfisis del pubis y las que se encuentran entre los cuerpos vertebrales.

AIARTROSIS O ARTICULACIONES SINOVIALES

Anatómicamente son las más complejas y son capaces de desempeñar diversas funciones tales como asegurar la estabilidad en función a las características del movimiento, transmitir las cargas de un hueso a otro o lubrificar las superficies articulares. Las siguientes estructuras caracterizan a las articulaciones móviles o sinoviales (Gráfico 10.2):

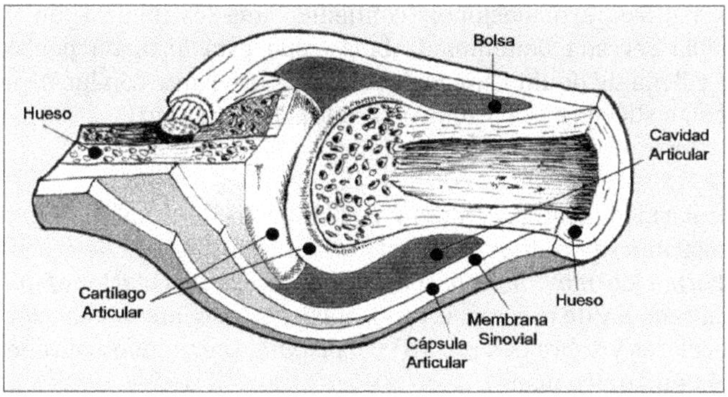
Bolsa
Hueso
Cavidad Articular
Cartílago Articular
Hueso
Membrana Sinovial
Cápsula Articular

– Gráfico 10.2 –

- *Elementos óseos.* Suelen encajar entre si.
- *Cartílago:* Su composición es parecida a la del hueso pero más hidratado y elástico. Su función es proteger al hueso, soportar las tensiones y permitir el deslizamiento de las superficies lisas entre sí. Existen diversos tipos:
    - CARTÍLAGO ARTICULAR: Recubre los elementos óseos.
    - DISCOS INTERVERTEBRALES: Son formaciones fibrocartilaginosas.
    - RODETES MARGINALES: También son formaciones fibrocartilaginosas, amplían la zona cóncava para abrigar más a la convexa. Limitan los movimientos y dan mayor estabilidad. Como ejemplos podemos citar el rodete glenoideo del húmero y el rodete cotiloideo del fémur.
    - MENISCOS: Son almohadillas de fibrocartílago situadas entre los extremos articulares de los huesos de algunas diartrosis. Los más conocidos son los de la rodilla, cuya función es aportar una protección suplementaria y mejorar la congruencia articular (abrigo de una superficie articular sobre otra).
- *Cápsula Articular:* Es la prolongación en forma de manguito del periostio de cada uno de los huesos articulares. Rodea la periferia de un extremo óseo, se fija en él y salta al otro extremo cerrando herméticamente la articulación.
- *Membrana Sinovial:* La cápsula articular está tapizada en su interior por esta membrana que hace como de "forro de abrigo". Su función es segregar el líquido sinovial.
- *Líquido Sinovial:* Cumple tres funciones principales: lubrica las superficies articulares, nutre al cartílago articular y las células que posee al transitar y regresar de nuevo a la membrana y actúa como elemento de fagocitosis y de eliminación de elementos patógenos y de residuos de trabajo articular. Además, la escasa cantidad que realmente existe en las articulaciones desempeña una cuarta función, la de elemento amortiguador.
- *Cavidad Articular:* Es el pequeño espacio existente entre las caras articulares de los dos huesos de la articulación. Debido a la existencia de esta cavidad sin tejido que crezca entre las superficies articulares de los huesos, éstos son libres de moverse.
- *Ligamentos:* Son bandas de tejido fibroso que unen dos huesos vecinos y son inextensibles (algunos movimientos los tensan y otros los relajan). Crecen de hueso a hueso uniéndolos más fuertemente de lo que sería posible sólo con la cápsula articular.

- *Bolsas:* Algunas articulaciones contienen una estructura en forma de almohadilla cerrada denominada bolsa, que está formada por membrana sinovial y llena de líquido sinovial. Tienden a asociarse con las prominencias óseas (como sucede en la rodilla o el codo), donde amortiguan la articulación y facilitan el movimiento de los tendones.

Las particularidades biomecánicas y posibilidades de desplazamiento angular de estas articulaciones permiten establecer una subclasificación de acuerdo con los grados de libertad de movimiento. Así, encontramos articulaciones *multiaxiales* (movimiento alrededor de tres o más ejes), *biaxiales* (movimiento alrededor de dos ejes perpendiculares y sobre dos planos) y *uniaxiales* (movimiento alrededor de un único eje y sobre un único plano).

- *Enartrosis:* Conocidas también como *esféricas*, poseen una relación multiaxial y son las articulaciones más móviles. Uno de los huesos que encajan tiene un extremo cóncavo y esférico y el otro es convexo y también esférico. Permiten la realización de movimientos en los tres ejes de espacio: flexo-extensión, abducción-aducción, rotación y el movimiento que surge de la combinación de todos ellos, llamado de circunducción. Ej.: escápulo-humeral, coxo-femoral (Gráfico 10.3).

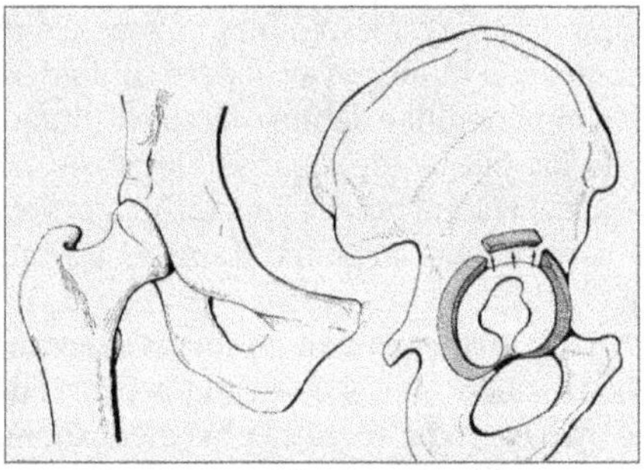

– Gráfico 10.3 –

- *Condiloartrosis:* Es una articulación biaxial. Se le llama igualmente *elipsoidea* y en ella una superficie cóncava sirve de base a otra convexa, lo que posibilita movimientos de flexo-extensión y abducción-aducción, pero no rotación. Ej.: articulación del atlas con el occipital, radiocubital carpiana, temporomandibular (Gráfico 10.4).

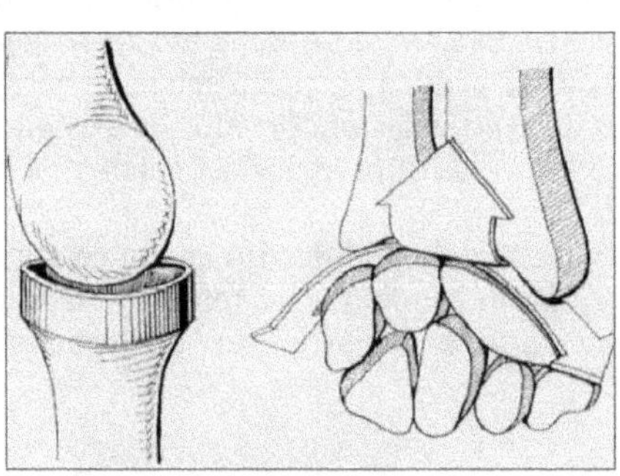

– Gráfico 10.4 –

- *Encaje Recíproco (silla de montar):* Una superficie es cóncava en un plano y convexa en el plano perpendicular y se asocia con otra que se le acopla de manera que los extremos articulares de ambos huesos parecen sillas de montar que se encajan. Es una articulación biaxial que permite movimientos de flexión-extensión en un plano, abducción y aducción en otro plano y oposición del pulgar a los dedos. Ej.: carpometacarpiana del pulgar (Gráfico 10.5).

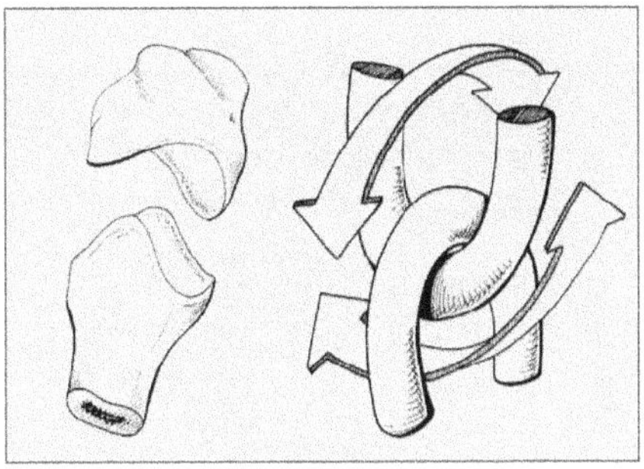

– Gráfico 10.5 –

- *Trocleartrosis:* Guardan una relación uniaxial. Un extremo tiene forma de diábolo y el otro se acopla, también se califica como articulación *en bisagra*. Sólo permite movimientos de flexión y extensión. Ej.: articulaciones del codo, la rodilla y las interfalángicas (Gráfico 10.6).

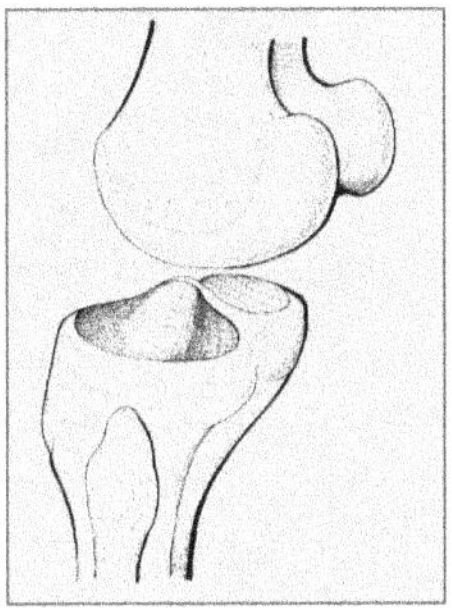

– Gráfico 10.6 –

- *Trocoide:* Es una articulación uniaxial también denominada *en pivote*. Un extremo óseo se articula con un anillo o escotadura de otro hueso. Permite los movimientos de rotación. Ej.: radio-cubital proximal y la atloidoaxoidea (primera y segunda vértebra) (Gráfico 10.7).

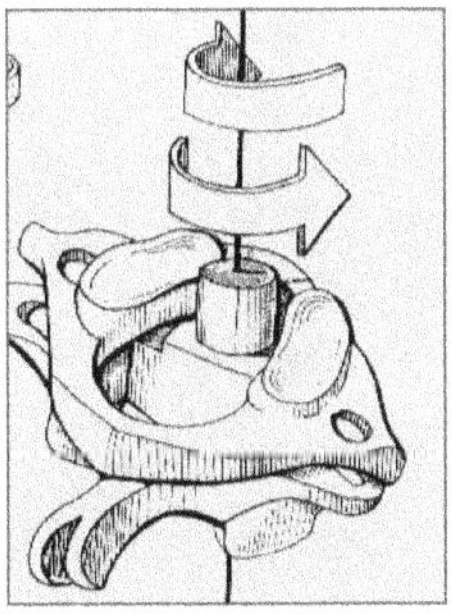

– Gráfico 10.7 –

- *Artrodias.* Articulación multiaxial a la que se le denomina igualmente *plana*. Se caracteriza por unas superficies óseas relativamente planas e irregulares en las que solo hay deslizamiento en varios ejes. Ej.: articulaciones intercarpianas, intertarsianas, apófisis articulares, esternoclavicular, acromioclavicular y costovertebrales (Gráfico 10.8).

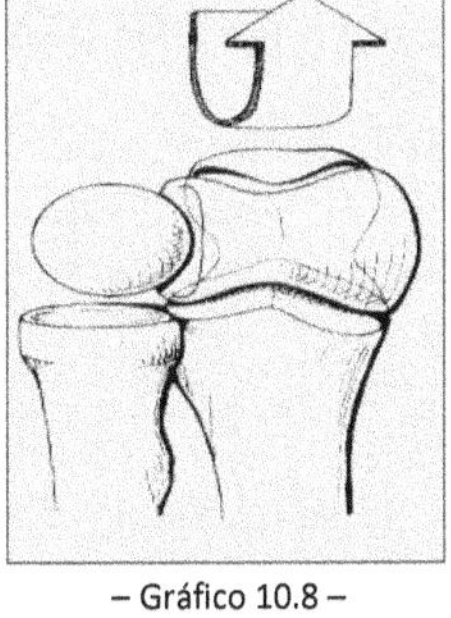

– Gráfico 10.8 –

NOMBRE	HUESOS ARTICULARES	CLASIFICACIÓN	TIPO	MOVIMIENTOS
Atloidoaxoidea	Atlas y Axis	Diartrosis (sinovial)	Trocoide	Rotación de la cabeza
Esternoclavicular	Clavícula y esternón	Diartrosis (sinovial)	Artrodias	Deslizamiento
Acromioclavicular	Clavícula y acromion de la escápula	Diartrosis (sinovial)	Artrodias	Deslizamiento; elevación, depresión, protracción y retracción.
Costoesternal	Cartílago costal de la primera costilla y esternón	Anfiartrosis (cartilaginosa)	Sincondrosis	Ligero
Costovertebrales	Cuerpo vertebral y cabeza de las costillas Apófisis transversas de las vértebras con tuberosidades de las costillas	Diartrosis (sinovial) Diartrosis (sinovial)	Artrodias Artrodias	Deslizamiento Deslizamiento
Intervertebral	Cuerpos vertebrales Apófisis articulares	Anfiartrosis (cartilaginosa) Diartrosis (sinovial)	Sínfisis Artrodias	Ligero entre dos vértebras e importante de la columna como un todo Deslizamiento
Sacroilíaca	Sacro e ilion	Diartrosis (sinovial)	Artrodias	Ligero deslizamiento o ninguno
Pubis	Entre los dos huesos púbicos	Anfiartrosis (cartilaginosa)	Sínfisis	Ligeros, principalmente en el embarazo y en el parto
Hombro	Húmero y escápula	Diartrosis (sinovial)	Enartrosis	Flexión, extensión, abducción, aducción, rotación y circunducción
Radiocubital	Entre diáfisis de radio y cúbito	Sinartrosis (fibrosa)	Sindesmosis	Leve gracias a la flexibilidad del ligamento
Codo	Cavidad sigmoidea del cúbito con el húmero; cabeza del radio y cóndilo humeral Radio y cavidad sigmoidea menor del cúbito	Diartrosis (sinovial) Diartrosis (sinovial)	Trocleartrosis Trocoide	Flexión y extensión Rotación de brazo sobre antebrazo; pronosupinación del antebrazo
Muñeca	Radio y primera línea del carpo	Diartrosis (sinovial)	Condiloartrosis	Flexión, extensión, abducción y aducción de la mano
Carpo	Entre los huesos del carpo	Diartrosis (sinovial)	Artrodias	Deslizamiento
Mano: Carpometacarpiana del pulgar Metacarpofalángicas Interfalángicas	Trapecio y 1er metacarpiano Metacarpianos y extremo proximal de las falanges Extremo proximal de una falange con el siguiente distal	Diartrosis (sinovial) Diartrosis (sinovial) Diartrosis (sinovial)	Encaje Recíproco Trocleartrosis Trocleartrosis	Flexión, extensión, abducción, aducción y circunducción del pulgar; oposición a los dedos Flexión, extensión y escasa abducción y aducción de dedos Flexión y extensión
Cadera	Cabeza del fémur y coxal	Diartrosis (sinovial)	Enartrosis	Flexión, extensión, abducción, aducción, rotación y circunducción
Rodilla	Fémur y tibia	Diartrosis (sinovial)	Trocleartrosis	Flexión y extensión; ligera rotación en flexión
Tibioperonéa superior	Cabeza del peroné y cóndilo externo de la tibia	Diartrosis (sinovial)	Artrodias	Deslizamiento
Tibioperonéa inferior	Entre diáfisis de tibia y peroné	Sinartrosis (fibrosa)	Sindesmosis	Leve gracias a la flexibilidad del ligamento
Tobillo	Tibia, peroné y astrágalo	Diartrosis (sinovial)	Trocleartrosis asociada con una trocoide	Flexión y extensión. Se comporta como una enartrosis a expensas de un solo eje de acción
Pie: Intertarsianas Metatarsofalángicas Interfalángicas	Entre los huesos del tarso Metatarsianos y extremo proximal de las falanges Extremo proximal de una falange con el siguiente distal	Diartrosis (sinovial) Diartrosis (sinovial) Diartrosis (sinovial)	Artrodias Trocleartrosis Trocleartrosis	Deslizamiento, inversión y eversión Flexión, extensión y escasa abducción y aducción de dedos Flexión y extensión

CINEMÁTICA ARTICULAR

Es la parte de la Artrología que estudia el movimiento de las articulaciones sinoviales. Todas estas articulaciones permiten uno o varios movimientos angulares, circulares, de deslizamiento o especiales. Así, definimos las siguientes acciones articulares:

- *Flexión:* Un segmento corporal se desplaza en el plano anteroposterior y reduce el ángulo entre los huesos.

- *Extensión:* Movimiento desde la posición flexionada hacia la posición anatómica. Aumenta el ángulo entre los huesos.
- *Hiperextensión:* Ocurre cuando la extensión continúa más allá de la posición anatómica.
- *Flexión plantar:* El pie se inclina hacia abajo y hacia atrás, aumentando el ángulo entre el pie y la parte anterior de la pierna.
- *Flexión dorsal o dorsiflexión:* Movimiento opuesto al anterior, el pie se dirige hacia arriba disminuyendo en este caso el ángulo.
- *Abducción o separación:* Se produce al alejar algún segmento de la línea media del cuerpo. Es un movimiento realizado en el plano frontal.
- *Aducción o aproximación:* Es el retorno desde la abducción hasta la posición anatómica.
- *Rotación:* Es el movimiento que realiza un hueso al girar sobre su eje mayor. Tiene lugar cuando la superficie anterior se vuelve hacia dentro (*rotación interna*) o bien cuando la superficie anterior gira hacia fuera (*rotación externa*).
- *Supinación:* Gira el antebrazo llevando la palma de la mano hacia fuera o hacia arriba.
- *Pronación:* Gira el antebrazo llevando la palma de mano hacia dentro o hacia abajo.
- *Inversión:* Gira la planta del pie hacia adentro, enfrentándola con la del otro pie.
- *Eversión:* Gira la planta del pie hacia fuera.
- *Circunducción:* Es el movimiento en el cual una parte del cuerpo describe un cono cuyo vértice está en la articulación y cuya base se encuentra en el extremo más lejano de dicha parte. Se produce en las diartrosis tipo enartrosis.
- *Deslizamiento:* La superficie articular de un hueso se mueve sobre la de otro sin ángulo ni movimiento circular. Se produce en las articulaciones tipo artrodias.
- *Protracción:* Movimiento de una parte hacia delante.
- *Retracción:* Opuesto al anterior.
- *Elevación:* Movimiento hacia arriba.
- *Depresión:* Opuesto al anterior.

REFERENCIAS BIBLIOGRÁFICAS

- GUILLÉN DEL CASTILLO, M. & LINARES GIRELA, D. (COORD.) (2002): *Bases biológicas y fisiológicas del movimiento humano.* Madrid: Editorial Médica Panamericana.

CAPÍTULO 11

ANATOMÍA CLÍNICA Y BIOMECÁNICA DE LA ARTICULACIÓN DEL TOBILLO

Domingo Ruano Gil, Pau Golano Álvarez, Pau Forcada Calvet, José A. Ruiz Caballero, Ricardo Navarro García

La articulación del tobillo desempeña dos funciones primordiales, una *estática* (para sostener el peso del cuerpo) y otra *dinámica* (indispensable para la marcha, la carrera y el salto). Por tanto, es una articulación importante para la práctica de la mayoría de las actividades deportivas y tanto biomecánicamente como funcionalmente deben tenerse presente en la misma tres factores:

- *Estabilidad.*
- *Movilidad.*
- *Estructuras pára-articulares.*

ESTABILIDAD

En sentido lateral se trata de una articulación dotada de una gran estabilidad debido a la presencia de tres tipos de estructuras (Gráfico 11.1):

- *El diámetro de la pinza tibioperonea.* Está regulado por la articulación tibioperonea inferior y la totalidad de la membrana interósea. Si este diámetro aumenta patológicamente la articulación se vuelve inestable.
- *Los maléolos peroneo y tibial.*
- *Los ligamentos lateral interno o deltoideo y externo* con sus correspondientes fascículos que les une a los huesos del tarso.

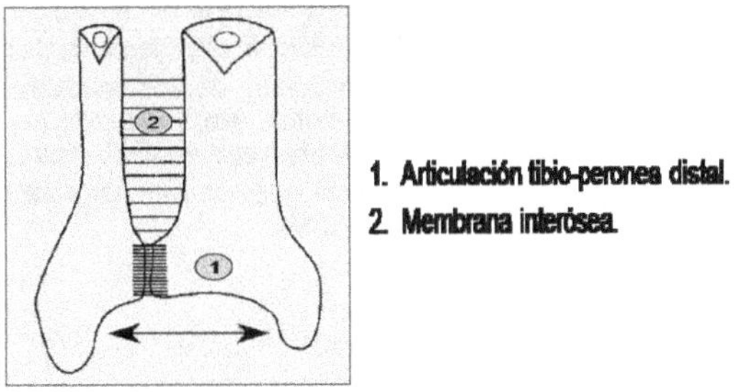
2
1
1. Articulación tibio-peronea distal.
2. Membrana interósea.

– Gráfico 11.1 –

En sentido ántero-posterior no se encuentran formaciones articulares que mantengan la estabilidad pues la cápsula es muy laxa y no existen ligamentos. No obstante, está asegurada por potentes músculos peri-articulares (anteriores, laterales y posteriores de la pierna), desempeñando un papel importante, en la parte posterior, el sistema aquileo-plantar de Viladot formado por el tendón de Aquiles, calcáneo, flexor corto plantar y abductor del dedo gordo.

Este sistema también regula la posición del talón en sentido longitudinal (Gráfico 11.2), mientras que en el plano frontal está mantenida por formaciones que evitan que el astrágalo se desplace adentro, adelante y abajo. Estas formaciones son (Gráfico 11.3):

- *Óseas:* Representadas por los maléolos peroneo y, en menor proporción, por el tibial.
- *Ligamento deltoideo y membrana interósea.*
- *Músculos peri-articulares del tobillo:* Fundamentalmente los músculos tibial posterior, flexor largo del dedo gordo, flexor común de los dedos, peroneos, etc.

Estos datos justifican que en las lesiones de tobillo el traumatólogo deba preocuparse por la perfecta reconstrucción del maléolo peroneo y del ligamento deltoideo.

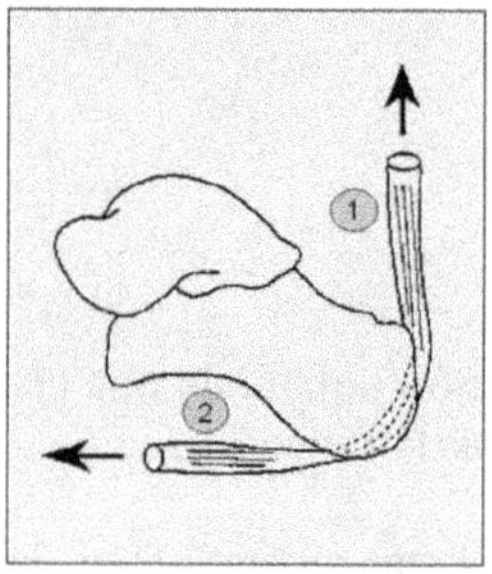
1
2

1. Tendón de Aquiles
2. Flexor corto plantar y abductor del dedo gordo.

– Gráfico 11.2 –

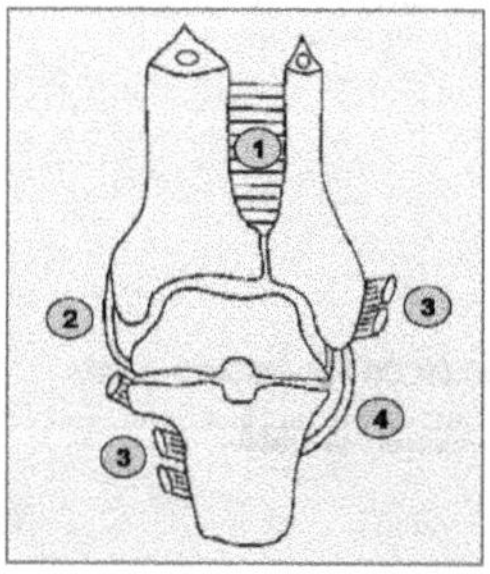
1
2
3
4
3

1. Membrana interósea.
2. Maléolo tibial y ligamento deltoideo.
3. Tendones de los músculos tibial posterior, flexor largo de los dedos y flexor largo del dedo gordo.
4. Meléolo peroneo y ligamento lateral externo.

– Gráfico 11.3 –

MOVILIDAD

La articulación del tobillo representa una tróclea con una superficie articular superior formada por la pinza tibio-peronea y otra inferior representada por la tróclea astragalina, más ancha por delante que por detrás y las carillas articulares de las caras laterales externa e interna del cuerpo del astrágalo, la primera más amplia que la segunda (Gráfico 11.4).

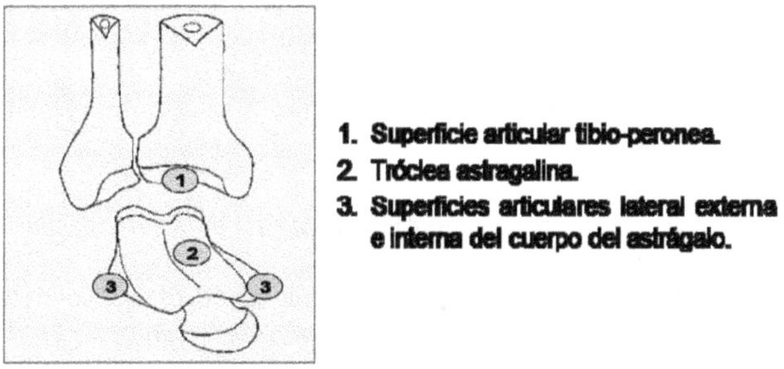
1
2
3
3
1. Superficie articular tibio-peronea.
2. Tróclea astragalina.
3. Superficies articulares lateral externa e interna del cuerpo del astrágalo.

– Gráfico 11.4 –

Los movimientos que se producen son de flexo-extensión alrededor de un eje transversal que pasa por el vértice de ambos maléolos, por lo que debido a su disposición el mencionado eje se encuentra dirigido de arriba hacia abajo, de fuera a dentro y de delante a atrás, lo que explica que la flexión plantar del pie vaya acompañada de una discreta rotación interna que indica el desplazamiento del dedo gordo hacia dentro (Gráfico 11.5a). De igual modo, en la flexión dorsal se produce una rotación externa con desplazamiento del dedo gordo hacia fuera (Gráfico 11.5b).

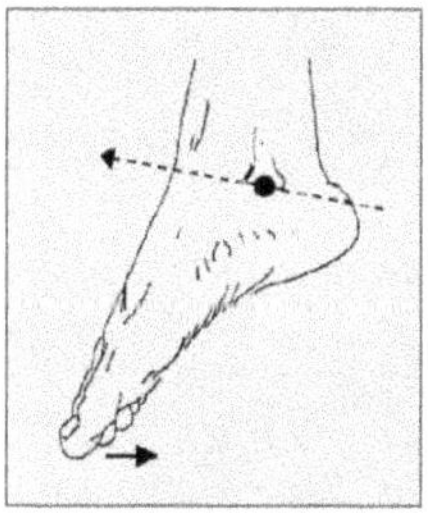

– Gráfico 11.5a –

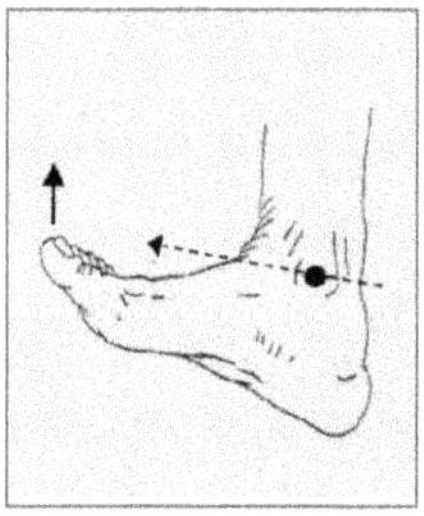

– Gráfico 11.5b –

La amplitud del movimiento desde la máxima flexión plantar a la dorsal oscila entre 40 y 45º, quedando ésta última limitada por el tope que representa la mayor amplitud de la tróclea astragalina en su parte anterior al introducirse en la pinza tibio-peronea. Estos movimientos deben ser explorados de manera pasiva y contra resistencia, es decir, oponiéndose a su realización, para detectar la presencia de lesiones en las partes blandas.

La exploración de estructuras pre-articulares comprende tendones que pueden ser asiento de tendinitis o roturas y bolsas de bursitis. De los primeros, los que más frecuentemente se lesionan son el tendón de Aquiles, el tibial posterior, el tibial anterior y los músculos peroneos lateral corto y largo.

Las bolsas serosas están representadas por la bolsa serosa retrocalcánea superficial, que se encuentra situada entre el tendón de Aquiles y la piel, y la retrocalcánea profunda, que se encuentra entre el tendón y el calcáneo. No obstante, mientras que algunos autores admiten la existencia de la bolsa serosa subcalcánea, otros sostienen que sólo se encuentra presente en los espolones, en cuyo caso es indispensable su extirpación para eliminar la crisis dolorosa.

REFERENCIAS BIBLIOGRÁFICAS

- BENNINGHOFF, A. & GERTTLER, K. (1964): *Lehrbuch der Anatomie des Menschen.* Frankfurt: Urban & Schawarzenberg.
- ORTS-LLORCA, F. (1970): *Anatomía Humana.* Barcelona: Ed. Científico-Médica.
- PÉREZ-CASAS, A. (1985): *Anatomía funcional del aparato locomotor y de la inervación periférica.* Madrid: Bailly-Bailliere.
- RUANO, D.; NARDI, J. & TEJEDO, A. (1978): "Influence of Extrinsic Factor son the Development of the Articular System". En *Acta Anat.* (101) pp. 36-44.
- RUANO, D.; NARDI, J. & TEIXIDOR, A. (1985): "Embryonal Hipennobility and Articular Development". En *Acta Anat.* (123) pp. 90-92.
- VILADOT, A. ET AL. (1989): *Quince lecciones sobre patología del pie.* Barcelona: Ed. Toray, S.A.

CAPÍTULO 12

BASES BIOMECÁNICAS DEL TOBILLO

José O. Sous Sánchez, José A. Ruiz Caballero, Estrella Mª. Brito Ojeda
Ricardo Navarro García, Ricardo Navarro Navarro

La articulación del tobillo es muy singular y no admite comparación con el resto de articulaciones del miembro inferior. Tanto es así, que algunos autores la consideran la "reina" de las articulaciones del pie.

Nos encontramos ante una articulación de gran congruencia pero con una fina capa de cartílago. El grosor medio del cartílago articular del tobillo es de unos 1.6 mm, en comparación con los 6-8 mm de la rodilla (Monteagudo & Villardefrancos, 2007 y Shepherd & Seedhom, 1999).

Esta articulación soporta mucha más carga que ninguna otra en el cuerpo humano, entre 5 y 7 veces el peso corporal en la fase final del ciclo de marcha, comparado con las 3 o 4 veces en la rodilla y 2 o 3 en la cadera (Monteagudo & Villardefrancos, 2007). La extensión de la superficie articular del tobillo es similar a la de la rodilla y la cadera, pero la superficie de contacto durante la carga es sólo de un tercio de la superficie de carga de la rodilla o de la cadera (350mm^2 frente a 1.100mm^2) (Kimizuka et al.,1980).

La movilidad primaria de la articulación del tobillo se desarrolla en el plano sagital. El arco o rango de flexo-extensión medio es de ente 43º y 63º y sólo 30º de este arco son necesarios para una marcha estable (10º de flexión dorsal y 20º de flexión plantar). La rotación del astrágalo dentro de la mortaja del tobillo (10º promedio) también debe considerarse importante para la comprensión de la biomecánica articular. La presencia de esta rotación convierte el tobillo en una articulación biplanar (Monteagudo & Villardefrancos, 2007).

El pie y sus articulaciones permiten la transmisión progresiva de las cargas desde el retropié hacia el antepié con un mínimo gasto energético. La movilidad de la articulación del tobillo en el plano sagital juega un papel fundamental en la comprensión de la marcha. Durante el segundo *rocker* o rodillo del ciclo de marcha, la articulación del tobillo permite la transferencia eficaz de la carga del peso corporal hacia el antepié, pero si existe alguna limitación de la movilidad del tobillo por una artrosis o por una artrodesis, se elimina el segundo rocker. Si la posición del tobillo en el plano sagital es neutra, el retropié y el antepié pueden compensar en gran medida la pérdida del segundo rocker. Cuando el talón contacta con el suelo, la articulación de Chopart realiza una flexión plantar para facilitar el contacto del antepié con el suelo. Durante la fase de apoyo intermedio el talón se eleva antes y la carga se transfiere con mayor rapidez hacia el antepié, pero todo ello a costa de un mayor trabajo de carga de las articulaciones del mediopié.

Aunque antiguamente se consideraba al tobillo como una simple articulación en bisagra, muchos estudios han mostrado claramente que su biomecánica (Griend et al.,1996). Es esencial una buena comprensión de la anatomía y biomecánica del tobillo antes de poder valorar y tratar las lesiones que afectan a esta articulación.

BIOMECÁNICA DEL COMPLEJO ARTICULAR PERIASTRAGALINO

El complejo articular periastragalino existe tanto estructural como funcionalmente, pero sobre todo responde a la necesidad formal de dar solución mecánica a un diseño concebido para asumir muy distintas exigencias en situaciones de carga y de descarga. En este sentido, y a partir del concepto de unidad del tobillo y pie, entendemos que aquellas alteraciones o trastornos que afectan alguno de sus componentes terminan por dañar indefectiblemente todo el conjunto, hecho éste, tanto más cierto cuanto más proximal sea la lesión (Llanos, 1997).

El tobillo y el pie constituyen una unidad ontogénica, morfofuncional y clínica que es preciso considerar integrada en la cadena cinemática del miembro inferior, de la cual constituyen el eslabón distal. Este hecho exige una suerte de "superestructura" que, englobando diferentes unidades articulares y formaciones hísticas, proporcione al pie posibilidades no ya de resistencia y flexibilidad, sino, muy especialmente, de suplencia. Esta "superestructura" existe y es el complejo articular periastragalino, que engloba las articulaciones tibioperoneoastragalina, mediotarsiana y tarsometatarsiana (Angulo & Llanos, 1993).

En realidad, la tibiotarsiana es la articulación más importante de todo el complejo articular del retropié. Este conjunto de articulaciones, con la ayuda de la rotación axial de la rodilla, tiene las mismas funciones que una sola articulación de tres grados de libertad que permite orientar la bóveda plantar en cualquier dirección para que se adapte a los accidentes del terreno. Según Kapandji (1998), los tres ejes de este complejo articular se interrumpen aproximadamente en el retropié. Cuando el pie está en una posición de referencia, estos tres ejes son perpendiculares entre sí (Gráfico 12.1).

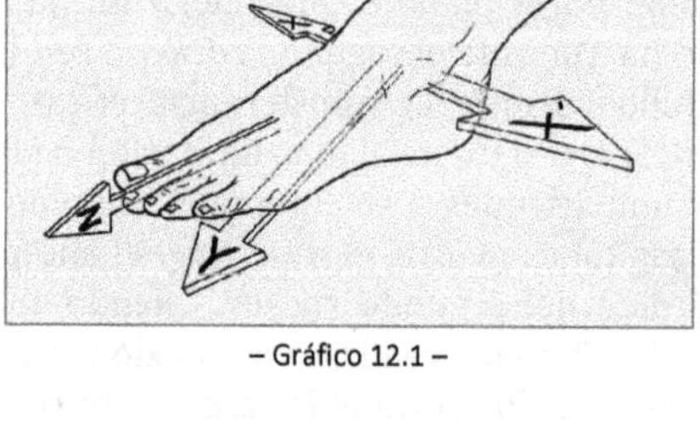
X
Y
Z

– Gráfico 12.1 –

- *Eje Transversal (XX'):* Pasa por los dos maléolos y corresponde al eje de la articulación tibiotarsiana. Grosso modo, está incluido en el plano frontal y condiciona los movimientos de flexoextensión del pie que se realizan en el plano sagital.
- *Eje Longitudinal de la pierna (Y):* Es vertical y condiciona los movimientos de aducción-abducción del pie que se efectúan en el plano transversal y que son factibles con la rotación axial de la rodilla flexionada. En menor medida estos movimientos se localizan en las articulaciones posteriores del tarso, aunque siempre estarán combinados con movimientos en torno al tercer eje.
- *Eje Longitudinal del pie (Z):* Es horizontal y pertenece al plano sagital. Condiciona la orientación de la planta del pie de forma que le permite "mirar" ya sea directamente hacia abajo, hacia fuera o hacia dentro. Por analogía con el miembro superior, estos movimientos reciben el nombre de pronación y supinación.

BIOMECÁNICA DE LA ARTICULACIÓN TIBIOPERONEOASTRAGALINA

La articulación tibioperoneoastragalina (ATPA) se configura anatómica y funcionalmente de manera que su componente distal, el astrágalo, se moviliza por intermedio de su cara superior (en forma de polea o tróclea) en el interior de un marco (o mortaja tibioperonea) formado por dos huesos cuya unión tiene lugar mediante una sindesmosis.

Se trata de una articulación de tipo troclear que se verá reforzada por un sistema de contención ósea y de retención capsuloligamentosa, con objeto de impedir los movimientos de varo y valgo del astrágalo dentro de la mortaja tipioperonea (Llanos, 1997).

Según Kapandji (1998), si se compara esta articulación con un modelo mecánico se puede describir de la siguiente manera:

- Una pieza inferior, el astrágalo, que soporta una superficie cilíndrica (en una primera aproximación) con un gran eje transversal XX'.
- Una pieza superior, la porción inferior de la tibia y el peroné, que constituyen un bloque cuya superficie inferior presenta un agujero en forma de segmento cilíndrico idéntico al anterior.

El cilindro macizo encajado en el segmento de cilindro hueco y sujeto lateralmente entre ambos flancos de la pieza superior, puede realizar movimientos de flexión y de extensión alrededor del eje común XX'. En la realidad anatómica, el cilindro macizo corresponde a la polea astragalina, compuesta de tres partes: una superficie superior y dos superficies laterales, las carillas.

La tróclea astragalina viene a ser como un segmento de cilindro de unos 105º en el plano horizontal que presenta una forma de cuña más ancha por delante que por detrás y debido a esta forma los planos que pasan por los bordes laterales de la tróclea son convergentes hacia atrás formando un ángulo abierto hacia delante de unos 5º (Viladot & Viladot, 1999).

Hay que resaltar la perfecta congruencia que existe entre la mortaja tibioperonea y la tróclea: la primera cubre un ángulo de unos 65º, más de la mitad de la tróclea; esto tiene más valor si pensamos que la movilidad total del tobillo es de unos 70º, de los cuales sólo se recorren apenas 20º en el giro de la marcha normal (Gráfico 12.2). Esta perfecta unión se halla estabilizada por la acción de ambos maléolos con sus conexiones ligamentosas al tarso.

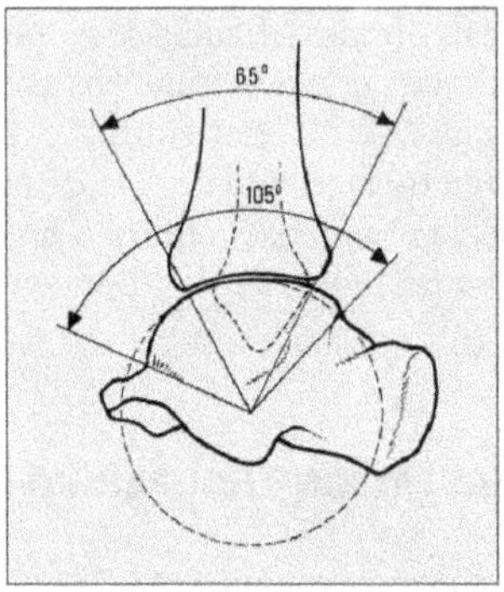
65°
105°

– Gráfico 12.2 –

Debemos destacar que esta congruencia es muy superior a la del resto de articulaciones de la extremidad inferior, en particular cadera y rodilla. Esto constituye un buen argumento para explicar la rareza de la artrosis del tobillo, proceso tan frecuente en otras articulaciones de la extremidad inferior. A la inversa, también justifica la precoz aparición de la misma en cuanto se pierde la congruencia (Viladot & Viladot, 1999).

La ATPA posee un eje de movimiento oblicuo en relación con los planos anatómicos del pie (Inman, 1976 y Angulo & Llanos, 1997). Este eje, cuyo trayecto se aproxima a la línea que une la zona más caudal de ambos maléolos, se sitúa en rotación externa con respecto al eje articular de la rodilla y está orientado de forma que constituye un ángulo de aproximadamente 8º con el plano transverso y de 6º con el plano frontal.

La inclinación que presenta el eje le permite realizar al tobillo, además de un movimiento de flexión dorsoplantar del pie, un desplazamiento asociado del astrágalo en el plano horizontal. Dicho desplazamiento produce un movimiento de aducción en el transcurso de la flexión plantar y, por el contrario, de abducción durante la dorsiflexión (Angulo & Llanos, 1997). Debido a esta asociación de movimientos articulares realizados en dos planos del espacio (sagital y horizontal) algunos autores consideran el tobillo una articulación de tipo helicoidal (Murphy et al.,1992).

Para la ejecución del movimiento de flexo-extensión la posición de referencia es aquélla en la que la planta del pie es perpendicular al eje de la pierna (Kapandji, 1998). A partir de esta posición, la flexión dorsal o dorsiflexión se define como el movimiento que aproxima el dorso del pie a la cara anterior de la pierna; por el contrario, la extensión o flexión plantar de la articulación tibiotarsiana aleja el dorso del pie de la cara anterior de la pierna mientras que el pie tiende a situarse en la prolongación de la pierna (Gráfico 12.3).

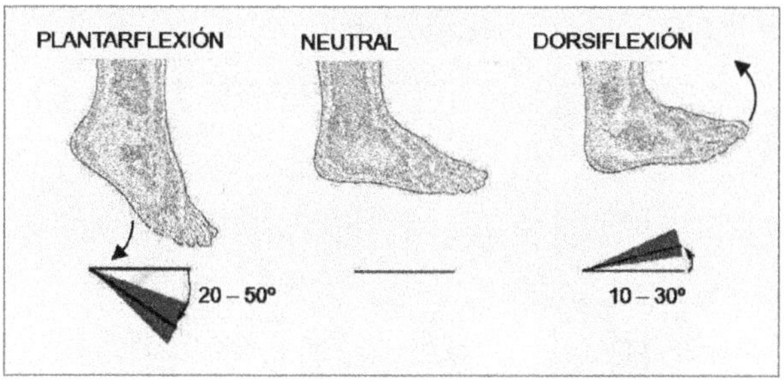
PLANTARFLEXIÓN
NEUTRAL
DORSIFLEXIÓN
20 – 50°
10 – 30°

– Gráfico 12.3 –

La amplitud de la extensión es mucho mayor que la de la flexión, con un rango normal aproximado de 30 a 50º y de 20 a 30º, respectivamente. Los estudios de análisis de la marcha muestran que son necesarios como mínimo 10º de flexión dorsal y 20º de flexión plantar para la normal función del tobillo durante la marcha (Jiménez, 2007).

Durante la extensión completa, es decir, cuando la parte anterior del astrágalo se encuentra alojada en la mortaja, la distancia intermaleolar aumenta mínimamente (Llanos, 1997). Close (1956) midió las variaciones del peroné entre los movimientos extremos articulares, hallando que se traslada lateralmente 1.5 mm, y gira sobre su eje mayor únicamente 2.5º. Browner et al. (1998) señalan que la cantidad de separación entre los maléolos varía de 0.2 a 1.8 mm soportando carga y de 0 a 1.6 mm sin carga. La mayoría de estos cambios ocurren mientras el tobillo se mueve desde la flexión plantar total a la posición neutra, con cambios menores desde la neutra a la flexión dorsal.

REQUERIMIENTOS FUNCIONALES DE LA ARTICULACIÓN TIBIOPERONEOASTRAGALINA

La suposición que Bragard (1932) denominó "eje de carga" según la cual $el peso corporal gravita sobre una línea que atravesaría las articulaciones de la cadera, la rodilla y el tobillo, puede conducir a falsas interpretaciones. La comprensión de la funcionalidad de la extremidad inferior, incluida la articulación del tobillo, supone el conocimiento exacto de los complicados fenómenos que el acto de la marcha conlleva.

El análisis de la marcha del ser humano ha sido tratado de manera exhaustiva en trabajos clásicos como el de Eberhard & Inman (1947) o el de Fisher (1985). En ellos se consideraron las coordenadas del espacio en el vértice craneal, grandes articulaciones, puntos gravitatorios de las extremidades y centro de gravedad corporal y también se calcularon y se mostraron las variaciones de la aceleración de la velocidad en cada punto asilado, así como componentes de la presión del suelo para las 31 diferentes fases en las que fue desintegrado cada paso o ciclo completo de la marcha.

Desde un punto de vista mecánico, la ATPA y el pie se comportan como una palanca de segundo género durante la marcha, donde el punto de apoyo es el apoyo metatarsiano, la fuerza es ejercida por el tendón de Aquiles a través de su inserción en el calcáneo y la resistencia la constituye el peso del cuerpo que es transmitido por la tibia al pie a través del tobillo (Gráfico 12.4).

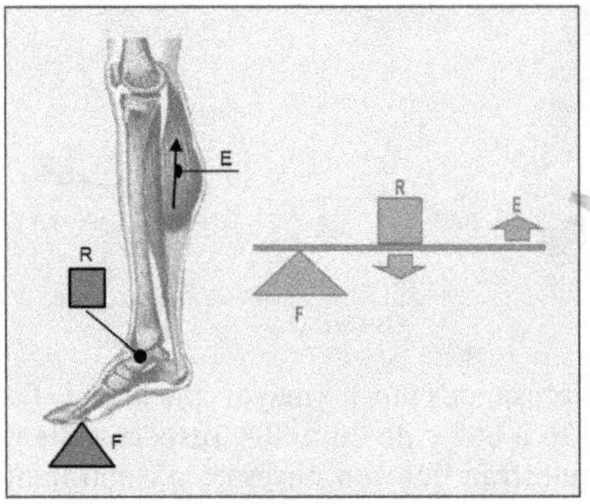
E
R
E
R
F
F

– Gráfico 12.4 –

La distancia que separa el punto de apoyo de la resistencia se llama brazo de resistencia y la distancia que separa la fuerza del punto de apoyo se llama brazo de fuerza o potencia. En el pie, el segundo es más largo que el primero, lo cual permite al tendón de Aquiles elevar el peso del cuerpo (Viladot & Viladot, 1999).

Si imaginamos estáticamente las tres situaciones de base en la marcha, que son la fase de ataque del suelo con el talón, fase de pedestación y la fase de abandono del suelo o de impulsión, representadas en el modelo para una sola pierna en el momento de apoyarse, vemos que en cada paso se presentan grandes variaciones en la presión intraarticular de la ATPA. Así, al apoyarse el talón, los músculos extensores evitan la caída del antepié, resultando de ello una presión articular de aproximadamente el doble del peso corporal. Al apoyar la planta del pie (fase de pedestación), en situación ideal, no se produce ningún momento de torsión por lo que la presión articular será igual al peso corporal. Finalmente, al apoyar los dedos del pie y debido a la desigualdad en la longitud de los brazos de palanca, representados por el peso corporal y la potencia de la musculatura sural, la presión articular será tres veces mayor que el peso corporal (Ruiz, 1996).

Así pues, la presión articular estática que se produce en las fases de apoyo del talón y los dedos está originada por momentos de torsión o rotación, cuya fuerza viene determinada por la presión del suelo y la acción muscular. Bajo las condiciones dinámicas de la marcha, los mecanismos productores de estas presiones serán, en principio, los mismos, añadiéndose tan sólo los impulsos y fuerzas de cizallamiento originados por la reacción del suelo.

Un papel muy especial en la mecánica articular lo desempeñan el maléolo peroneo y el canto tibial posterior. En la primera mitad de la fase de apoyo, los dos componentes de la pinza tibioperonea, unidos por la sindesmosis inferior, se aprietan estrechamente contra el astrágalo, quedando los ligamentos sindesmales sometidos a fuerzas distractoras considerables. Estas fuerzas, que tienden a estrechar solidarizando la mortaja tibioperoneoastragalina, suponen durante la marcha una quinta parte de la presión articular (de 20 a 40 kg. aproximadamente) (Ruiz, 1996).

Durante la fase de pedestación, el eje transversal de la ATPA rota hacia adentro pero sin llegar a alcanzar el plano frontal. Esto consigue frenar la tendencia al valgo por medio de la fuerza muscular activa y puesta en tensión del ligamento deltoideo. Al mismo tiempo actúan los músculos extensores, el cuadriceps femoral y algo más tarde los elevadores del arco plantar, amortiguándose las fuerzas impulsoras y de cizallamiento de manera elástica a través del complejo maléolo peroneo-sindesmosis-canto tibial posterior.

Al llegar la fase de impulsión o abandono del suelo, se produce una rotación externa de la ATPA ocasionada por fuerzas musculares internas, descargándose así el maléolo peroneo y transmitiéndose las grandes fuerzas de presión axiales directamente a la superficie de carga distal de la tibia.

Fisher (1985) señala que la fase de ataque del suelo con el talón es especialmente crítica, ya que tanto las fuerzas de presión como las impulsoras alcanzan su máximo valor. De este modo, si la ATPA experimenta súbitamente un momento de torsión durante esta fase como consecuencia de un mal apoyo o un tropiezo, el complejo maléolo peroneo-sindesmosis-canto tibial posterior no podrá hacer frente a tal requerimiento y se producirá la fractura maleolar.

En definitiva, podemos concluir que la amplitud y dirección de los requerimientos funcionales de la ATPA dependen del sentido de las fuerzas externas y de las fuerzas parciales de la presión del suelo. Pero la ATPA no sólo se encuentra sometida a fuerzas de presión, sino que soporta también fuerzas impulsoras de cizallamiento, rotación y acción valguizante. Estos requerimientos son mucho mayores de lo que a priori podría suponerse. Asimismo, la articulación subastragalina y demás articulaciones del antepié son de gran importancia para la armónica función de la ATPA; por tanto, no podemos olvidar la relaciones funcionales que existen entre ellas.

BIOMECÁNICA DE LA ARTICULACIÓN SUBASTRAGALINA

La articulación subastragalina está constituida por tres uniones anatómicas establecidas entre la porción inferior del astrágalo y la dorsal del calcáneo. Las superficies articulares poseen una compleja configuración, de forma que la superficie articular posterior del calcáneo y la cabeza del astrágalo constituyen un ovoide convexo, mientras que las superficies media y anterior del calcáneo y la superficie navicular del astrágalo son ovoides cóncavos. Este hecho provoca que, cuando se desliza la superficie convexa sobre la cóncava, se produzca un giro, traslación y rodamiento hacia el lado opuesto al movimiento (Sarrafian, 1993 y Angulo & Llanos, 1997). Por el contrario, al deslizarse la superficie ovoidea cóncava sobre la convexa, el movimiento de rodamiento que se produce junto a la traslación y el giro posee la misma dirección del deslizamiento (Angulo & Llanos, 1997).

El complejo articular subastragalino se mueve alrededor de un mismo eje, de orientación oblicua, que penetra por la región posterolateral del calcáneo, pasa perpendicular al seno del tarso y sale por la zona superomedial del cuello del astrágalo. Dicho eje, denominado de Henke, forma un ángulo de 42º con el plano transverso y de 16º con el plano sagital. Esta orientación del eje origina un movimiento de desplazamiento conjunto de la articulación en los tres planos del espacio: flexión plantar-supinación-aducción (inversión) y flexión dorsal-pronación-abducción (eversión) (Inman, 1976; Donatelli, 1990; Angulo & Llanos, 1997 y Kapandji, 1998).

Sarrafian (1993), citado por Angulo & Llanos (1997), señala que el grado de orientación de las superficies articulares afecta la amplitud del movimiento de la articulación subastragalina. La superficie articular posterior del calcáneo posee un ángulo de inclinación de 65º y, cuanto mayor inclinación presente, mayor componente de flexión plantar se realizará durante el movimiento. Por su parte, la superficie articular posterior del astrágalo posee un ángulo de declinación de aproximadamente 37º. Un mayor ángulo de declinación orientará la superficie articular en dirección longitudinal, lo que aumentará la flexión dorsoplantar. Si el ángulo de declinación es pequeño, la orientación es más transversa y crea un aumento del movimiento de pronación-supinación.

Sólo existe una posición de congruencia de la articulación subastragalina: la posición media (Kapandji, 1998). El pie está alineado con el astrágalo, es decir, sin inversión ni eversión; ésta es la posición que adopta un pie "normal" (ni plano ni cavo) en ortostatismo sobre un plano horizontal, en parado, con apoyo simétrico. Las superficies articulares de la subastragalina posterior se corresponden entonces a la perfección, la carilla del cuello del astrágalo descansa sobre la carilla de la apófisis menor del calcáneo y la carilla media de la cabeza del astrágalo descansa en la carilla horizontal de la apófisis mayor. Esta posición de alineamiento en la que las superficies se adaptan unas a otras por la acción de la gravedad y no por los ligamentos, no sólo es estable, sino que se puede mantener durante largo tiempo merced a la congruencia. Todas las posiciones restantes son inestables y conllevan una incongruencia más o menos acentuada (Kapandji, 1998).

La articulación subastragalina y la articulación tibioperoneoastragalina se comportan funcionalmente como un cardán heterocinético (modelo mecánico simplificado) (Angulo & Llanos, 1997). En mecánica industrial, el cardán se define como una articulación con dos ejes perpendiculares entre sí, comprendida entre dos árboles, tales articulaciones transmiten el movimiento de rotación de un árbol al otro, sea cual fuere el ángulo formado entre ellos.

En lo que concierne al retropié, la gran diferencia reside en el hecho de que se trata de un cardán heterocinético, es decir, que no es regular (Kapandji, 1998): sus ejes de giro están situados en planos diferentes de tal forma que los movimientos que tienen lugar en cada una de ellas implican el movimiento de la otra (Inman, 1976; Scott & Winter, 1991 y Angulo & Llanos, 1997). Por esta causa se van a producir movimientos a lo largo de unas direcciones preferenciales. Así, por ejemplo, en la ATPA se producirán movimientos de flexión dorsoplantar fundamentalmente y, en menor proporción, de rotación o abducción-aducción, movimientos que, por el contrario, ocurrirán principalmente en la articulación subastragalina (Angulo & Llanos, 1997).

La comprensión del mecanismo de este cardán heterocinético es fundamental para interpretar las acciones musculares, la orientación de la planta del pie, su estática y su dinámica.

REQUERIMIENTOS FUNCIONALES DE LA ARTICULACIÓN SUBASTRAGALINA

Desde un punto de vista clínico, el grado de movimiento de la articulación subastragalina está representado por un rango de amplitud de 5 a 10º para la eversión y de 25 a 30º para la inversión (Sarrafian, 1993).

La unión astragalocalcánea, como ya hemos comentado, interviene en los movimientos combinados de inversión-eversión del pie, pero la implicación del calcáneo y el astrágalo en ellos va a ser diferente, dependiendo de si se trata de un movimiento realizado con el pie en carga (cadena cinética cerrada) o sin el apoyo del pie en el suelo (cadena cinética abierta) (Angulo & Llanos, 1997). En este último caso, el responsable del movimiento es el calcáneo, que en su desplazamiento arrastra consigo todo el pie, realizando además un movimiento de listesis (Mann, 1982).

Cuando la articulación subastragalina se halla sometida a carga, situación que tiene lugar durante la marcha, el astrágalo será responsable de la mayor parte del movimiento que se produce en los planos sagital y transverso, mientras que el calcáneo sólo realizará movimientos en el plano frontal. En el transcurso de la deambulación normal, tras el apoyo del talón y a causa de la resistencia que el suelo opone a los desplazamientos del calcáneo, éste quedará bloqueado para realizar cualquier tipo de movimiento que no sea supinación o pronación. En esta situación, el astrágalo originará el movimiento de dorsiflexión y abducción con respecto al calcáneo durante la inversión y, a su vez, el astrágalo es responsable del desplazamiento en flexión plantar y aducción en el transcurso de la eversión del pie (Angulo & Llanos, 1997).

BIOMECÁNICA DE LAS ARTICULACIONES PERONEOTIBIALES

La tibia y el peroné se articulan por sus dos extremos a la altura de las articulaciones peroneotibiales superior e inferior. Estas articulaciones están mecánicamente comprometidas con la tibiotarsiana y, por tanto, algunos autores consideran que deben ser analizadas al estudiar la biomecánica del tobillo (Kapandji, 1998).

La articulación peroneotibial inferior es la primera implicada. Se trata de una sindesmosis que no une directamente los dos huesos, sino que éstos permanecen separados por un tejido celuloadiposo. Este espacio se puede ver en una radiografía anterior correctamente centrada del tobillo. Normalmente, la proyección del peroné penetra más (8 mm) en el tubérculo tibial anterior de lo que está separada (2 mm) del tubérculo posterior. Si la distancia entre la proyección del peroné y el tubérculo posterior es mayor que la distancia entre el tubérculo anterior y el peroné, se puede hablar de diastasis intertibioperonea (Kapandji, 1998).

La forma de la polea astragalina permite deducir que la carilla tibial interna es sagital, mientras que la externa, peronea, pertenece a un plano oblicuo hacia delante y afuera. Por consiguiente, la anchura de la polea es menor por detrás que por delante, siendo la diferencia de 5 mm. Para mantener lo más próximas posible las dos carillas de la polea, la separación intermaleolar debe variar dentro de unos límites (mínimo en la extensión y máximo en la flexión), como ya comentamos anteriormente. Además, se puede constatar en una preparación anatómica que este movimiento de separación y aproximación de los maléolos se acompaña de una rotación axial del maléolo externo, haciendo de charnela el ligamento peroneotibial anterior. Por último, el peroné realiza movimientos verticales. De hecho, unido a la tibia mediante fibras oblicuas hacia abajo y afuera de la membrana interósea el peroné, cuando se separa de la tibia asciende ligeramente, mientras que desciende si se aproxima a ella.

La articulación peroneotibial superior es una artrodia que pone en contacto dos superficies ovales planas o ligeramente convexas. Se puede ver con claridad cuando se desplaza el peroné una vez seccionados su ligamento anterior y la expansión anterior del tendón del bíceps; es entonces cuando la articulación se abre alrededor de la charnela constituida por el ligamento posterior. La carilla tibial se localiza en el contorno posteroexterno de la meseta tibial y está orientada oblicuamente hacia atrás, abajo y afuera. La carilla peronea se localiza en la cara superior de la cabeza del peroné y su orientación se opone a la de la carilla tibial.

La articulación peroneotibial superior acusa el contragolpe de los movimientos del maléolo externo. Así, durante la flexión del tobillo la carilla peronea se desliza hacia arriba y la interlínea bosteza hacia abajo (separación de los maléolos) y hacia atrás (rotación interna); por el contrario, durante la extensión del tobillo se observan los movimientos inversos. Estos desplazamientos son muy leves, pero existentes (Kapandji, 1998); la mejor prueba de ello es que, a través de la evolución, la articulación peroneotibial superior no se ha soldado todavía.

De esta forma, mediante el juego de las articulaciones peroneotibiales, de los ligamentos y del tibial posterior, la pinza bimaleolar se adapta permanentemente a las variaciones de anchura y de curva de la polea astragalina, asegurando así la estabilidad transversal de la tibiotarsiana. Entre otras razones es para no comprometer esta adaptabilidad por lo que se ha abandonado la colocación de pernos en el tratamiento de las diastasis tibioperonea.

ESTABILIDAD DEL TOBILLO

La estabilidad de la articulación tibioperoneoastragalina (ATPA) se mantendrá básicamente por la configuración de las carillas articulares, por el sistema ligamentario (medial y lateral) y por la cápsula articular y ligamentos interóseos. Es decir que, al igual que ocurre con la articulación de la cadera, su estabilidad es inherente al diseño morfológico (Llanos, 1997).

La contribución de las superficies articulares, los ligamentos y las estructuras capsulares y ligamentarias a la estabilidad y función del tobillo están influenciadas por los cambios en las características de la carga y la posición articular y se alteran en respuesta a la lesión. Estos estudios biomecánicos han mostrado que a medida que en tobillo se mueve en el plano sagital el astrágalo se desliza y rota al mismo tiempo bajo el pilón tibial (Griend; Michelson & Bone, 1996). Además, el movimiento del tobillo en el plano sagital induce movimientos acoplados en los planos axial y coronal. La flexión plantar del tobillo se acompaña de la rotación interna del astrágalo, mientras que la flexión dorsal produce su rotación externa (Gráfico 12.5). La dorsiflexión también produce la traslación posterolateral y la rotación externa del peroné, con un movimiento vertical mínimo.

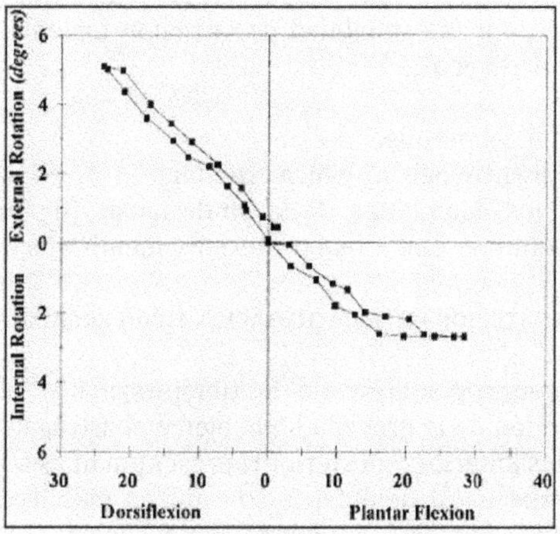
Internal Rotation   External Rotation (degrees)
6
4
2
0
2
4
6
30
20
10
0
10
20
30
40
Dorsiflexion
Plantar Flexion

– Gráfico 12.5 –

Actualmente se conoce bien que los patrones de lesión asociados con las fracturas de tobillo son más complejos que el simple desplazamiento lateral del astrágalo en la mortaja lesionada. Es difícil valorar este desplazamiento, que ocurre en múltiples planos, sólo con las radiografías convencionales. Por ejemplo, lo que en la radiografía simple parece una translación lateral directa del astrágalo, es realmente una rotación del astrágalo dentro de la mortaja y no apreciar esto nos conduce a entender mal los cambios biomecánicos reales que suceden, llevando al diseño de modelos experimentales inexactos, y puede contribuir a la confusión respecto al tratamiento clínico. Los modelos experimentales de las fracturas de tobillo que consideran únicamente la translación lateral directa del astrágalo no representan con exactitud las consecuencias de la lesión (Griend et al.,1996).

El área de contacto del tobillo es relativamente grande en comparación con la cadera y la rodilla debido a la elevada congruencia de las superficies articulares. No obstante, el desplazamiento del astrágalo lleva a una situación de incongruencia, disminuye el área de contacto e incrementa el estrés en las áreas de contacto remanente (Thordarson et al.,1997). Ramsey & Hamilton (1976) reportaron que el desplazamiento lateral del astrágalo de 1 mm disminuye el área de contacto en un 42% y con 3 mm la disminución es superior al 60% (Jiménez, 2007). El peroné es esencial para la estabilidad y prevenir el desplazamiento del astrágalo (Browner et al.,1998).

La fisiología y el estudio del movimiento de la ATPA ha determinado que el peroné juega un papel fundamental en el mecanismo de dicha articulación a través de las estructuras ligamentarias que se insertan en él (Kapandji, 1998), las cuales les permiten realizar distintos tipos de movimientos (García & Landaluce, 1989), como por ejemplo lateromediales de rotación tanto interna como externa y principalmente un movimiento de descenso vertical activo por actuación de los flexores del pie, profundizándose en la mortaja y favoreciendo una estabilidad mayor de la ATPA (Scraton et al.,1976 y Czarnitzki et al.,1993).

La resistencia normal de esta última depende del cierre anatómico de la mortaja, determinado por la estabilidad de la región maleolar externa, dada por (Weber, 1971y Czarnitzki et al.,1993):

- Longitud normal del peroné.
- Relación normal entre peroné e incisura tibial.
- Suficiencia de los ligamentos de la sindesmosis (ligamento peroneotibial anterior, ligamento peroneotibial posterior y membrana interósea).

ESTABILIDAD ANTEROPOSTERIOR DE LA ARTICULACIÓN TIBIOPERONEOASTRAGALINA

La estabilidad anteroposterior de la tibiotarsiana y su coaptación están aseguradas por la acción de la gravedad que ejerce el astrágalo sobre la superficie tibial, cuyos márgenes anterior y posterior representan unas barreras que impiden que la polea se escape hacia delante, o, con mucha más frecuencia, hacia atrás cuando el pie extendido contacta con fuerza con el suelo. Los ligamentos laterales aseguran la coaptación pasiva y los músculos actúan todos como coaptadores activos sobre una articulación intacta (Kapandji, 1998). La amplitud de los movimientos de flexoextensión de la ATPA se encuentra limitada por una serie de factores que son:

- *Factores Óseos:* En la flexión máxima, la cara superior del cuello del astrágalo impacta contra el margen anterior de la superficie tibial. La parte anterior de la cápsula se ve protegida del pinzamiento, al ser desplazada por la tensión de los flexores, merced a las adherencias que establece con las vainas de los mismos. En la extensión, los tubérculos posteriores del astrágalo, sobre todo el externo, contactan con el margen posterior de la superficie tibial. La cápsula está protegida del pinzamiento por un mecanismo análogo al de la flexión.
- *Factores Capsuloligamentosos:* En la flexión, la parte posterior de la cápsula se tensa, al igual que los haces posteriores de los ligamentos laterales. En la extensión, por el contrario, se tensan la parte anterior de la cápsula y los haces anteriores.
- *Factores Musculares:* En la flexión, la resistencia tónica del músculo tríceps sural interviene antes que los factores descritos anteriormente, de forma que una retracción muscular puede limitar precozmente la flexión e, incluso, el tobillo puede permanecer en extensión (pie equino). La resistencia tónica de los músculos flexores limita en primer lugar la extensión y, cuando existe una

hipertonía de los mismos, se produce una flexión permanente del tobillo (pie talo).

ESTABILIDAD TRANSVERSAL DE LA ARTICULACIÓN TIBIOPERONEOASTRAGALINA

La tibiotarsiana es una articulación dotada de un solo grado de libertad, ya que su propia estructura le impide cualquier movimiento alrededor de uno de sus otros dos ejes. Esta estabilidad se debe a un estrecho acoplamiento, una verdadera unión entre espiga y mortaja: la espiga astragalina, la cual está bien sujeta en la mortaja tibioperonea. Cada rama de la pinza bimaleolar sujeta lateralmente al astrágalo, siempre que la separación entre el maléolo externo y el interno permanezca inalterable. Esto supone, además de la integridad de los maléolos, la de los ligamentos peroneotibiales inferiores. Además, los potentes ligamentos laterales externo e interno impiden cualquier movimiento de balanceo del astrágalo sobre su eje longitudinal (Kapandji, 1998).

La estabilidad lateromedial está definida por los maléolos y los ligamentos que en ellos se insertan, en tanto que en el plano sagital va a ser ligamentodependiente (Llanos, 1997). El maléolo actúa como pilar de inserción de los ligamentos cercanos al eje de la rotación de la articulación. Esto permite que algunas porciones del complejo ligamentario lateral y medial permanezcan tensas durante el arco de flexoextensión y, por lo tanto, brinda estabilidad rotacional (Browner et al.,1998 y Jiménez, 2007). Posteroexterna e internamente, los tendones peroneos del tibial posterior, flexor largo común de los dedos, flexor corto del dedo gordo y sus vainas, también contribuirán a estabilizar el sistema (Llanos, 1997).

REFERENCIAS BIBLIOGRÁFICAS

- ANGULO, M.T. & LLANOS, L.F. (1993): "Patomecánica del complejo articular periastragalino". En *Biomecánica* (1) p. 77.
- ANGULO, M.T. & LLANOS, L.F. (1997): "Cinemática y cinética". En NÚÑEZ-SAMPER, M.; LLANOS ALCÁZAR & L.F. (COORDS.): *Biomecánica, medicina y cirugía del pie.* Barcelona: Ed. Masson.
- BRAGARD, K. (1932): *Das genu valgum. Beilh Z Orthop 57.* Stuttgart: Enke.
- CLOSE, J.R. (1956): "Some applications of the functional anatomy of the ankle joint". En *J. Bone and Joint Surg.* (38) pp. 761-781.
- CZARNITZKI, T.G.; CID, A.; SCHIEBER, M.; JAROUGE, I.; ALBA, P. & DIEZ, J.L. (1993): "Nuestra experiencia en las fracturas de tobillo en los adultos". En *Rev. Asoc. Argent. Ortop. Traumatol.* (58) pp.173-181.
- DONATELLI, R. (1990): *The biomechanics in the foot and ankle.* Philadelphia: Davis.
- EBERHARD, H.D. & INMAN, V.T. (1947): *Fundamental studies of human locomotion and other informations relating to design of artificial limbs.* Berkeley: University of California.
- GRIEND, R.V.; MICHELSON, J.D. &, BONE, L.B. (1996): "Fractures of the ankle and the distal part of the tibia". En *J. Bone and Joint Surg.* (78) pp. 1772-1883.
- INMAN, V. (1976): *The joints of the ankle.* Nueva York: Williams and Wilkins.
- JIMÉNEZ MENESES, S.A. (2007): *Resultado funcional del manejo quirúrgico de las fracturas cerradas bimaleolares y trimaleolares de tobillo* (Tesis doctoral). Managua: Universidad Nacional Autónoma de Nicaragua.

- LLANOS ALCÁZAR, L.F. (1997): "Biomorfología". En NÚÑEZ-SAMPER, M. & LLANOS ALCÁZAR, L.F. (COORDS.): *Biomecánica, medicina y cirugía del pie.* Barcelona: Ed. Masson.
- MANN, R.A. (1987): "Biomecánica del pie y tobillo". En MANN, R. (ED.): *Cirugía del pie.* Buenos Aires: Panamericana.
- MONTEAGUDO DE LA ROSA, M. & VILLARDEFRANCOS GIL, S. (2007): "Artrodesis frente a artroplastia en el tobillo traumático. Indicaciones". En *MC Medical* (15) pp. 119-124.
- MURPHY, N.; ALLARD, P. & AISSAUI, R. (1992): *Helical motion of the ankle.* Chicago: Extractos de NACOB.
- RUIZ CABALLERO, J.A. (1996): *Estudio epidemiológico de las fracturas de tobillo en el deportista remitidas al hospital insular de Gran Canaria en el periodo 1987-1994* (Tesis doctoral). Las Palmas de Gran Canaria: Universidad de Las Palmas de Gran Canaria.
- SARRAFIAN, S.K. (1993): "Biomechanics of the subtalar joint complex". En *Clin. Orthop.* (290) p. 17.
- SCOTT, S.H. & WINTER, D.A. (1991): "Talocrural and talocalcaneal joint kinematics and kinetics during stance phase of walking". En *J. Biomech.* (24) p. 743.
- SHEPHERD, D.E. & SEEDHOM, B.B. (1999): ·Thickness of human articular cartilage in joints of the lower limb". En *Ann. Rheum. Dis.* (58) pp. 27-34.
- VILADOT PERICÉ, A. & VILADOT VOEGELI, A. (1999): "Anatomía funcional del tobillo". En: BALIBREA CANTERO, J.L. (COORD.): *Traumatología y cirugía ortopédica.* Madrid: Marbán.
- WEBER, B.G. (1971): *Lesiones traumáticas de la articulación del tobillo.* Barcelona: Editorial Científico-Médica.

CAPÍTULO 13

BIOMECÁNICA DEL HOMBRO

Domingo Ruano Gil, Marc Canals Imohr, Josep Mª. Potau Ginés, José A. Ruiz Caballero, Ricardo Navarro García, Ricardo Navarro Navarro

El hombro es una de las regiones del cuerpo humano que disfruta de una gran movilidad debido a la presencia en su seno de cuatro articulaciones, una principal (articulación escapulo-humeral) y tres complementarias (una interna o esterno-costo-clavicular, una externa o acromio-clavicular y la articulación escapulo-torácica, que permite los deslizamientos de este hueso sobre la superficie del tórax) (Gráfico 13.1).

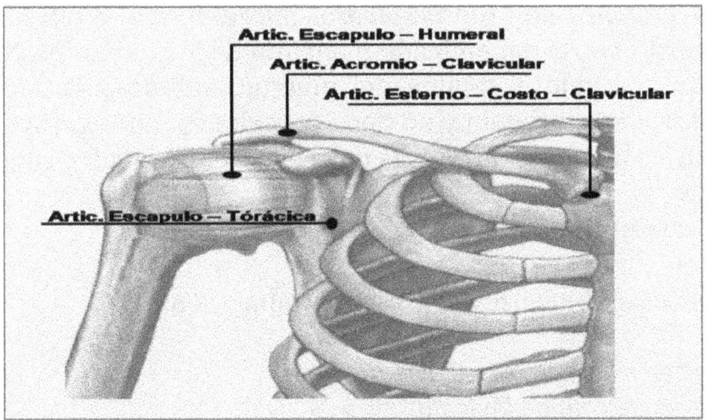
Artic. Escapulo – Humeral
Artic. Acromio – Clavicular
Artic. Esterno – Costo – Clavicular
Artic. Escapulo – Torácica

– Gráfico 13.1 –

La articulación escapulo-humeral presenta tres propiedades biomecánicas:

- *Escasa estabilidad:* Se debe a:
  - La incongruencia de las superficies articulares, representada por el mayor volumen de la cabeza humeral en relación con la cavidad y rodete glenoideos.
  - La laxitud de su cápsula y ligamentos.
  - El cierre de la articulación por los potentes músculos periarticulares, dato que explica la frecuencia de sus luxaciones.
- *Gran movilidad:* Viene determinada porque constituye una articulación de tipo esférico o enartrodial con tres ejes de movimiento y músculos que permiten los movimientos de abducción-adducción, anteversión-retroversión, rotación interna y externa y circunducción.
- *Estructuras para-articulares:* Tienen gran interés en clínica, pues pueden dar lugar a bursitis o tendinitis. Están constituidas por las bolsas serosas y los tendones.

- BOLSAS SEROSAS: Son la *bolsa serosa del músculo subescapular*, que comunica con la sinovial articular y permite el deslizamiento del citado músculo sobre la cara anterior de la cápsula, y la *bolsa serosa subacromial*, que facilita el deslizamiento del tendón del músculo supraespinoso por el desfiladero subacromial (Gráfico 13.2).

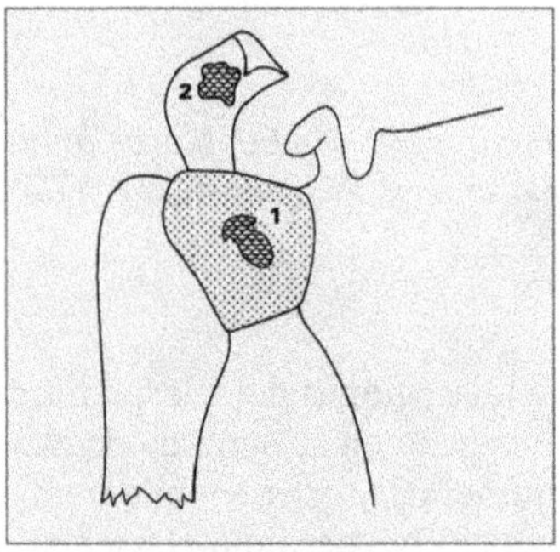
2
1

– Gráfico 13.2 –

- TENDONES: Son el *tendón de la porción larga del músculo bíceps braquial*, el *tendón de la porción larga del músculo tríceps braquial* y los *tendones de los músculos supraespinoso, infraespinoso y redondo menor*, que constituyen el denominado manguito de los rotadores. No incluimos en este apartado el tendón del músculo subescapular debido a que se inserta en el troquín y no tiene conexiones con la cápsula, como sucede con los tendones de los tres músculos anteriormente citados.

ARTICULACIONES COMPLEMENTARIAS

Como dijimos al comienzo del presente trabajo son:

- *Articulación esterno-costo-clavicular.*
- *Articulación acromio-clavicular.*
- *Articulación escapulo-torácica.*

Estas articulaciones realizan dos funciones importantes, una estática y otra dinámica. Desde el punto de vista estático las mencionadas articulaciones, fundamentalmente la acromio-clavicular, sostienen, a través de los ligamentos coracoclaviculares (ligamentos conoides y trapezoides) todo el peso del miembro superior (Gráfico 13.3) colgando a ambos lados del tronco sin necesidad de contracción muscular ni gasto de energía y, por tanto, sin cansancio. Sin esta cualidad sería absolutamente imposible la posición habitual de reposo de ambas extremidades superiores.

En lo que al aspecto dinámico se refiere, estas articulaciones dotan al hombro de movimientos propios (elevación, descenso, anteversión y retroversión) y amplifican los movimientos de la articulación escapulo-humeral.

En efecto, el movimiento de abducción del brazo hasta la horizontal (90º) puede ser aumentado hasta 180º merced a las mencionadas articulaciones. De igual modo, el movimiento de anteversión del brazo a 90º de la articulación escapulo-humeral puede ser aumentado hasta la elevación a 180º por el papel de las articulaciones descritas. El movimiento de anteversión y retroversión del brazo desde la horizontal puede ser incrementado hasta llevarlo por delante y por detrás del tronco merced al papel de las articulaciones complementarias.

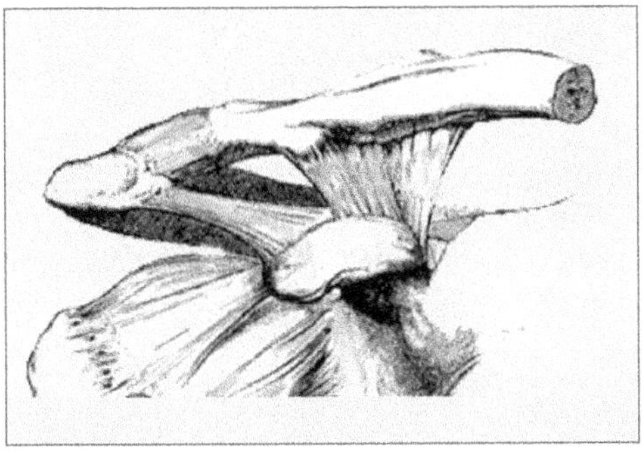

– Gráfico 13.3 –

En estos casos no interviene únicamente la articulación escapulo-humeral, también lo hace la articulación esterno-costo-clavicular y la acromio-clavicular (Gráfico 13.4a y 4b).

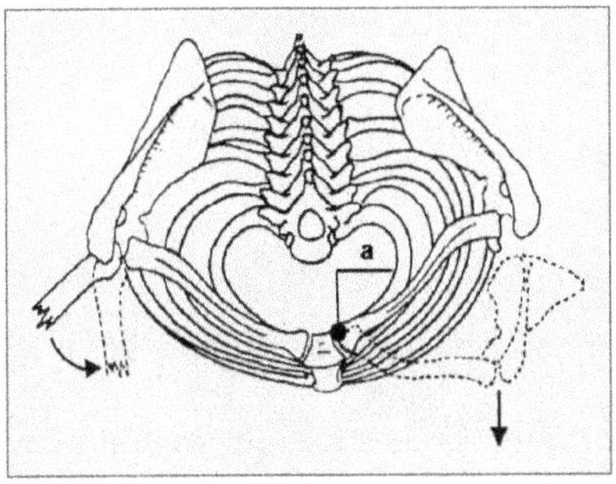
a

– Gráfico 13.4a –

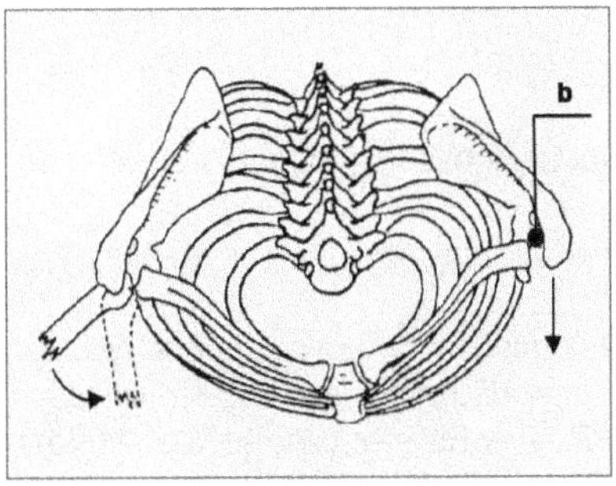
b

– Gráfico 13.4b –

Los datos anatómicos descritos son los que confieren al hombro los siguientes caracteres morfofuncionales y que deben ser explorados en clínica:

- *Posición de los brazos:* En condiciones normales deben estar situados a ambos lados del tronco y ligeramente separados. Si el paciente se presenta con el brazo pegado al tronco o sostenido por la extremidad superior del lado opuesto, se detecta un hombro doloroso.
- *Forma redondeada del hombro:* Está condicionada por la cabeza del húmero, la articulación acromio-clavicular y el buen estado funcional de los músculos que le rodean. Si existe luxación escapulo-humeral la cabeza del húmero sale de su sitio y el hombro pierde su forma típica, produciéndose lo que se conoce como *hombro en charretera* (Gráfico 13.5).
  Si la luxación que se produce es acromio-clavicular, la que sobresale es la extremidad acromial de la clavícula, que se deprime cuando se efectúa presión sobre ella (signo de la tecla). Por último, cuando existe atrofia muscular de los músculos de esta región se modifica su forma habitual.

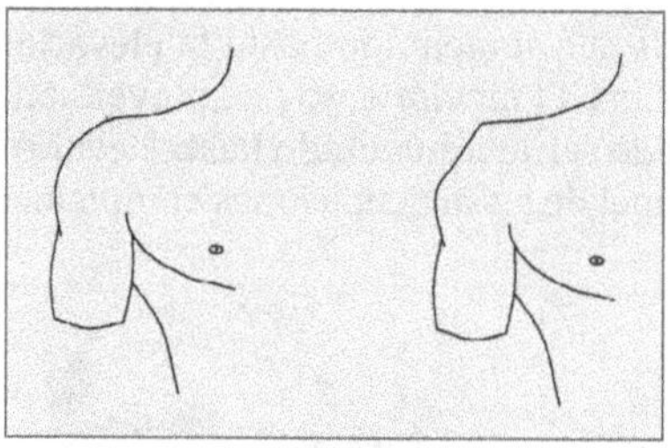

– Gráfico 13.5 –

- *Puntos dolorosos:* Permiten detectar si existen anomalías en las articulaciones o en las estructuras periarticulares. Los más interesantes se pueden observar en el gráfico siguiente.

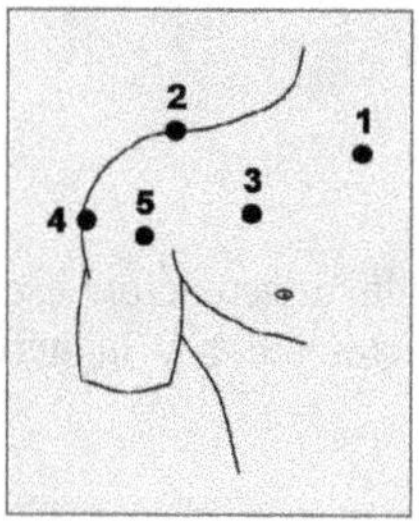
2
1
3
4
5

1. Punto esterno-costo-clavicular.
2. Punto acromio-clavicular.
3. Punto subescapular (bolsa serosa).
4. Punto subacromial (bolsa serosa).
5. Punto de la porción larga del bíceps.

– Gráfico 13.6 –

EXPLORACIÓN DE LA MOVILIDAD DEL HOMBRO

Puede realizarse de tres maneras:

- *Activa:* El paciente deberá realizar los movimientos habituales del hombro para detectar si existen lesiones.
- *Pasiva:* En este caso será el explorador quien realice los movimientos con los hombros del paciente.
- *Contra resistencia:* Se le indicará al paciente que realice un determinado movimiento y el explorador opondrá resistencia a la ejecución.

Existen numerosos tratados donde se especifican las maniobras correspondientes a cada uno de estos tipos de exploración de la movilidad.

EL HOMBRO DOLOROSO

En lo que se refiere a los huesos, el hombro es una articulación formada por el húmero, la clavícula y la escápula. En cuanto a la musculatura, dicha articulación está formada por el deltoides y el manguito de los rotadores (supraespinoso, infraespinoso, subescapular y redondo menor.

- *Etiología:*
  - Procesos intrínsecos (osteoarticulares y partes blandas).
  - Procesos extrínsecos (dolor irradiado y dolor referido).

- *Patologías:*
  - Síndrome de pinzamiento.
  - Tendinitis calcificante del supraespinoso (depósitos locales de sales de calcio).
  - Bursitis subdeltoidea.
  - Lesiones de la porción larga del bíceps.
  - Rotura del manguito de los rotadores.
  - Astropatía del manguito de los rotadores.
  - Capsulitis adhesiva o retráctil.
  - Hombro de Milwakee.
  - Patología acromioclavicular crónica.

REFERENCIAS BIBLIOGRÁFICAS

- BASMAJIAN, J. (1974): *Muscles Alive. Their functions revealed by electromyography* (3rd. ed.). Baltimore: Williams & Wilkins Co.
- BORELL, J.; GRANELL, F. & ARAGÓN, J. (1989): *Hombro inestable en el deportista. Avances en Traumatología.* ASEPEYO.
- CYRIAX, J. (1982): *Textbook of Orthopaedic Medicine.* London:Bailliere Tindall.
- DE PALMA, A. (1987): *Cirugía del hombro.* Buenos Aires: Editorial Panamericana.
- HOYT, W. (1967): "Etiology of shoulder injuries in athletes". En *J. Bone Joint Surg.* (49-A) pp. 755-766.
- KENT, B. (1971): "Functional anatomy of the shoulder complex. A review". En *Jour. Am. Phys. Ther. Assoc.* (31) pp. 867-888.
- NELSON, C. ET AL. (1973): "Athletic injuries of the shoulder". En *Cleve. Clin. Q.* (40) pp. 27-34.
- ORTS LLORCA, F. (1979): *Anatomía Humana (Tomo 1).* Barcelona: Editorial Científico-Médica.
- RIENAU, G. (1974): *Manual de Traumatología* (3ª ed.). Barcelona: Toray-Masson.

CAPÍTULO 14

BIOMECÁNICA DE LA COLUMNA VERTEBRAL
SU RELACIÓN CON EL DEPORTE

Domingo Ruano Gil - Pau Forcada Calvet - Pau Golano Álvarez
José A. Ruiz Caballero - Ricardo Navarro García - Ricardo Navarro Navarro

La biomecánica de la columna vertebral o ciencia que estudia los fenómenos biológicos de los movimientos de la columna vertebral, permite comprender las estructuras que intervienen en los movimientos y cómo se comportan. Estos postulados son básicos para interpretar la patogenia de sus lesiones para introducir las técnicas de rehabilitación adecuadas que permitan mejorar sus deficiencias funcionales.

Con esta finalidad conviene tener presente que durante sus movimientos la columna vertebral se encuentra sometida a la acción de fuerzas internas (contracciones musculares) y externas (gravedad) que representa la atracción que ejerce la Tierra sobre ella y que es directamente proporcional a la cantidad de materia que tiene el sujeto biomecánico.

Esta cantidad de materia se condensa en el centro de gravedad corporal o de la columna vertebral, que se encuentra situado inmediatamente por delante de la tercera vértebra lumbar, es decir, por encima de la línea que une ambas articulaciones coxo-femorales, circunstancia esta que determina una situación biomecánica lábil de la columna vertebral, por lo que para poder mantener la postura o realizar cualquier actividad deportiva se precisan contracciones musculares, gasto de energía y cansancio (Gráfico 14.1a). Si, como ocurre en las aves, el centro de gravedad estuviera situado por debajo de la línea que une ambas articulaciones coxo-femorales (segunda y tercera vértebra sacra), se produciría una situación biomecánicamente estable de la columna vertebral, por lo que no se precisarían contracciones musculares ni cansancio para mantener la postura, dato que explica el que las aves puedan dormir sobre un solo miembro inferior (Gráfico 14.1b).

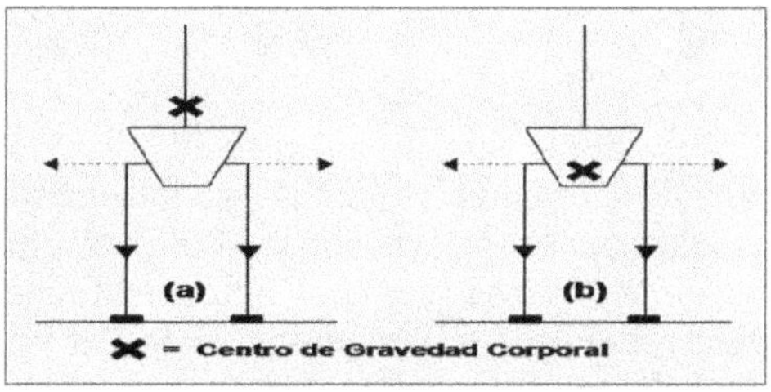
(a)
(b)
✕ = Centro de Gravedad Corporal

– Gráfico 14.1 –

La velocidad y desplazamientos del centro de gravedad corporal o de la columna vertebral pueden ser registrados durante la marcha. En nuestro laboratorio disponemos de un método que nos permite analizar los desplazamientos del centro de gravedad en una, dos o tres dimensiones mediante el cual hemos estudiado la velocidad del centro de gravedad y sus desplazamientos tanto en el eje vertical como en el eje horizontal en adultos y ancianos, lo que nos ha permitido comprobar que, en el anciano, la marcha es más lenta, que bascula poco la pelvis al arrastrar las extremidades inferiores y es más inestable, pues los desplazamientos del centro de gravedad en el eje horizontal son más acentuados.

Estos datos nos indican que la estabilidad corporal y la columna vertebral pueden ser estudiadas analizando la velocidad y los desplazamientos de su centro de gravedad. No obstante, la columna vertebral está formada por hueso, articulaciones y músculos, por lo que su estudio biomecánico completo debe desglosarse en los siguientes apartados:

- Biomecánica ósea.
- Biomecánica articular.
- Biomecánica muscular.

BIOMECÁNICA ÓSEA DE LA COLUMNA VERTEBRAL

La biomecánica ósea nos indica que los huesos de la columna vertebral están sometidos a fuerzas internas y externas o solicitaciones que se traducen en su interior en tensiones (Gráfico 14.2a). Dichas solicitaciones pueden ser por *extensión* (son las menos frecuentes y también las menos nocivas de todas (b), por *flexión* (son las más frecuentes y nocivas y que, a su vez, se sistematizan en solicitaciones de flexión axil, paralela y oblicua, según coincidan con el eje de la columna e independientemente de que sean paralelas u oblicuas al mismo (c), *torsión* (d) y por *cizallamiento* (e) según tiendan a unir, separar o disgregar su material (f).

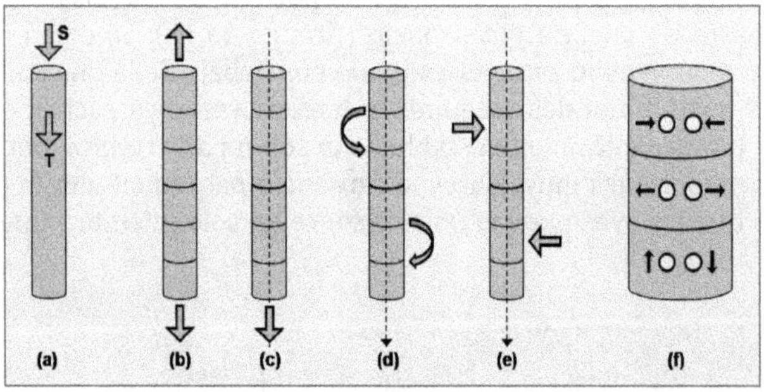
S
T
(a)
(b)
(c)
(d)
(e)
(f)

– Gráfico 14.2 –

Las tensiones de torsión se orientan según las solicitaciones que las producen y el hecho de que puedan tener orientaciones diferentes justifica el efecto pernicioso que producen en la columna vertebral, fundamentalmente en los discos (los discos vertebrales son redondeados para poder condensar las lesiones, pues si fueran cuadrangulares aquéllas se dispersarían por las aristas.

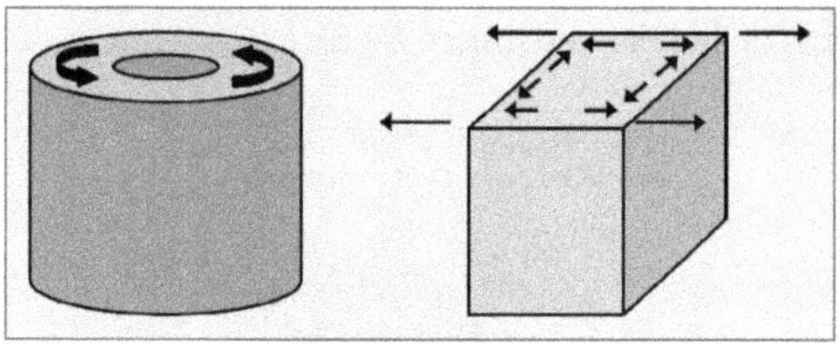

– Gráfico 14.3 –

Estas solicitaciones determinan modificaciones (incurvaciones) en el eje de la columna y modificaciones de su estructura (pilares de resistencia), circunstancia que, independientemente de factores endocrinos y vasculares, justifica el efecto beneficioso que tiene la actividad física y el deporte en la prevención de la osteoporosis.

BIOMECÁNICA ARTICULAR DE LA COLUMNA VERTEBRAL

La columna está formada por segmentos cinéticos que son modulados por las costillas, los movimientos de basculación de la pelvis y los músculos y articulaciones de las apófisis articulares.

La biomecánica articular señala que los músculos producen dos componentes al actuar sobre la columna, uno de *tracción* (determina el movimiento) y otro de *compresión* (mantiene la integridad de las articulaciones y que ambos se hallan equilibrados, lo que explica, independientemente de factores anatómicos, que las luxaciones sean poco frecuentes en la columna.

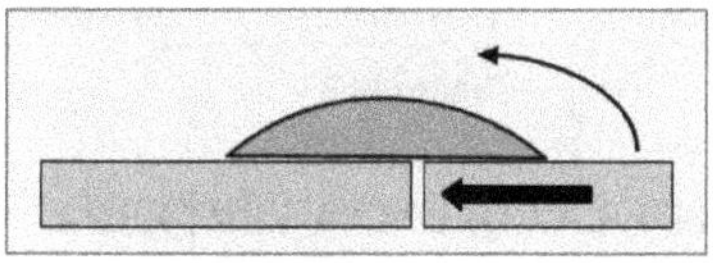

– Gráfico 14.4 –

Pero las articulaciones no sólo producen movimientos, también producen fuerzas y junto con huesos y músculos forman diversos tipos de sistemas de palancas. En efecto, en la parte dorsal de la columna existen palancas de tercer género, las de mayor fuerza, que representan un mecanismo idóneo para el mantenimiento de la postura. Igualmente, en la parte anterior de la región cervical, la presencia de los músculos prevertebrales también determina la existencia de palancas de tercer género, lo que explica la potencia de sus movimientos de flexión; por el contrario, al estar alejada de la columna, la musculatura abdominal determina la presencia de palancas de segundo género que son las causantes de movimientos de mayor amplitud pero menos fuerza que en la región cervical.

La biomecánica articular también nos permite determinar que el ligamento vertebral común posterior (ligamento dentado) se adhiere a la parte posterior del disco y que juntos forman una unidad anatómica, funcional y clínica, por lo que el prolapso posterior del núcleo pulposo necesario para producir la hernia discal sólo es posible si el ligamento cede, es decir, el relieve que forman el núcleo y el ligamento distendido comprime las raíces nerviosas, lo que produce la sintomatología típica de la hernia (Gráfico 14.5).

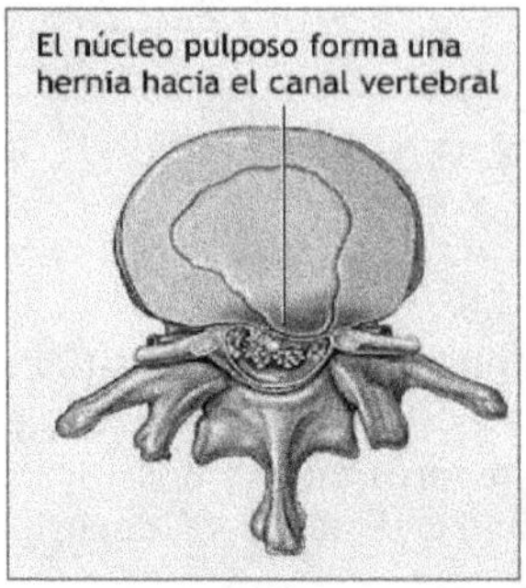
El núcleo pulposo forma una
hernia hacia el canal vertebral

– Gráfico 14.5 –

Por último, la biomecánica articular de la columna vertebral nos indica que en la actualidad no puede admitirse el criterio simplista de que el anillo fibroso está formado por fibras dispuestas concéntricamente al núcleo pulposo, ya que entre estas fibras existen conexiones que convierten al disco en una espiral o muelle que se alarga y estrecha en las solicitaciones de extensión y que se ensancha y acorta en las de flexión (Gráfico 14.6).

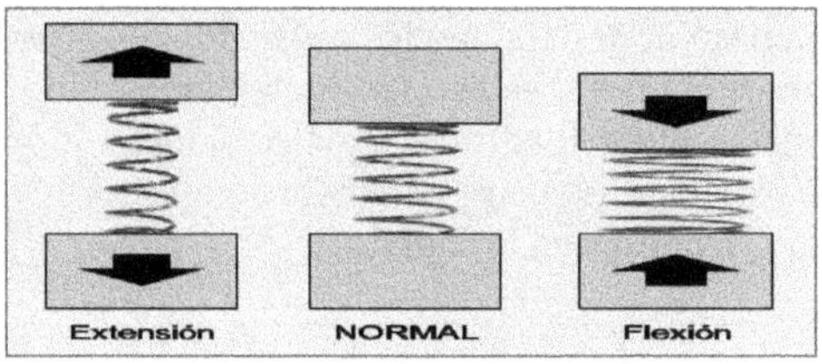
Extensión
NORMAL
Flexión

– Gráfico 14.6 –

BIOMECÁNICA MUSCULAR DE LA COLUMNA VERTEBRAL

La biomecánica muscular nos indica que los músculos producen fenómenos biomecánicos estáticos y dinámicos. Los primeros determinan solicitaciones y tensiones que resultan nocivas para la columna, pero que su tono muscular tiende a neutralizarlas (el ejemplo más demostrativo estaría representado por los músculos de los canales vertebrales que con su tono o efecto de tirante muscular de Pawels tienden a neutralizar la solicitación de flexión paralela). Por su parte, entre los fenómenos dinámicos se encuentran los efectos paradójico, nocivo e integral de Lombard.

- *Paradójico:* Indica que los músculos pueden tener acciones diferentes según las condiciones biomecánicas con que actúan en las articulaciones (por ejemplo, la contracción unilateral de los escalenos produce una flexión de la columna vertebral cervical, pero si la contracción es bilateral se produce una extensión).
- *Nocivo:* Viene representado por el músculo psoas-ilíaco, el cual tiende a aumentar la curvatura lumbar, por lo que las flexiones del tronco en decúbito

supino deben realizarse con las articulaciones de la cadera flexionadas para acercar el origen y la inserción del músculo.

- *Integral:* Indica que todos los movimientos de la columna se deben a lazadas musculares constituidas por músculos agonistas situados a diferentes niveles que se contraen a la vez.

Así pues, la musculatura desempeña un papel relevante en el equilibrio biomecánico de la columna vertebral y en el mismo intervienen factores que pueden ser intrínsecos (integridad del cuerpo, apófisis articulares y discos) o extrínsecos (gravedad, longitud de los miembros y músculos). De estos factores, los que con mayor frecuencia se lesionan son los discos y las articulaciones de las apófisis articulares, desempeñando un papel importante la edad del sujeto y el tipo de actividad profesional o deportiva. En este sentido, podemos sistematizar los deportes en:

- *Positivos para la columna:* Baloncesto, natación, etc.
- *Indiferentes:* Fútbol, golf, etc.
- *Potencialmente Negativos:* Salto de vallas, tenis, etc.
- *Negativos:* Lucha, judo, salto de trampolín, etc.
- *Peligrosos:* Montañismo, rugby, etc.

REFERENCIAS BIBLIOGRÁFICAS

- ASMUSSEN, E. & KLAUSEN, K. (1962): "Form and function of the erect human spine". En *Clin. Orthop.* (25) p. 55.
- BAGNALL, K. (1977): "A radiographic study of the human fetal spine. The sequence of development of osscilations centers in the vertebral column". En *J. Anat.* (124) p. 791.
- CARLSÖÖ, S. (1961): "The static muscle load un different work positions. An electromiographic". En *Ergonomics* (4) p. 193.
- COVENTRY, M. (1969): "Anatomy of the invertebral disc". En *Clin. Orthop.* (67) pp. 9-15.
- FLOYD, W. & SILVER, P. (1955): "The function of the erector spinae muscles in certain movements and postures in man". En *J. Physiol.* (128) p. 184.
- KING, A.; PRASAD, P. & EWING, C. (1975): "Mechanism of spinal injury due to caudocephalad acceleration". En *Ortho Clinics of No. Am.* (6) p. 19.
- MOLL, J. & WRIGHT, V. (1971): "Normal range of spinal mobility. An objective clinical study". En *Ann. Rheum. Dis.* (30) p. 381.
- NACHEMSON, A. (1970): "Towards a better understanding of back pain. A review of the mechanics of the lumbar disc". En *Rheumatol. Rehabil.* (14) p. 129.
- NACHEMSON, A. & ELFSTRÖM, G. (1970): *Intravital dynamic presure measurements in lumbar disc. A study of common movements meneuvers and excercises.* Stockholm: Almqvist & Wiksell.
- ROLANDER, S. (1966): "Motion of the lumbar spine with special reference to the stabilizing effect of posterior fusion. An experimental study on autopsy specimens". En *Acta Orthop. Scand.* (suppl. 90) pp. 1-144.

- ROTÉS QUEROL, J.; GRANADOS DURÁN, J.; RIBAS SUBIRÓS, R. & MUÑOZ GÓMEZ, J. (1972): "La laxité articulaire comme facteur d'alterations de l'appareil locomoteur (Nouvelle étude)". En *Rhumatologie* (24 pp. 179-191.

CAPÍTULO 15

BIOMECÁNICA MUSCULAR
APLICACIONES CLÍNICAS

Domingo Ruano Gil - Marc Canals Imohr - Josep Mª. Potau Ginés
Ricardo Navarro García - Ricardo Navarro Navarro

El estudio de la Biomecánica Muscular tiene un gran interés clínico dado que el músculo esquelético es el tejido más abundante del cuerpo humano, pudiendo llegar a representar entre el 40 y el 45% del peso corporal. Ssegún Hill, se compone de tres elementos (Gráfico 15.1):

- *Elemento Contráctil:* Representado por las fibras musculares y elemento elástico.
- *Elemento Elástico Paralelo:* Constituido por el tejido conjuntivo del músculo (endomisio, epimisio, fascia, aponeurosis, etc.).
- *Elemento Elástico en Serie:* Común a los dos anteriores y representado por el tendón.
-

Estos tres elementos proporcionan al músculo las propiedades biomecánicas: *Contracción, elasticidad* y *crecimiento.*

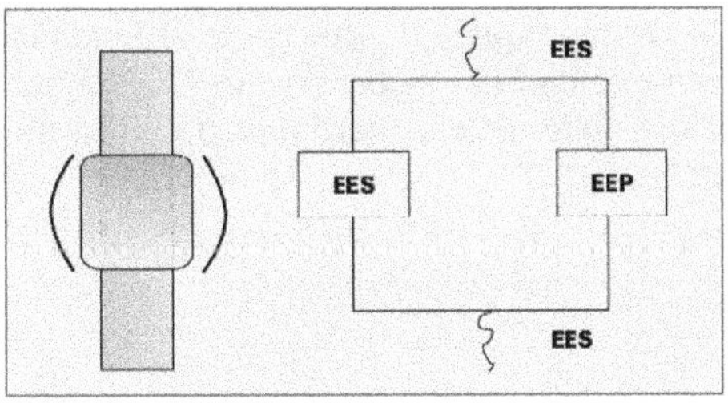
EES
EES
EEP
EES

– Gráfico 15.1 –

CONTRACCIÓN

El músculo, al contraerse, genera una fuerza que depende de:

- La sección fisiológica de las fibras del tendón.
- La dirección de las fibras al tendón (Gráfico 15.2).
- La longitud de las fibras.
- La distancia entre el músculo y la articulación la unidad motora.
- La terminación de las fibras en el tendón (Gráfico 15.3).

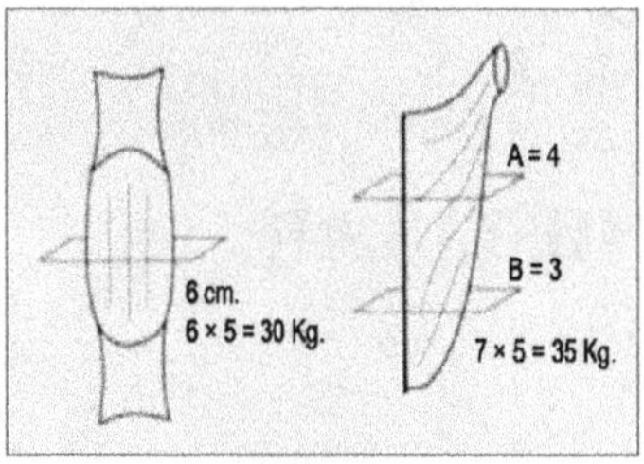

A = 4
B = 3
6 cm.
6 × 5 = 30 Kg.
7 × 5 = 35 Kg.

– Gráfico 15.2 –

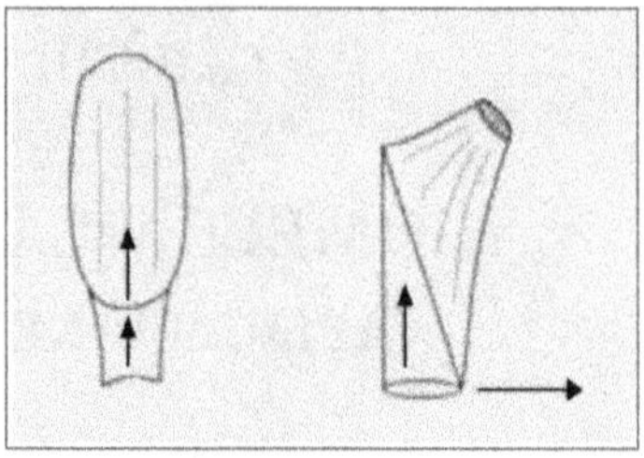

– Gráfico 15.3 –

La fuerza producida por un músculo al actuar sobre la articulación se conoce como *fuerza de rotación*, cuya dirección es perpendicular al eje articular de cada movimiento (Gráfico 15.4).

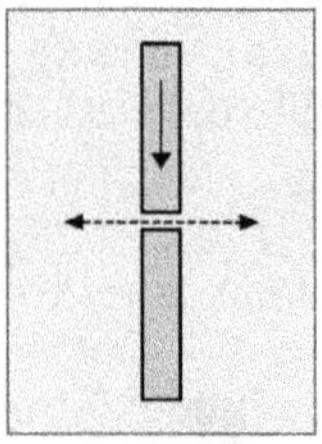

– Gráfico 15.4 –

En su valor interviene la distancia del músculo al eje articular de cada movimiento y la fuerza aplicada.

Desde los estudios llevados a cabo por Hill, entre fuerza y velocidad se admite la existencia de relaciones inversas, aunque no se han encontrando causa anatómica alguna que las justifique. En gráficas de ordenadas y abscisas se puede apreciar que a menos velocidad (*V*) se desarrolla más fuerza (*F*) y lo contrario a más velocidad y esto se debe a los diferentes tipos de fibras musculares que existen (Gráfico 15.5).

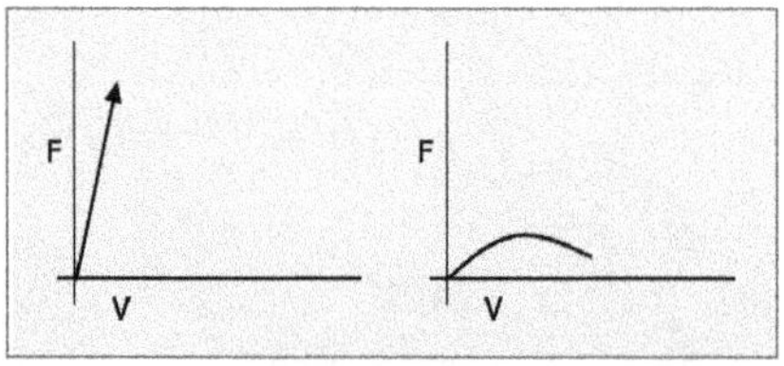

F
V
F
V

– Gráfico 15.5 –

La relación entre fuerza y acortamiento muscular nos permite calcular el trabajo del músculo, dado que el trabajo (*T*) es igual al producto de la fuerza (*F*) por el acortamiento (*ac*) y el producto obtenido (*X*) multiplicado por el número de veces (*n*) que se contrae el músculo en 24 horas. Es decir: $T = F \times ac \,;\, X \times n$.

TIPOS DE CONTRACCIÓN MUSCULAR

- *Tónica:* Conocida también como tono muscular, genera fenómenos biomecánicos estáticos (acción de tirante muscular de Pawels, equilibrio de la columna vertebral, etc.).
- *Fásica:* Genera fenómenos biomecánicos dinámicos, señalando que los músculos que actúan en una articulación generan dos tipos de componentes (uno de *tracción* y otro de *compresión*) que deberán estar equilibrados, ya que si predomina el componente de tracción sobre el de compresión sobrevienen las luxaciones. De igual modo, los músculos que actúan sobre una articulación producen los típicos efectos de Lombard (*paradójico, nocivo* e *integral*, representados por las lazadas musculares).

TIPOS DE CONTRACCIÓN FÁSICA

La contracción fásica varía en función de la longitud y de la velocidad. En referencia a la longitud, pude ser de dos tipos:

- *Isométrica.*
- *Ansiométrica:* Puede ser:
    - CONCÉNTRICA: Genera menos velocidad y más fuerza, ya que se tiene que vencer la acción de la gravedad.
    - EXCÉNTRICA: Genera más velocidad y menos fuerza, ya que tiene lugar a favor de la gravedad, lo que implica un menor consumo de oxígeno y hace que este tipo de movimientos resulten apropiados en rehabilitación y en los entrenamientos.

En cuanto a la velocidad, la contracción fásica puede ser lenta, rápida o intermedia y ello se debe a que existen tres tipos de fibras musculares:

- *Tipo I:* Son fibras rojas, con poca fuerza, contracción lenta y aeróbicas, por lo que son muy resistentes.
- *Tipo IIA:* Son fibras blancas, con fuerza intermedia, contracción intermedia, anaeróbicas-aeróbicas y de fatiga igualmente intermedia
- *Tipo IIB:* Son fibras blancas, con fuerza intermedia de contracción rápida, anaeróbicas y de fatiga rápida.

Los porcentajes de cada tipo de fibras pueden variar según los siguientes factores:

- *Constitucional:* En los velocistas predomina el tipo H y en los deportistas de fondo el tipo I.
- *Entrenamiento:* En el entrenamiento de resistencia se produce el paso de las fibras IIB a IIA y en el de fuerza es al contrario.
- *Nerviosa:* Si se injerta el nervio de un músculo con predominio de fibras tipo I en otro músculo con predominio de fibras tipo II, con el tiempo la proporción de fibras se invierte, pasando a predominar las de tipo I.
- *Actividad:* En los músculos tónicos que mantienen la postura predominan las fibras tipo I, mientras que en los superficiales predominan las de tipo II.

Además, en un mismo músculo pueden existir variaciones según la localización, por lo que la interpretación de las biopsias musculares debe hacerse con prudencia.

En la actualidad se admite la existencia de otro tipo de fibras denominadas UC que en el momento del nacimiento se encuentran en una proporción del 10%, aunque durante el primer año de vida descienden hasta el 2%, si bien en los atletas, debido a su entrenamiento, este porcentaje puede volver a su proporción inicial, por lo que se piensa que este tipo de fibras son más bien de transición, facilitando la interconversión, según el tipo de entrenamiento, de fibras IIB a IIA y viceversa.

La fuerza generada por un músculo se transmite al tendón por la unión músculotendinosa. En este lugar las fibras musculares se continúan con las tendinosas a través de una membrana muy plegada (plasmalema) que aumenta entre 10 y 100 veces la superficie de unión entre las mismas, circunstancia que no sucedería en caso de ser recta (Gráfico 15.6). Gracias a ello la transmisión de la fuerza generada por el músculo al tendón se ve incrementada.

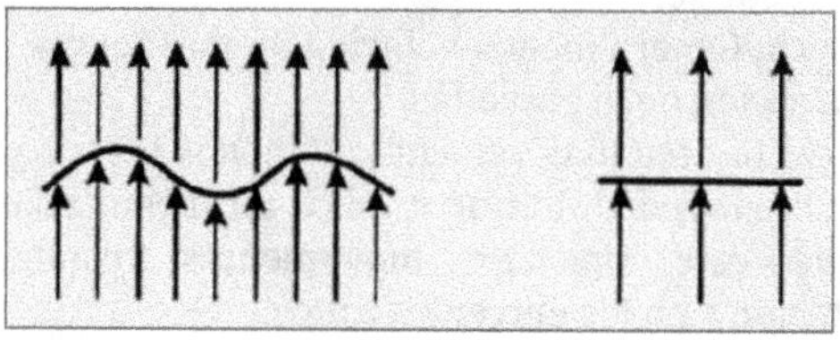

– Gráfico 15.6 –

ELASTICIDAD

La elasticidad permite al músculo su tensión, que puede ser activa (genera el movimiento) o pasiva (limita el movimiento), tal y como sucede, por ejemplo, en la articulación del tobillo, donde los gemelos pueden limitar la dorsiflexión del tobillo con la rodilla extendida, circunstancia que no se produce cuando está aquella flexionada.

La tensión pasiva se debe principalmente al componente elástico del músculo (conjuntivo, tendón, etc.) aunque también interviene la estructura de miofibrillas, concretamente el sarcómero o unidad funcional y biomecánica de las miofibrillas, que representa la zona comprendida entre dos bandas Z y que está formada por gruesos filamentos de miosina y otros más delgados de actina (Gráfico 15.7 y 15.8). Estos filamentos no modifican sus dimensiones aún estando en tensión, pero el sarcómero y las miofibrillas se acortan cuando los filamentos gruesos y delgados interconexionan y, por el contrario, se alargan cuando no lo están.

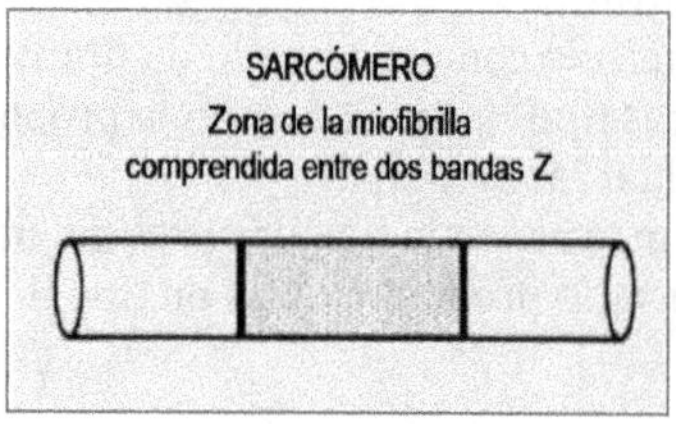
SARCÓMERO
Zona de la miofibrilla
comprendida entre dos bandas Z

– Gráfico 15.7 –

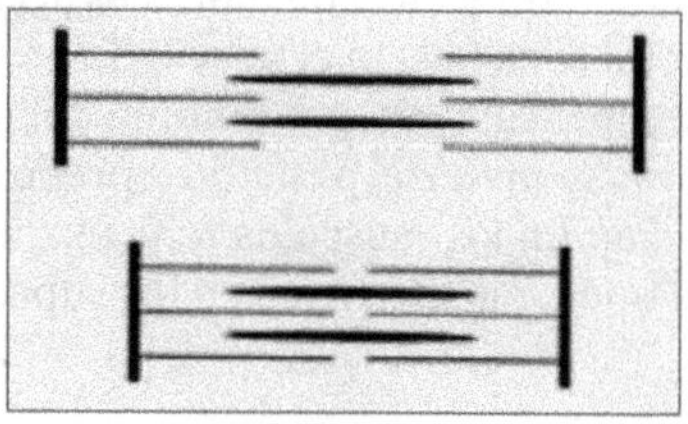

– Gráfico 15.8 –

La tensión muscular tiene gran aplicación en biomecánica deportiva en las maniobras de estiramiento (*stretching*) o de facilitación neuromuscular propioceptiva (PNF). El músculo acomoda su longitud durante el crecimiento para adaptarse al crecimiento esquelético.

CRECIMIENTO

El crecimiento del músculo es diferente en los jóvenes que en los adultos. En los primeros el crecimiento se debe al aumento de la longitud del tendón y del propio músculo, mientras que en los segundos tanto el crecimiento de las miofibrillas como la longitud del sarcómero son estables, por lo que el crecimiento se produce por la adición de nuevos sarcómeros a nivel de la unión músculotendinosa, lo que explica que las lesiones tendinosas resulten más frecuentes y que la longitud del músculo disminuya con la edad.

REFERENCIAS BIBLIOGRÁFICAS

- DIX, D.J. & EISENBERG, B.R. (1990): "Myosin mRNA accumulation and myofibrillogenesis at the myotendinous junction of stretched muscle fibers". En *J. Cel. Biol.* (1) pp. 1885-1894.
- KULIG, K.; ANDREWS, J.G. & HAY, J.G. (1984): "Human strength curves". En *Exerc. Sport Sci. Rev.* (12) pp. 417-466.
- LOWEY, S. & RISBY, D. (1971): "Light chains from last and slow muscle myosins". En *Nature* (234) pp. 81-85.
- NIKOLAOU, P.K.; MACDONALD, B.L. & GLISSON, R.R. (1987): "Biomechanical and histological evaluation of muscle after controlled strain injury". En *Am. J. Sports Med.* (15) pp. 9-14.
- PETTE, D. (ed.) (1980): *Plasticity of Muscle.* Berlin: Walter de Gruyter.
- SCHAUB, M.C. & WATTERSON, J.G. (1981): "Control of the contractile process in muscle". En *Trends Pharmacol. Sci.* (2) pp. 279-282.
- TAYLOR, D.C.; DALTON, J.D. (JR.) & SEABER, A.V. (1990): "Viscoelastic properties of muscle-tendon units: The biomechanical effects of stretching". En *Am. J. Sports Med.* (16) pp. 300-309.
- TAYLOR, N.A. & WILKINSON, J.G. (1986): "Exercise-induced skeletal muscle growth: Hypertrophy or Hyperplasia". En *Sports Med.* (2) pp. 190-200.
- WICKIEWICZ, T.L.; ROY, R.R. & POWELL, P.L. (1983): "Muscle architecture of the human lower limb". En *Clin. Orihop.* (179) pp. 275-283,

CAPÍTULO 16

EL EQUILIBRIO EN EL DEPORTE

Juan C. Segovia Martínez, Julio C. Legido Diez,
Julio C. Legido Arce, Estrella Mª. Brito Ojeda

El proceso de control postural se viene tratando desde hace mucho tiempo, aunque ha recobrado protagonismo en el mundo del deporte. En 1837, Charles Bell comentaba la existencia de unos mecanismos que se encargaban de ajustar las desviaciones del eje corporal en relación con la vertical que se pudieran producir cuando se presentaba una ráfaga de viento, evitando que éste sea derribado. Otros fisiólogos a lo largo de la historia buscaron los factores, mecanismos, etc. que influyen en el equilibrio.

La dirección de la verticalidad percibida está determinada por dos conjuntos de experiencias que actúan simultáneamente. La primera es lo que nos rodea, el campo en que nos movemos, aprendido normalmente por la visión, la cual nos sirve de marco de referencia. La segunda es la dirección de la gravedad, aprendida mediante sensaciones vestibulares, tactiles y quinestésicas, que nos aporta otra "definición" al concepto que cada uno posee de la verticalidad.

En lo que se refiere a los desplazamientos, como la marcha o la carrera, exigen de unos ajustes instantáneos que configuran el equilibrio dinámico. El hombre ha llegado a este punto a través de una evolución filogénica muy larga, equiparable de forma resumida a lo observado en la evolución de un aprendizaje de un niño desde que aprende a mantener la cabeza erguida, posteriormente a sentarse sin ayuda, gatear a cuatro patas y más tarde a ponerse de pie y a correr.

El equilibrio es el resultado de un aprendizaje en base a un programa establecido según la especie que incluso puede sobrepasar sus propias normas gracias al entrenamiento motor, como por ejemplo en los deportistas y acróbatas.

El estudio de la postura viene de lejos como señala Romberg, quien analizó la influencia de la visión y que aportó sus conocimientos sobre la propiocepción; más tarde Sherrington aportaría datos sobre el tono muscular y su influencia en el equilibrio, mientras Babinsky analizaba las relaciones existentes entre los componentes articulares de tronco, caderas y piernas en la función del mantenimiento del equilibrio.

En 1940, Sherrington estableció:

"... La postura erecta es un reflejo postural amplio y compuesto de una serie de acciones, en las que el elemento fundamental es la contracción muscular contra la aceleración de la gravedad."

Thomas y Ajuriaguerra (1948) relacionan el tono postural con el movimiento. Baron y Fowler (1952) mencionan la posibilidad de tratamiento en ciertas inestabilidades mediante prismas que modificaban la percepción óculo motriz, significando la importancia del sistema visual como aferencia y su estrecha relación con la propiocepción y en 1955, Baron describió las desviaciones del eje corporal mediante la utilización de un estatocinesiómetro y sus relaciones con la actividad tónica postural. Posteriormente aparecieron autores como Fukuda, que se centraron en el estudio de la posición erguida y estática del hombre como postura de referencia para la preparación del gesto, elaborando el Test de Fukuda o "del pisoteo".

Sin embargo, será durante la década de los años 80 cuando se empiece a observar un aumento significativo del número de publicaciones sobre posturología, creándose varias corrientes que mantienen unos principios generales, aunque existen pequeñas discrepancias. Por un lado, el *Modelo Neurofisiológico*, basado en el estudio del tono postural según la idea de un "sistema postural fino" encargado de la regulación de pequeñas descargas de actividad muscular fásica que controlan los desplazamientos del centro de gravedad, típico de la Escuela Francesa y por otro lado, el *Modelo Mecánico Neurocom* de Nashner. Ambos siguen unos principios similares, aunque la línea francesa plantea una mayor rigurosidad en el planteamiento y el modelo de Nashner deja un cierto grado de libertad de actuación al investigador. No obstante los investigadores franceses observan en Nashner una visión excesivamente mecánica del sistema postural.

Otros modelos se centran en el estudio de las cadenas cinéticas y su relación con el sistema antigravitatorio espinal, estudiando las variaciones que se producen en la estática postural así como en la dinámica articular. O el modelo psicosomático, el cual introduce en la valoración aspectos emotivos y psicológicos de la postura, más concretamente sobre el campo de los *estilos cognitivos*, afirmando que la postura está estrechamente relacionada con la vida emotiva.

DEFINICIÓN DE EQUILIBRIO

Un cuerpo se encuentra en equilibrio corporal cuando está estabilizado y esto ocurre cuando la proyección del centro de gravedad cae dentro de su base de soporte y las fuerzas actuantes sobre el cuerpo son igual a cero.

Hablar del equilibrio humano es referirse a un concepto global de las relaciones del ser con el mundo. Es por esta razón por la que se debe profundizar en el análisis desde puntos de vista psico-biológico, psico-neurológico, anatomía y fisiología evolutivas y de las ciencias del movimiento. Pero dentro de esta globalidad, según Lázaro (2000):

"... Se obliga a que en cualquier aproximación teórico-práctica sobre el equilibrio se traten algunos aspectos básicos como: (a) los datos de la filogénesis y la ontogénesis del ser humano; (b) la explicitación de los mecanismos en virtud de los cuales los centros inferiores y superiores del sistema nervioso central regulan las adaptaciones estabilizadoras; (c) sus perturbaciones y la posible influencia de éstas sobre lo cognitivo y (d) los aspectos relacionados con la vida socio-emocional."

El equilibrio humano es el resultado de distintas integraciones sensorio-perceptivo-motrices que conducen al aprendizaje propio. En este sentido, es importante fijar la atención en el papel que desempeñan la postura y la acción en relación con la capacidad de estabilización y cómo la postura-equilibrio informa de la historia del sujeto. La habilidad para usar las aferencias visuales, vestibulares y propioceptivas para el equilibrio se ha correlacionado con la movilidad funcional.

El control postural se definió como:

"... El control de la posición del cuerpo en el espacio con los objetivos de equilibrio y orientación."

Tradicionalmente ha sido considerado como una tarea automática o de reflejo controlado, sugiriendo que los sistemas de control postural utilizan recursos de atención mínimos, aunque estudios recientes sugieren que hay recursos de atención significativos para el control postural que varían en función de la tarea postural, la edad del sujeto y de sus habilidades de equilibrio. El equilibrio, por ejemplo, es una capacidad funcional del organismo humano que transcurre por fases y/o etapas que pueden ser descritas o analizadas desde el nacimiento de un sujeto. Para que nos podamos mantener en equilibrio el sistema nervioso envía millones de datos por segundo gracias a un complejo sistema de control que integra información visual, propioceptiva-táctil y vestibular.

La habilidad para mantener una determinada postura implica:

- Generación de una actividad muscular soportando el peso corporal contra la gravedad.
- Control de los segmentos en relación con los demás segmentos.
- Control del cuerpo en relación con el entorno, en el cual el centro de masas debe mantenerse dentro de los límites de la base de soporte.

Hay dos principios por los cuales el equilibrio se perturba:

- Una fuerza externa aplicada al cuerpo o a la base de sustentación que se mueve.
- Una fuerza interna aplicada durante un movimiento auto-inducido.

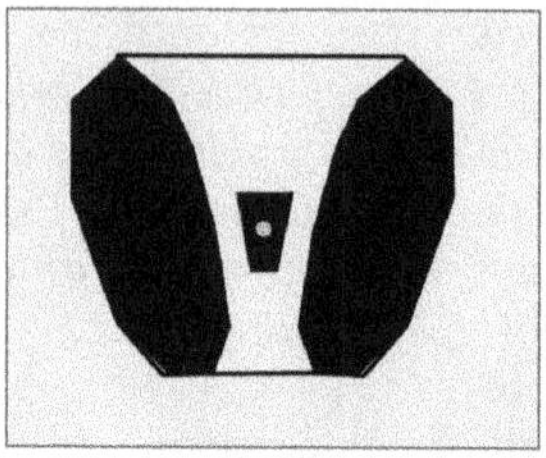

Base de apoyo en la actitud erguida.

- **El punto indica la proyección del baricentro.**
- **En la parte externa del polígono de apoyo se encuentra la zona de *equilibrio precario*.**
- **En el centro se localiza la zona de *equilibrio óptimo*.**
- **Entre ambas la zona de *mantenimiento de equilibrio*.**

– Gráfico 16.1 –

El ajuste corporal reaparecerá tras la perturbación en respuesta a la fuerza externa y antes de la perturbación, anticipándose al movimiento voluntario que perturba el equilibrio.

En la naturaleza existen dos grandes tipos de equilibrio:

- *Estable:* Si a una bola colocada en el fondo de un cuenco le aplicamos una fuerza que la separe de su posición, una vez anulada ésta volverá a su posición original.

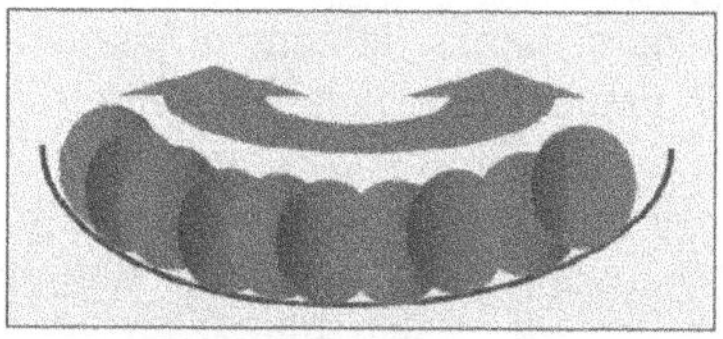

– Gráfico 16.2 –

- *Inestable:* Se plantea al apoyar un lápiz sobre su punta. En cuanto lo soltemos caerá.

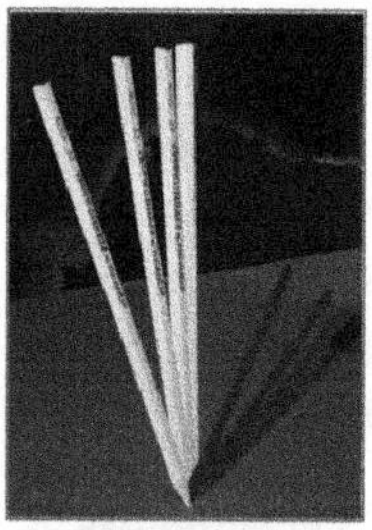

– Gráfico 16.3 –

Sin embargo, Palmisciano (1994) va más allá y refiere un estado denominado *indiferente* que se produce cuando al cambiar un objeto de posición el mismo sigue permaneciendo estable en la nueva posición y, por último, el *metaestable*, que se produce cuando un objeto vuelve a su posición inicial tras un desplazamiento muy limitado.

EL CONTROL DE LA SITUACIÓN DE BIPEDESTACIÓN

Por razones de simplificación, el comportamiento motor permitiendo el mantenimiento de la posición de bipedestación en los humanos se ha asimilado durante mucho tiempo a la de un péndulo invertido. Esta simplificación prevé que los movimientos se realizan únicamente por alrededor de la articulación de los tobillos, una rigidez extrema caracterizando los segmentos del tronco y de los miembros inferiores. Este modelo nos permite describir los movimientos de oscilación del cuerpo, particularmente en la dirección antero-posterior.

El control de un péndulo invertido constituye un ejemplo clásico en la literatura sobre control difuso, aunque existen distintas variantes de este problema. Básicamente se trata de mantener en posición vertical una varilla móvil sujeta por su extremo inferior. El sistema es inestable ya que, debido a la acción de la gravedad, la varilla tiende a salir de su posición de equilibrio para alcanzar una situación de menor energía.

En la aplicación que describiremos a continuación la varilla está anclada a una carretilla que tiene la posibilidad de desplazarse con un cierto grado de libertad mediante un motor (Gráfico 16.4). La varilla puede girar dentro del mismo plano en que se desplaza la carretilla, cuyo movimiento provoca la aplicación de una fuerza de inercia sobre la varilla. Haciendo uso de dicha fuerza de inercia el objetivo de control es mantener la varilla en su punto de equilibrio inestable (posición vertical). Las variables necesarias para describir el comportamiento dinámico del péndulo invertido también se muestran en el gráfico.

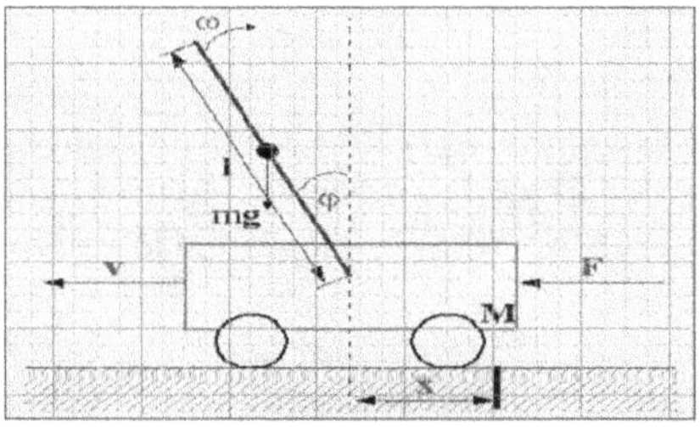
ω
l
mg
φ
v
F
M
x

– Gráfico 16.4 –

La dinámica del sistema viene condicionada por los siguientes parámetros:

- *l:* Longitud de la varilla.
- *m:* Masa de la varilla.
- *M:* Masa de la carretilla.
- *x:* Posición de la carretilla con respecto al origen de coordenadas.
- *v:* Velocidad lineal de la carretilla.
- *F:* Fuerza de empuje suministrada por el motor.
- *ω:* Velocidad angular de la varilla.
- *φ:* Ángulo que forma la varilla con la vertical.

De una forma general, la señal estudiada más frecuentemente en posturología se calcula mediante una plataforma de fuerza. Se trata, en efecto, de la trayectoria de los centros de presión que corresponden al punto de aplicación de la resultante de las fuerzas ejercidas por el sujeto a nivel de sus apoyos.

La medición del centro de presiones es reproducible y ha sido validado en la literatura para valorar el equilibrio en bipedestación, aunque no se aportan técnicas lo suficientemente sensibles como para discriminar entre dos grupos de deportistas con equilibrio excelente en bipedestación.

Esta señal traduce la intensidad del par de fuerzas resultante que se aplican a nivel de los tobillos y sus movimientos están directamente ligados a la actividad muscular y dependen de las aceleraciones segmentarias. Lo que se puede percibir como una desventaja en realidad es el medio por el cual iniciamos los desplazamientos. De hecho, si el centro de presiones (CP) y el centro de gravedad (CG) no pudieran disociarse seríamos incapaces de comunicar aceleraciones horizontales a nuestro centro de gravedad y, por lo tanto, de movernos (Gráfico 16.5).

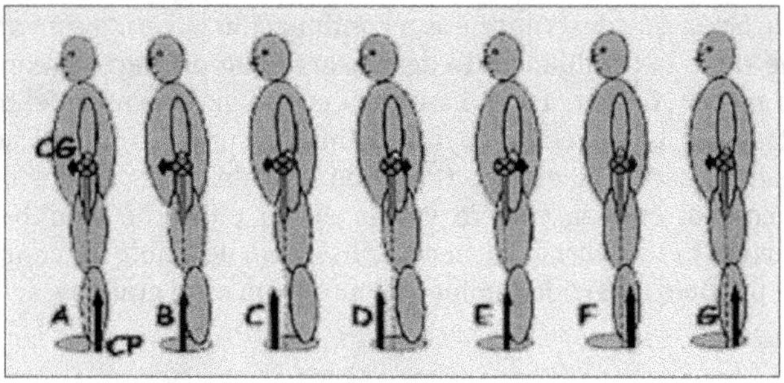
CG
A
CP
B
C
D
E
F
G

– Gráfico 16.5 –

En el gráfico, en un instante dado (A) el punto de aplicación del CP está situado detrás del CG. La diferencia entre estos dos vectores determina la aceleración horizontal comunicada al CG y, por tanto, su velocidad horizontal.

En el caso presente la diferencia CP–CG va a inducir en los momentos siguientes un aumento de la velocidad instantánea, que será máxima hasta el momento en que la diferencia CP–CG sea nula (B). A partir de ahí la aceleración se invierte y la velocidad del CG disminuye (C) llegando incluso a invertirse (D). El CG, al desplazarse en sentido opuesto, provoca una nueva aceleración y su trayectoria realiza un desplazamiento de izquierda a derecha del CP y al igual que en (B), su velocidad máxima se obtendrá cuando el CP y el CG se confundan (E). Por último, el CP vuelve a estar detrás del CG, cuya velocidad disminuye progresivamente hasta invertirse de nuevo, lo que reemplaza al CP y al CG hasta posiciones similares a las que ocupaban en (A). Evidentemente, los movimientos aquí descritos según la dirección antero-posterior son de la misma naturaleza en la dirección medio-lateral y, de hecho, un análisis más detallado de las tareas a las cuales se asigna este CP muestra dos funciones esenciales:

- Asegurar, por sus desplazamientos, los del CG.
- Atraer, cada vez que sea necesario, al CP y por tanto al CG hacia una zona bien particular.

El esquema anteriormente citado precisa de la relación que mantienen el CP y el CG y en el mismo se puede apreciar que los movimientos del CG están totalmente controlados por el CP.

Partiendo de funciones distintas parece que valorar la "performance" postural del paciente a partir de una trayectoria compleja como las de los centros de presión no tiene más que un interés limitado por esta "performance". En efecto, si a título de ejemplo nos referimos al parámetro de la superficie nos podemos dar cuenta de que un aumento de la superficie del CP puede resultar de los movimientos más importantes del CG y/o del CP-CG. En el gráfico siguiente se muestra un ejemplo de amplitud entre los desplazamientos del CG y los del CP en función de la frecuencia de oscilación (Gráfico 16.6).

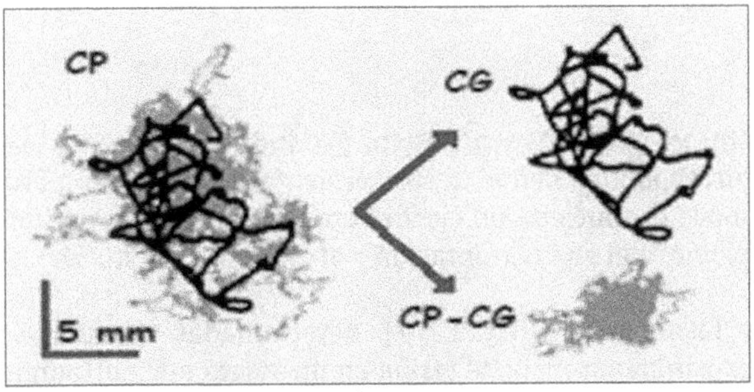
CP
CG
CP-CG
5 mm

– Gráfico 16.6 –

Hace falta comprender bien que la conservación permanente del equilibrio, si supone una proyección vertical del CG sobre el interior de la superficie de sustentación, no obliga en nada su mantenimiento en una determinada zona de esta superficie.

La disminución de los desplazamientos del centro de presión clásicamente observados a través de un protocolo de "feedback" visual, inicialmente resulta en una reducción de los movimientos del centro de gravedad y en un aumento de la diferencia entre los movimientos del centro de presión y los del centro de gravedad, sugiriendo un aumento de la actividad muscular y significando que el peso se soporta equitativamente por los dos apoyos y entre 20 y 50mm por delante de la articulación de los tobillos.

Un estudio llevado a cabo por Okada (1970) mostró que el mantenimiento de una postura ortostática se traduce en una actividad continua del músculo soleo con un nivel correspondiente a menos del 10% de la fuerza máxima voluntaria y, según las circunstancias, de una actividad del gastronemio externo.

Por último, teniendo en cuenta el carácter persistente de esta posición preferencial, tal y como refleja Gurfinkel (1992), si llegamos a desplazar esta posición preferencial gracias a un subterfugio basado en oscilaciones vibradoras que otorgan sensación de desplazamiento, los sujetos evaluados vuelven a su posición original una vez que la perturbación postural cesa.

ANATOMÍA Y FISIOLOGÍA DEL SISTEMA DE EQUILIBRIO

El organismo está generalmente informado de un desequilibrio a partir de varias familias de receptores o de entradas (visión, laberinto, propiocepción y sensores mecánicos plantares) y está basado en la interacción entre las funciones vestibulares, visuales y propioceptivas.

La información referente a los movimientos articulares y a sus posiciones proporcionada por los mecano-receptores dérmicos, musculares, tendinosos, ligamentosos y articulares se combinan con la entrada de los sistemas vestibulares y visuales para mantener el equilibrio. En este sentido, la propiocepción y el feedback neuro-muscular son un factor importante en el mantenimiento de la estabilidad funcional de las articulaciones y en el manejo del equilibrio, la regulación del tono muscular y el control de los movimientos.

ENTRADA VISUAL

El movimiento, ya sea activo o pasivo, produce en todos los casos efectos visuales que se corresponden con el desplazamiento de la imagen percibida sobre la retina. Se reconoce después de un cierto tiempo que las informaciones visuales juegan un papel primordial en la orientación y el equilibrio postural.

Según Lee y Lishman (1975 y 1977), determinadas tareas posturales son imposibles de realizar en ausencia de visión en un sujeto normal, aunque gracias a distintas manipulaciones de esta entrada visual es posible establecer qué tipos de índices están particularmente implicados en el control postural. El primero de ellos concierne a las diferencias anatómicas y fisiológicas del receptor, es decir, de la retina, en la que se distingue una zona situada en su parte central (la fóvea o retina central, por oposición a la retina periférica) que está desprovista de elementos nerviosos y que es la encargada de proporcionar información detallada sobre la forma de los objetos fijados y su movimiento relativo a su entorno, mientras que la periférica funciona en estrecha interacción con el sistema vestibular y proporciona información sobre los movimientos cefálicos y los movimientos del cuerpo relativos al entorno. En este sentido, son varios los estudios que han demostrado que el control ortostático está esencialmente controlado por la visión periférica a partir de índices estáticos (visión de posición y/o orientación) y dinámicos (visión del movimiento).

Amblard y col. (1985) precisaron la existencia de dos componentes de la actividad postural: un mecanismo lento determinado a retener y tomar en consideración estos índices estáticos y otro más rápido destinado a mantener la posición. El papel preponderante la visión sobre las otras entradas neuro-sensoriales ha sido mostrado en distintos estudios. Por su parte, Lekhel y co. (1994) indican que la visión es susceptible de modularse e incluso de anular ciertas estrategias de movimientos multi-segmentarias coordinadas. Por otro lado, existen numerosos trabajos que parten de una variabilidad de la dependencia de las informaciones visuales en función de la edad, del sexo y de una práctica deportiva regular, si bien en algunos casos aparecieron datos que resultaron contradictorios en algunas fases. Por ejemplo, en un estudio realizado por Golomer et al. (1999) con bailarines clásicos, los varones de 14 años resultaron ser menos dependientes visualmente que los de 11 años, mientras que los de 18 lo fueron más, aunque en este caso se atribuyó a la gran velocidad de crecimiento que se presenta en esta etapa de la vida, por lo que las referencias propioceptivas adquiridas y del esquema corporal podrían estar distorsionadas.

En esta misma línea, Bles (1980) y posteriormente Paulus (1990) mostraron que un paisaje visual distante 5 metros permitía la toma en cuenta de suficientes índices visuales de movimiento para estabilizar la postura. Por lo tanto, la propiocepción ligada a la motricidad ocular representa igualmente un elemento determinante en esta tarea.

Los efectos sobre el control postural pueden ponerse en evidencia por estímulos vibratorios que tienen el poder, como sobre todo el músculo esquelético, de comunicar informaciones aferentes deformadas que en su momento determinan correcciones posturales inapropiadas (Roll, 1988). Uno de los índices a estudiar con el objetivo de valorar la contribución visual o propioceptiva es el llamado *Coeficiente de Romberg* (QR).

ENTRADA VESTIBULAR

Según ha podido demostrarse a través de la adaptación por estancias en microgravedad, los receptores vestibulares juegan un papel determinante en el equilibrio (Barona, 1993).

Al otro lado del tímpano se encuentra el laberinto, el cual actúa a modo de receptor de los movimientos de la cabeza. Está formado por una serie de cavidades sinuosas que tienen la función de registrar las aceleraciones/deceleraciones bruscas que sufre el encéfalo y requiere de un umbral de activación alto, es decir, el movimiento debe ser de una cierta intensidad. Los desplazamientos angulares (de rotación) son detectados por los canales semicirculares, mientras que los desplazamientos lineales y la gravedad son detectados por el utrículo y el sáculo (Gráfico 16.7).

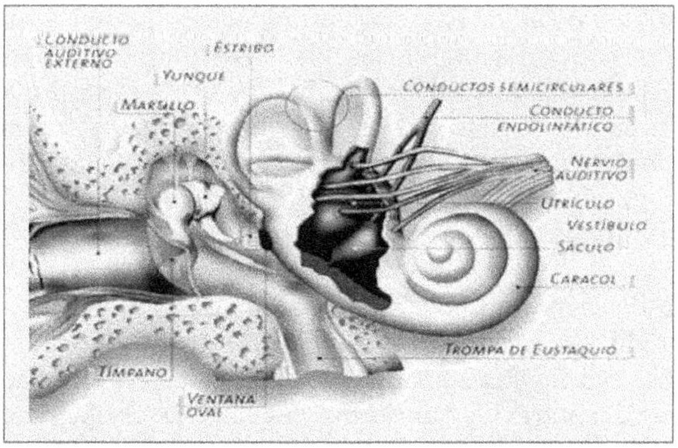
Conducto auditivo externo
Estribo
Yunque
Marsillo
Conductos semicirculares
Conducto endolinfático
Nervio auditivo
Utrículo
Vestíbulo
Sáculo
Caracol
Trompa de Eustaquio
Tímpano
Ventana oval

– Gráfico 16.7 –

ENTRADA TÁCTIL

Las sensaciones táctiles son el resultado de una estimulación de los receptores cutáneos. En este sentido, por lo general se distingue fácilmente un tacto grosero (percepción de algo) mientras que la localización, la forma o la textura se determinan de forma más dificultosa. De hecho, son varios los receptores que están implicados en estas sensaciones.

La piel posee dos tipos de mecanorreceptores de adaptación rápida, cada uno de los cuales tiene una morfología particular: los *Corpúsculos de Meissner* y los *Corpúsculos de Pacini*. Los primeros se sitúan a nivel de la dermis, mientras que los segundos se sitúan de forma más profunda y son los que determinan las propiedades de adaptación rápidas de los potenciales de recepción. Asimismo, la piel posee dos tipos de mecanorreceptores de adaptación lenta: los *Corpúsculos de Merkel*, que son superficiales, y los *Corpúsculos de Ruffini*, que se localizan más profundamente (Gráfico 16.8).

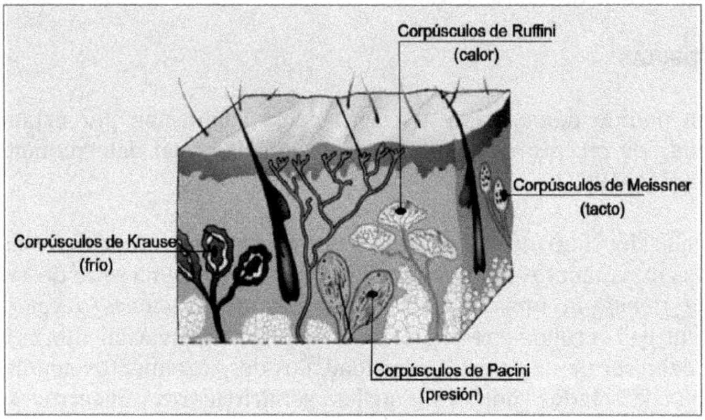
Corpúsculos de Ruffini
(calor)
Corpúsculos de Meissner
(tacto)
Corpúsculos de Krause
(frío)
Corpúsculos de Pacini
(presión)

– Gráfico 16.8 –

Aunque la densidad de los receptores sea más débil a nivel del pie que a nivel de la mano, distintos estudios basados en una anestesia de las huellas plantares por el frío sugieren que las aferencias plantares juegan un papel en absoluto desdeñable en el mantenimiento de la postura ortostática. No obstante, estas informaciones pueden volverse preponderantes en caso de conflicto sensorial frente a otras informaciones visuales o vestibulares.

ENTRADA PROPIOCEPTIVA

El concepto de la propiocepción ha evolucionado a lo largo del tiempo. A comienzos del siglo XX, Sherrington (1915) hablaba de dos tipos de receptores para explicar el equilibrio. Por un lado, los que reciben la información interna del cuerpo (los propioceptores) y, por otro, los que la reciben del entorno (los telerreceptores). Así pues, para Sherrington los receptores de las articulaciones, tendones, músculos y laberintos son los propioceptores y los estímulos visuales, auditivos e incluso olfativos y los que no están directamente en contacto con el cuerpo son los teleceptores.

Sin embargo, a lo largo de los años distintos autores han atribuido a la palabra propiocepción significados que en ocasiones resultan contradictorios. Según el profesor Riva (1999) se establece la diferenciación entre arqueo-propiocepción, es decir, el componente reflejo de la estabilización muscular que utiliza las fibras nerviosas rápidas y potentes (80-120 m/s) y propio-percepción, que implica una toma de conciencia del movimiento y del posicionamiento del cuerpo en el espacio.

Aunque músculos y tendones contienen efectivamente mecanorreceptores que traducen en señales eléctricas las mínimas deformaciones mecánicas que sufren, la piel también registra las más sutiles variaciones de presiones a partir de las cuales se organiza toda la estática corporal y aunque no se le suele prestar mucha atención, quizás sea el órgano propioceptivo más importante.

Actualmente el concepto de propiocepción lleva componentes conscientes e inconscientes y se cree que la sensibilidad propioceptiva tiene orígenes desde la integración de las señales derivadas de los receptores articulares, musculares y de la piel, en especial la que cubre las articulaciones. En cuanto a los mecanorreceptores, transmiten una deformación mecánica en señales eléctricas a frecuencia de modulación y la envían al centro nervioso a través de las fibras nerviosas de alta velocidad de conducción, por lo que un incremento del estímulo deformante se codifica con un incremento de la frecuencia de descarga y con un incremento del número de los receptores implicados.

El conocimiento de la posición del cuerpo en el espacio supone, además, la integración de un esquema corporal egocéntrico por el sesgo de las entradas visual y propioceptiva, éste de un referencial exocéntrico. Esto se realiza mediante el sistema ósteo-muscular-cutáneo, que informa de su estado funcional permanentemente al SNC a través del sesgo de los mensajes aferentes de los músculos, tendones, ligamentos, cápsulas articulares y de la piel (Fitzpatrick, 1994).

Otros mecanorreceptores implicados en la detección de informaciones propioceptivas son los *órganos tendinosos de Golgi*, que se encuentran en la unión músculo-tendinosa. Son sensibles a la tensión ejercida por una elongación pasiva o una contracción activa de las fibras musculares y su acción principal consiste en una influencia inhibidora sobre las motoneuronas. Las informaciones aferentes de tipo b, además de su implicación en la puesta en escena del reflejo miotático inverso (inhibición de las motoneuronas del músculo homónimo) permiten estimar el nivel de fuerza resultante de la contracción muscular, pudiéndose señalar que existe una relación lineal entre la frecuencia de descarga de este receptor y la fuerza muscular y que su participación en el control del movimiento es cada vez más evidente (Calderón, 2005). Además de esta sensibilidad estática, también se puede apreciar una sensibilidad dinámica (Conway, 1987).

Por último, tal y como explica Gagey (2001), conviene observar la integración de la entrada podal mediante el *Cociente Plantar* (QP). En el individuo normal, todas las esponjas ("foam") que recubren los sensores de las plataformas comportan una disminución de la estabilidad (Amblard, 1976 y Magnusson et al., 1990).

CONFLICTOS SENSORIALES

El papel preponderante de las informaciones visuales ha sido puesto en evidencia por el sesgo de los protocolos experimentales neutralizando efectos tales como el desplazamiento del entorno acoplado con el del cuerpo (Forssberg et al., 1982 y Nashner & Forssberg, 1986) o comunicando a los sujetos informaciones erróneas por habitación móvil (Lee, 1975 y 1977).

Este papel mayor de la visión en el adulto parece ser una reminiscencia de la prevalencia visual observada en distintos estudios realizados durante la infancia por Shumway-Cook. La explicación adelantada por Lee (1975 y 1977) se basa en el hecho de que las únicas informaciones que permanecen invariables durante este periodo son las visuales, mientras que las informaciones propioceptivas, dependientes de las modificaciones morfológicas ligadas al crecimiento, necesitan una recalibración permanente. En este sentido, los test de estabilidad postural han proporcionado alguna evidencia de una unión entre los déficits en destrezas motoras gruesas y el desarrollo de la dislexia (Moe-Nilssen et al., 2003).

Por otro lado, según varios autores se observa que las entradas somatosensoriales son más informativas que las otolíticas para la percepción de la orientación corporal y la eficiencia de las entradas otolíticas y/o interoceptivas pueden incrementarse a través de un entrenamiento específico para compensar la carencia de las entradas somatosensoriales (Bringoux et al., 2000).

LA TRAYECTORIA DEL CENTRO DE PRESIONES

El control postural y el manejo del desequilibrio es la capacidad para manejar situaciones de inestabilidad alta, es decir, cerca del punto en el cual más allá el equilibrio no es recuperable.

El mantenimiento estático de la postura requiere una contracción continua de los músculos antigravitatorios, ya que sin la fuerza muscular el hombre no puede mantenerse de pie y tiende a caerse, aunque esta continua situación de inestabilidad favorece un mayor dinamismo. Por tanto, en el hombre, al igual que ocurren en muchos otros animales, la movilidad en detrimento de la estabilidad es privilegiada.

En las personas mayores la estabilidad incrementada de las extremidades inferiores viene marcada por la reducción de la velocidad y de la cadencia en la marcha y, en este sentido, incrementos concomitantes en la estabilidad de la cabeza han sido relacionados con las tareas visuales. El incremento de la estabilidad puede servir como un mecanismo preventivo para evitar las caídas e incluso, la visión facilita la estabilización de la cabeza en individuos que ven reducidos otros sistemas necesarios para el equilibrio dinámico. Así pues. la visión mantiene su importancia en el control postural, mientras que la conducción y la integración central se vuelven menos eficientes con la edad.

En general, la recuperación del equilibrio del cuerpo humano se produce a base de colocar posiciones que reducen las resultantes de las fuerzas generadas y su "momento" con respecto a un punto genérico a través de un desplazamiento del baricentro. Es decir, que en el caso de sufrir un empuje horizontal o un desplazamiento, lo que hay que desplazar primero son las partes más cercanas al suelo, produciéndose una onda que se inicia en la parte más distal del cuerpo y termina en la parte más proximal.

Nos servimos fijando una imagen. Dicho de otra manera, el ojo reseña situaciones que ni el oído ni la propiocepción reconocen y este desacuerdo entre los distintos sistemas de equilibrio es suficiente para provocar vértigos, náuseas y otros dolores de cabeza característicos del famoso "mal de mar"; además, los ojos también nos informan sobre los movimientos de la cabeza. En cuanto la cabeza se mueve, aunque sea imperceptiblemente, la imagen se desplaza sobre la retina e inmediatamente se activa la regulación postural para colocarla en la posición inicial. Es así, en bipedestación, cuando las oscilaciones de la parte más alta del cráneo no se desplazan más que unos milímetros, pero si le pedimos al sujeto que cierre los ojos y se mantenga sobre un solo pie veremos que los movimientos llegan a medirse en centímetros y en decenas de centímetros.

Privados del sentido de la vista nos encontramos obligados a utilizar las informaciones provenientes del oído interno y parece que mientras la visión puede dominar en otros sentidos, la habilidad para utilizar la visión normal para reducir el balanceo postural puede ser relativamente inmadura en niños. Una explicación para las magnitudes mayores del balaceo y la irrelevancia de la información visual en algunos niños cuando se comparan con los adultos, es que pueden diferir en su habilidad para fijar visualmente una tarea cercana.

Mientras que el estudio de Lee demostró que los individuos adultos pueden utilizar una tarea visual cercana para reducir el balanceo postural, otros autores han utilizado una tarea visual para comprobar la estabilidad postural de niños con edades entre 6 y 10 años, encontrado que en estas edades no se utiliza la tarea visual cercana para estabilizarse en el plano A-P.

En resumen, hay dos posibles explicaciones de por qué los niños utilizan peor la información visual para reducir el balanceo A-P:

- Una inhabilidad para fijar visualmente puede entorpecer la propiocepción visual y limitar la utilidad de una tarea visual.
- Los jóvenes pueden no ser capaces de utilizar la información derivada de una fijación visual para reducir el balanceo postural.

También, en contraste con los adultos, la aparición del balanceo a estas frecuencias en niños no está necesariamente relacionada con alguna patología. De hecho, los adultos pueden emplear una tarea visual para reducir el balanceo postual de la bipedestación (Lee, 1975 y 1977) y según explica Gauchard (2001):

> *"... Pequeñas oscilaciones corporales, que producen cambios sobre la superficie retiniana, pueden contribuir a la propiocepción visual, que es, la percepción inducida visual o automoción."*

Paulus y cols. (1984 y 1987) sugieren que, más que la retina periférica, es el área central del campo visual la que domina el control postural y afirman que el efecto de estabilización de sólo 30º de visión central es groseramente equivalente a la proporcionada por toda la visión periférica con el mismo grado de visión del 30º ocluido. Sin embargo, a pesar de que estos mismos autores subestimaron el papel de la visión fóvea, actualmente coinciden al afirmar en que es un poderoso contribuyente al balanceo lateral en particular. En resumen, parece que la visión central y periférica presentan distintas ventajas y limitaciones para utilizar la regulación postural y según las tareas presentadas -estática frente a dinámica, visión fóvica frente a central frente a periférica, en fondo como en primer plano-todas influyen sobre la regulación del balanceo de lo que se llama propiocepción visual (Riach, 1989) y estudios más recientes confirman la dependencia del sistema visual de todos los deportistas independientemente de su disciplina (Calavalle, 2008).

En conclusión, para los niños menores de 10 años los varones se balancean más que para las niñas y esta amplitud del balanceo, mayor en la dirección sagital que en la lateral, disminuye con la edad en los niños, pero no ocurre igual en las niñas. Además, la disminución de dicho balanceo es igualmente pronunciado tanto en la dirección sagital y lateral (Odenrick, 1984).

Así pues, se observa la aparición de movimientos y contra-movimientos del tronco, caderas y miembros superiores siempre en exceso en relación a la situación biomecánicamente a recuperar. Los deportistas mueven relativamente poco la parte alta del cuerpo en ejercicios como mantenerse en la Plataforma Delos o sobre un pie con los ojos cerrados porque pueden contar de un tercer sistema que, sobre ellos, se desarrolla extraordinariamente eficaz, como es la propiocepción (Riva, 1999).

Por último, desde hace tiempo se viene estudiando la relación entre las oscilaciones corporales, el equilibrio postural espacial y los procesos del control biológico general y especial que hacen factible la vida humana, el dominio del medio, la acomodación del hombre a medios disímiles, dentro de los procesos de crecimiento y desarrollo.

EVOLUCIÓN DEL EQUILIBRIO EN FUNCIÓN DE LA EDAD Y EL SEXO

El equilibrio parece tener una evolución favorable con la edad de forma que entre los 2 y los 14 años el balanceo postural decrece linealmente (Shambes, 1976; Riach, 1987; Hytonen, 1993 y Kirshenbaum, 2001) e incluso con la altura y el peso (Balogun & Alawale, 1997), aunque en algunos trabajos no se encuentran diferencias significativas (Siegel & Tecklin, 1991) o su desarrollo no se produce de forma tan lineal (Kirshenbaum & Starkes, 2001) y otros autores encuentran que se utilizan diferentes estrategias para el control postural cuando se les pide que realicen determinados movimientos (Koceja & Earles, 1999).

En relación a la diferencia por sexos, podemos encontrar distintas apreciaciones: desde no apreciarse diferencias significativas entre chicos y chicas (Siegel & Tecklin, 1991) hasta una tendencia de mejor equilibrio en las niñas

(Riach, 1987; Richardson et al., 1992; Kirshenbaum & Starkes, 2001 y Laughton et al., 2003) pasando por obtener una estabilidad más temprana en los varones aunque partiendo de una inestabilidad mayor, es decir que progresan más en la estabilidad obteniendo un mejor equilibrio en edades adultas (Balogun & Alawale, 1991).

La predominancia del control vestibulo-visual del equilibrio hace que exista una dependencia somato-sensorial-vestibular a la edad de 3 años, pero la transición a un equilibrio similar en los adultos no se completa para todas las condiciones sensoriales incluso pasados los 6 años. En este sentido, el empleo de la posturografía para valorar los déficits de integración sensorial y vestibular en estas edades está siendo discutido (Foudriat et al., 1993), más concretamente el cambio de estrategia en el control postural que se produce entre los 4 y 6 años y que termina entre los 7 y 10 años (Shumway-Cook, 1985).

Si nos referimos a edades más adultas vemos que se produce un mayor deterioro en el control dinámico que en el estático (Baloh et al., 1994) y que el mismo es más acusado en los varones debido principalmente al deterioro de las condiciones visuales y vestibulares, lo que puede ser causa del aumento del número de caídas en estas edades (Baloh et al., 1995 y Matheson & Smith, 1999), por lo que los ejercicios propioceptivos adquieren una especial importancia para la prevención (Perrin et al., 1999; Gauchard & Perrin, 2001 y Gauchard et al., 1999 y 2003) más aún si tenemos en cuenta que con la edad las demandas de atención para el control postural aumentan según disminuye la información sensorial (Shumway-Cook, 2000).

Finalmente, en contraste con los adultos jóvenes, algunos investigadores han encontrado demandas de atención significativas asociadas con el control postural en adultos mayores incluso en situaciones relativamente sencillas (Woollacott, 2002) y diferentes estudios examinan el efecto que tiene una segunda tarea durante el rendimiento simultáneo de una tarea postural y el efecto de las demandas cognitivas incrementadas sobre el control de la postura (Teasdale et al., 1993; Shumway-Cook & Kerns, 1997; Shumway-Cook, 2000 y Woollacott, 2002).

EL EQUILIBRIO EN EL DEPORTE

Son muchos los ejemplos que se pueden exponer sobre la importancia del equilibrio en el deporte (Soderman et al., 2000; Peterson et al., 2003; Broglio et al., 2004; Davlin, 2004; Mangus et al., 2004; Tlili, 2004; Gerbino, 2006; Giofitsidou et al., 2006; Owen et al., 2006; Paillard et al., 2006; Paillard & Noe, 2006; Philippaerts, 2006; Guillou et al., 2007; Hrysomallis, 2007 y Thorpe, 2008). Según esto, podemos hablar de tres aspectos:

- El efecto del equilibrio sobre la salud.
- El efecto del equilibrio sobre el deporte.
- El efecto de la actividad física o el deporte sobre el equilibrio.

Numerosos estudios han encontrado que una pobre habilidad para el equilibrio está significativamente relacionada con el incremento del riesgo de las lesiones de tobillo en diferentes actividades y que esta relación parece ser más frecuente en los varones que en las mujeres (Hrysomallis, 2007). Además, el entrenamiento del equilibrio también se ha utilizado para prevenir las lesiones de tobillo y de rodilla en la práctica deportiva (Soderman et al., 2000; Mangus et al., 2004 y Hrysomallis, 2007), como parámetro predictor de las lesiones de tobillo en los deportistas (McGuine et al., 2006) o para la evaluación clínica de las funciones locomotoras específicas, tales como la estabilidad de la cadera (Tropp & Odenrick, 1988 y Hahn et al., 1999).

La relación del equilibrio con el rendimiento deportivo es fácilmente observable en las distintas actividades, algunos ejemplos que podemos citar son: en el golf, el sujeto necesita mantenerse quieto para una correcta estabilización de la distancia frente a la bola (Stemm & Royer, 2001 y Tsang & Hui-Chan, 2004); los tiradores olímpicos necesitan de una buena estabilidad para no fallar el blanco (Niinimaa & McAvoy, 1983; Era et al., 1996; Ball & Wrigley, 2003 y Manonen et al., 2007), al igual que los biathletas (Larue et al., 1989; Hoffman et al., 1992; Rundell & Bacharach, 1995; Groslambert et al., 1999 y Grebot et al., 2003); en el caso de los gimnastas se requiere del control de su centro de gravedad para no perder la situación espacial frente a los aparatos (Breingoux et al., 2000; Carrick et al., 2007; Gautier & Chollet, 2007; Gautier & Larue, 2008 y Gautier & Vuillerme, 2008); un ciclista corriendo a contrarreloj o en pista realizará menos metros si mantiene un mejor equilibrio que sus competidores (Brown, 1993 y Ageberg, 2003); un esquiador necesita una gran dosis de equilibrio para poder deslizarse (Haymes & Dickinson, 1980; Andersen & Montgomery, 1988; Kazakov et al., 1989; Virmavirta & Komi, 2001; Malliou et al., 2004 y Noe, 2005); los velocistas tienen que estabilizar su cuerpo en cada pisada, ya que cuanto más equilibrio tengan menos fuerza emplearán en estabilizar el cuerpo y podrán utilizarla para propulsar la zancada. Y así podríamos seguir exponiendo muchos más ejemplos de la relación del equilibrio dentro del ejercicio físico (Méndez-Villanueva, 2005).

En el caso de del equilibrio postural de los futbolistas (Berger & cols., 2002; Gerbino et al., 2006; Paillard et al., 2006; Bressel et al., 2007; Ramos et al., 2007; Paillard & Noe, 2008 y Bizid, 2006) y de los bailarines (Perrin et al., 2002 y Gerbino et al., 2006) distintos estudios avalan que sus características pueden ser objetivamente medidas utilizando los datos del Centro de Presiones y según los datos que se han obtenido, las bailarinas presentan mejores resultados que las futbolistas, lo que lo convierte en una prueba perfectamente útil para futuras investigaciones sobre el balance postural (Gerbino et al., 2006) y realizar comparaciones entre distintos deportes (una de estas investigaciones fue llevada a cabo por Bressel (2007) al comparar jugadoras de baloncesto con futbolistas y gimnastas. Las futbolistas presentaban el mismo grado de estabilidad estática y dinámica que las gimnastas, mientras que las jugadoras de basket presentaban menor equilibrio estático frente a las gimnastas y menor equilibrio dinámico frente a las futbolistas).

También se ha utilizado en la diferenciación de las técnicas de apoyo entre biathletas (Larue et al., 1989) y tiradores olímpicos (Era et al., 1996). Comparando el equilibrio en la fase de tiro en bipedestación se observó que presentaban los mismos valores de equilibrio en posturas similares, aunque utilizaban técnicas distintas (Larue et al., 1989). En el caso de los tiradores se comprobó una relación inversa entre el balanceo y rendimiento deportivo, es decir, un mayor balanceo en la prueba coincidía con un menor rendimiento deportivo (Ball & Wrigley, 2003).

Existen muchos estudios de la relación y/o importancia del deporte y la actividad física sobre el equilibrio (Rosi, 1979; Balogun & Alawale, 1997; Gaurchard et al., 1999 y 2003; Perrin et al., 1999 y 2002; Riva et al., 1999; Caron et al., 2000; Perrot et al., 2000; Gauchard & Perrin, 2001; Paillard et al., 2002, 2005 y 2006; Asseman & Cremieux, 2004; Davlin, 2004; Bizid, 2006; Paillard & Noe, 2006; Paillard et al., 2007 y Gautier & Larue, 2008), aunque hay autores que no sólo consideran la actividad física como favorecedora sino que, además, para que resulte efectiva, tiene que ser específica (Vuillerme et al., 2001; Vuillerme, 2001 y 2004 y Malliou et al., 2004).

En fútbol, la naturaleza de la motricidad, estando determinada por la demarcación ocupada en el terreno de juego, influenciaría las actividades posturales. Así, la realización de una tarea de equilibrio estandarizada no aprendida distinguiría los futbolistas atacantes y defensores (Bizid, 2006) y en un estudio realizado por Rossi (1979) los deportistas eran más hábiles en juzgar las dimensiones corporales en relación con los objetos del entorno que el patrón que mostraban los no deportistas.

En dicho estudio el rendimiento del balance dinámico se midió sobre un estabilómetro, lo que precisó de un continuo reajuste de la postura de los participantes para mantener una plataforma inestable en la posición horizontal durante 30 segundos y el análisis indicó que los deportistas eran mejores que los no deportistas en el rendimiento del equilibrio. En cuanto a los deportistas, no se detectaron diferencias significativas entre los dos sexos, aunque sí se encontraron correlaciones negativas, desde moderadas hasta altas, entre el rendimiento del equilibrio y la altura y el peso (Davlin, 2004), siendo los gimnastas quienes mejor lo realizaron frente a futbolistas y nadadores, que fueron muy similares aunque mejores que los grupos de control.

También parece que el equilibrio interfiere en el rendimiento deportivo, como afirman Malliou et al. (2004) en su estudio realizado con estudiantes que no sabían esquiar y que previamente dividieron en en dos grupos, uno de los cuales sólo recibió instrucción técnica mientras que el otro recibió un entrenamiento específico de equilibrio. Ni que decir tiene que el segundo grupo obtuvo los mejores resultados en la valoración de los parámetros técnicos del esquí alpino.

Otro dato relevante a la hora de mejorar el equilibrio es la intensidad de los ejercicios, siendo los de bajo costo energético los que tienen un mayor impacto sobre el control del equilibrio al influir más sobre la propiocepción, a la vez que desarrollan y mantienen un alto nivel de sensibilidad vestibular permitiendo a individuos de la tercera edad la práctica de dichos ejercicios para reducir el peso que tiene la visión (Gauchard et al., 1999 y 2003; Perrin et al., 1999 y Gauchard & Perrin, 2001). En este aspecto hay varios trabajos que apuntan al Tai-Chi en relación a los beneficios sobre el equilibrio y la prevención de lesiones por caídas en personas mayores (Judge et al., 1993; Wolfson et al., 1993 y 1996; Shih, 1997; Hong et al., 2000; Taggart, 2002; Wu, 2002; Mak, 2003; Tsang et al., 2004; Wayne et al., 2004; Mao et al., 2006; Nnodim et al., 2006; Taylor-Piliae et al., 2006; Tsang & Hui-Chan, 2004, 2005 y 2006 y Richerson, 2007).

Los practicantes de Tai-Chi realizaron mejor la totalidad de los tests, tanto los de laboratorio como los clínicos, frente a los no practicantes y la mayor experiencia del Tai-Chi se asoció con un mejor control postural (Taggart, 2002; Mak, 2003 y Tsang & Hui-Chan, 2004, 2005 y 2006). Sin embargo hay autores a quienes dichos estudios les resultan inconsistentes y dispersos debido a la gran variedad de las medidas, poblaciones distintas, tipo y duración del ejercicio sobre el equilibrio y el tipo de estudio realizado (Wu, 2002).

Así pues, la actividad física desarrolla o mantiene la eficiencia de los reflejos implicados en el control postural, especialmente a través de la información neuro-sensorial, la cual permite a las estructuras integradoras centrales generar una respuesta motora más apropiada (Mergner et al., 2002, 2003 y 2005; Gauchard et al., 2003; Maurer et al., 2003 y 2006 y Blumle et al., 2006;).

Sin embargo, los estudios del equilibrio junto con otra tarea resultan bastante controvertidos y varios autores afirman que cuando se realiza una tarea de control postural conjuntamente con una segunda tarea, sólo la segunda tarea se ve afectada en una disminución del rendimiento (Teasdale et al., 1993 y Ebersbach et al., 1995) frente a otros que encontraron alteraciones en ambas tareas (Shumway-Cook, 1985 y 2000; Maylor, 1996 y Shumway-Cook & Kerns, 1997).

Según esto, hay autores para los que una mejora del equilibrio nos permite dedicarle menos atención al mantenimiento de la estabilidad corporal dedicándosela a otras tareas intelectuales o motoras (Paillard & Noe, 2006). En este sentido, en un estudio realizado con gimnastas frente a otros deportistas que no trabajan de forma específica el equilibrio se observó que los gimnastas disminuían su dependencia sobre los procesos de control postural cuando se les sometía a otras tareas distintas (Vuillerme, 2004), de donde se desprende que inicialmente el control del equilibrio superior se obtiene a través del entrenamiento motor y no mediante el aprendizaje de habilidades o por una mayor sensibilidad del sistema vestibular (Vuillerme et al., 2001; Balter et al., 2004; Vuillerme, 2004 y Gautier & Laure, 2008).

Otro aspecto a tener en cuenta es qué tipo de ejercicio tiene más o menos influencia sobre el equilibrio (Aalto et al., 1990 y Mangus et al., 2004) o si determinados gestos deportivos, como por ejemplo el golpeo de cabeza, pueden llegar a influir, o no, sobre el equilibrio (Broglio et al., 2004; Schmitt et al., 2004 y Mangus et al., 2004).

Tal y como hemos citado, los ejercicios de bajo costo energético son los que tienen un mayor impacto sobre el control del equilibrio al influir más sobre la propiocepción y también parecen desarrollar o mantener un elevado nivel de sensibilidad vestibular permitiendo a la tercera edad practicar dichos ejercicios para reducir el peso que tiene la visión (Gouchard et al., 1999 y 2003 y Gouchard & Perrin, 2001). Por ejemplo, en un estudio con judokas y bailarines frente a controles, al realizar la prueba con los ojos abiertos los dos primeros grupos obtuvieron mejores resultados frente a estos últimos, lo que confirma un efecto positivo del entrenamiento sobre las adaptaciones senso-motoras. Pero con los ojos cerrados solo el grupo de los judokas obtuvo una sensibilidad mejor estadísticamente significativa, lo que se explicaría, según los autores del trabajo, porque la práctica de actividades de alta destreza que implique aferencias propioceptivas mejora de forma especial tanto el rendimiento como el control del equilibrio (Perrot et al., 2000 y Perrin et al., 2002).

Igualmente parece que el nivel de la competición puede tener cierta influencia en los canales sensoriales implicados en el equilibrio. Se observó que entre judokas de nivel regional, nacional e internacional no se apreciaban diferencias significativas en ejercicio estático, pero la información visual pareció tener mayor relevancia en los internacionales (Paillard et al., 2002). De igual forma, en un estudio con futbolistas de categoría nacional y regional se comprobó que los primeros tenían mejores resultados de estabilidad debido a la adopción de una estrategia postural distinta y a la utilización de la información visual y propioceptiva (Paillard et al., 2006).

Por otro lado, ejercicios como la carrera o la marcha moderada pueden llegar a deteriorar la contribución visual a la estabilidad postural y tener efectos contrarios a la mejora del equilibrio como, por ejemplo, una desestabilización inicial en la dirección sagital mayor en la carrera que en la marcha posiblemente debido a un movimiento de cabeza excesivo y alteraciones de los centros de información visual y vestibular (Derave et al., 2002 y Ageberg, 2003).

Todos los deportistas analizados por Riva (1999) y Goetghebuer (2002) parecen actuar instintiva e inmediatamente sobre el control del posicionamiento vertical del cuerpo en relación al control de posición horizontal de la plataforma (hacen que el cuerpo apenas se mueva dejando que la plataforma oscile libremente). El equilibrio para ellos se concibe de arriba hacia abajo, es decir, son los miembros inferiores los que deben adaptarse a la verticalidad del cuerpo, mientras que en la población general se observa lo contrario, es el cuerpo el que se balancea y los desequilibrios de la base se compensan con los brazos. En este caso la influencia se ejerce de abajo hacia arriba, es decir, el tronco debe corregir los desequilibrios de los pies (Goetghebuer, 2002) (Gráfico 16.9).

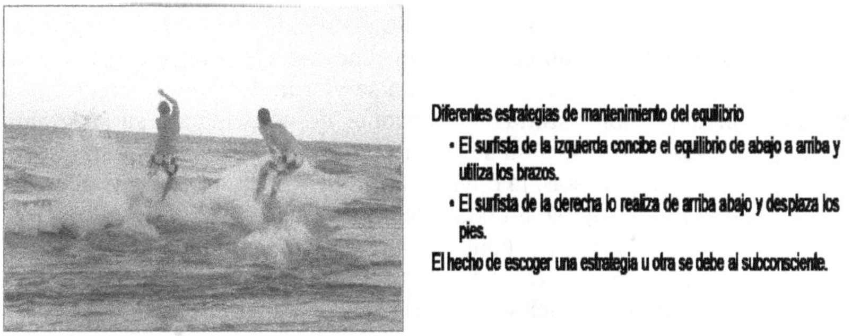
Diferentes estrategias de mantenimiento del equilibrio
• El surfista de la izquierda concibe el equilibrio de abajo a arriba y utiliza los brazos.
• El surfista de la derecha lo realiza de arriba abajo y desplaza los pies.
El hecho de escoger una estrategia u otra se debe al subconsciente.

– Gráfico 16.9 –

Los deportistas de élite tienen una destreza impresionante en cuanto a su verticalidad (Riva, 1999 y Goetghebuer, 2002). Por ejemplo, en los futbolistas se observan diferencias significativas en el control del equilibrio (mediante la información visual) entre los jugadores profesionales de nivel nacional frente a los de nivel regional (Paillard & Noe, 2006) e incluso el nivel de competición de los jugadores influencia su rendimiento postural y su estrategia (Paillard et al., 2007) o las diferencias existentes entre defensores y atacantes en cuanto a sus actividades posturales (Bizid, 2006).

El estudio concluyó que los jugadores profesionales son más estables que los aficionados y que la contribución visual en el mantenimiento del equilibrio es menos importante en los profesionales y también sugiere que el entrenamiento permite a los profesionales ser menos dependientes de la visión para el control postural, por lo que dicha acción visual puede dedicarse al tratamiento de la información que emana del juego (Paillard & Noe, 2006).

Sin embargo, para obtener un mejor equilibrio la diferencia no está en el nivel futbolístico, lo que realmente produce una mejora de esta cualidad es el entrenamiento específico del equilibrio en los futbolistas de mayor nivel (Gioftsidou et al., 2006). De manera similar se pronuncian en otro estudio con patinadores sobre hielo, donde el equilibrio resulta fundamental, donde se observa una mejora significativa del control postural al comparar patinadores que realizan ejercicios específicos neuromusculares "en seco" con patinadores que sólo entrenan los ejercicios específicos del deporte (Kovacs et al., 2004). Por último y por si lo visto hasta ahora no resulta sufiente, todavía podemos complicar aún más la situación si nos referimos al *genio postural.*

El deporte es rico en situaciones que implican tener que estar continuamente adaptándose a nuevas circunstancias. En un estudio realizado con jugadores de baloncesto se les medía el tiempo que podían mantener el equilibrio sobre una pierna, se asoció positivamente con el tiempo que llevaban jugando y no con el sexo o la edad. Concluyeron que la participación en baloncesto puede inducir efectos adaptativos bastante significativos sobre el equilibrio estático (Hahn et al., 1999). En judo se apreció que los resultados con ojos cerrados aumentaron los valores (peores resultados) en el eje ántero-posterior, un resultado interesante, según el propio autor, por la mayor participación del eje antero-posterior en el judo, frente a la lateral (Cremieux, 1994).

Vamos a terminar este trabajo con un último estudio (Segovia, 2008) realizado con niños de ambos sexos con edades comprendidas entre 10 y 14 años (Gráfico 16.10 y Gráfico 16.11a y b). En este estudio se vieron 475 niños elegidos al azar frente a 277 elegidos por distintas federaciones deportivas para su programa de talentos deportivos y en el mismo se observa que si bien los deportistas son más estables que los no deportistas, la diferencia es menos clara de lo que ocurría con edades más adultas en el apoyo bipodal (Paillard et al., 2002, 2005 y 2007; Davlin, 2004; Noe, 2005; Bizid, 2006 y Paillard & Noe, 2006), aunque en la valoración monopodal sí que se obtuvieron diferencias realmente significativas en determinados deportes y un mejor equilibrio según avanza la edad.

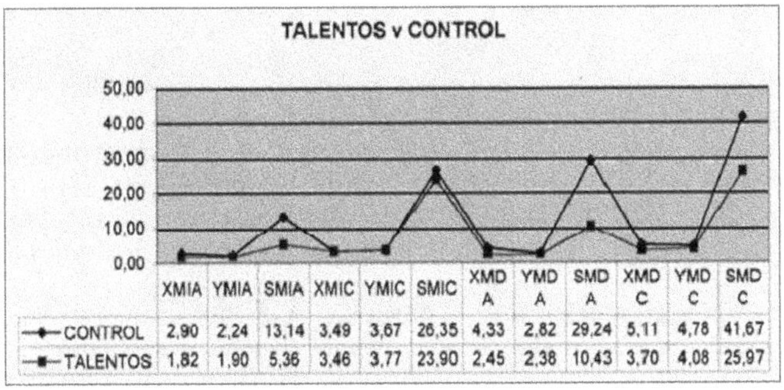
TALENTOS v CONTROL
50,00
40,00
30,00
20,00
10,00
0,00
XMIA YMIA SMIA XMIC YMIC SMIC XMD A YMD A SMD A XMD C YMD C SMD C
CONTROL 2,90 2,24 13,14 3,49 3,67 26,35 4,33 2,82 29,24 5,11 4,78 41,67
TALENTOS 1,82 1,90 5,36 3,46 3,77 23,90 2,45 2,38 10,43 3,70 4,08 25,97

– Gráfico 16.10 –

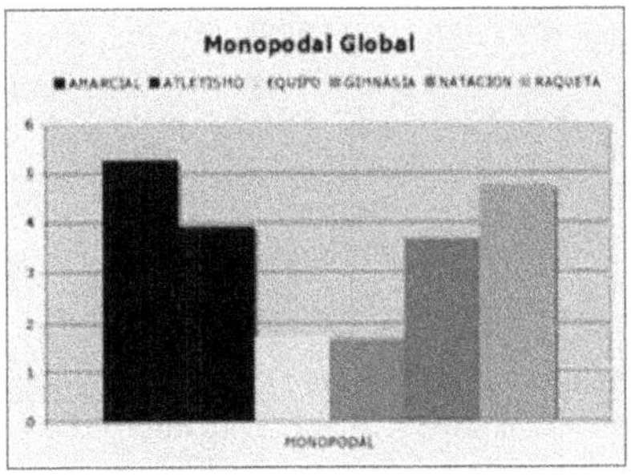
Monopodal Global

– Gráfico 16.11a –

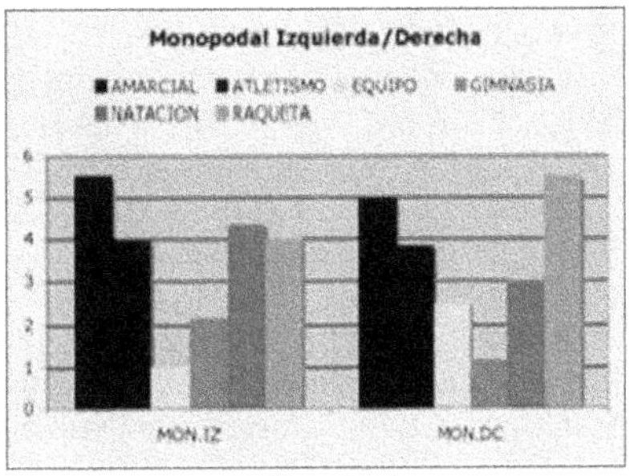
Monopodal Izquierda/Derecha
AMARCIAL ATLETISMO EQUIPO GIMNASIA
NATACION RAQUETA
MON.IZ
MON.DC

– Gráfico 16.11b –

En bipodal, de forma global se obtiene un mejor resultado de equilibrio en las artes marciales. Asimismo, al realizar el estudio con ojos abiertos y cerrados, las artes marciales vuelen a ser las de mejor equilibrio, especialmente con ojos cerrados, mientras que la gimnasia aparece en los lugares de peor equilibrio. Pero cuando se valoran los parámetros de monopodal se aprecia una tendencia de mejor equilibrio en la gimnasia y en los deportes de equipo en general y un peor equilibrio en artes marciales, natación, atletismo y raqueta. En cuanto a la medición del tiempo en bipodal y monopodal, se observó que en bipodal no fue suficiente para discriminar entre los distintos grupos de estudio, por lo que los resultados no son significativos.

En cualquier caso e independientemente de la disciplina que practiquen, parece evidente que la dependencia del sistema visual de todos los deportistas precisa, de de una forma u otra, de la incorporación de pruebas de estabilometría para su valoración.

REFERENCIAS BIBLIOGRÁFICAS

- AALTO, H.P.; ILMARINEN, R.; RAHKONEN, E. & STARCK, J. (1990): "Postural stability in shooters". En *J. Otorhinolaringo.l Ralt. Spec.* (52) pp. 232-8.
- AMBLARD, C. (1976): "Role of visual information concerning movement in the maintenance of postural equilibrium in man". En *Agresologie* (17) pp. 25-36.
- AMBLARD, C. (1980): "Role of foveal and peripheral visual information in maintenance of postural equilibrium in man". En *Percept. Mot. Skills* (51) pp. 903-912.
- AMBLARD, C.; MARCHAND, A.R. & CARBLANC, A. (1985): "Lateral orientation and stabilization of human stance: Static versus dynamic visual cues". En *Exp. Brain Res.* (61) pp. 21-37.
- ANDERSEN, R.E. & MONTGOMERY, D.L. (1988): "Physiology of Alpine skiing". En *Sports Med.* (6) pp. 210-221.
- ASAI, F.K.; TOYAMA, H.; YAMASHINA, T., NARA, I. & TACHINO, K. (1990): *The influence of foot soles cooling on standing postural control.*
- ASSAIANTE, A.B. (1996): "Visual factors in the child's gait: Effects on locomotor skills". En *Percept. Mot. Skills* (83) pp. 1019-1041.
- ASSEMAN, F.; CARON, O. & CREMIEUX, J. (2004): "Is there a transfer of postural ability from specific to unspecific postures in elite gymnasts?". En *Neurosc. Lett.* (358) pp. 83-86.
- ASSEMAN, F. & CREMIEUX J. (2004): "Is there a transfer of postural ability from specific to unspecific postures in elite gymnasts?". En *Neurosci Lett.*, (358) pp. 83-6.
- BABINSKI, J. (1899): "L'asynergie Cérébelleuse". En *Rev. Neurol.* (7) pp. 806-816.
- BALL, K.A. & WRIGLEY, B.R. (2003): "TV, Body sway, aim point fluctuation and performance in rifle shooters: Inter and intra individual analysis". En *J. Sports Sci.* (21) pp. 559-66.
- BALOGUN, A.L. & ALAWALE, F. (1997): "Determinants of single limb stance balance performance". En *Afr. J. Med. Med. Sci.* (26) pp. 153-157.
- BALOH, S.S.; SOCOTCH, T.M.; JACOBSON, K.M. & BELL, T. (1995): "Posturography and balance problems in older people" En *J. Am. Geriat. Soc.* (43) pp. 638-644.
- BALOH, F.T.; ZWERLING, L.; SOCOTCH, T.; JACOBSON, K.; BELL, T. & BEYKIRCH, K. (1994): "Comparison of static and dynamic posturography in young and older normal people". En *J. Am. Geriat. Soc.* (42) pp. 405-412.
- BALTER, S.R. ET AL. (2004): "Habituation to galvanic vestibular stimulation for analysis of postural control abilities in gymnasts". En *Neurosc. Lett.* (366) pp. 71-75.
- BALTER, S.R.; AKKERMANS, E. & KINGMA, H. (2004): "Habituation to galvanic vestibular stimulation for analysis of postural control abilities in gymnasts". En *Neurosc. Lett.* (366) pp. 71-75.
- BALTER, S.R.; DE JONG, I.; BOUMANS, R.; VAN DE LAAR, M. & KINGMA, H. (2004): "Background on methods of stimulation in galvanic-induced body sway in young healthy adults". En *Acta Otolaryngol.* (124) pp. 262-271.
- BARON, C.A. & CABAU, N. (1955): "New therapy of scoliosis in children". En *Presse Med.* (63) p. 574.
- BARONA, G.L. & COMECHE, C. (1993): "Study of the vestibular reflex. Clinical aplications of posturography". En *Acta Otorrinolaringol. Esp.* (44) pp. 217-221.
- BELL, C. (1837): *The hand. Its mechanism and vital environment* (4th ed.). London: V. Pickering.
- BERGER, L. ET AL. (2002): "Spécifiques posturales statiques des sujets agés chuters au regard des non-chuters". En *Revue de Geriatrie* (27) pp. 703-710.
- BHATTACHARYA, S.R.; BORNSCHEIN, R.L.; DIETRICH, K.N. & KEITH, R. (1990): "Lead effects on postural balance of children". En *Env. Health Perspect.* (89) pp. 35-42.

- BIZID, R.P. (2006): "Les activités posturales de footballeurs de niveau national diffèrent-elles entre les attaquants et les défenseurs?". En *Science & Sports* (21) pp. 23-25.
- BLES, K.T.; BRANDT, T. & ARNOLD, F. (1980): "The mechanism of physiological height vertigo. Posturography". En *Acta Otolaryngol.* (89) pp. 534-540.
- BLUMLE, A. ET AL. (2006): "A cognitive intersensory interaction mechanism in human postural control". En *Exp. Brain Res.* (173) pp. 357-363.
- BOGHEN, D. (1982): "Vestibular syndrome: Clinical and pathophysiological considerations". En *Adv. Otorhinolaring.* (28) pp. 33-38.
- BRANDT, P.W. & BLES, W. (1990): *Disorders of posture and gait.* Stuttgart: Thieme.
- BRESSEL, Y.J.; KRAS, J. & HEATH, E.M. (2007): "Comparison of static and dynamic balance in female collegiate soccer, basketball and gymnastics athletes". En *J. Athl. Train.* (42) pp. 42-46.
- BRINGOUX, M.L. ET AL. (2000): "Effects of gymnastics expertise on the perception of body orientation in the pitch dimension". En *J. Vestib. Res.* (10) pp. 251-258.
- BRINGOUX, M.L.; NOUGIER, V.; BARRAUD, P.A. & RAPHEL, C. (2000): "Effects of gymnastics expertise on the perception of body orientation in the pitch dimension". En *J. Vestib. Res.* (10) pp. 251-258.
- BROGLIO, G.K.; SELL, T.C. & LEPHART, S.M. (2004): "No acute changes in postural control after soccer heading". En *Br. J. Sports. Med.* (38) pp. 561-567.
- BROWN, H.J. (1993): "Effects of walking, jogging and cycling on strength, flexibility, speed and balance in 60 to 72 year olds" En *Aging* (5) pp. 427-434.
- CALAVALLE, S.D.; ROCCHI, M.B.; PANEBIANCO, R.; DEL SAL, M. & STOCCHI, V. (2008): "Postural trials: Expertise in rhythmic gymnastics increases control in lateral directions". En *Eur. J. Appl. Physiol.* (10).
- CALDERÓN, L.J. (2005): *Neurofisiología aplicada al deporte* (vol. 1).
- CARRICK, O.E.; PAGNACCO, G.; BROCK, J.B. & ARIKAN, T. (2007): "Posturographic testing and motor learning predictability in gymnasts". En *Disab. Rehabil.* (29) pp. 1881-1889.
- CARON, G.T.; ROUGIER, P. & BLANCHI, J.P. (2000): "A comparative analysis of the center of gravity and center of pressure trajectory path lengths in standing posture: An estimation of active stiffness". En *J. Appl. Biomech.* (16) pp. 234-47.
- CHAPMAN, N.K.; ALLISON, G.T.; LAY, B. & EDWARDS, D.J. (2008): "Effects of experience in a dynamic environment on postural control". En *Br. J. Sport Med.* (42) pp. 16-21.
- CONWAY, B.D. (1987): "Organization in autobiographical memory". En *Mem. Cognit.* (15) pp. 119-132.
- CONWAY, H.H. & KIEHN, O. (1987): "Proprioceptive input resets central locomotor rhythm in the spinal cat". En *Exp. Brain Res.* (68) pp. 643-656.
- CORNILLEAU-PERES, V. ET AL. (2005): "Measurement of the visual contribution to postural steadiness from the COP movement: Methodology and reliability". En *Gait Posture* (22) pp. 96-106.
- CREMIEUX, M.S. (1994): "Differential sensitivity to static visual cues in the control of postural equilibrium in man". En *Percept. Mot. Skills* (78) pp. 67-74.
- CROMWELL, N.R. & FORREST, G. (2002): "Influence of vision on head stabilization strategies in older adults during walking". En *J. Gerontol. Biol. Sci. Med. Sci.* (57) pp. 442-448.
- DAVLIN, C.D. (2004): "Dynamic balance in high level athletes". En *Percept. Mot. Skills* (98) pp. 1171-1176.
- DEBU, B. & WOOLLACOTT, M. (1988): "Effects of gymnastics training on postural responses to stance perturbations". En *J. Mot. Behav.* (20) pp. 273-300.
- DERAVE, T.N.; COTTYN, J.; PANNIER, J.L. & DE CLERCQ, D. (2002): "Treadmill exercise negatively affects visual contribution to static postural stability". En *Int. J. Sports Med.* (23) pp. 44-49.

- DONATELLI, R.W.; EKEDAHL, S.R. & COLS. (1999): "Relationship between static and dynamic food postures in professional basball players". En *J. Orthop. Sports. Phys. Ther.* (29) pp. 316-325.
- DORNAN, J.; FERNIE, G.R. & HOLLIDAY, P.J. (1978): "Visual input: Its importance in the control of postural sway". En *Arch. Phys. Med. Rehab.* (59) pp. 586-591.
- EBERSBACH, G.; DIMITRIJEVIC, M.R. & POEWE, W. (1995): Influence of concurrent tasks on gait: A dual-task approach". En *Percept. Mot. Skills* (81) pp. 107-113.
- ERA, P.; MEHTO, P.; SAARELA, P. & LYYTINEN, H. (1996): "Postural stability and skilled performance. A study on top-level and naïve rifle shooters". En *J. Biomech.* (29) pp. 301-306.
- ETTY GRIFFIN, L. (2003): "Neuromuscular training and injury prevention in sports". En *Clin. Orthop.* (409) pp. 53-60.
- FITZPATRICK, M.D. (1994): "Proprioceptive, visual and vestibular thresholds for the perception of sway during standing in humans". En *J. Physiol.* (478) pp. 173-186.
- FORSSBERG, H. & NASHNER, L.M. (1982): "Ontogenetic development of postural control in man: Adaptation to altered support and visual conditions during stance". En *J. Neurosc.* (2) pp. 545-552.
- FOUDRIAT, B.A.; DI FABIO, R.P. & ANDERSON, J.H. (1993): "Sensory organization of balance responses in children 3-6 years of age: A normative study with diagnostic implications". En *Int. J. Pediat. Otorhinolaryngol.* (27) pp. 255-271.
- FREEMAN, M. & WYKE, B. (1967): "The inervation of the ankle joint". En *Acta Anat.* (68) pp. 321-333.
- FUKUDA, T. (1959a): "Vertical writing with eyes covered. A new test of vestibulospinal reaction". En *Acta Otolarynl.* (50) pp 26-33.
- FUKUDA, T. (1959b): "The stepping test. Two phases of the labyrinthine reflex". En *Acta Otolaryng.* (50) pp. 95-108.
- FUKUDA, T. (1961): "Studies on human dynamic postures from the viewpoint of postural reflexes". En *Acta Otolaryng.* (Sup. 161).
- GAGEY, P.M. (1991): "Orthostatic postural control in vestibular neuritis: A stabilometric analysis". En *Ann. Otol. Rhinol. Laryngol.* (100) pp. 971-975.
- GAGEY, P.M. (2000): *Posturología. Regulación y alteraciones de la bipedestación.* Madrid: Editorial Masson.
- GAGEY, P.M.; & USHIO, N. (1993): "Introduction to clinical posturology". En *Agresologie* (44) pp. 217-221.
- GAUCHARD, G.P.; JEANDEL, C. & PERRIN, P.P. (2003): "Physical activity improves gaze and posture control in the elderly". En *Neurosc. Res.* (45) pp. 409-417.
- GAUCHARD, J.C. & PERRIN, P.P. (2001): "Physical and sporting activities improve vestibular afferent usage and balance in elderly human subjects". En *Gerontology* (47) pp. 263-270.
- GAUCHARD, J.C.; TESSIER, A. & PERRIN, P.P. (1999): "Beneficial effect of proprioceptive physical activities on balance control in elderly human subjects". En *Neurosc. Lett.* (273) pp. 81-84.
- GAUTIER, T.R. & CHOLLET, D. (2007): "Visual and postural control of an arbitrary posture: The handstand". En *J. Sports Sci.* (25) pp. 1271-1278.
- GAUTIER, T.R. & LARUE, J. (2008): "Influence of experience on postural control: Effect of expertise in gymnastics". En *J. Mot. Behav.* (40) pp. 400-408.
- GAUTIER, T.R. & VUILLERME, N. (2008): "Postural control and perceptive configuration: Influence of expertise in gymnastics". En *Gait Posture* (28) pp. 46-51.
- GERBINO, P.G.; GRIFFIN, E.D. & ZURAKOWSKI, D. (2006): "Comparison of standing balance between female collegiate dancers and soccer players". En *Gait Posture.*
- GIBSON, J. (1966): *The senses considered as perceptual systems.* Boston: Houghton Mifflin.

- GIOFTSIDOU, A. ET AL. (2006): "The effects of soccer training and timing of balance training on balance ability". En *Eur. J. Appl. Physiol.* (96) pp. 659-664.
- GOETGHEBUER, G. (2002): "Une simple question d´equilibre". En *Sport et Vie*. pp. 40-46.
- GOLOMER, D.P.; SERENI, P. & MONOD, H. (1999): "The contribution of vision in dynamic spontaneous sways of male classical dancers according to student or professional level". En *J. Physiol.* (93) pp. 233-237.
- GREBOT, C. ET AL. (2003): "Effects of exercise on perceptual estimation and short-term recall of shooting performance in a biathlon". En *Percept. Mot. Skills* (97) pp. 1107-1114.
- GROSLAMBERT, A. ET AL. (1999): "Validation of simple tests of biathlon shooting ability". En *Int. J. Sports Med.* (20) pp. 179-182.
- GUIDETTI, G. (1997): *Diagnosi e terapia dei disturbi dell equilibrio.* Roma: Ed. Marrapese.
- GUILLOU, E.; DUPUI, P. & GOLOMER, E. (2007): "Dynamic balance sensory motor control and symmetrical or asymmetrical equilibrium training". En *Clin. Neurophysiol.* (118) pp. 317-324.
- GURFINKEL, V.S. (1972): "Equilibrium dynamics of human vertical posture". En *Biofizika* (17) pp. 478-486.
- GURFINKEL, V.S.; LEBEDEV, M.A. & LEVIK, Y. (1992): "Switching effect in the system of equilibrium regulation in man". En *Neirofiziologiia* (24) pp. 462-470.
- GURFINKEL, V.S. & LEVIK, Y. (1992): "Some properties of linear relaxation in unfused tetanus of human muscle". En *Physiol. Rev.* (41) pp. 437-443.
- GUTIÉRREZ VÉLEZ, E.; MARTÍN SANZ, N. & ZUBIAUR GONZÁLEZ, M. (2003): *Metodología para determinar los estilos cognitivos en gimnastas con la utilización de plataforma de fuerza.* Revista Digital. (http//www.efdeportes.com).
- GUYTON, H. (1997): *Fisiología Médica* (9ª ed). Buenos Aires: McGraw-Hill Interamericana.
- HADJ-DJILANI, A. (1993): "L'Equilibre". En *Rev. Med. Suisse Romande* (113) pp. 671-676.
- HAHN, F.A.; VESTERGAARD, E. & INGEMANN-HANSEN, T. (1999): "One-leg standing balance and sports activity". En *Scand. J. Med. Sci. Sports* (9) pp. 15-8.
- HAYMES, E.M. & DICKINSON, A.L. (1980): "Characteristics of elite male and female ski racers". En *Med. Sci. Sports Exerc.* (12) pp. 153-158.
- HIRSCHFELD, H. (1992): "Postural Control: Acquisition and Integration during Development". En *Med. Sport Sci.* (36) pp. 199-208.
- HOFFMAN, M.D. ET AL. (1992): "Biathlon shooting performance after exercise of different intensities". En *Int. J. Sports Med.* (13) pp. 270-273.
- HONG, Y.; LI, J.X. & ROBINSON, P.D. (2000): "Balance control, flexibility and cardiorespiratory fitness among older Tai-Chi practitioners". En *Br. J. Sports Med.* (34) pp. 29-34.
- HORAK, F.B. & NASHNER, L.M. (1986): "Central programming of postural movements: Adaptation to altered support-surface configurations". En *J. Neurophysiol.* (55) pp. 1369-1381.
- HRYSOMALLIS, C. (2007): "Relationship between balance ability, training and sports injury risk". En *Sports Med.* (37) pp. 547-556.
- HYTONEN, M. ET AL. (1993): "Postural control and age". En *Acta Otolaryngol.* (113) pp. 119-122.
- JUDGE, J.O. ET AL. (1993): "Balance improvements in older women: Effects of exercise training". En *Phys. Ther.* (73) pp. 254-262.
- KIRSHENBAUM, R.C. & STARKES, J.L. (2001): "Non-linear development of postural control and strategy use in young children: A longitudinal study". En *Exp. Brain Res.* (140) pp. 420-431.

- KOCEJA, A.D. & EARLES, D.R. (1999): "Age differences in postural sway during volitional head movement". En *Arch. Phys. Med. Rehabil.* (80) pp. 1537-1541.
- KOVACS EJ, B.T.; FORWELL, L. & LITCHFIELD, R.B. (2004): "Effect of training on postural control in figure skaters: A randomized controlled trial of neuromuscular versus basic off-ice training programs". En *Clin. J. Sports Med.* (14) pp. 215-224.
- LAJOIE, T.N.; BARD, C. & FLEURY, M. (1993): "Attentional demands for static and dynamic equilibrium". En *Exp. Brain Res.* (97) pp. 139-144.
- LARUE, J. ET AL. (1989): "Stability in shooting: The effect of expertise in the biathlon and in rifle shooting". En *Can. J. Sports Sci.* (14) pp. 38-45.
- LÁZARO LÁZARO, A. (2000): "El equilibrio humano: Un fenómeno complejo". En *Motorik* (2) pp. 80-86.
- LAUGHTON, S.M.; KATDARE, K.; NOLAN, L.; BEAN, J.F.; KERRIGAN, D.C.; PHILLIPS, E.; LIPSITZ, L.A. & COLLINS, J.J. (2003): "Aging, muscle activity and balance control: Physiologic changes associated with balance impairment". En *Gait Posture* (18) pp.101-108.
- LEE, L.R. (1975): "Visual propioceptive control of stance". En *Journal of Human Mouvement Studies* (1) pp. 87-95.
- LEE, L.R. (1977): "Visual control of locomotion". En *Scand. J. Psych.* (18) pp. 224-230.
- LEKHEL, M.A.; ASSAIANTE, C.; CREMIEUX, J. & AMBLARD, B. (1994): "Cross-correlation analysis of the lateral hip strategy in unperturbed stance". En *Neuroreport* (5) pp. 1293-1296.
- LÓPEZ MORANCHEL, I. (2003): *Influencia de la fatiga sobre la estabilidad* (Tesis Doctoral) Madrid: Univ. Complutense.
- MCGUINE, G.J.; BEST, T. & LEVERSON, G. (2000): "Balance as a predictor of ankle injuries in high school basketball players". En *Clin. J. Sports Med.* (10) pp. 239-244.
- MAGNUSSON, E.; JOHANSSON, R. & PYYKKÖ, I. (1990): *The importance of somatosensory information from the feet in postural control in man.*
- MAK, N.P. (2003): "Mediolateral sway in single-leg stance is the best discriminator of balance performance for Tai-Chi practitioners". En *Arch. Phys. Med. Rehabil.* (84) pp. 683-686.
- MALLIOU, A.K.; THEODOSIOU, A.; GIOFTSIDOU, A.; MANTIS, K.; PYLIANIDIS, T. & KIOUMOURTZOGLOU, E. (2004): "Proprioceptive training for learning downhill skiing". En *Percept. Mot. Skills* (99) pp. 149-154.
- MANGUS, B.C.; WALLMANN, H.W. & LEDFORD, M. (2004): "Analysis of postural stability in collegiate soccer players before and after an acute bout of heading multiple soccer balls". En *Sports Biomech.* (3) pp. 209-220.
- MAO, D.W., HONG, Y. & LI, J.X. (2006): "Characteristics of foot movement in Tai-Chi exercise". En *Phys. Ther.* (86) pp. 215-222.
- MAO, D.W.; LI, J.X. & HONG, Y. (2066): "Plantar pressure distribution during Tai-Chi exercise". En *Arch. Phys. Med. Rehab.* (87) pp. 814-820.
- MAO, D.W.; LI, J.X. & HONG, Y. (2006): "The duration and plantar pressure distribution during one leg stance in Tai-Chi exercise". En *Clin. Biomech.* (21) pp. 640-645.
- MARIN, B.B. & BOOTSMA, R.J. (1999): "Level of gymnastic skill as an intrinsic constraint on postural coordination". En *J. Sports Sci.* (17) pp. 615-626.
- MARIN, L.; BARDY, B.G. & BOOTSMA, R.J. (1999): "Level of gymnastic skill as an intrinsic constraint on postural coordination". En *J. Sports Sci.* (17) pp. 615-626.
- MATHESON, D.C. & SMITH, P.F. (1999): "Further evidence for age-related deficits in human postural function". En *J. Vestib. Res.* (9) pp. 261-264.
- MAURER, C. ET AL. (2000): "Vestibular, visual and somatosensory contributions to human control of upright stance". En *Neurosc. Lett.* (281) pp. 99-102.
- MAURER, C.; MERGNER, T. & PETERKA, R.J. (2006): "Multisensory control of human upright stance". En *Exp. Brain Res.* (171) pp. 231-250.

- MAYLOR, W.A. (1996): "Age differences in postural stability are increased by adittional cognitive demands". En *J. Gerontol.* (51B) pp. 143-154.
- MCGUINE, K.J. (2006): "The effect of a balance training program on the risk of ankle sprains in high school athletes". En *Am. J. Sports Med.* (34) pp. 1103-1111.
- MCWHINNIE, H. (1970): "A review of recent literature in perceptual/cognitive style with implications for theory and research in art education". En *Studies in Art Education* (11) pp. 31-38.
- MÉNDEZ-VILLANEUVA, B.D. (2005): "Physiological aspects of surfboard riding performance". En *Sports Med.* (35) pp. 55-70.
- MERGNER, T. ET AL. (2005): "Human postural responses to motion of real and virtual visual environments under different support base conditions". En *Exp. Brain Res.* (167) pp. 535-556.
- MERGNER, T.; MAURER, C. & PETERKA, R.J. (2002): "Sensory contributions to the control of stance: A posture control model". En *Adv. Exp. Med. Biol.* (508) pp. 147-152.
- MERGNER, T.; MAURER, C. & PETERKA, R.J. (2003): "A multisensory posture control model of human upright stance". En *Prog. Brain Res.* (142) pp. 189-201.
- MOE-NILSSEN, H.J.; TALCOTT, J.B. & TOENNESSEN, F.E. (2003): "Balance and gait in children with dyslexia". En *Exp. Brain Res.* (150) pp. 237-244.
- MONONEN, K. ET AL. (2007): "Relationships between postural balance, rifle stability and shooting accuracy among novice rifle shooters". En *Scand. J. Med. Sci. Sports* (17) pp. 180-185.
- NASHNER, L.M. (1971): "A model describing vestibular detection of body sway motion". En *Acta Otolaryng.* (72) pp. 429-436.
- NASHNER, L.M. (1972): "Vestibular postural control model". En *Kybernetik* (10) pp. 106-110.
- NASHNER, L.M. (1976): "Adapting reflexes controlling the human posture". En *Exp. Brain Res.* (26) pp. 59-72.
- NASHNER, L.M. (1979): "Organization and programming of motor activity during posture control". En *Prog. Brain Res.* (50) pp. 177-184.
- NASHNER, L.M. (1983): "Analysis of movement control in man using the movable platform". En *Adv. Neurol.* (39) pp. 607-19.
- NASHNER, L.M. (1990): "Dynamic posturography in the diagnosis and management of dizziness and balance disorders". En *Neurol. Clin.* (8) pp. 331-349.
- NASHNER, L.M. ET AL. (1989): "Organization of posture controls: An analysis of sensory and mechanical constraints". En *Prog. Brain Res.* (80) pp. 411-418 (discussion pp. 395-397).
- NASHNER, L.M. & FORSSBERG, H. (1986): "Phase-dependent organization of postural adjustments associated with arm movements while walking". En *J. Neurophysiol.* (55) pp. 1382-1394.
- NIINIMAA, V. & MCAVOY, T. (1983): "Influence of exercise on body sway in the standing rifle shooting position". En *Can. J. Appl. Sport Sci.* (8) pp. 30-33.
- NNODIM, J.O. ET AL. (2006): "Dynamic balance and stepping versus tai chi training to improve balance and stepping in at-risk older adults". En *J. Am. Geriat. Soc.* (54) pp. 1825-1231.
- NOE, P.T. (2005): "Is postural control affected by expertise in alpine skiing?". En *Br. J. Sports Med.* (39) pp. 835-837.
- ODENRICK, S.P. (1984): "Development of postural sway in the normal child". En *Hum Neurobiol.* (3) pp. 241-244.
- OKADA, M. (1970): *Electromyographic assessment of the muscular load in forward bending posture.* Tokyo: Faculty of Science University of Tokyo.
- OWEN, J.L. ET AL. (2006): "Is there evidence that proprioception or balance training can prevent anterior cruciate ligament (ACL) injuries in athletes without previous ACL injury?". En *Phys. Ther.* (86) pp. 1436-1440.

- PAILLARD, C.; LAFONT, C. & DUPUI, P. (2002): "Are there differences in postural regulation according to the level of competition in judoists?". En *Br. J. Sports Med.* (36) pp. 304-305.
- PAILLARD, M.R. & DUPUI, P. (2007): "Postural adaptations specific to preferred throwing techniques practiced by competition-level judoists". En *J. Electromyog. Kinesiol.* (17) pp. 241-244.
- PAILLARD, N.F. & NOE, F. (2006): "Effect of expertise and visual contribution on postural control in soccer". En *Scand. J. Med. Sci. Sports* (16) pp. 345-348.
- PAILLARD N.F.; RIVIÈRE, T.; MARION, V.; MONTOYA, R. & DUPUI, P. (2006): "Postural performance and strategy in the unipedal stance of soccer players at different levels of competition". En *J. Athl. Train.* (41) pp. 172-176.
- PAILLARD, T.; MONTOYA, R. & DUPUI, P. (2005): "Influence of postural regulation in male judokas' direction of falls". En *Percept. Mot. Skills* (101) pp. 885-890.
- PALMISCIANO, G. (1994): *500 ejercicios de equilibrio. Aspectos biológicos, mecánicos y didácticos. Test de control. Educación Física y Entrenamiento.* Madrid: Ed. E.H. Europea.
- PALOSKI, B.F. & METTER, E.J. (2004): "Postflight Balance Control Recovery in an Elderly Astronaut: A Case Report". En *Oto. Neurot.* (25) pp. 53-56.
- PAULUS, S.A. & BRANDT, T. (1984): "Visual stabilization of posture. Physiological stimulus characteristics and clinical aspects". En *Brain* (107) pp. 1143-1163.
- PAULUS, S.A. & BRANDT, T. (1987): "Visual postural performance after loss of somatosensory and vestibular function". En *Jour. Neurol. Neurosurg. Psychiatr* (50) pp. 1542-1545.
- PÉREZ DOMÍNGUEZ, I. (2000): *Caracterización de las huellas plantares en atletas pre-junior de beisbol* (Tesis Doctoral). México: Universidad Autónoma de México.
- PERRIN, D.D.; HUGEL, F. & PERROT, C. (2002): "Judo, better than dance, develops sensorimotor adaptabilities involved in balance control". En *Gait Posture* (15) pp. 187-194.
- PERRIN, G.G.; PERROT, C. & JEANDEL, C. (1999): "Effects of physical and sporting activities on balance control in elderly people". En *Br. J. Sports Med.* (33) pp. 121-126.
- PERRIN, J.C.; PERRIN, C.A. & BENE, M.C. (1997): "Influence of visual control, conduction, and central integration on static and dynamic balance in healthy older adults". En *Gerontology* (43) pp. 223-231.
- PERROT, M.J.; MAINARD, D.; BARRAULT, D. & PERRIN, P.P. (2000): "Influence of trauma induced by judo practice on postural control". En *Scand. J. Med. Sci. Sports* (10) pp. 292-297.
- PETERSON, F.M.; MRAZIK, M.; PILAND, S. & ELLIOTT, R. (2003): "Evaluation of neuropsychological domain scores and postural stability following cerebral concussion in sports". En *Clin. J. Sport Med.* (13) pp. 230-237.
- PHILIPPAERTS, R.M. ET AL. (2006): "The relationship between peak height velocity and physical performance in youth soccer players". En *J. Sports Sci.* (24) pp. 221-230.
- RAMÍREZ, R. (2003): *Trastornos del equilibrio* (vol. 1). Buenos Aires: McGraw-Hill Interamericana.
- RAMOS, J.C.; L-SILVARREY, F.J. & LEGIDO, J.C. (2007): *El Fútbol. Tests de Laboratorio y de Campo.* Madrid: Ed. F. Sek.
- RANKIN, W.M.; SHUMWAY-COOK, A & BROWN, L.A. (2000): "Cognitive influence on postural stability: A neuromuscular analysis in young and older adults". En *J. Gerontol. Biol. Sci. Med. Sci.* (55) pp. 112-119.
- RATY, I.O. & KARPPI, S.L. (2002): "Dynamic balance in former elite male athletes and in community control subjects". En *Scand. J. Med. Sci. Sports* (12) pp. 111-116.
- RIACH, H.K. (1987): "Maturation of postural sway in young children". En *Dev. Med. Child. Neurol.* (29) pp. 650-658.

- RIACH, S.J. (1989): "Visual fixation and postural sway in children". En *J. Mot. Behav.* (21) pp. 265-76.
- RICHARDSON, A.S.; CROWE, T.K. & DEITZ, J.C. (1992): "Performance of Preschoolers on the Pediatric Clinical Test of Sensory Interaction for Balance". En *Am. J. Occup. Ther.* (46) pp. 793-800.
- RICHERSON, R.K. (2007): "Does Tai-Chi improve plantar sensory ability? A pilot study". En *Diabetes Technol. Ther.* (9) pp. 276-286.
- RIVA, D.S. (1999): "Refinding equilibrium". En *Sport & Medicine* (5).
- RIVA, D.S. (1999): "Static and Dynamic Postural Control". En *Sport & Medicine.*
- ROLL, J.P. (1988): "From eye to foot: A proprioceptive chain involded in postural control". En *Posture and gait: Developpement, adaptation and modulation.* Amsterdam: Amblard, Berthoz & Clarac.
- ROMBERG, M.H. (1853): *Manual of nervous diseases of man.* London: Ss Editions.
- ROSSI, Z.P. (1979): "Body perception in athletes and non-athletes". En *Percept. Mot. Skills* (49) pp. 723-726.
- ROUGIER, C.O. (2000): "Center of gravity motions and ankle joint stiffness control in upright undisturbed stance modeled through a fractional Brownian motion framework". En *J. Mot. Behav.* (32) pp. 405-413.
- ROUGIER, P. (2002): "Optimisation de la technique du feedback visuel par le port bilateral d'orthèses e cheville rigides: Aproche frécuentielle". En *Kinesitherapie Scientifique* (422) pp. 6-15.
- ROUGIER, P. (2003): "Une technique d'optimitation du feedback visuel: Le décalage temporel". En *Rev. Romande de Physiothérapie.*
- ROUGIER, P. (2003): "Visual feedback induces oppsite effects on elementary centre of gravity and centre of pressure minus centre of gravity motion undisturbed upright stance". En *Clin. Biomech.* (18) pp. 341-349.
- ROUGIER, P. & BORLET, E. (2003): "Influence of visual cues on upright postural control: Differentiated effects of eyelids closure". En *Rev. Neurol.* (159) pp. 180-188.
- RUNDELL, K.W. & BACHARACH, D.W. (1995): "Physiological characteristics and performance of top U.S. biathletes". En *Med. Sci. Sports Exerc.* (27) pp. 1302-1310.
- SCHERRINGTON, C.S. (1906): "On the propioceptive system, especially in its reflex aspects". En *Brain* (29) pp. 467-82.
- SCHERRINGTON, C.S. (1915): "Postural activity of muscle and nerve". En *Brain* (38) pp. 191-234
- SCHERRINGTON, C.S. (1918): "Observations on the sensual role of the propioceptive nerve supply of the extrinsic ocular muscle". En *Brain* (41) pp. 332-343.
- SCHMITT, H.J.; EVANS, T.A.; OLMSTED, L.C. & PUTUKIAN, M. (2004): "Effect of an acute bout of soccer heading on postural control and self-reported concussion symptoms". En *Int. J. Sport Med.* (25) pp. 326-331.
- SEDANO, J.B. (1987): "Tratamiento del vértigo. Información". En *Terapéutica de la Seguridad Social* (11) pp. 109-112.
- SEGOVIA, J.C. (2008): "Valores podoestabilométricos en la población infantil deportiva". En *Medicina Física, Rehabilitación e Hidrología.* Madrid: Universidad Complutense.
- SHAMBES, G.M. (1976): "Static postural control in children". En *Am. J. Phys. Med.* (55) pp. 221-252.
- SHERRINGTON, C.S. (1907): "Strychnine and reflex inhibition of skeletal muscle". En *J. Physiol.* (36) pp. 185-204.
- SHERRINGTON, C.S. (1910): "Flexion-reflex of the limb, crossed extension-reflex and reflex stepping and standing". En *J. Physiol.* (40) pp. 28-121.
- SHIH, J. (1997): "Basic Beijing twenty-four forms of Tai-Chi exercise and average velocity of sway". En *Percept. Mot. Skills* (84) pp. 287-290.

- SHUMWAY-COOK, W.M. (1985): "The growth of stability: Postural control from a development perspective". En *J. Mot. Behav.* (17) pp. 131-147.
- SHUMWAY-COOK, W.M. (2000): *Motor Control: Theory and Practical Applications* (2nd ed.). Baltimore: Williams and Wilkens.
- SHUMWAY-COOK, W.M. (2000): "Attentional demands and postural control: The effect of sensory context". En *J. Gerontol. Biol. Sci. Med. Sci.* (55) pp. 10-16.
- SHUMWAY-COOK, W.M. & KERNS, K. (1997): "The effects of cognitive demands on postural sway in ederly fallers and non-fallers" . En *J. Gerontol.* (52) pp. 232-240.
- SIEGEL, M.M. & TECKLIN, J.S. (1991): "Age-related balance changes in hearing-impaired children. En *Phys. Ther.* (71) pp. 183-189.
- SODERMAN, K. ET AL. (2000): "Balance board training: Prevention of traumatic injuries of the lower extremities in female soccer players? A prospective randomized intervention study". En *Knee Surg. Sports Traumat. Arthrosc.* (8) pp. 356-363.
- STEMM, G.L. & ROYER, T. (2001): "An investigation of motor control: The static and dynamic balance of golfers". En *Journal of Atheltic Training* (36).
- STRAUBE, A.K.; PAULUS, S. & BRANDT, T. (1994): "Dependence of visual stabilization of postural sway on the cortical magnification factor of restricted visual fields". En *Exp. Brain Res.* (99) pp. 501-506.
- STREEPEY, A. (2002): "The role of task difficulty in the control of dynamic balance in children and adults". En *Hum. Mov. Sci.* (21) pp. 423-438.
- TAGGART, H. (2002): "Effects of Tai-Chi exercise on balance, functional mobility and fear of falling among older women". En *Appl. Nurs Res.* (15) pp. 235-242.
- TANG, M.S. & WOOLLACOTT, M.H. (1998): "Correlation between two clinical balance measures in older adults: Functional mobility and sensory organization test". En *J. Gerontol. Biol. Sci. Med. Sci.* (53) pp. 140-146.
- TAYLOR-PILIAE, R.E. ET AL. (2006): "Improvement in balance, strength, and flexibility after 12 weeks of Tai Chi exercise in ethnic Chinese adults with cardiovascular disease risk factors". En *Altern. Ther. Health Med.* (12) pp. 50-58.
- TEASDALE, N. ET AL. (1993): "On the cognitive penetrability of posture control". En *Exp. Aging Res.* (19) pp. 1-13.
- THOMAS, A.A. (1940): *Équilibre et équilibration.* Paris: Ed. Masson.
- THOMAS, W.R. (1959): "Postural mouvements during normal standing in man". En *J. Anat.* (93) pp. 524-39.
- THORPE, E.K. (2008): "Unilateral balance performance in female collegiate soccer athletes". En *J. Strength Cond. Res.* (22) pp. 1429-1433.
- TLILI, M. ET AL. (2004): "Stability and phase locking in human soccer juggling". En *Neurosci Lett.* (360) pp. 45-48.
- TORTORA, G. (1998): *Principios de anatomía y fisiología.* Madrid: Harcourt Brace de España.
- TOUPET, M. (1982): "Les convergences visuelles et propioceptives cervicales sur larc reflexe vestibulo-oculaire et le vestibulo-cerebelum". En *Ann. Otolaryng.* (99) pp. 119-128.
- TROPP, H.; EKSTRAND, J. & GILLQUIST, J. (1984): "Stabilometry in functional instability of the ankle and its value in predicting injury". En *Med. Sci. Sports Exerc.* (16) pp. 64-66.
- TROPP, H. & ODENRICK, P. (1988): "Postural control in single-limb stance". En *J. Orthop. Res.* (6) pp. 833-839.
- TSANG, W.W. & HUI-CHAN, C.W. (2004): "Effects of exercise on joint sense and balance in elderly men: Tai-Chi versus golf". En *Med. Sci. Sports Exerc.* (36) pp. 658-667.
- TSANG, W.W. & HUI-CHAN, C.W. (2004): "Effects of 4- and 8-wk intensive Tai-Chi training on balance control in the elderly". En *Med. Sci. Sports Exerc.* (36) pp. 648-657.

- TSANG, W.W. & HUI-CHAN, C.W. (2004): "Tai-Chi improves standing balance control under reduced or conflicting sensory conditions". En *Arch. Phys. Med. Rehab.* (85) pp. 129-137.
- TSANG, W.W & HUI-CHAN, C.W. (2005): "Comparison of muscle torque, balance, and confidence in older Tai-Chi and healthy adults". En *Med. Sci. Sports Exerc.* (37) pp. 280-289.
- TSANG, W.W. & HUI-CHAN, C.W (2006): "Standing balance after vestibular stimulation in Tai-Chi practicing and nonpracticing healthy older adults". En *Arch. Phys. Med. Rehab.* (87) pp. 546-553.
- VIRMAVIRTA, M. & KOMI, P.V. (2001): "Plantar pressure and EMG activity of simulated and actual ski jumping take-off". En *Scand. J. Med. Sci. Sports* (11) pp. 310-314.
- VUILLERME, D.F.; MARIN, L.; BOYADJIAN, A.; PRIEUR, J.M.; WEISE, I. & NOUGIER, V. (2001): The effect of expertise in gymnastics on postural control". En *Neurosc. Lett.* (303) pp. 83-86.
- VUILLERME, N.V. & NOUGIER, V. (2001): "The effect of expertise in gymnastics on proprioceptive sensory integration in human subjects". En *Neurosc. Lett.* (311) pp. 73-76.
- VUILLERME, N.V. & NOUGIER, V. (2004): "Attentional demand for regulating postural sway: The effect of expertise in gymnastics". En *Brain Res. Bull.* (63) pp. 161-165.
- WALSH, E. (1973): "Standing man, slow rhythmic tilting, importance of vision". En *Agressologie* (14) pp. 79-85.
- WATSON, A.W. (1995): "Sports injuries in footballers related to defects of posture and body mechanics". En *J. Sports Med. Phys. Fitness* (35) pp. 289-294.
- WAYNE, P.M. ET AL. (2004): "Can Tai-Chi improve vestibulopathic postural control?". En *Arch. Phys. Med. Rehabil.* (85) pp. 142-52.
- WOLFSON, L. ET AL. (1993): "Training balance and strength in the elderly to improve function". En *J. Am. Geriat. Soc.* (41) pp. 341-343.
- WOLFSON, L. ET AL. (1996): "Balance and strength training in older adults: Intervention gains and Tai- Chi maintenance". En *J. Am. Geriat. Soc.* (44) pp. 498-506.
- WOOLLACOTT, D.B. & MOWATT, M. (1987): "Neuromuscular control of posture in the infant and child: Is vision dominant?". En *J. Mot. Behav.* (19) pp. 167-186.
- WOOLLACOTT, S. (2002): "Attention and the control of posture and gait: A review of an emerging area of research". En *Gait Posture* (16) pp. 1-14.
- WOOLLACOTT, S. & NASHNER, L.M. (1986): "Aging and posture control: Changes in sensory organization and muscular coordination". En *Int. J. Aging Hum. Dev.* (23) pp. 97-114.
- WU, G. (2002): "Evaluation of the effectiveness of Tai Chi for improving balance and preventing falls in the older population. A review". En *J. Am. Geriat. Soc.* (50) pp. 746-754.
- YASUDA, N.T.; INOUE, H.; IWAMOTO, M. & INOKUCHI, A. (1999): "The role of the labyrinth, proprioception and plantar mechanosensors in the maintenance of an upright posture". En *Eur. Arch. Otorhinolaryngol.* (Suppl. 1) pp. 27-32.

CAPÍTULO 17

LAS CAPACIDADES COORDINATIVAS Y SU ENTRENAMIENTO EN FÚTBOL

Rafael Reyes Romero, Estrella Mª. Brito Ojeda, José A. Ruiz Caballero

La coordinación es la cualidad que permite organizar, regular y ejecutar los movimientos del deportista.

DEFINICIONES

Hahn (1984) define las capacidades coordinativas como:

"... El efecto conjunto entre el sistema nervioso central y la musculatura esquelética dentro de un movimiento determinado."

Por su parte, Meinel & Schnabel (1987) las definen como:

"... Los presupuestos y posibilidades fijados y generalizados de prestación motriz de un sujeto, estando determinados principalmente por los procesos de control y regulación de la actividad motora."

Por último, para Weineck (1988) son:

"... Las cualidades que le permiten a un deportista realizar las acciones motoras con precisión y economía."

TERMINOLOGÍA

- *Coordinación.*
- *Destreza.*
- *Habilidad.*
- *Agilidad.*
- *Capacidad perceptivo-cinética.*
- *Control motor.*

CAPACIDAD MOTORA

REQUISITOS MOTORES

- *Condicionales:* Eficacia metabólica.
- *Coordinativos:* Capacidad de organizar y regular el movimiento.

CARACTERÍSTICAS CUALITATIVAS

Los procesos reguladores son diferentes en cuanto a:

- *Velocidad.*
- *Exactitud.*
- *Diferenciación.*
- *Movilidad.*

EFICACIA COORDINATIVA

Viene determinada por las características de la movilización particular de los procesos de regulación y conducción asociados (Lago, 2002).

REQUERIMIENTOS DEPORTIVOS

- *Capacidad de Adaptación:* Deportes con cambios de situación de competición y condiciones inestables del entorno de juego.
- *Capacidad de Control y Conducción:* Deportes con predominio de condiciones de ejecución estandarizadas y movimientos lo más precisos y exactos posible.

NECESIDADES DE COORDINACIÓN

- *Acción de Juego:* Necesidad de resolver situaciones de juego cambiantes que suelen estar condicionadas por las relaciones con los compañeros, los adversarios y el medio, todo ello integrando los elementos coordinativos con los elementos condicionales y cognitivos (Lago, 2002).
- *Orientación Espacial:* Posición del cuerpo.
- *Diferenciación Cinestésica:* Toques de balón.
- *Equilibrio:* Ante los contrarios.
- *Capacidad de Reacción:* Despejes, tiros, etc.
- *Capacidad de Ritmo:* Regates, fintas, salidas, sprint, etc.

COMPONENTES BÁSICOS

CAPACIDAD DE DIRECCIÓN

Es la capacidad para valorar y juzgar las informaciones que puedan llegar del exterior para disponer de respuestas adecuadas:

- *De Acoplamiento y Combinación de movimientos:* Capacidad de organizar automáticamente habilidades motoras.
- *De Orientación Espacio-Temporal:* Capacidad de modificar la posición y el movimiento del cuerpo con respecto a un espacio y un tiempo concretos.

CAPACIDAD DE DISCRIMINACIÓN

Es la capacidad para diferenciar, valorar y caracterizar los impulsos y emitir las órdenes oportunas que permitan la acción correspondiente.

CAPACIDAD DE EQUILIBRIO

Es la capacidad para asumir (valorar) y mantener (corregir) la posición del cuerpo, o de alguna parte del mismo, en contra de la gravedad. Puede ser de dos tipos:

- *Estático:* Mantenimiento de la postura corporal.
- *Dinámico:* Situaciones en las que el movimiento obliga a un mantenimiento constante de la posición en contra de las influencias de acciones motoras.

A continuación mostramos algunos ejemplos de acciones de equilibrio en fútbol.

ESTÁTICO	DINÁMICO	EN SUSPENSIÓN
Mantener una posición erguida sin desplazamientos	Mantener la posición en movimiento	Posición estable durante un salto
Posiciones estáticas (p.e.: la del portero ante una falta)	Carreras, conducciones de balón, pases, lanzamientos, cambios de dirección con y sin balón, giros, etc.	Remates de cabeza, paradas del portero en el aire, etc.

– Gráfico 17.1 –

CAPACIDAD DE RITMO

Podemos definirla como la capacidad para organizar cronológicamente las prestaciones musculares en relación con el espacio y el tiempo.

También, según Martin, es la capacidad de realizar un movimiento en un desarrollo temporal específico con posibilidades de variación.

CAPACIDAD DE REACCIÓN

Es la capacidad de proponer y ejecutar acciones motrices rápidas adecuadas como respuesta a una demanda o a un estímulo concreto propio o del entorno. Puede ser de dos tipos:

- *Simple:*
  - Señales previstas.
  - Respuesta concreta.
- *Compleja:*
  - Señales no previstas.
  - Posibilidad de varias respuestas. Es decir, aptitud para responder rápida y eficazmente a una modificación de la situación.

ELEMENTOS QUE INTERVIENEN

- *Elementos que favorecen:*
  - Analizadores de movimiento.
  - Kinestesia.

  - Táctil.
  - Estático-Dinámico.
  - Visual.
  - Acústico.
  - Percepción temporal.
  - Repertorio gestual.
- *Elementos que dificultan:*
  - Número de grupos musculares implicados.
  - Velocidad de ejecución.
  - Disminución de la base de sustentación y aumento de la altura del centro de gravedad.
  - Duración de la actividad.
  - Bajo nivel de condición física.
  - Utilización de elementos móviles (tamaño y forma).

ESTRUCTURA (Lago, 2002)

- *Control:*
  - Acoplamiento.
  - Diferenciación.
- *Adaptación:*
  - Cambio.
  - Reacción.
- *Fútbol:*
  - Equilibrio.
  - Orientación.
  - Ritmo.

COMPONENTES BÁSICOS

- *De acoplamiento.*
- *De orientación espacial.*
- *De diferenciación kinestésica.*
- *De equilibrio.*
- *De reacción.*
- *De transformación del movimiento o de cambio.*
- *De ritmo.*

ACOPLAMIENTO

Para Zimmermann (1987):

"... Es la capacidad que permite regular los movimientos corporales parciales entre sí y/o unir los ya automatizados para lograr un objetivo motor dado."

Según Lago (2002):

"... Es la capacidad para coordinar eficazmente diferentes movimientos corporales parciales, movimientos aislados o fase de movimientos ligados a objetivos parciales que en su conjunto componen una acción de juego."

DIFERENCIACIÓN KINESTÉSICA

Según distintos autores se puede definir como:

1. Es la capacidad para valorar y discriminar los impulsos recibidos, procesarlos, elaborar las órdenes motrices oportunas y llevarlas a cabo.
2. Es la capacidad que permite expresar precisión y economía entre diversas fases de un movimiento.
3. Es la percepción constante de parámetros espaciales, temporales y de fuerza durante la ejecución de un gesto.

CAPACIDAD DE CAMBIO (Lago, 2002)

"... Capacidad de adaptar y/o modificar el patrón motor previsto ante una situación nueva que supone una variación percibida o anticipada."

Sus principales componentes son:

- Experiencia motriz.
- Velocidad y exactitud en la percepción.

RELACIÓN CON OTRAS CUALIDADES

- *Fuerza:* Se requiere un porcentaje mínimo para poder realizar una acción coordinada.
- *Resistencia:* El cansancio disminuye la capacidad coordinativa.
- *Velocidad:* Es inherente a muchas acciones (reacción).
- *Flexibilidad:* Elemento de ayuda por amplitud de movimientos.

Todas estas cualidades necesitan de una buena capacidad coordinativa para obtener una mayor economía, oportunidad, calidad y eficacia en sus acciones.

MEDIOS FÍSICOS COORDINATIVOS

Nos permiten realizar con la mayor precisión posible todo tipo de acciones con y sin balón.

TIPOS DE COORDINACIÓN

COORDINACIÓN DINÁMICA GENERAL

Es la capacidad para ejecutar movimientos motrices básicos (desplazamientos, impulsos, saltos, etc.) en los que interviene un elevado número de grupos musculares. Puede ser:

- Locomotora.
- Manipulativa.
- Equilibrio.

COORDINACIÓN DINÁMICA ESPECIAL

Es la capacidad para ejecutar movimientos en los que intervienen un reducido número de grupos musculares. Puede ser de los siguientes tipos:

- *Visio – Motriz:*
    - ÓCULO – PIE: Sincronización de la vista con el balón y los pies (conducciones, pases, controles, tiros, regates, despejes, anticipaciones, intercepciones, etc.).
    - ÓCULO – CABEZA: Sincronización de la vista con el balón y la cabeza (golpeos con la cabeza, remates, pases, despejes, prolongaciones, etc.).
    - ÓCULO – MANO: Sincronización de la vista con el balón y las manos (principalmente acciones del portero, saques de banda, etc.).
- *Sensorio – Motriz.*
- *Perceptivo – Motriz.*
- *Cinestésico – Motriz.*
- *Tiempo de Reacción.*
- *Conciencia Temporal:*
    - Esquema corporal.
    - Control y Ajuste postural.
    - Lateralidad.
    - Relajación.
- *Espacialidad.*
- *Temporalidad.*

COORDINACIÓN SEGMENTARIA

Cuando se refiere a movimientos en los que participa fundamentalmente un solo segmento corporal (por ejemplo, el saque en tenis).

COORDINACIÓN INTERMUSCULAR

Es la acción conjunta de un grupo de músculos en un mismo movimiento.

COORDINACIÓN INTRAMUSCULAR

Es la capacidad de un solo músculo de actuar nerviosa y mecánicamente de manera conjunta y eficaz ante un movimiento.

ORIENTACIÓN ESPACIAL

Según Martín (1982):

"... Es la competencia para valorar las informaciones externas y disponer de los movimientos apropiados en los ámbitos espacial y temporal."

En palabras de Lago (2002):

"... Es la percepción de la situación y del movimiento en el espacio y la acción motriz correspondiente para modificarla."

En resumen, podemos definir la orientación espacial como la capacidad que permite determinar y cambiar la posición y/o los movimientos del cuerpo en el espacio y en el tiempo con relación al campo de acción y/o a un objeto.

ENTRENAMIENTO DE LAS CAPACIDADES COORDINATIVAS

- *Relevos con obstáculos.*
- *Relevos combinados con conducciones y botes de balón.*
- *Relevos con elementos de diferentes tamaños.*
- *Relevos combinados con pases.*
- *Equilibrio con balón.*
- *Ejercicios con volteretas.*

PROPUESTA DE CRITERIOS (Lago, 2002)

VARIACIONES EN LA EJECUCIÓN DEL MOVIMIENTO

- *Modificaciones del gesto específico:* Lento-rápido-flojo-fuerte.
- *Simetrías y multilateralidad en situaciones diversas:* Posiciones, compañero, adversario.
- *Amplitud:* Variando los recorridos de los distintos segmentos corporales implicados.

VARIACIONES EN LAS CONDICIONES EXTERNAS

A través de modificaciones en:

- *Los espacios.*
- *El tiempo.*
- *El reglamento.*
- *El elemento utilizado (móvil).*
- *La meta.*

COMBINACIONES DE MOVIMIENTOS

- *Encadenar diversas tareas.*
- *Combinar diversos movimientos dentro de la misma tares después de:*
  - Acciones tácticas previas.
  - Diversas situaciones durante la ejecución.
  - Diferentes comportamientos posteriores a la ejecución.

VARIACIONES EN LAS CONDICIONES TEMPORALES DE EJECUCIÓN

- *Modificaciones parciales del ritmo con diferentes velocidades de ejecución.*
- *Adaptación de la ejecución a un ritmo externo (del entorno o propio).*
- *Combinaciones.*

VARIACIONES EN LA RECEPCIÓN DE LA INFORMACIÓN

- *Modificación del número de estímulos.*
- *Introducción de elementos perturbadores.*
- *Variación de la claridad del estímulo.*
- *Variación de la duración.*
- *Inclusión de incertidumbres en la localización y en la aparición de estímulos y en los objetivos de la tarea.*

VARIACIONES EN LA TOMA DE DECISIONES

- *Tareas con múltiples objetivos.*
- *Disminución del tiempo de reflexión después de la percepción:* Ampliación del campo visual o de la distancia con el contrario.
- *Incertidumbre sobre el objetivo de la tarea.*

TAREAS EN ESTADO DE FATIGA

- *Cansancio fisiológico:* Alternando distintos parámetros.
- *Exceso de información:* Dificultando el procesamiento y el control de los estímulos.
- *Acumulación de tareas:* Incrementando el número de objetivos.

EJEMPLOS DE TRABAJO

- *Carreras (individuales y por parejas y con distancia fija y variable):*
  - Diagonales.
  - Laterales.
  - Cruces.
  - Con los pies juntos.
- *Carreras con obstáculos (picas, aros, cuerdas, balones):*
  - Normal.
  - Lateral.
  - Espaldas.
  - Botes (con uno y ambos pies).

  - o Slalom.
- *Saltos (con uno y ambos pies):*
  - o Coordinación.
  - o Técnica.
  - o Longitud.
  - o Altura.
  - o Combinados.
- *Acciones con los brazos:*
  - o Extendidos.
  - o Hacia arriba.
  - o Hacia adelante.
  - o Atrás.
  - o Con movimientos.
- *Equilibrio.*
- *Dominio del balón:*
  - o Con una y con ambas manos y con uno o dos balones.
  - o Con uno y con ambos pies y con uno o dos balones.
- *Pases.*
- *Persecuciones.*

EJERCICIOS CON PICAS

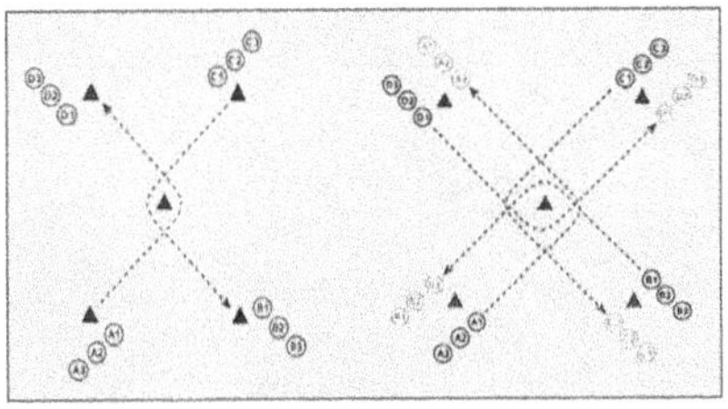

– Carreras –

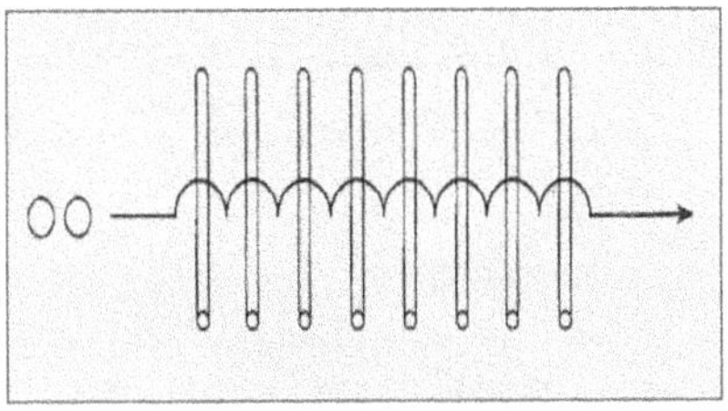

– Saltos y Carreras –

SALTOS

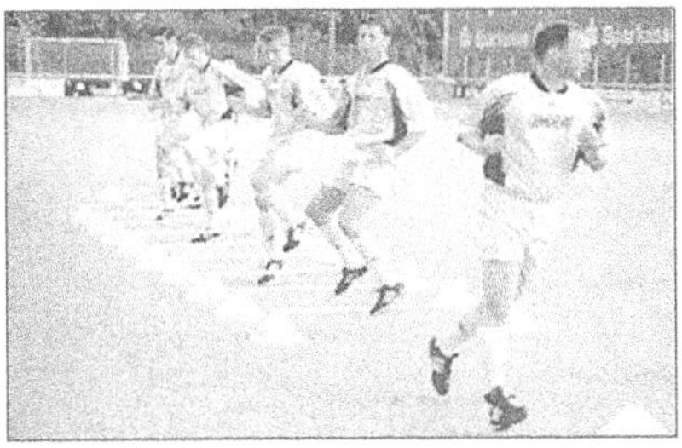

– Lateral –

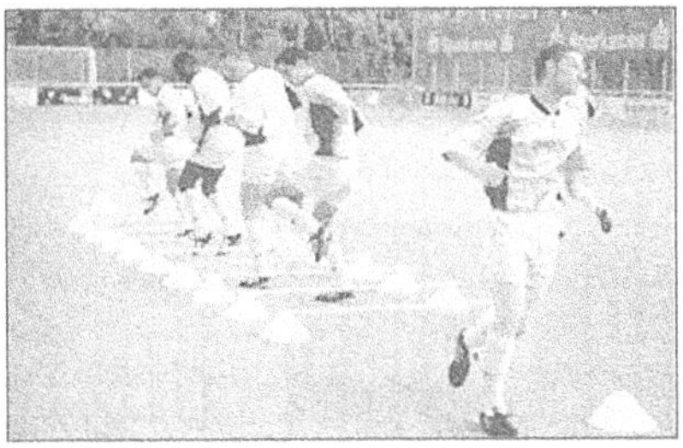

– Espaldas –

CIRCUITOS

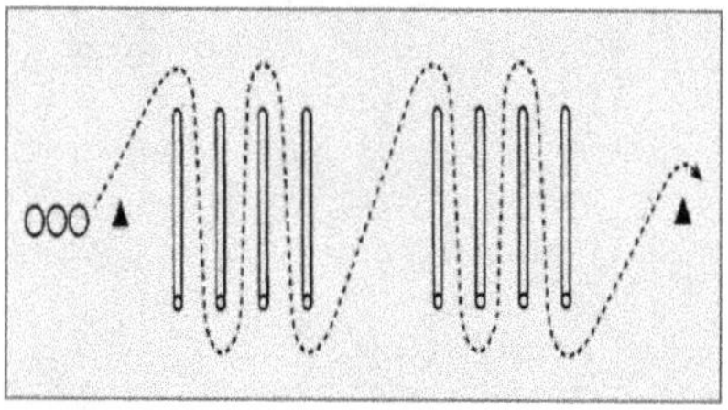

– Slalom –

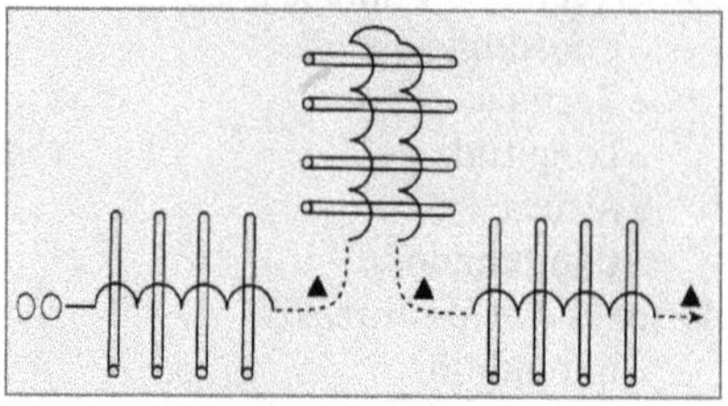

– Cambios de Dirección –

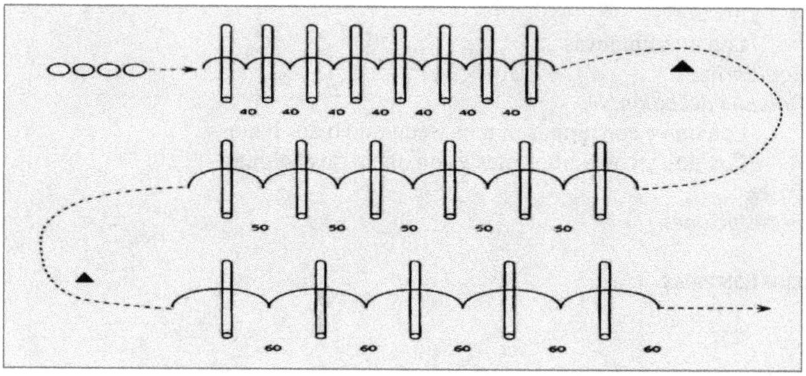
40
40
40
40
40
40
40
50
50
50
50
50
60
60
60
60
60

– Cambios de Distancia –

EJERCICIOS CON AROS

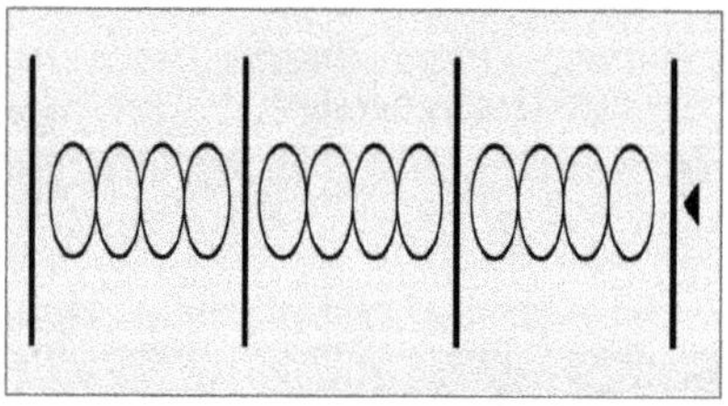

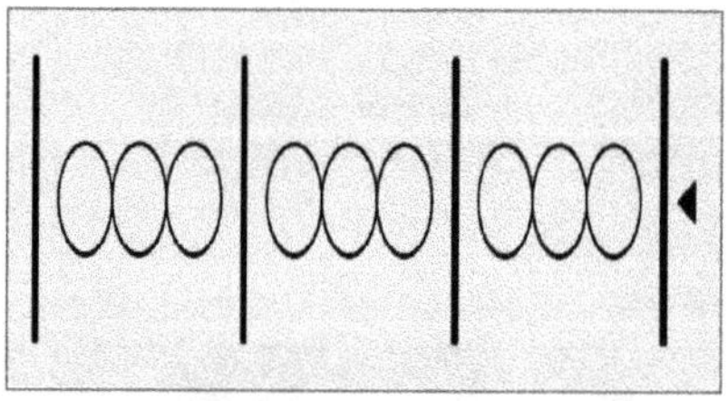

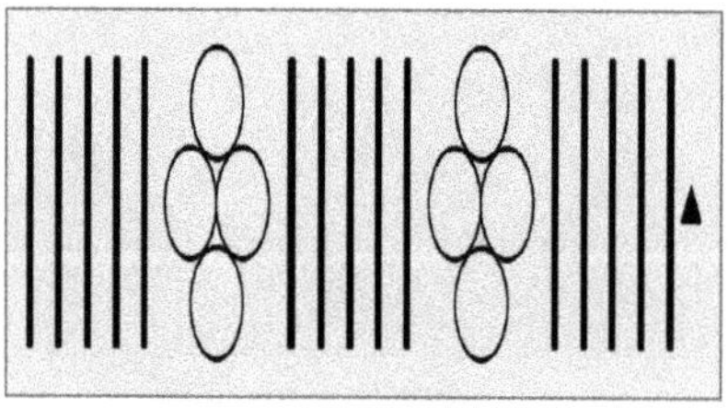

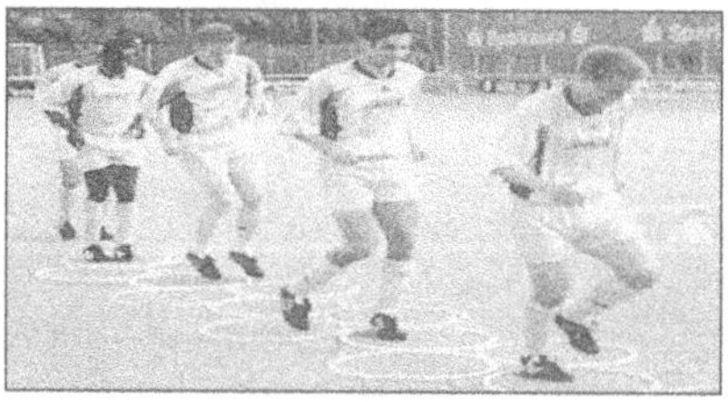

COMBINADOS CON CARRERAS

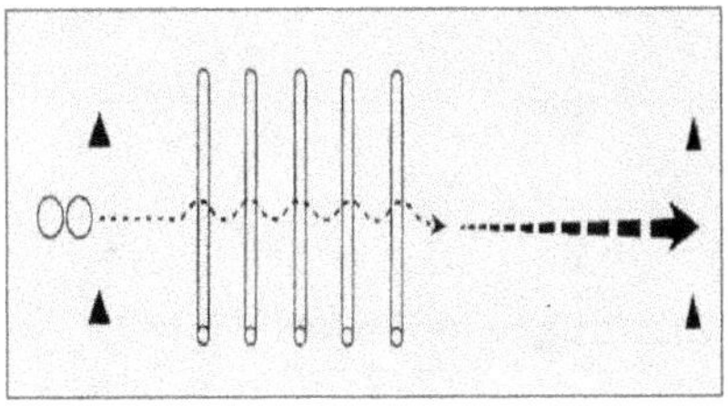

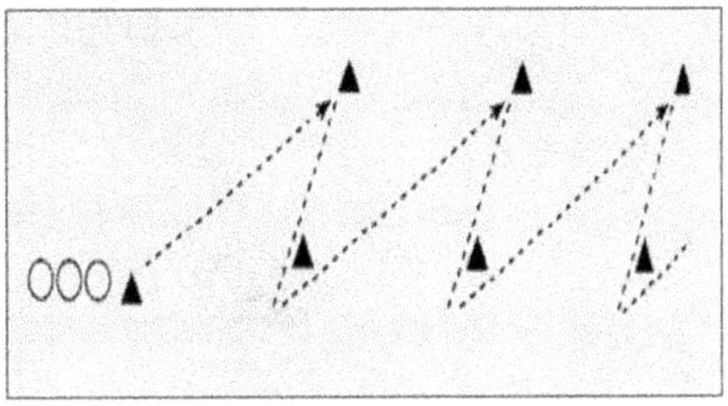

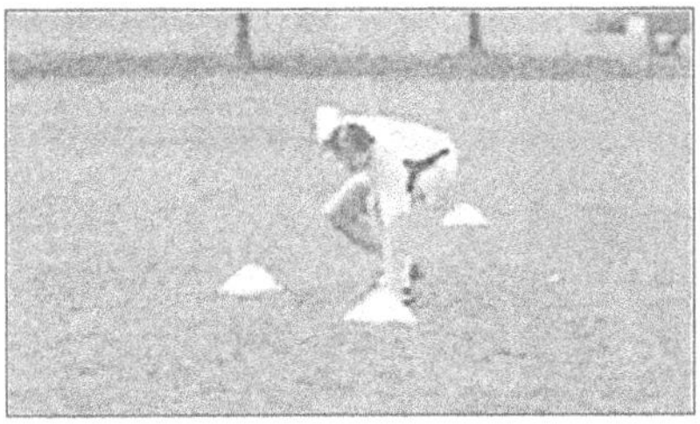

– Toque de cono saliendo de un sprint –

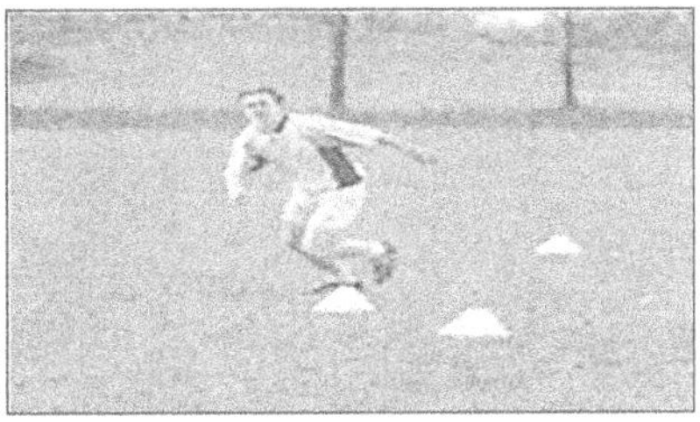

– Aceleración después de un sprint de vuelta –

ORIENTADOS A LA TÉCNICA

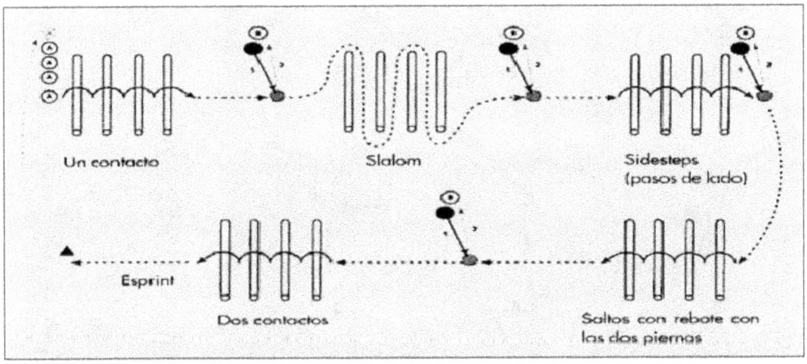
Un contacto
Slalom
Sidesteps
(pasos de lado)
Esprint
Dos contactos
Saltos con rebote con
las dos piernas

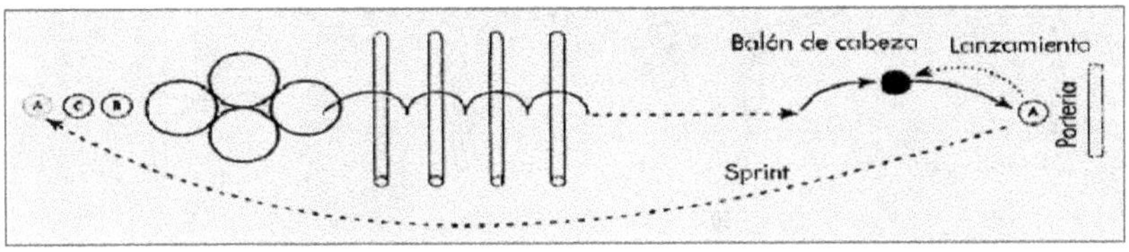
Balón de cabeza
Lanzamiento
Portería
Sprint

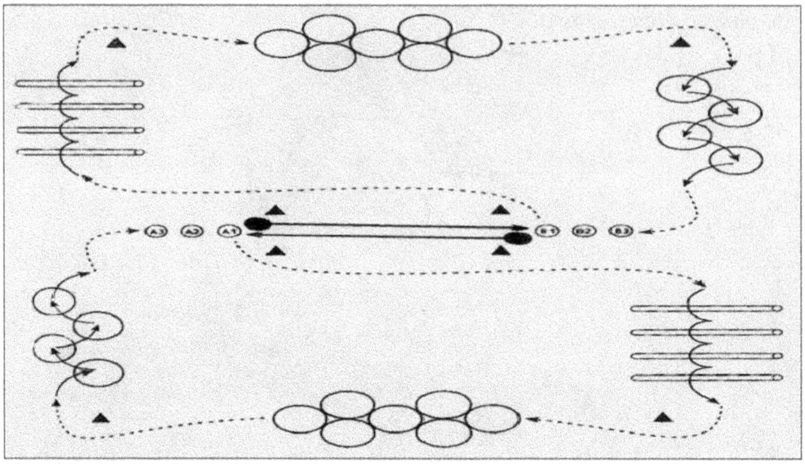
A3
A2
A1
B1
B2
B3

EJERCICIOS DE EQUILIBRIO

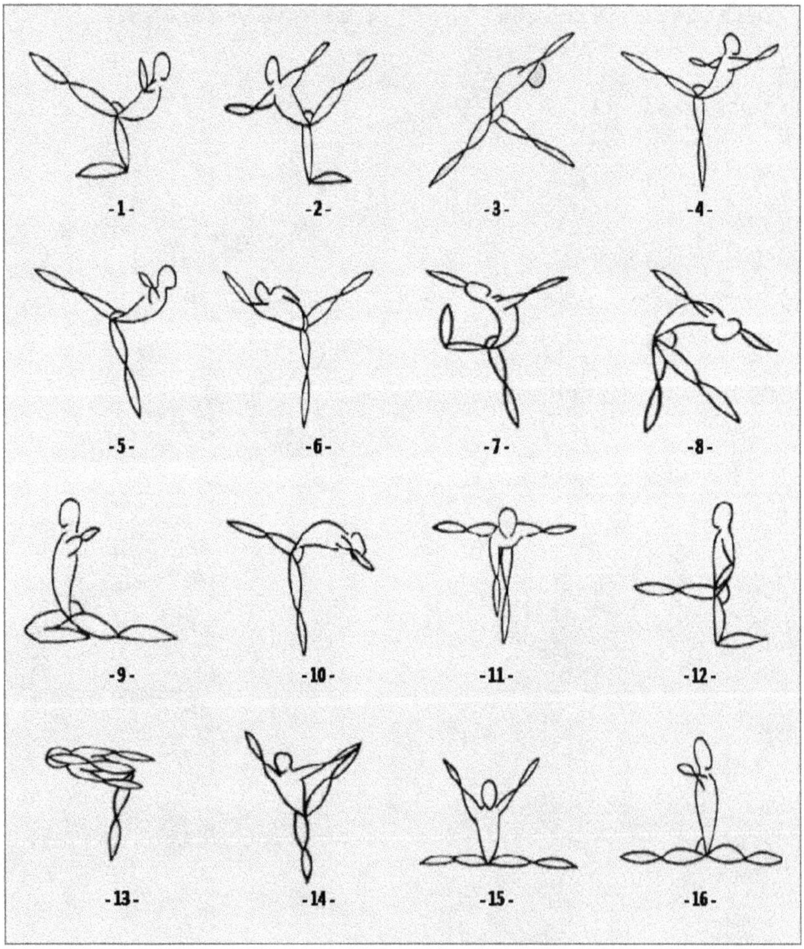
-1-
-2-
-3-
-4-
-5-
-6-
-7-
-8-
-9-
-10-
-11-
-12-
-13-
-14-
-15-
-16-

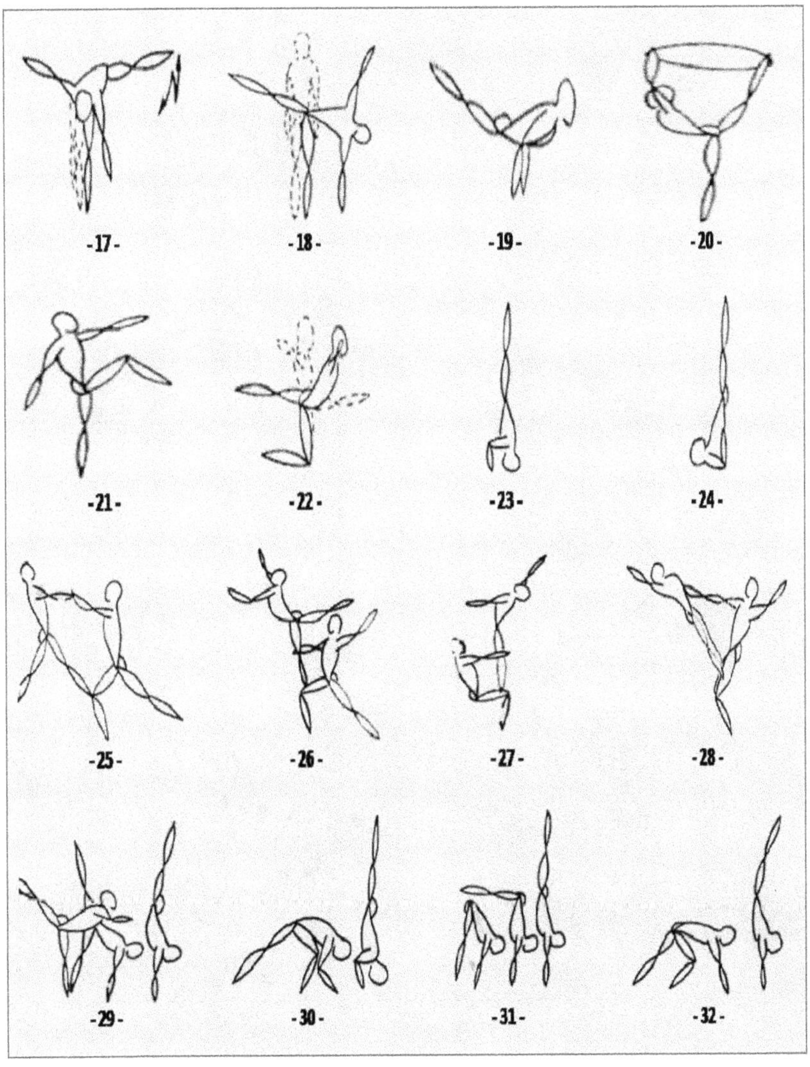
-17-
-18-
-19-
-20-
-21-
-22-
-23-
-24-
-25-
-26-
-27-
-28-
-29-
-30-
-31-
-32-

EJERCICIOS DE COORDINACIÓN GENERAL

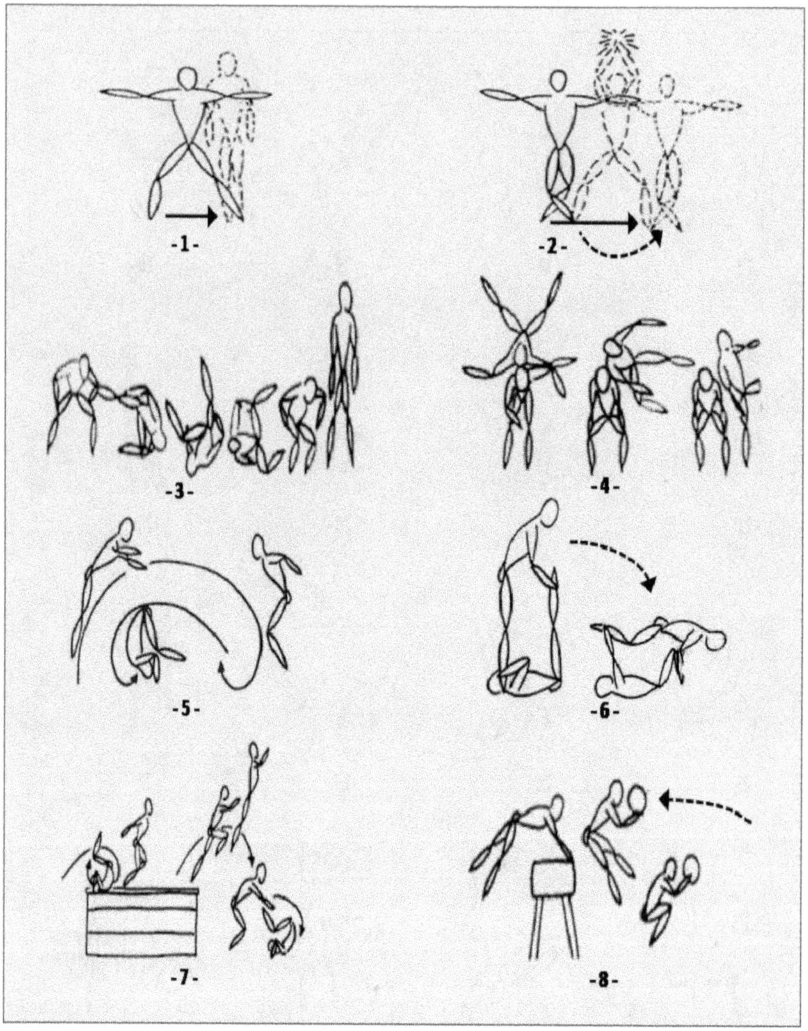
-1-
-2-
-3-
-4-
-5-
-6-
-7-
-8-

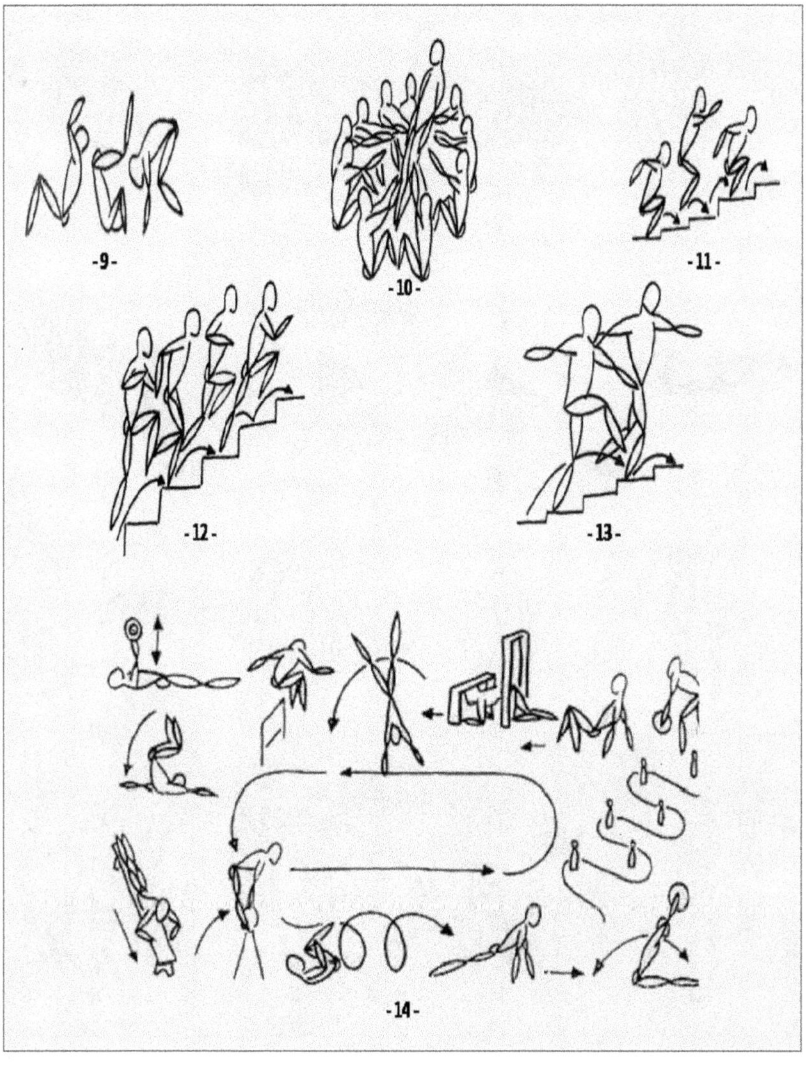
-9-
-10-
-11-
-12-
-13-
-14-

EJERCICIOS PARA EL SENTIDO DEL RITMO Y LA RELAJACIÓN MUSCULAR

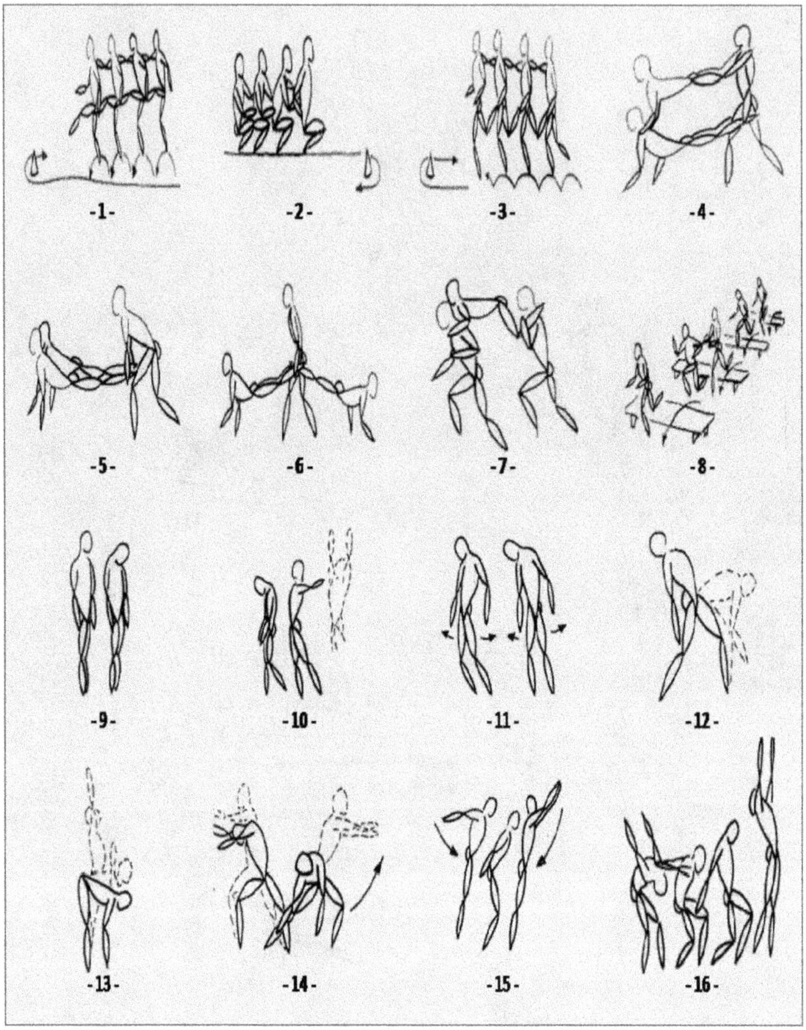
-1-
-2-
-3-
-4-
-5-
-6-
-7-
-8-
-9-
-10-
-11-
-12-
-13-
-14-
-15-
-16-

EJERCICIOS ESPECÍFICOS PARA EL FÚTBOL

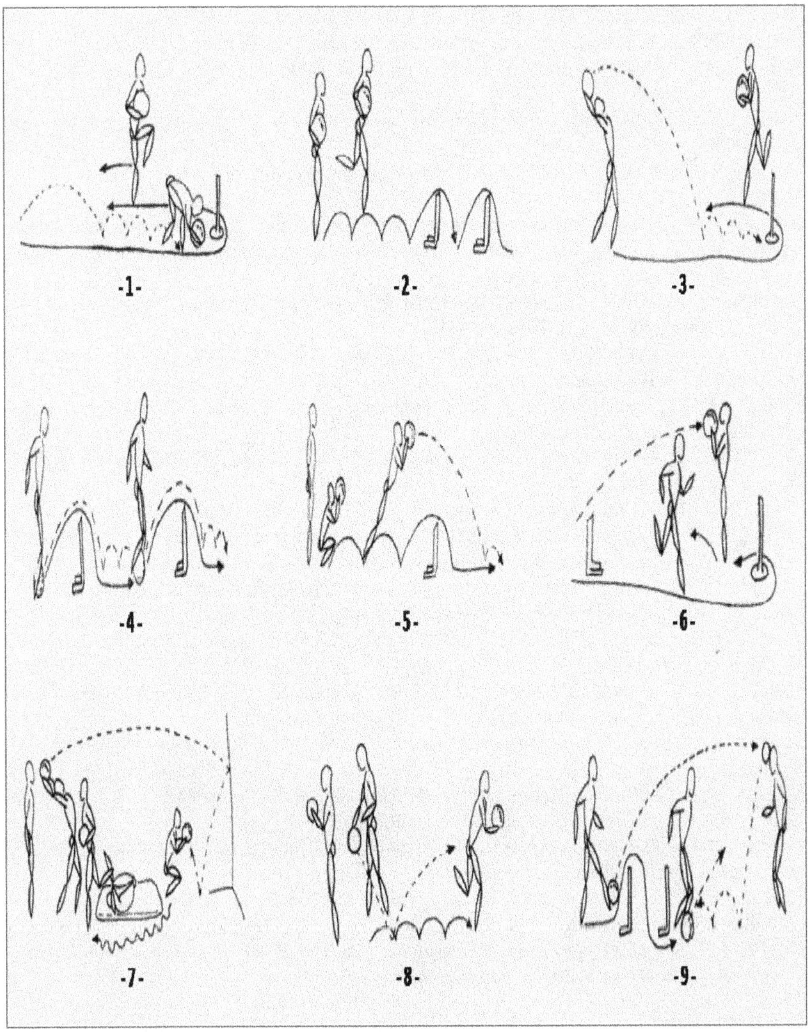
-1-
-2-
-3-
-4-
-5-
-6-
-7-
-8-
-9-

REFERENCIAS BIBLIOGRÁFICAS

- ABERNETHY, K. ET AL (1987): *Saltar y brincar: Manual de actividades motrices para desarrollar el equilibrio y la coordinación.* Buenos Aires: Ed. Panamericana.
- BANDRÉS, Mª (1984): *Ejercicios de percepción visual y coordinación visomotora.* Madrid: Escuela Española.
- BENEDEK, E. (1996): *Fútbol. 250 ejercicios de entrenamiento* (2ª ed.). Barcelona: Ed. Paidotribo.
- BLANCO NESPEREIRA, A. (1998): *1000 ejercicios de preparación física.* Barcelona: Ed. Paidotribo.
- BRÜGGEMANN, D. (2004): *Entrenamiento moderno del fútbol: Planes y programas. Juegos aplicados a la técnica y la táctica: Preparación de la competición.* Barcelona: Ed. Hispano Europea.
- BUSCHMANN, J. (2002): *La coordinación en el fútbol: Una propuesta de ejercicios de entrenamiento.* Madrid: Ed. Tutor.
- CAÑIZARES MÁRQUEZ, J. (2000): *Fútbol: Fichas para el entrenamiento de la coordinación y el equilibrio.* Sevilla: Wanceulen.
- CARRASCOSA, J. (1988): *Programa para enseñar y desarrollar habilidades perceptivo-visuales.* Valencia: Ed. Promolibro.
- CASCALLANA, C. (1998): *Nuevos sistemas de preparación física en futbol: Escuela e infantil.* Madrid: Ed. Gymnos.
- COMETTI, G. (2002): *La preparación física en el fútbol.* Barcelona: Ed. Paidotribo.
- CONDE, M. (1999): *La organización del entrenamiento para el desarrollo y la mejora de la resistencia, fuerza, flexibilidad, coordinación y equilibrio.* Madrid: Ed. Gymnos.
- COOK, M. (2000): *101 ejercicios de fútbol para niños: 7 a 11 años.* Madrid: Ed. Tutor.
- COOK, M. (2005): *101 ejercicios de fútbol para jóvenes: 12 a 16 años.* Madrid: Ed. Tutor.
- ELEZKANO, U. (1998): *La preparación física en el fútbol escolar.* Diputación Foral de Álava: Dpto. de Cultura.
- GARCÍA MANSO, J.; NAVARRO VALDIVIELSO, M. & RUIZ CABALLERO, J. (1996): *Bases teóricas del entrenamiento del entrenamiento deportivo.* Madrid: Ed. Gymnos.
- GONZÁLEZ, A. (2002): *La preparación física en el fútbol: 674 programas.* México: Ed. Trillas.
- INIESTA POZO, J. (2001): *Cómo ser futbolista de élite: Coordinación psicofísica e inteligencia táctica aplicada al fútbol.* Logroño.
- KASANI, L. (1993): *Entrenamiento de fútbol: Preparación física, técnica, táctica y psicológica.* Lleida: Ed. Deportiva Agonos.
- KONZAG, I. (1997): *Fútbol, entrenarse jugando: Un sistema completo de ejercicios.* Barcelona: Ed. Paidotribo.
- KOS, B. (1995): *1500 ejercicios de condición física: Fuerza, flexibilidad, equilibrio y coordinación.* Barcelona: Ed. Hispano Europea.
- LAGO PEÑAS, C. (2002): *La preparación física en el fútbol.* Madrid: Biblioteca Nueva.
- LÓPEZ, J. (2001): *500 Juegos para el entrenamiento físico con balón.* Sevilla: Ed. Wanceulen.
- MANNO, R. (1991): *Fundamentos del entrenamiento.* Barcelona: Ed. Paidotribo.
- MARTÍNEZ GARCÍA, C. (1983): *La preparación física en el futbol.* Madrid: Ed. Pila Teleña.
- MARTÍNEZ GARCÍA, C. (1984): *Futbol: Teoría y práctica del entrenamiento. Preparación física (regionales).* Madrid: Ed. Esteban Sanz Martínez.
- MASACH URRESTRILLA, J. (2001): *Programas para la formación y el entrenamiento del portero de fútbol: Ejercicios específicos.* Madrid: Ed. Gymnos.
- MEINEL, K. & SCHNABEL, G. (1987): *Teoría del Movimiento.* Buenos Aires: Stadium.
- MORA, V. (1989): *Las capacidades físicas o bases del rendimiento motor.* Las Palmas de Gran Canaria: Excmo. Cabildo Insular dc Gran Canaria.
- PILA TELEÑA, A. (1983): *Preparación física: Tercer nivel.* Madrid: Ed. Pila Teleña.
- PLATONOV, V. (1993): *La preparación física.* Barcelona: Ed. Paidotribo.
- PRADET, M. (1999): *La preparación física.* Barcelona: Ed. INDE.

- ROSADO MUÑOZ, A. (1997): *Fútbol base. La preparación física en el fútbol para niños de 10 a 13 años (alevines e infantiles).* Madrid: Ed. Gymnos.
- SCHREINER, P. (2002): *Entrenamiento de la coordinación en el fútbol. El sistema Peter Schreiner: Entrenamiento básico para la mejora del rendimiento.* Barcelona: Ed. Paidotribo.
- SEGURA RIUS, J. (1989): *1009 ejercicios y juegos de fútbol.* Barcelona: Ed. Paidotribo.
- SNEYERS, J, (1996): *Fútbol: Preparación física moderna. Esquemas prácticos y ejercicios con un programa anual completo.* Barcelona: Ed. Hispano Europea, D.L.
- TALAGA, J. (1989): *Fútbol: 750 ejercicios para el entrenamiento de la técnica.* Madrid: Ed. Gymnos.
- TURPIN, B. (1998): *Preparación y entrenamiento del futbolista: preparación física. Pruebas de control.* Barcelona: Ed. Hispano Europea.
- VÁZQUEZ FOLGUEIRA, S. (1994): *1111 ejercicios del portero de fútbol.* Barcelona: Ed. Paidotribo.
- WEINECK, E. (1988): *Entrenamiento óptimo.* Madrid: Ed. Hispano-Europea.

CAPÍTULO 18

LA MARCHA HUMANA EN LA INFANCIA

José A. Ruiz Caballero, Estrella Mª. Brito Ojeda, Romina Ojeda Brito, Ricardo Navarro García, Ricardo Navarro Navarro

En este estudio hemos analizado algunas consideraciones generales sobre las características de la marcha en el niño de un año y algunas conclusiones básicas. También reseñaremos al final una bibliografía fundamental sobre el problema.

LA MARCHA HUMANA

El hombre, con su modo de locomoción bípeda, se sitúa al más alto nivel de sofisticación con 29º de libertad de movimiento y 48 músculos para cada uno de los miembros inferiores y a pesar de la enorme cantidad de trabajos de que ha sido objeto, la marcha humana aún sigue suscitando multitud de apasionantes investigaciones.

Aunque en los niños la marcha es progresiva y rápidamente perfeccionada, basta con mirar a cualquiera de ellos ejercitarse en esta nueva actividad para darse cuenta de las dificultades que debe superar. Es una adquisición motriz temprana, una función compleja integrada a múltiples niveles del Sistema Nervioso Central (SNC) y con multitud de automatismos y circuitos nerviosos (médula-tronco-cerebelo-núcleos grises centrales) que posibilitan el ciclo de la marcha.

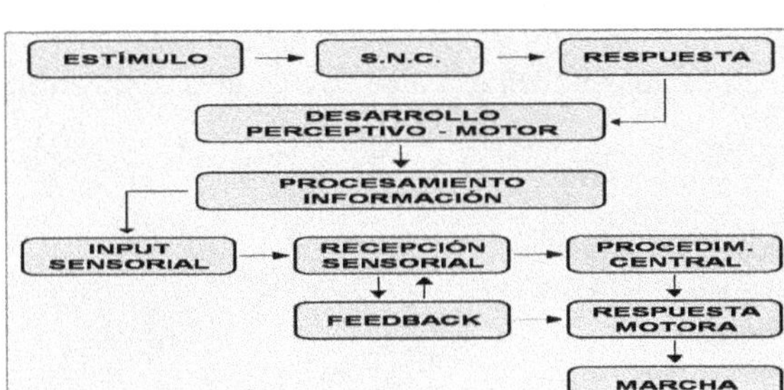
ESTÍMULO
S.N.C.
RESPUESTA
DESARROLLO PERCEPTIVO - MOTOR
PROCESAMIENTO INFORMACIÓN
INPUT SENSORIAL
RECEPCIÓN SENSORIAL
PROCEDIM. CENTRAL
FEEDBACK
RESPUESTA MOTORA
MARCHA

– Gráfico 18.1 –

El profesor Ruiz Pérez define el aprendizaje como:

"... Una modificación de la conducta motriz, manifestarse motrizmente, debido a 'algo' (práctica, entrenamiento...)."

Sin embargo, el desarrollo es un proceso global que implica maduración, crecimiento, factores ambientales, herencia, aprendizaje, etc.) (Gráfico 18.2).

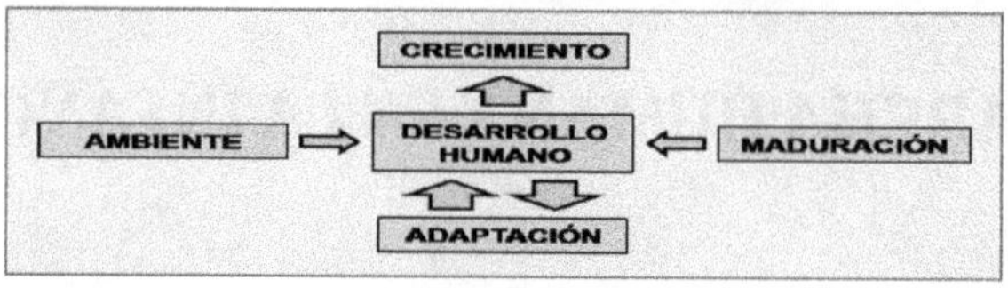
CRECIMIENTO
AMBIENTE
DESARROLLO HUMANO
MADURACIÓN
ADAPTACIÓN

– Gráfico 18.2 –

Motricidad es moverse, actuar, manifestarse al exterior y si esta manifestación exterior es concreta, refinada y eficaz, aparece el rendimiento. Así pues, el desarrollo motor es la evolución de la motricidad respecto al tiempo y se concreta con la aparición de los movimientos.

DESARROLLO MOTOR Y ACTIVIDADES FÍSICAS

- *Receptores sensoriales.*
- *Procesos nerviosos centrales.*
- *Procesos de retroalimentación (feedback).*
- *Experiencia acumulada.*

MODALIDADES PERCEPTIVAS

- *Visual.*
- *Auditiva.*
- *Táctico-quinestésicas.*

Zaichkowsky & Zail hablan de *fases del desarrollo motor* y en el apartado de 0 a 2 años distinguen entre movimientos reflejos y habilidades rudimentarias. Asimismo, consideran que el desarrollo del control motor tiene una tendencia céfalo-caudal y próximo-distal según el sentido del proceso de la mielinización: de simple a complejo y de actividades globales a específicas.

En este desarrollo del niño debemos tener en cuenta la evolución de la postura, es decir:

- *Reptaciones.*
- *Cuerpo por encima del suelo.*
- *Comienzo del ascenso a los árboles (mamíferos).*
- *Vida en los árboles.*
- *Branquiación de monos.*
- *Branquiación en monos superiores (chimpancé).*
- *Postura erecta (hombre).*

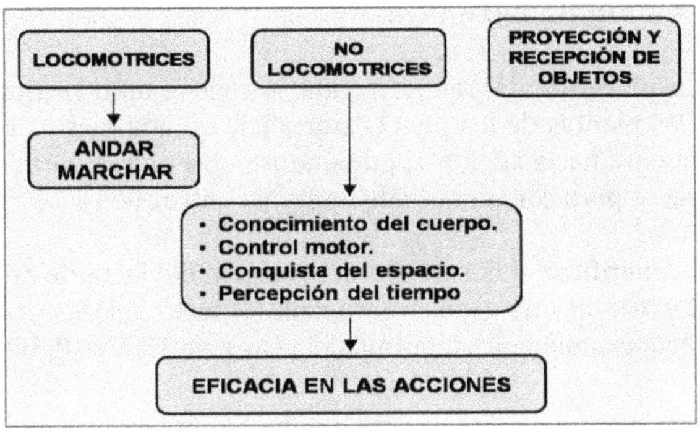
LOCOMOTRICES
NO LOCOMOTRICES
PROYECCIÓN Y RECEPCIÓN DE OBJETOS
ANDAR MARCHAR
• Conocimiento del cuerpo.
• Control motor.
• Conquista del espacio.
• Percepción del tiempo
EFICACIA EN LAS ACCIONES

– Gráfico 18.3 –

El profesor Cantó señala que a los 8 meses de edad el niño se pone de pie y que a los 18 ya anda bien. Ruiz Pérez, por su parte, señala y resume las habilidades motrices fundamentales y en el tema de la marcha en concreto indica que es un movimiento voluntario que sigue los pasos siguientes:

- *Rodar:* Entre 1 y 5 meses.
- *Sentarse:* Entre los 5-6 y los 9 meses.
- *Gatear:* Entre los 7-9 y los 12 meses.
- *Ponerse en pie:* 9 meses.
- *Andar (verticalmente más locomoción):* Entre los 12 y los 15 meses.

Es importante considerar los tres factores de la marcha:

- *Desarrollo muscular.*
- *Desarrollo neurológico.*
- *Experiencia.*

y entre sus características:

- *Transición del dominio flexor al extensor.*
- *Disminución de la base de sustentación.*
- *Elevación del centro de gravedad.*
- *Paso de lo estático a lo dinámico.*

Corominas Beret (1982), al analizar el desarrollo de la macha, define la estabilidad como:

> *"... El resultado de la apropiada distribución del tono muscular (equilibrio) de los músculos de acuerdo con las informaciones de peso y postura del cuerpo (sensibilidad profunda) y posición en el espacio de la cabeza (sistema vestibular, vista)."*

ANÁLISIS DE LA MARCHA PRIMARIA

Durante la exploración del recién nacido se coge al niño verticalmente y se le hace tocar con las plantas de los pies la superficie de una mesa a la vez que se le propulsa ligeramente hacia adelante, pudiéndose observar, a partir del cuarto día, cómo da 3 o 4 pasos pero con un notable intervalo entre ellos.

Para poder cuantificar el desarrollo neurológico del lactante Zdasnka-Brinken et al. (1969) elaboraron una gráfica para cada aspecto del desarrollo motor que por su importancia exponemos a continuación (Grafico 18.4 y 18.5).

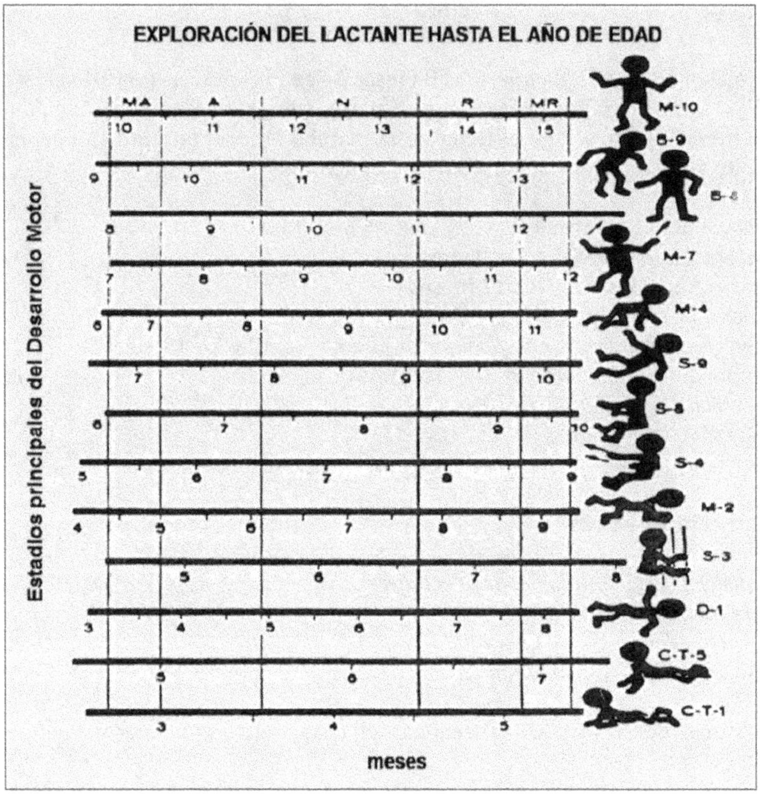
EXPLORACIÓN DEL LACTANTE HASTA EL AÑO DE EDAD
Estadios principales del Desarrollo Motor
meses
MA
A
N
R
MR
M-10
S-9
M-7
M-4
S-9
S-8
S-4
M-2
S-3
D-1
C-T-5
C-T-1

– Gráfico 18.4 –

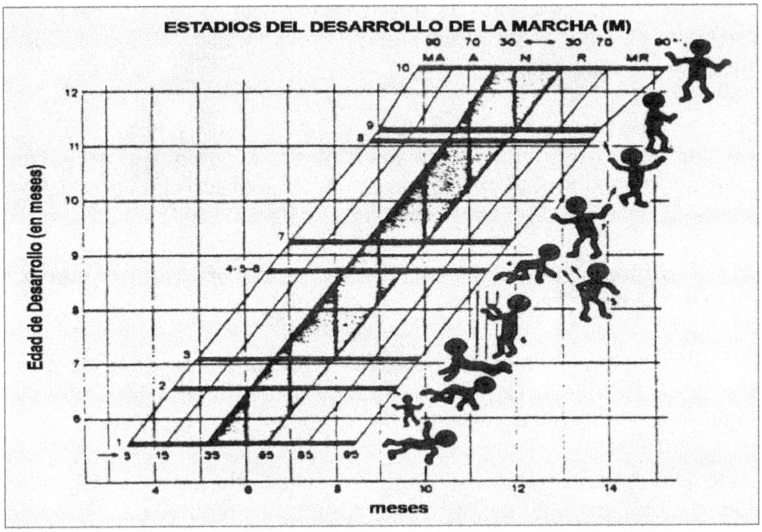
ESTADIOS DEL DESARROLLO DE LA MARCHA (M)
Edad de Desarrollo (en meses)
meses
4
6
8
10
12
14

– Gráfico 18.5 –

En su trabajo titulado *Filogénesis de la Motricidad* (1984), el profesor da Fonseca insiste en que las adquisiciones motoras humanas se inician primero en la posición de acostado (maduración neuromuscular de las vértebras) y pone los procesos motrices en relación con los cerebrales, es decir, el cerebro se beneficia de la filogénesis de la motricidad mediante la conquista locomotora que discurre desde la reptación, pasando por la cuadrupedia, hasta llegar al bipedismo y, además, señala que una de las grandes diferencias que separa a los hombres de los primates es el pie, que en el hombre adquiere una especialización jerárquica relacionada con bipedestación y la marcha, abandonando progresivamente las funciones de presión para desarrollar funciones de locomoción.

Al analizar la filogénesis de la motricidad y relacionarla con las fases en la adquisición de la marcha en el niño vemos que se combinan elementos onto y filogenéticos. En este sentido, Illingworth (1983) en su estudio *El desarrollo infantil en sus primeras etapas* realiza las siguientes afirmaciones al analizar la bipedestación y la marcha:

> *"... El reflejo de deambulación desaparece a las 2 o 3 semanas, salvo cuando el cuello está extendido. A las 44 semanas, levanta un pie del suelo y a las 48 anda agarrado a los muebles. Anda sin ayuda a los 13 meses, con una base amplia y con pasos desiguales.*
>
> *[...] Antes de aprender a andar son capaces de desplazarse de un lugar a otro.*
>
> *[...] A los 11 meses camina sostenido por las dos manos, o apoyándose en un mueble y a los 12 ya puede dar pasos, si bien en dirección y longitud variadas."*

Sin embargo, otros autores elaboran sus clasificaciones fijándose más en unos aspectos que otros. Así, Guilmain habla de la marcha al 15º mes; Brunet & Lezine

(1980) consideran que a esa edad el niño ya anda solo; Gessell (1981), por su parte, afirma que da algunos pasos, se pone en marcha y se detiene. Por último, para Buhler (1966) ya anda solo.

Tanner (1965) analiza la relación entre el aprendizaje y el crecimiento de axones y dendritas e insiste en respetar los ritmos y afirma que si pretendemos alcanzar algo demasiado pronto podría comprometer el desarrollo normal. En esta relación procesos motores-cerebro si sitúa también Merani (1971) al afirmar:

> *"... La posición erecta, conjugada con la actividad manual, permite la extensión del córtex."*

Cratty (1990), por su parte, cree que las investigaciones apoyan la hipótesis de que ya desde el nacimiento los niños parecen tener diferencias individuales fundamentales respecto a sus necesidades y sus propensiones motrices.

Respecto a las etapas de adquisición, Shirley (1931) clasifica los progresos del desarrollo locomotor del niño en cinco etapas, aunque opina que el niño efectúa otros movimientos diferentes a los que intervienen directamente en la progresión hacia la marcha y que aumentan su fuerza.

Gessell & Ames (1940) proponen una lista de 25 estadios en la adquisición de la marcha y afirman que su adquisición aumenta la autonomía del niño frente al adulto y le permite una exploración dinámica del espacio. En el gráfico siguiente se pueden observar las distintas etapas en la adquisición de la marcha según Mussen (1963).

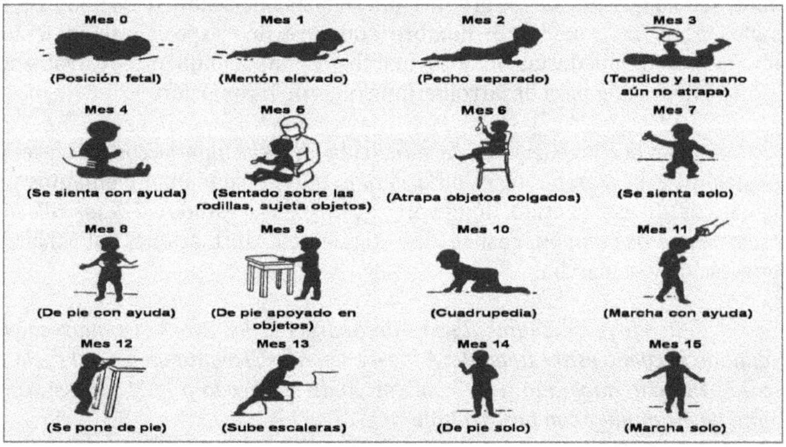
Mes 0
(Posición fetal)
Mes 1
(Mentón elevado)
Mes 2
(Pecho separado)
Mes 3
(Tendido y la mano aún no atrapa)
Mes 4
(Se sienta con ayuda)
Mes 5
(Sentado sobre las rodillas, sujeta objetos)
Mes 6
(Atrapa objetos colgados)
Mes 7
(Se sienta solo)
Mes 8
(De pie con ayuda)
Mes 9
(De pie apoyado en objetos)
Mes 10
(Cuadrupedia)
Mes 11
(Marcha con ayuda)
Mes 12
(Se pone de pie)
Mes 13
(Sube escaleras)
Mes 14
(De pie solo)
Mes 15
(Marcha solo)

– Gráfico 18.6 –

Viladot (2001) considera que existe una estrecha relación entre la maduración psicológica y el aprendizaje motor. La marcha bipodal en el niño empieza alrededor de los doce meses y establece un cierto paralelismo entre el desarrollo de la marcha y el del leguaje oral.

Al año el niño ya dice papá, mamá y algunas palabras bisilábicas y a los dos años es capaz de articular más de cincuenta voces y en este mismo periodo pasa de dar los primeros pasos a andar con una cierta soltura.

Desde el punto de vista de la filogénesis podemos afirmar que primero fue el estar de pie y caminar y luego pensar. Cuando el hombre pudo dejar sus manos libres para buscar alimentos y la confección de útiles de trabajo disminuyó el desarrollo de las mandíbulas, aumentó el volumen del cerebro y apareció la inteligencia.

Desde la perspectiva físico-pedagógica se insiste en la íntima relación entre psiquismo y motricidad. Así, Montessori afirma:

> *"... Noble es el pie y noble es la marcha. El niño que anda gracias a sus pies podrá pedir al mundo que le rodea respuestas a sus secretos interrogantes."*

La función de caminar no se hace de forma espontánea, requiere de un aprendizaje. Al principio, todos los niños tienen dificultad para mantenerse en pie y adoptan posturas anormales, por lo que las fases de maduración no deben confundirse con alteraciones patológicas de la marcha.

CARACTERÍSTICAS DE LA MARCHA DEL NIÑO DE 1 AÑO

- Cadencia entre 85 y 90 ciclos/min (en el adulto es de 50-55).
- No existen movimientos alternativos de miembros superiores e inferiores.
- Rodillas más flexionadas en la fase de carga, contacto inicial pie-suelo y tobillos en flexión plantar.
- La flexión dorsal disminuye durante la oscilación y aumenta la flexión de la cadera a la vez que está en rotación externa permanentemente.
- El apoyo unipodal es más corto, lo que manifiesta un indicio de inestabilidad.

La actividad muscular en los primeros pasos sostenidos de un niño sano muy pequeño se caracteriza por una contracción simultánea global de los músculos de los miembros inferiores y paravertebrales. Además, durante los primeros pasos es imposible reconocer las fases de la actividad muscular.

Okamoto & Kumamoto (1972) realizaron un estudio longitudinal en dos niños que aprendían a andar, uno entre los 11 y 13 meses y otro entre los 30 y 46 meses. El grupo testigo estaba formado por 20 niños mayores y 10 adultos jóvenes.

Scruttoa y colaboradores (1969) consideran que incluso si el niño no anda solo a los 11-12 meses puede aparecer la alternancia tibial anterior-tríceps sural.

Hasta aquí vemos que si nos atenemos a la escala filogenética sin que por ello hallamos admitido que el hombre fuera un cuadrúpedo. Sin embargo, ontogenéticamente el hombre presenta un predominio ponderal del cráneo y la postura erecta es un sistema que solamente él posee, la deambulación en bipedestación. No obstante, aunque algunos animales pueden mantenerse en pie pocos instantes después de haber nacido, el hombre deberá esperar entre 10 y 15 meses.

El niño aprende a marchar como aprende a agarrar y actualmente existen muchos tratados sobre la marcha normal y patológica, consideramos que ahora es preciso interesarse acerca de la evolución de la marcha desde los primeros pasos en el niño hasta la de los senectos. El hombre comienza a andar separando los miembros inferiores para ampliar su base de sustentación y durante su crecimiento irá adoptando una determinada forma de andar que se estabilizará al llegar a la adolescencia.

Tanto en Asiria como en el Egipto histórico diversos bajorrelieves nos muestran personajes en actitud de marcha. Leonardo Da Vinci estudió la locomoción humana, Galileo y sobre todo su discípulo Borelli estudiaron el cuerpo humano como si se tratara de una máquina y anteriormente Aristóteles en su trabajo titulado *Phisica* ya hablaba de *kinesis*. Pero que tengamos noticias, fueron los hermanos Weber los que en 1836 llevaron a cabo el primer análisis biomecánico de la marcha. En 1872 Carlet & Marey realizaron estudios sobre la longitud y duración del paso y la oscilación, apoyo e inclinación lateral del cuerpo durante la marcha mediante métodos fotográficos y eléctricos. Braune & Fischer (1895), utilizaron cámaras fotográficas y Bernstein (1927) impulsó los métodos fotográficos al desarrollar técnicas de ciclografía en tres dimensiones. Scherb (1927) introdujo el análisis miocinético (estudio de los músculos durante la marcha) y la electrogoniografía de Johnston & Smidt (1969) resultó determinante para poder establecer los tres planos del movimiento articular.

LA MARCHA NORMAL

El ser humano es bípedo, plantígrado y pentadactíleo y el único mamífero cuya posición erecta, en reposo, coincide con la verticalidad de los distintos segmentos esqueléticos (tronco-muslo y pierna alineados con la vertical), lo que le supone un gran ahorro de energía.

La marcha, uno de los actos motores más frecuentes que realiza el hombre, es provocada y mantenida por la proyección hacia adelante del centro de gravedad del cuerpo. Es una adaptación muy especializada y constituye un complejo sinergismo de los sistemas nervioso y músculo-esqueletico en el que interactúan 206 huesos, 636 músculos, docenas de órganos, miles de circuitos y cientos de estructuras sensitivas y litros de sangre. Sin embargo, conviene diferenciar entre:

- *Locomoción:* Estudia la actividad del aparato locomotor relacionada con el desplazamiento de los segmentos del cuerpo.
- *Ambulación:* Tipo de desplazamiento que necesita de un soporte externo que le permita paliar una determinada deficiencia en el equilibrio.
- *Marcha Normal:* Modo de locomoción bípeda con alternancia de los miembros inferiores y equilibrio dinámico mantenido.

Caminar en posición erecta es un método de locomoción muy efectivo y ningún otro animal se parece al hombre en ese sentido. Steindler realiza la siguiente división de la marcha:

- *Normal.*
- *Límite:* Variante de la marcha normal (p.e.: marcha de fatiga).
- *Patológica.*

Como hemos comentado, la marcha es un movimiento natural del cuerpo humano. Consiste en la extensión de cada uno de los miembros inferiores en un movimiento de arriba-abajo por una serie de contracciones poliarticulares cuyo encadenamiento produce antes tensión que contracción muscular, siendo ésta potente y elástica.

Para Vandervael, los músculos poliarticulares están adaptados a los movimientos complejos y tienen una acción selectiva sobre las articulaciones. Su acción es potente sobre la articulación distal siempre que la proximal haya sido movilizada antes provocando la tensión del músculo.

CICLO DE LA MARCHA NORMAL

Aunque son muchos y algunos de ellos muy importantes los estudios realizados hasta ahora sobre este tema, nosotros vamos a reproducir parte de un trabajo llevado a cabo por el Dr. Jesús Lobillo. En dicho trabajo se hace hincapié en las fuerzas y momentos de cada una de las distintas fases del paso y las actuaciones musculares correspondientes, concediendo especial importancia a las fuerzas externas.

Para Hughes & Jacobs la marcha consiste en una serie de movimientos rítmicos que se suceden según un patrón repetitivo y cada uno de estos movimientos es un ciclo de la marcha con sus correspondientes fases:

- *Fase de Apoyo (60º):*
    - Apoyo del talón.
    - Apoyo plantar.
    - Apoyo medio.
    - Arranque.
- *Fase de Balanceo (40º):*
    - Aceleración (balanceo medio).
    - Deceleración.
- *Fase de Doble apoyo.*

ANÁLISIS BIOMECÁNICO

La investigación biomecánica y el estudio analítico de un problema deben hacerse cualitativa y cuantitativamente:

- *Planteamiento de una hipótesis:* Revisión bibliográfica.
- *Recogida de datos:*

  - Descripción del movimiento (cinemática, posición, velocidades angulares y métodos de investigación).
  - Análisis cinematográfico.
  - Análisis fisioarticular.
  - Análisis fisiomuscular.
  - Análisis cinético (mejor dinámico).
- *Tratamiento y análisis de los datos:*
  - Fuerza.
  - Aceleraciones.
  - Impulso.
  - Otros parámetros que definan el movimiento.
- *Conclusiones:* La hipótesis se descarta o refuerza y se establecen modelos matemáticos.

En cuanto al análisis biomecánico, según Halnaut (1980) debe constar de:

- *Estudio global del movimiento y descripción del mismo.*
- *Estudio funcional de los tres componentes de la "máquina humana" (huesos, articulaciones y músculos).*
- *Análisis mecánico del gesto motor y trayectoria.*
- *Discusión de los resultados y conclusiones*

FUNCIONES GENERALES DE LOS MÚSCULOS EN LA MARCHA

1. *Capacidad de soporte.*
2. *Dinámica de la marcha.*
3. *Equilibración.*

ACCIONES MUSCULARES

Como nota preliminar diremos que, durante la marcha, expresar con claridad la función dinámica de los músculos es muy difícil, dado que existe una cierta inversión de las acciones musculares. Así, los músculos motores de la cadera (articulación con tres grados de libertad de movimientos) no poseen acciones idénticas sea cual fuere la posición de la articulación en un momento dado, ya que las acciones pueden cambiar e incluso invertirse (p.e.: inversión del componente de flexión de los músculos aductores).

CONTRACCIONES MUSCULARES POLIARTICULARES EN LA MARCHA

- *Contracción de los abdominales:* Basculan la pelvis en retroversión.
- *Contracción de los glúteos* con extensión del muslo sobre la pelvis. Este doble movimiento provoca la tensión del recto anterior.
- *Contracción del recto anterior:* Produce la extensión de la rodilla, de la pierna sobre el muslo y tensión de los gemelos.
- *Contracción de los gemelos.*

Vemos aquí la noción de puesta en marcha automática de la contracción muscular por reflejo miotático de Sherrington.

La marcha es una actividad de extrema complejidad y según Plas (1984):

"... No resulta prudente definirla como 'automática', pues una pequeña cantidad de alcohol ingerida la puede perturbar."

Aunque la actividad electromiográfica (E.M.G.) de los músculos durante la bipedestación y la marcha aplicada a la Cinesiología ha sido estudiada por muchos autores, la mayoría de las veces se aborda el estudio biomecánico de la marcha desde los siguientes puntos de vista:

- *Parámetros:* Medida de la marcha, paso y cadencia, consumo energético e impulso.
- *Estudio fragmentado:* Métodos fotográficos, acelerométricos y electrogoniómetros, placas de fuerza, etc.
- *Aportaciones de la Electromiografía.*

En el ser humano la marcha es un proceso de transformaciones de movimientos angulares simultáneos de los miembros inferiores con desplazamiento continuo del *centro de gravedad* (CG) que puede ser tanto horizontal como vertical. Describe una sinusoide plana que representa el trayecto del centro de gravedad y la coordinación de estos movimientos hace posible que el CG siga la trayectoria económicamente ideal.

En los adultos el centro de gravedad está situado inmediatamente por delante de la segunda vértebra sacra, a una altura equivalente al 55% de la estatura del sujeto a partir del suelo y para que haya equilibrio la línea de gravedad debe caer siempre dentro de la base de sustentación, por lo que los distintos segmentos corporales se desplazan tanto en el plano sagital como en el plano frontal.

Los principios básicos que describen los factores articulares que realizan la locomoción son:

- *Flexión de la cadera.*
- *Flexión de la rodilla.*
- *Acción rodilla-tobillo.*
- *Rotación de la pelvis alrededor del eje vertical y basculación en el lado sin carga.*

EQUILIBRIO PÉLVICO Y ESTÁTICA DE LA COLUMNA VERTEBRAL

- *Antero-posterior:*
    - Anteversión pélvica.
    - Retroversión.
    - "Lorsosis lumbar".
    - Cifosis.
- *Lateral:*
    - Lateroversión y traslación originan una actitud escoliótica.

LÍNEA DE GRAVEDAD DEL CUERPO HUMANO

Pasa por delante de los cóndilos occipitales y por delante de la columna cervical y dorsal, cruza la columna por la lumbar 2 y pasa por delante del sacro y por detrás de la cavidad cotiloidea, baja siguiendo el eje del fémur y pasa por delante de la rodilla y de la tibia para terminar en la interlínea de Chopart.

La bipedestación es una posición muy cómoda y muy próxima a la del equilibrio estable, por lo que se necesitan pocos esfuerzos musculares para mantenerla. Plas (2002) hace referencia a tres centros de gravedad según los distintos segmentos del cuerpo:

1. Cabeza, cuello, tronco y miembros superiores.
2. Centro de gravedad del cuerpo.
3. Miembros inferiores.

Este mismo autor estudia, además, seis factores biomecánicos que permiten un sincronismo movilidad-estabilidad (de la unidad locomotora).

- *Plano sagital:*
  - Rotación de la pelvis alrededor del eje vertical.
  - Basculación de la pelvis hacia el lado sin carga.
  - Flexión de la rodilla durante el apoyo.
  - Movimiento del pie-tobillo.
  - Coordinación movimiento rodilla-tobillo.
- *Plano frontal:*
  - Desplazamiento lateral de la pelvis.

Para Toulon, la pelvis puede tener dos tipos de equilibración según se trate de:

- La línea de gravedad que pasa por delante del eje de las articulaciones coxofemorales (la pelvis es mantenida por una ligera tensión tónica de los músculos isquiotibiales).
- La línea de gravedad que pasa por detrás del eje de las articulaciones coxofemorales (la pelvis es mantenida por la tensión de los músculos psoas-iliaco y cuádriceps).

Así pues, a manera de conclusión y según lo expuesto hasta aquí, resulta difícil buscar una equilibración local de la pelvis, ya que la misma está íntimamente ligada con el equilibrio general del cuerpo y que los movimientos de traslación antero-posterior tienen la misma importancia que los movimientos de ante o retroversión. En cuanto a los movimientos de la pelvis en bipedestación, podemos decir que los mismos están limitados.

EL PASO

Según Marey, el paso es Una serie de movimientos que se ejecutan entre dos posiciones idénticas del mismo pie. Sin embargo, en realidad se trataría de un "doble paso", ya que un paso único son dos apoyos sucesivos del mimo pie sobre el suelo.

ANÁLISIS BIOMECÁNICO DEL PASO

En este análisis estudiaremos los fenómenos que se producen por debajo del centro de gravedad y siempre referidos al plano sagital.

Para Viladot (2001) la marcha normal abarca un primer apoyo bilateral y un primer apoyo unilateral, con un pie que apoya (*sostén*) y el otro mantenido en el aire y que no apoya (*péndulo*), la pelvis inclinada y con la cadera y las rodillas ligeramente flexionadas.

A través de un *pasillo de espejos* (Ducroquet, 1999) Viladot realizó diversos estudios utilizando a 200 personas y en sus conclusiones coincide con Leliévre cuando afirma que, durante la marcha, el pie actúa como cavo en la mayoría de los casos, es decir, solo contacta con el suelo por el talón y el antepié.

También el ingeniero Manuel Vidal realizó, a propuesta de Viladot, un estudio mecánico del trabajo del pie humano donde tuvo en cuenta los siguientes aspectos:

- Los esfuerzos que actúan exteriormente al pie (considerado como un elemento resistente).
- El trabajo interno del pie. Es decir, elementos estructurados rígidos (huesos) acoplados y elementos de unión pasivos (ligamentos) y activos (músculos) destinados a conectar entre sí los elementos rígidos.

En dicho estudio se concluyó que la marcha humana de un sujeto sano puede considerarse como un equilibrio entre las fuerzas externas (inercia, acción de la gravedad y reacción del suelo) y las fuerzas internas generadas por el propio organismo. Por nuestra parte y a modo de conclusión de todo lo expuesto hasta ahora, podemos decir que:

1. Para el estudio biodinámico de la marcha resulta imprescindible el estudio de las fuerzas externas, principalmente la reacción del suelo.
2. El auténtico motor muscular impulsor del paso es el tríceps sural frente al cuádriceps, cuya misión es el control de la rodilla.
3. En la marcha normal los flexores de la cadera son más importantes que el glúteo mayor.
4. La flexión de la cadera solamente puede controlarse con los músculos isquiotibiales.
5. La fisiología normal de la marcha se puede modificar por las fuerzas que nos rodean y por ello, para caminar, nos ayudamos de los principios físicos que rigen nuestro entorno.

REFERENCIAS BIBLIOGRÁFICAS

- BASTOS MORA, F (1965): *Cirugía de la parálisis (tomo I).* Barcelona: Jims.
- BROER, M. (1973): *Introducción a la Kinesiología.* Buenos Aires: Paidos.
- COROMINAS BERET, F. (1982): *Exploración clínica neuro-pediátrica.* Madrid: Publicaciones Médicas ESPASXS.
- DA FONSECA, V. (1984): *Filogénesis de la Motricidad.* Madrid: Editorial G. Núñez.
- DANIELS & WORTHINGHAM (1999): *Pruebas funcionales musculares.* Madrid: Ed. Panamericana.
- DE TONI, G. (1970): *El Crecimiento Humano.* Alicante: Editorial Marfil.
- DUCROQUET, R. & DUCROQUET, J. (1972): *Marcha normal y patológica.* Barcelona: Toray-Masson.
- DYSON, G. (1982): *Mecánica del Atletismo.* Barcelona: Paidotribo.
- HAINAUT, K. (1982): *Introducción a la Biomecánica.* Barcelona: Jims.
- HOCHMUTH, G. (1973): *Biomecánica de los movimientos deportivos.* Madrid: I.N.E.F.-Doncel.
- KAPANDJI, I. (1980): *Cuadernos de Fisiología Articular (tomo 2).* Barcelona: Toray-Masson.
- LAPIERRE, A. (1978): *La reeducación física (tomo I y II).* Madrid: Ed. Científico-Médica.
- LAWTHER, J. (1993): *Aprendizaje de las Habilidades Motrices.* Barcelona: Paidos.
- LE BOULCH, J. (1984): *Hacia una Ciencia del Movimiento Humano.* Buenos Aires: Paidos.
- PLAS, F.; VIEL, E. & BLANC (2002): *La Marcha Humana.* Barcelona: Masson.
- RADIN, E. (1981): *Biomecánica Práctica en Ortopedia.* México: Limusa.
- RASCH, P. & BURKE, R. (1985): *Kinesiología y Anatomía Aplicada.* Madrid: El Ateneo.
- RIGAL, R.; PAOLETTI, R. & PORTMANN, M. (1979): *Motricidad. Aproximación psicofisiológica.* Madrid: Ed. Pila Teña.
- SMITH AGREDA, V. (1981): *Anatomía del Aparato Locomotor.* Valencia: Ed. Gregori.
- SPITZ, R. (1972): *El primer año de la vida del niño.* Ediciones Aguilar.
- TANNER, J. (1965): *Educación y Desarrollo Físico.* Madrid: Siglo XXI.
- THOMPSON, C. (1996): *Kinesiología estructural.* México: Paidotribo.
- VILADOT, A. (2001): *Patología del antepié.* Barcelona: Ed. Toray.
- YAGLES SELLES, J. (1958): *Apuntes de Mecánica Humana y Análisis de los Movimientos.* Toledo: Ed. Católica Toledana.

CAPÍTULO 19

BIOMECÁNICA DEL MOVIMIENTO HUMANO Y DE LAS DESTREZAS MOTORAS

INTRODUCCIÓN AL ESTUDIO DE LA MARCHA HUMANA NORMAL

José A. Ruiz Caballero, Ricardo Navarro García, Estrella Mª. Brito Ojeda, Ricardo Navarro Navarro, Juan F. Jiménez Díaz, Bienvenida Rguez. De Vera

La marcha es una actividad de extrema complejidad y según Plas (1984):

"... No resulta prudente definirla como 'automática', pues una pequeña cantidad de alcohol ingerida la puede perturbar."

Aunque la actividad electromiográfica (E.M.G.) de los músculos durante la bipedestación y la marcha aplicada a la Cinesiología ha sido estudiada por muchos autores, la mayoría de las veces se aborda el estudio biomecánico de la marcha desde los siguientes puntos de vista:

- *Parámetros:* Medida de la marcha, paso y cadencia, consumo energético e impulso.
- *Estudio fragmentado:* Métodos fotográficos, acelerométricos y electrogoniómetros, placas de fuerza, etc.
- *Aportaciones de la Electromiografía.*

En el ser humano la marcha es un proceso de transformaciones de movimientos angulares simultáneos de los miembros inferiores con desplazamiento continuo del *centro de gravedad* (CG) que puede ser tanto horizontal como vertical. Describe una sinusoide plana que representa el trayecto del centro de gravedad y la coordinación de estos movimientos hace posible que el CG siga la trayectoria económicamente ideal.

En los adultos el centro de gravedad está situado inmediatamente por delante de la segunda vértebra sacra, a una altura equivalente al 55% de la estatura del sujeto a partir del suelo y para que haya equilibrio la línea de gravedad debe caer siempre dentro de la base de sustentación, por lo que los distintos segmentos corporales se desplazan tanto en el plano sagital como en el frontal.

Los principios básicos que describen los factores articulares que realizan la locomoción son:

- *Flexión de la cadera.*
- *Flexión de la rodilla.*
- *Acción rodilla-tobillo.*
- *Rotación de la pelvis alrededor del eje vertical y basculación en el lado sin carga.*

El presente estudio trata sobre la marcha normal del sujeto sano y la marcha patológica (generalidades).

MECÁNICA (RASCH-BURKE, 1985)

- ESTÁTICA: Estudia el equilibrio de los cuerpos.
- DINÁMICA: Estudia el movimiento.
    - *Cinemática:* Estudia la geometría de los movimientos, incluidos los desplazamientos, la velocidad y la aceleración, sin tener en cuenta las causas que lo producen).
    - *Cinética:* Incorpora los conceptos de masa, fuerza y energía en relación con el movimiento y las causas que lo producen.

BIOMECÁNICA

Dentro del contexto del movimiento, la Biomecánica comprende el estudio de la anatomía funcional especializada, es decir, el estudio detallado de las leyes de la mecánica y su aplicación al hombre. No obstante, debemos distinguir entre:

- *Marcha (normal):* Modo de locomoción bípeda con actividad alternativa de los miembros inferiores y mantenimiento del equilibrio dinámico.
- *Ambulación:* Desplazamiento que necesita de un soporte externo que permita paliar una deficiencia en el equilibrio.
- *Locomoción:* Actividad del aparato motor relacionada con el desplazamiento de los segmentos del cuerpo humano.

Tanto el estudio analítico de un problema como la investigación biomecánica deben hacerse cualitativa y cuantitativamente:

- *Planteamiento de una hipótesis:* Revisión bibliográfica.
- *Recogida de datos:*
    - Descripción del movimiento (cinemática, posición, velocidades angulares y métodos de investigación).
    - Análisis cinematográfico (fisioarticular, fisiomuscular y cinético).
- *Tratamiento y análisis de los datos:*
    - Fuerza.
    - Aceleraciones.
    - Impulso.
    - Otros parámetros que definan el movimiento.
- *Conclusiones:* La hipótesis se descarta o refuerza y se establecen modelos matemáticos.

En cuanto al análisis biomecánico, según Halnaut (1980) debe constar de:

- *Examen sistemático:* Estudio global y descripción del movimiento.

- *Metodología para el análisis del movimiento:* Estudio funcional de los tres componentes de la "máquina humana" (huesos, articulaciones y músculos).
- *Plan preestablecido:* Análisis mecánico del gesto motor y trayectoria.
- *Discusión de los resultados y conclusiones.*

BIOMECÁNICA DE LA LOCOMOCIÓN

LA MARCHA HUMANA NORMAL

Como característica del andar maduro resumiremos los estudios de Williams (1983):

- *Tronco erecto, pero no tenso.*
- *Brazos con balanceo libre en el plano sagital.*
- *Brazos en oposición a las piernas.*
- *Movimiento rítmico en las zancadas.*
- *Transferencia fluida del peso del talón a la punta.*
- *Los pies siguen una línea en la dirección de la marcha.*

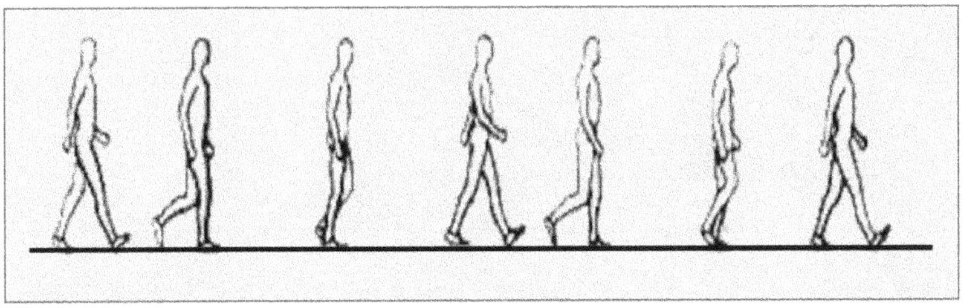

– Gráfico 19.1 –

CINEMÁTICA Y DINÁMICA DE LA MARCHA

Si nos limitamos al aspecto cinético (dinámica) del análisis, el cuerpo se asimila a una masa que se desplaza (centro de gravedad) de un punto a otro. Dicha masa (cuerpo) está sometida a traslaciones (miembros inferiores) y sufre la acción de la gravedad, de la inercia y de la aceleración (Plas; Viele & Blanc, 1996).

PATRÓN CINÉTICO (PATTERN)

Es igual al desarrollo secuencial organizado a partir de un modelo ya adquirido. En el caso de la marcha humana normal podemos mencionar como parámetros específicos los siguientes:

- *Componentes esqueléticos.*
- *Acciones musculares.*

En el gráfico siguiente se puede observar un modelo mecánico representativo de la marcha humana (Gutiérrez Dávila, 1988).

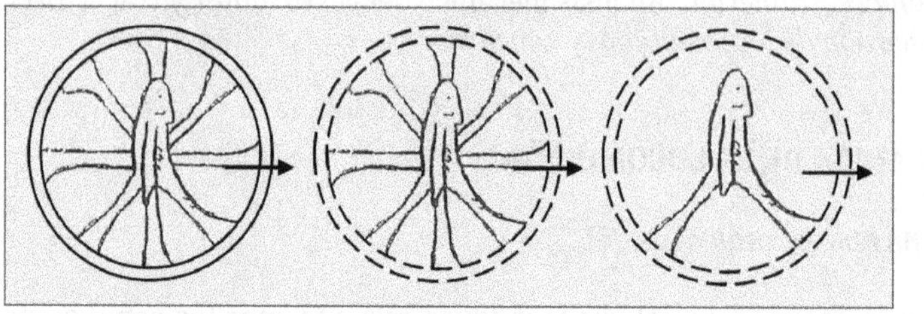

– Gráfico 19.2 –

El ciclo de la marcha comienza cuando el pie contacta con el suelo y termina con el siguiente contacto con el suelo del mismo pie, siendo sus dos mayores componentes (Gráfico 19.3):

- *Fase de apoyo:* Cuando la pierna está en contacto con el suelo.
- *Fase de vuelo:* Cuando no contacta con el suelo.

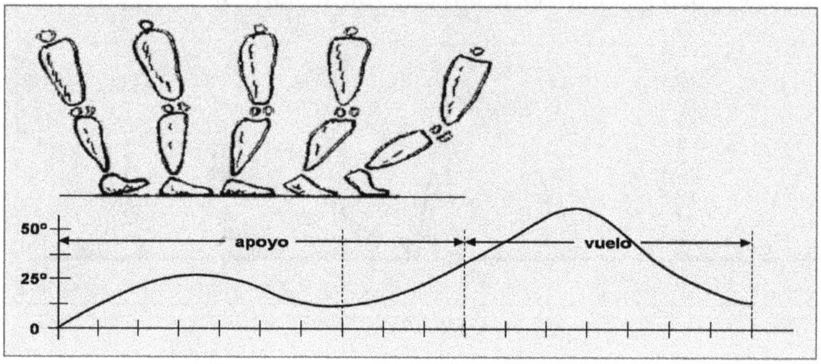
50°
25°
0
apoyo
vuelo

– Gráfico 19.3 –

DETERMINANTES DEL PASO NORMAL

- *Paso:* Para Gutiérrez Dávila (1988) consiste en el apoyo de un talón y del talón contralateral. Sin embargo, para otros autores el paso está analizado cuando la acción de los pies ha realizado la acción completa.
- *Zancada:* Se considera como dos pasos y comprende desde la toma de contacto del talón con el suelo hasta la siguiente toma de contacto de ese mismo talón.

PARÁMETROS TEMPORALES

- *Duración de la fase de apoyo:* 0.6 seg.
- *Duración de la fase de balanceo:* 0.4 seg.

El 10% del ciclo corresponde al doble apoyo y su cadencia varía en función de la velocidad de la marcha (valor medio: 60-70 pasos/min.).

PARÁMETROS LONGITUDINALES

Tanto para Inman (1953) como para Murray (1964 y 1967), los valores promedio son:

- *Longitud del paso:* 156 cm.
- *Longitud del semipaso:* 77 cm.
- *Anchura del paso:* 8 cm.
- *Ángulo del pie:* 6.8º (aumenta a partir de los 60 años aprox.)

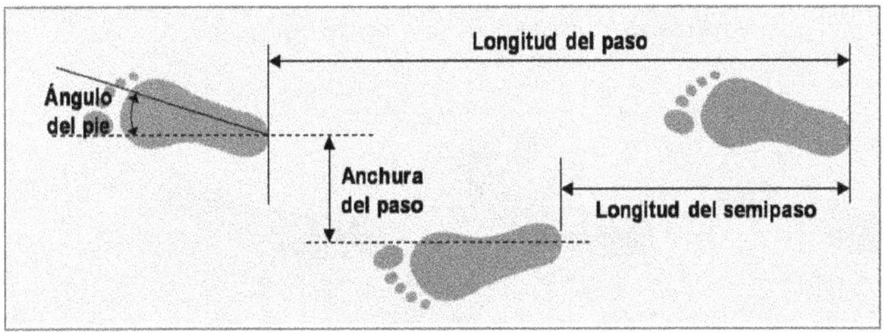
Longitud del paso
Ángulo del pie
Anchura del paso
Longitud del semipaso

– Gráfico 19.4 –

GEOMETRÍA DE LA HUELLA

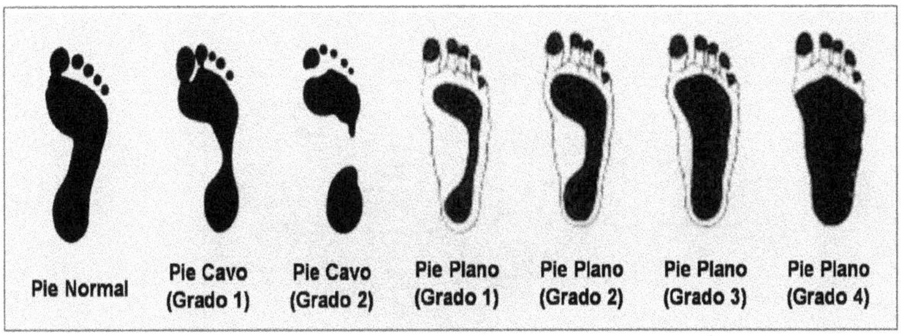
Pie Normal
Pie Cavo (Grado 1)
Pie Cavo (Grado 2)
Pie Plano (Grado 1)
Pie Plano (Grado 2)
Pie Plano (Grado 3)
Pie Plano (Grado 4)

– Gráfico 19.5 –

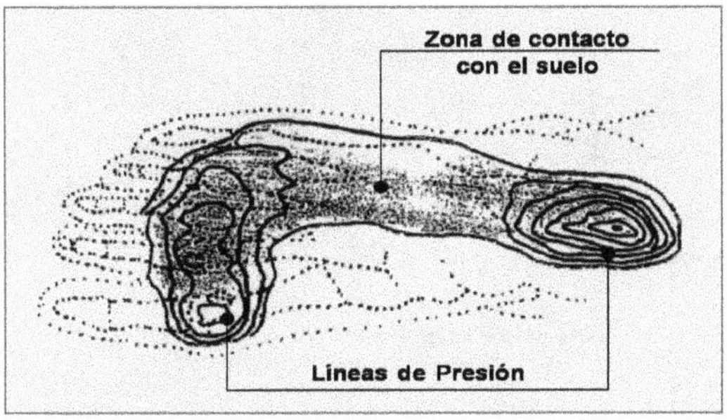
Zona de contacto con el suelo
Líneas de Presión

Calco radiográfico de un pie normal
– Gráfico 19.6 –

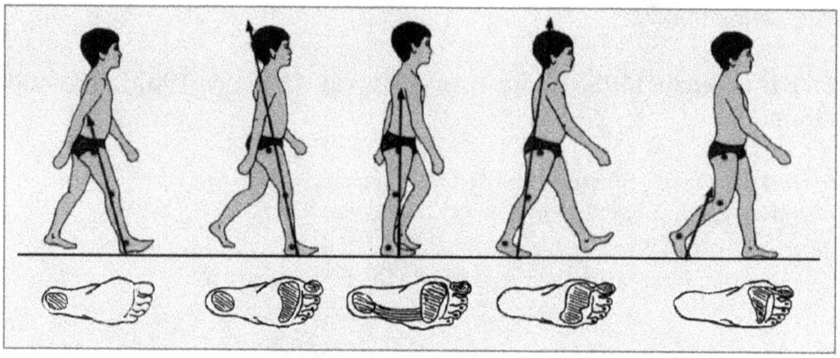

Zonas de apoyo del pie durante la marcha
– Gráfico 19.7 –

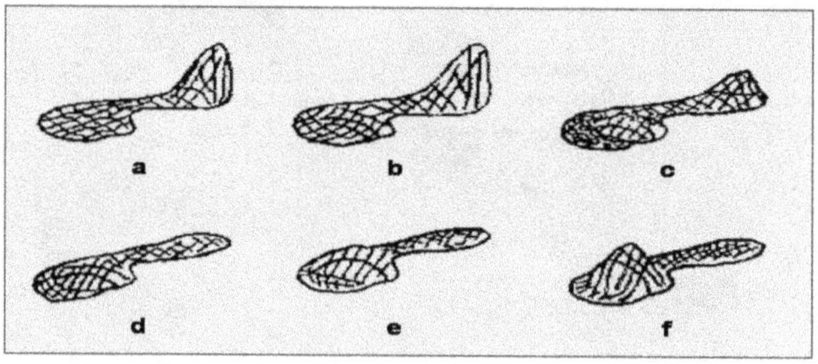
a
b
c
d
e
f

Simulación de las presiones soportadas por el pie durante el apoyo
– Gráfico 19.8 –

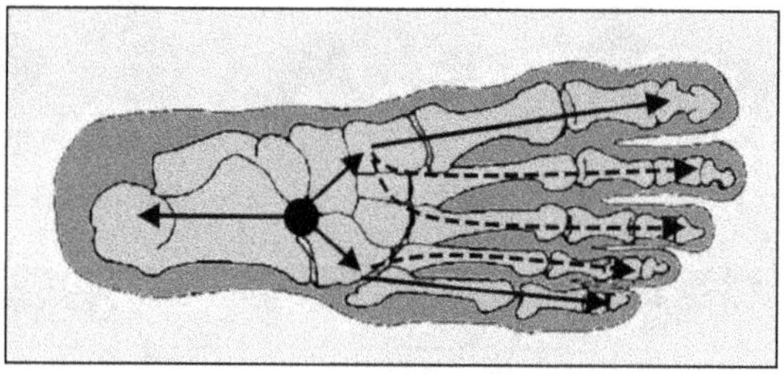

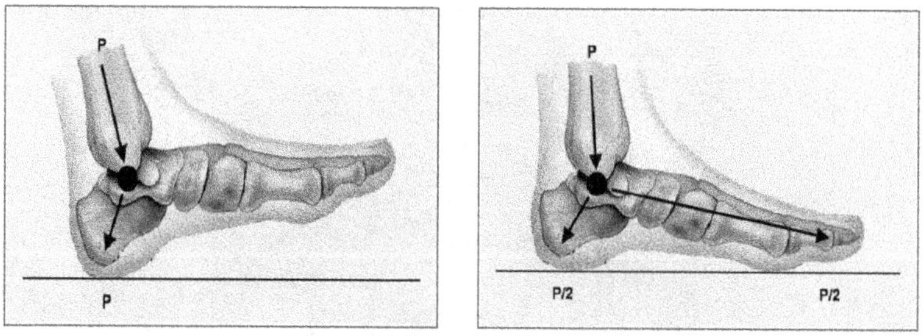
P
P
P
P/2
P/2

Apoyo del pie y reparto de la carga
– Gráfico 19.9 –

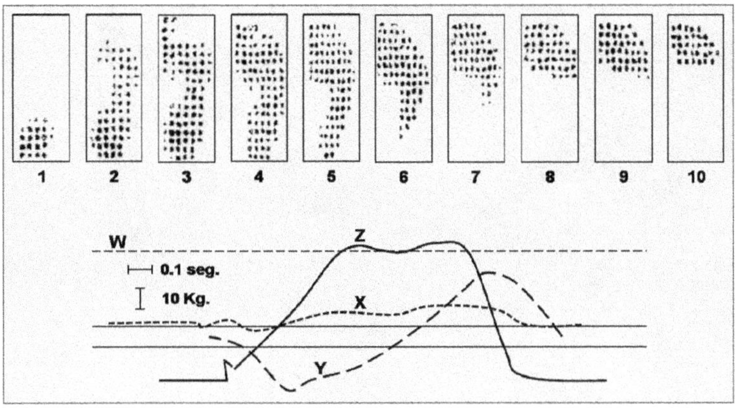
1
2
3
4
5
6
7
8
9
10
W
Z
0.1 seg.
10 Kg.
X
Y

Análisis de las presiones obtenido con un sistema Footprint
– Gráfico 19.10 –

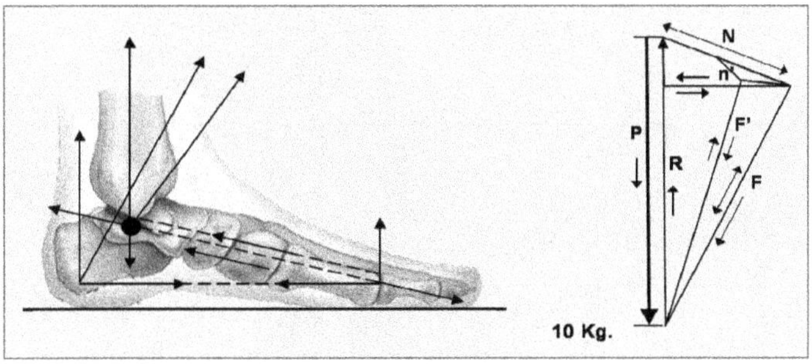
N
n'
F'
P
R
F
10 Kg.

Estudio biomecánico de la marcha cuando el pie descansa sobre la planta del dedo
– Gráfico 19.11 –

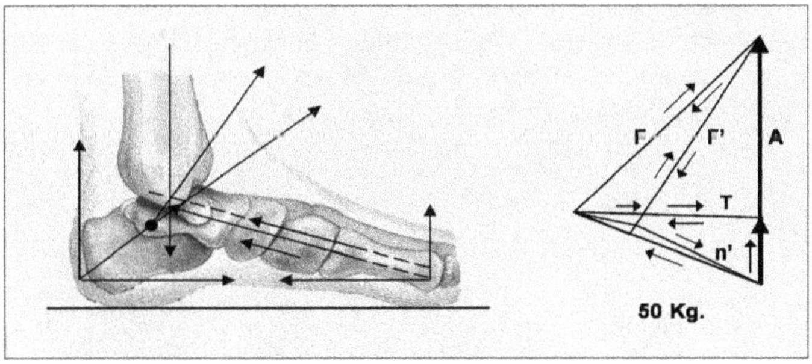
F
F'
A
T
n'
50 Kg.

Estudio biomecánico de la marcha al iniciar el despegue
– Gráfico 19.12 –

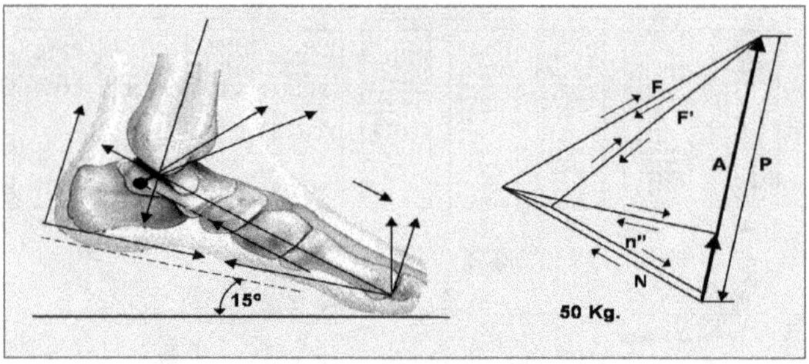

F
F'
A
P
n''
N
15°
50 Kg.

Estudio biomecánico de la marcha al terminar el despegue
– Gráfico 19.13 –

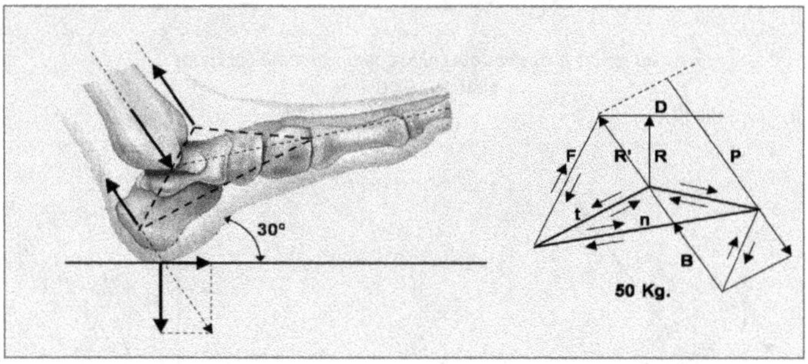

D
F
R'
R
P
t
n
B
30°
50 Kg.

Estudio biomecánico durante el choque del talón contra el suelo
– Gráfico 19.14 –

BIOMECÁNICA DE LA CADERA

La articulación de la cadera es el punto de conjunción del miembro inferior con el tronco (articulación del fémur con el coxal y el conjunto de partes blandas que la rodean). Su importancia resulta vital, ya que es la articulación inicial de la cadena cinética de la extremidad inferior y por ser una enartrosis tiene tres ejes de movimientos y tres grados de libertad (Gráfico 19.15):

1. *Plano frontal:* Flexión y Extensión.
2. *Plano sagital:* Abducción y Adducción.
3. *Plano transversal:* Rotación externa e interna.

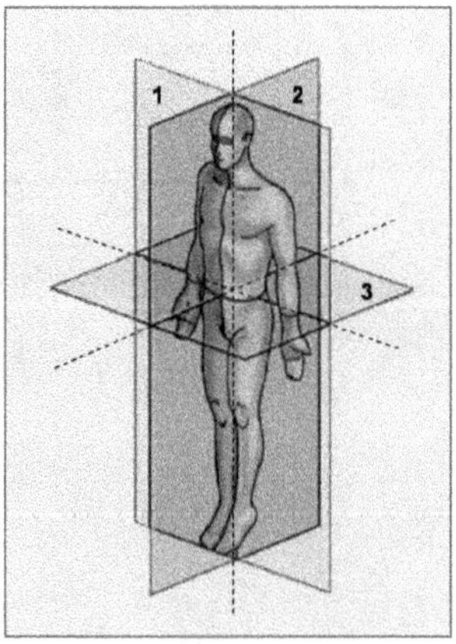

1
2
3

– Gráfico 19.15 –

MOVIMIENTOS DEL MUSLO SOBRE LA PELVIS

Partiendo de la bipedestación como posición inicial, los ejes de los movimientos son los representados en el gráfico siguiente:

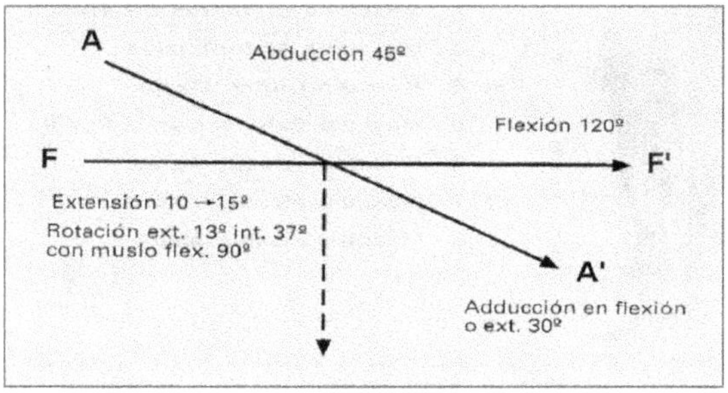
A
Abducción 45º
Flexión 120º
F
F'
Extensión 10 → 15º
Rotación ext. 13º int. 37º
con muslo flex. 90º
A'
Adducción en flexión
o ext. 30º

– Gráfico 19.16 –

MECANISMOS Y LIMITACIÓN DE MOVIMIENTOS

- *Flexión:* De 0 a 90º, limitado por la tensión de los isquiotibiales. Entre 90 y 130º, + de 90º relajando los isquiotibiales. Flexión de la pierna sobre el muslo (+30º). Rotación exterior y abducción del fémur (+ de 130º), ya interviene un arqueamiento de la columna vertebral.
- *Extensión:* Limitado por el ligamento de Bertin e isquiofemoral. +15º basculando la pelvis en anteversión.
- *Amplitud (flex. - ext.):* Entre 130 y 135º.
- *Abducción:* Entre 0 y 45º, aunque queda limitada por el ligamento iliopretrocantíneo y el pubofemoral y la tensión de los músculos adductores (recto interno, pectíneo y los tres aductores). Es máxima en flexión (los ligamentos pubofemoral e iliopretrocantíneo se relajan) y mínima en extensión.
- *Adducción:* Limitada por el muslo del lado opuesto, en flexión por el ligamento iliopetrocantéreo y en extensión por el iliopetrocantíneo.
- *Rotación externa:* Limitada por el ligamento iliopetrocantíneo y el pubofemoral.
- *Rotación interna:* Limitada por el ligamento isquiofemoral.

LA MARCHA HUMANA NORMAL DEL SUJETO SANO

El hombre es un ser bípedo, plantígrado y pentadáctilo que, además, posee una de las propiedades más esenciales de la condición humana: es el único mamífero cuya posición erecta, en reposo, coincide con la verticalidad de los diversos segmentos esqueléticos (tronco, muslo y pierna alineados), lo que supone un gran ahorro de energía. A continuación presentamos un gráfico donde se muestran los grupos de músculos antigravitatorios que intervienen en la estabilización de las articulaciones vertebrales y sacras y otro con el predominio de los músculos flexores plantares sobre los dorsales en función de la acción contra la gravedad durante la marcha (Gráfico 19.17 y 18, respectivamente).

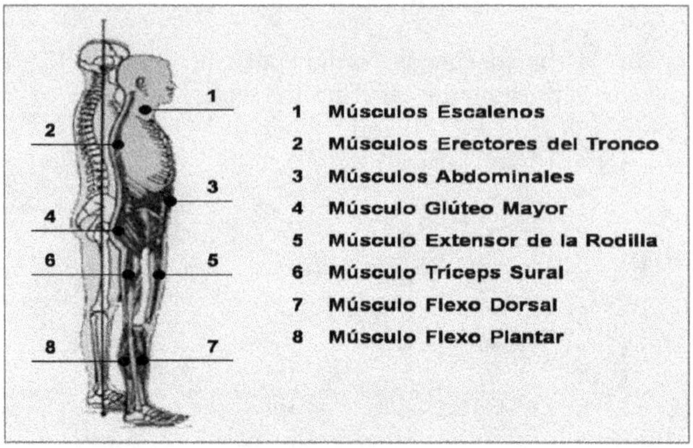
1
2
3
4
5
6
7
8
1 Músculos Escalenos
2 Músculos Erectores del Tronco
3 Músculos Abdominales
4 Músculo Glúteo Mayor
5 Músculo Extensor de la Rodilla
6 Músculo Tríceps Sural
7 Músculo Flexo Dorsal
8 Músculo Flexo Plantar

– Gráfico 19.17 –

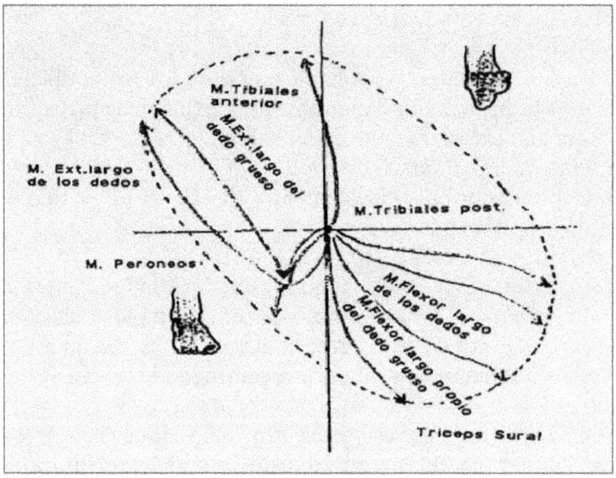
M.Tibiales anterior
M.Ext.largo del dedo grueso
M. Ext.largo de los dedos
M.Tribiales post.
M. Peroneos
M.Flexor largo de los dedos
M.Flexor largo propio del dedo grueso
Triceps Sural

– Gráfico 19.18 –

ESTUDIO ANALÍTICO DEL CICLO DE LA MARCHA NORMAL

Aunque son muchos y algunos de ellos muy importantes los estudios realizados hasta ahora sobre este tema, nosotros vamos a reproducir parte de un trabajo llevado a cabo por el Dr. Jesús Lobillo donde se hace hincapié en las fuerzas y momentos de cada una de las distintas fases del paso concediendo especial importancia a las fuerzas externas y a la actividad muscular.

La marcha humana es un movimiento cíclico que se produce cuando las piernas inician "automáticamente" el movimiento para compensar el desequilibrio al proyectar hacia adelante el Centro de Gravedad del cuerpo.

Para Hughes & Jacobs la marcha consiste en una serie de movimientos rítmicos que se suceden según un patrón repetitivo y cada uno de estos movimientos es un ciclo de la marcha con sus correspondientes fases (Gráfico 19.19):

- *Fase de Apoyo (60% del total del ciclo):*
  - APOYO DEL TALÓN: Instante en que el talón de la pierna de referencia toca el suelo.
  - APOYO PLANTAR: Contacto de la parte anterior del pie con el suelo.
  - APOYO MEDIO: Ocurre cuando el trocánter mayor se encuentra alineado verticalmente con el centro del pie (visto desde un plano sagital).
  - ARRANQUE: Ocurre cuando el pie se despega del suelo en su totalidad.

- *Fase de Balanceo (40% del total del ciclo):*
  - ACELERACIÓN: Se caracteriza por la rápida aceleración del extremo de la pierna inmediatamente después de que el pie deja de tocar el suelo.
  - BALANCEO MEDIO: La pierna balanceada pasa a la otra pierna, moviéndose hacia delante de la misma, ya que está en fase de apoyo.
  - DECELERACIÓN: Se caracteriza por la desaceleración de la pierna, la cual se mueve rápidamente a medida que se acerca al final del intervalo
- *Doble apoyo (20% del total del ciclo):* Cuando ambos pies están en contacto con el suelo.

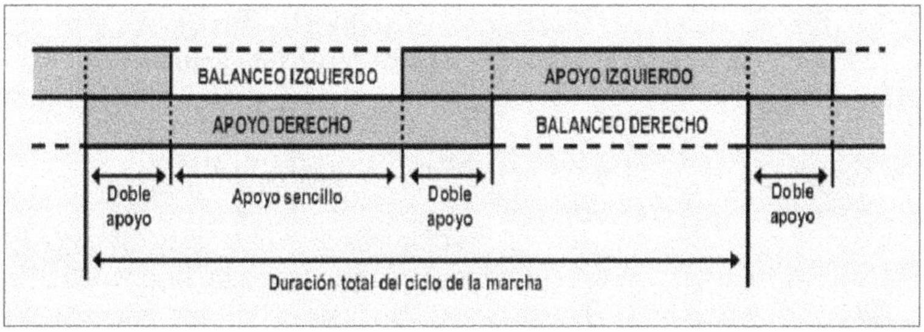
BALANCEO IZQUIERDO
APOYO IZQUIERDO
APOYO DERECHO
BALANCEO DERECHO
Doble apoyo
Apoyo sencillo
Doble apoyo
Doble apoyo
Duración total del ciclo de la marcha

– Gráfico 19.19 –

Al aumentar la velocidad de la marcha se produce un aumento relativo en el tiempo gastado en la fase de balanceo, mientras que al disminuir la velocidad el tiempo disminuye igualmente. Por su parte, el doble apoyo disminuye conforme aumenta la velocidad de la marcha.

ALTERACIONES DE LA MARCHA HUMANA

El conocimiento de la locomoción humana normal es la base del tratamiento sistemático y del manejo de la marcha patológica, especialmente cuando se utilizan prótesis y ortesis.

MARCHA PATOLÓGICA

En general, las alteraciones de la marcha pueden deberse a afecciones neuromusculares generalizadas o a afecciones de carácter local debidas a alteraciones motoras en un segmento determinado del aparato locomotor. Según la causa que la produzcan se clasifican en:

- *Alteraciones de origen óseo:* Fracturas y dismetrías (raquitismo, osteomalacia, etc.).
- *Alteraciones de origen articular:* Rigidez, anquilosis, inflamación, etc.

- *Alteraciones de origen muscular:* Miopatías, atrofia muscular, etc.
- *Amputaciones.*
- *Alteraciones con origen en las neuronas motoras:* Hemiplejia, paraplejia, etc.
- *Alteraciones del lóbulo frontal cerebral:* Tumores, accidente vascular cerebral, etc.
- *Alteraciones de origen extrapiramidal:* Parkinson, arteriosclerosis, senilidad, etc.
- *Alteraciones de origen cerebeloso:* Encefalitis, tumores, etc.
- *Alteraciones en las vías de sensibilidad profunda:* Tabes, anemia, diabetes.
- *Alteraciones de origen vestibular:* Síndrome de Menieré, otitis, etc.
- *Alteraciones de origen psicopatológico:* Neurosis histérica.
- *Alteraciones de origen circulatorio periférico:* Arteriosclerosis, arteritis.

MARCHA LÍMITE

Más que una alteración en realidad es una variante de la marcha normal debida a deficiencias mecánicas o a exageraciones de las fases de la marcha. Como ejemplos típicos podemos mencionar: marcha del marinero, del ganso, de procesión, menuda o desmenuzada, incoordinada, de relajamiento, de fatiga, etc.

CONCLUSIONES SOBRE EL ESTUDIO DE LA MARCHA NORMAL

1. La marcha humana normal del sujeto sano puede considerarse como un equilibrio entre las fuerzas externas (inercia, acción de la gravedad y reacción del suelo) y las fuerzas internas generadas por el propio organismo (fuerzas musculares).
2. Para el estudio biodinámico de la marcha es imprescindible el estudio de las fuerzas externas, principalmente la reacción del suelo.
3. El auténtico motor muscular impulsor del paso es el tríceps sural frente al cuádriceps, cuya misión es el control y freno de la rodilla.
4. Los flexores de la cadera son mucho más importantes que el glúteo mayor. La flexión de la cadera puede controlarse sólo con los músculos isquiotibiales.
5. La fisiología normal de la marcha se puede modificar por las fuerzas que nos rodean y por ello, para caminar, nos ayudamos de los principios físicos que rigen nuestro entorno.

Para Viladot (2001) la marcha normal abarca dos fases (Gráfico 19.20). La primera consta de un apoyo bilateral (a), un apoyo unilateral con un pie de apoyo (sostén) y un pie que no apoya (péndulo) con la pelvis inclinada y tanto la cadera como las rodillas ligeramente flexionadas (b). Por su parte, la segunda fase consta de un apoyo bilateral (c) y un apoyo unilateral (d).

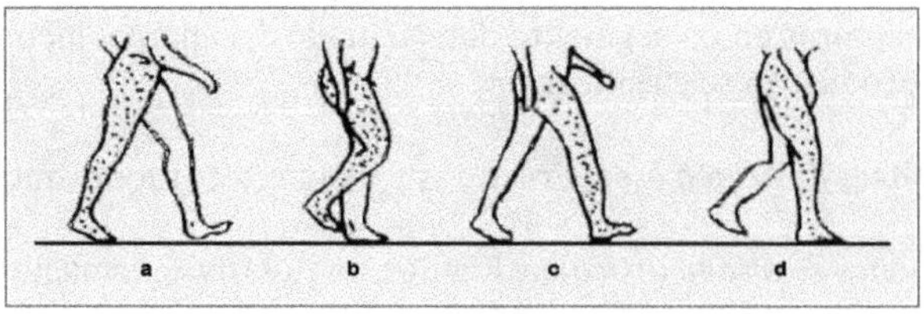
a
b
c
d

– Gráfico 19.20 –

Utilizando un *pasillo de espejos* (Ducroquet, 1999) Viladot realizó diversos estudios con 200 personas y coincide con Leliévre cuando afirma que, durante la marcha, el pie actúa como cavo en la mayoría de los casos, es decir, solo contacta con el suelo por el talón y el antepié.

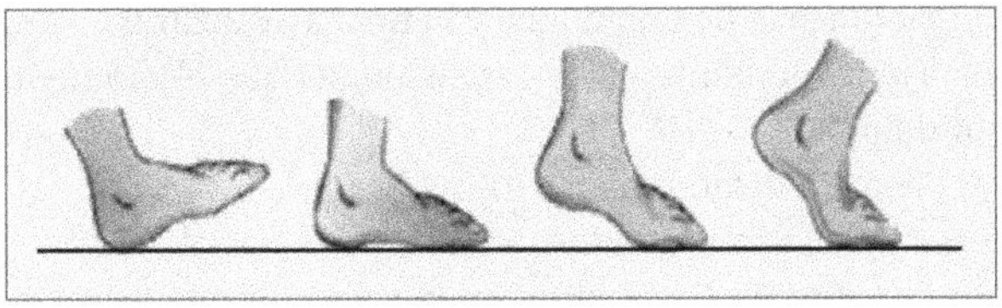

– Gráfico 19.21 –

También el ingeniero Manuel Vidal realizó, a propuesta de Viladot, un estudio mecánico del trabajo del pie humano donde tuvo en cuenta los siguientes aspectos:

- Los esfuerzos que actúan exteriormente al pie (considerado como un elemento resistente).
- El trabajo interno del pie. Es decir, elementos estructurados rígidos (huesos) acoplados y elementos de unión pasivos (ligamentos) y activos (músculos) destinados a conectar entre sí los elementos rígidos.

ANÁLISIS BIOMECÁNICO DEL PASO

El siguiente análisis se deriva de la cinemática y la cinética y de estudios electromiográficos de sujetos normales andando a una cadencia normal. Sin embargo, hemos de tener en cuenta que una cadencia más o menos rápida tiene un efecto pronunciado en los valores de los ángulos de la articulación producidos por las fuerzas generadas externamente y por la actividad muscular.

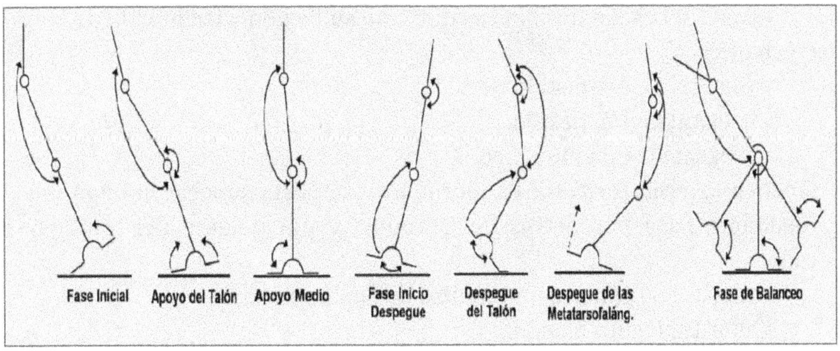
Fase Inicial
Apoyo del Talón
Apoyo Medio
Fase Inicio Despegue
Despegue del Talón
Despegue de las Metatarsofaláng.
Fase de Balanceo

– Gráfico 19.22 –

Se han considerado los intervalos de acciones del tobillo, de la rodilla y de la cadera y se discuten separadamente en términos de factores de cinemática y cinética y siempre referidos al plano sagital:

1. *Cinemática:*
   - TOBILLO: 90º.

- RODILLA: Extensión.
- CADERA: Flexión (25º).

Cinética Externa: Acción resultante de la reacción del suelo que se proyecta por delante de las tres articulaciones.

- TOBILLO: Tiende a la flexión dorsal y la tibia a avanzar sobre el pie.
- RODILLA: Tiende a mantener la extensión, ya que el momento de fuerza está por delante.
- CADERA: Tiende a flexionarse.

Cinética Interna: Reacción muscular.

- TOBILLO: Los dorsiflexores impiden la caída del pie y hacen avanzar la tibia.
- RODILLA: Los isquiotibiales frenan el avance de la rodilla y controlan la hiperextensión.
- CADERA: Los mismos isquiotibiales controlan la flexión de la esta articulación.

2.*Cinemática:*

- TOBILLO: Va bajando el pie a tierra y la tibia avanza simultáneamente.
- RODILLA: Flexión (20º).
- CADERA: Flexión (25º).

Cinética Externa (acción): La resultante de la acción del suelo se proyecta por detrás de la rodilla y del tobillo y por delante de la cadera.

- TOBILLO: Extensión dorsal y frena la tibia.
- RODILLA: En flexión.
- CADERA: En flexión.

Cinética Interna (reacción):

- TOBILLO: Contracción de los músculos dorsales (tensión del tríceps).
- RODILLA: Contracción excéntrica del cuádriceps.
- CADERA: Los isquiotibiales controlan su flexión y facilitan la de la rodilla.

3.*Cinemática:*

- TOBILLO: Ligera flexión dorsal.
- RODILLA: Ligera flexión.
- CADERA: Flexión muy leve.

Cinética Externa (acción): La pierna avanza hasta superar la línea media. La resultante pasa por detrás de la rodilla y por delante del tobillo y de la cadera.

- TOBILLO: Se general un impulso de flexión dorsal.
- RODILLA: Ligera flexión.
- CADERA: La flexión va disminuyendo.

Cinética Interna (reacción):

- TOBILLO: El tríceps controla por completo el avance de la tibia y aumenta hasta conseguir la próxima fase de despegue.
- RODILLA: El cuádriceps controla la flexión de la rodilla.
- CADERA: Muy poco flexionada.

4.*Cinemática:*

- TOBILLO: Comienza la flexión dorsal.

- RODILLA: Extensión.
- CADERA: En posición neutra (0º).

Cinética Externa (acción): La resultante se proyecta por detrás de la cadera mientras que las fuerzas exteriores comienzan a ser extensoras y la rodilla se encuentra en extensión.

Cinética Interna (reacción): El tríceps tira del talón y los músculos plantares refuerzan su acción. Los isquiotibiales tratan de impedir la extensión de la cadera. El músculo psoasiliaco comienza a actuar en cuanto el momento de fuerza se hace posterior.

5. *Cinemática:* Es igual a la del despegue del talón pero en su momento máximo.
   - TOBILLO: Disminuye su flexión dorsal hasta los 35º.
   - RODILLA: Su extensión disminuye hasta los 40º.
   - CADERA: Comienza a extenderse hasta llegar a los 20º.

Cinética Externa (acción): La acción de la fuerza resultante se proyecta por detrás de la rodilla y de la cadera y por delante del tobillo.

- TOBILLO: Tiende a la flexión.
- RODILLA: Tiende a la flexión.
- CADERA: Tiende a la extensión.

Cinética Interna (reacción): El tríceps y los músculos plantares tienden a empujar el suelo, mientras que el cuádriceps impide la flexión de la rodilla. También comienzan a actuar los músculos flexores o aproximadores de la cadera.

CONCLUSIONES SOBRE EL ESTUDIO DEL PIE

1. En el plano transversal la situación de las cabezas metatarsianas viene condicionada por la articulación de Lisfranc, esto es, con el pie en carga se hallan horizontales y en descarga forman un arco anterior.
2. La misión de los músculos extensores de los dedos no es la flexión dorsal, sino levantar el pie impidiendo que caiga durante la fase oscilante, es decir, ejercen una función tensora y por esta razón se puede cortar impunemente su inserción distal.
3. Los músculos interóseos y lumbricales ayudan a la misión de los extensores.
4. Los flexores aplican bien los dedos al suelo y su misión es más presora que flexora.
5. Con los cálculos mecánicos se comprueba que en la primera posición todo el esfuerzo recae sobre el talón, en la segunda se reparte el 80% en el apoyo posterior y el 20% en el anterior, por último, en la tercera y cuarta posiciones toda la carga recae en el antepié.
6. Durante la flexión del dedo gordo la cabeza del primer metatarsiano rueda sin avanzar, mientras que el resto se traslada hacia adelante y las falanges se apelotonan.

REFERENCIAS BIBLIOGRÁFICAS

- BASTOS MORA, F. (1965): *Cirugía de la parálisis.* Barcelona: Editorial Jims.
- BAUMLER, G. & SCHNEIDER, K. (1989): *Biomecánica Deportiva.* Barcelona: Martínez Roca.
- BROER, M. (1973): *Introducción a la Kinesiología.* Buenos Aires: Paidos.
- COOPER, J. & GLASGOW, R. (1973): *Kinesiología.* Buenos Aires. Ed. Médica Panamericana.
- DANIELS & WORTHINGHAM (1996): *Pruebas funcionales musculares.* Madrid: Ed. Marban.
- DONSKOI, D. & ZATSIORSKI, V. (1988): *Manual de Biomecánica de los ejercicios físicos.* Moscú: Ed. Radurga.
- DUCROQUET, R. & DUCROQUET, J. (1972): *Marcha normal y patológica.* Barcelona: Toray-Masson.
- EIAY, J. (1980): *Biomecaniquedes. Techniques Sportives.* París: Vigot.
- FIFTH, I. (1982): *Biomechanics and Medicine in Swimming.* Ámsterdam: Peter Hollander.
- FRANKEL, V. & BURSTEIN, H. (1973): *Biomecánica Ortopédica.* Barcelona: Editorial Jims.
- FUCCI, S. & BENIGNI, M. (1988): *Biomecánica del Aparato Locomotor aplicada al acondicionamiento muscular.* Barcelona: Ed. Doyma.
- GÓMEZ SEVILLA. M. (1984): *Cinesiología.* Sevilla: Ed. Wanceulen.
- GUTIÉRREZ DÁVILA, M. (1988): *Estructura biomecánica de la motricidad.* Granada: I.N.E.F.
- HALNAUT, K. (1982): *Introducción a la Biomecánica.* Barcelona: Editorial Jims.
- HOCHMUTH, G. (1973): *Biomecánica de los movimientos deportivos.* Madrid: Doncel/I.N.E.F.
- KAPANDJI, I. (1980): *Cuadernos de Fisiología Articular: Miembros inferiores.* Barcelona: Masson.
- KENDALL, F. (1985): *Músculos. Pruebas y funciones.* Barcelona: Editorial Jims.
- LADTE, M. & MIRANDA, A. (1984): *Valoración de la función muscular normal y patológica.* Barcelona: Masson.
- LAPIERRE, A. (1978): *La reeducación física* (tomos I y II). Barcelona: Ed. Científico-médica.
- LUTTGENS, K. & WELLS, K. (1985): *Kinesiología.* Madrid: Ed. Pila Teleña.
- ORTS LLORCA, F. (1986): *Anatomía Humana. Generalidades.* Barcelona: Ed. Científico-médica
- PÉREZ CASAS, A. & BENGOECHEA, M. (1978): *Anatomía funcional del aparato locomotor.* Oviedo: Ed. Paz Montalvo.
- PLAS, F.; VIEL, E. & BLANC (1996): *La marcha humana.* Barcelona: Masson.
- RADIN, E. (1989): *Biomecánica práctica en ortopedia.* México: Ed. Limusa.
- RAMIRO; HOYOS & VERA (1987): "Análisis biomecánico del efecto de las plantillas en la marcha humana". En *X Simposio de la Sociedad Ibérica de Biomecánica.* Madrid: I.N.E.F.
- RASCH, PH. (1973): *Kinesiología y Anatomía Aplicada.* Buenos Aires: El Ateneo.
- RIGAL, R. (1987): *Motricidad humana.* Quebec: Ed. Pila Teleña.
- SAVIRON, J. (1986): *Problemas de Física General en un año olímpico.* Barcelona: Ed. Reverté.
- SMITH AGREDA, V. (1981): *Anatomía del Aparato Locomotor.* Valencia: Ed. Gregori.
- VILADOT, A. (2001): *Patología del antepié.* Barcelona: Ed. Toray.
- WEINECK, J. (1985): *Anatomie fonlionnelle du spor.* París: Masson.
- WIRHED, R. (1999): *Anatomie a science du geste spor.* París: Ed. Vigot.
- YAGLES SELLES, J. (1958): *Apuntes de Mecánica Humana y Análisis de los Movimientos.* Toledo: Ed. Católica Toledana.
- ZATSIORSKI, V. (1989): *Metrología deportiva.* Moscú. Ed. Planeta.

CAPÍTULO 20

BIOMECÁNICA DEL MOVIMIENTO HUMANO
MARCHA HUMANA NORMAL (ACCIONES MUSCULARES)

José A. Ruiz Caballero, Ricardo Navarro García, Estrella Mª. Brito Ojeda, Ricardo Navarro Navarro, Juan F. Jiménez Díaz, Bienvenida Rguez. De Vera

FUNCIONES GENERALES DE LOS MÚSCULOS EN LA MARCHA

- *Capacidad de soporte.*
- *Dinámica de la marcha.*
- *Equilibración.*

LAS ACCIONES MUSCULARES

Es sabido que la eficacia de los músculos depende de la posición de las articulaciones. Sin embargo, expresar con claridad la función dinámica de los músculos es muy difícil, ya que durante la marcha existe una cierta inversión de las acciones musculares.

Los músculos motores de la cadera, articulación con tres grados de libertad de movimiento, no poseen las mismas acciones independientemente de cuál sea la posición de la articulación en un momento determinado. Las acciones pueden cambiar e incluso invertirse (por ejemplo, inversión del componente de flexión de los músculos adductores).

MÚSCULOS FLEXORES DE LA CADERA (0 - 90 - 130º)

- *Psoas iliaco.*
- *Tensor de la fascia lata.*
- *Sartorio.*
- *Recto interno (40º).*
- *Pectíneo (40º).*
- *Adductores (medio) (40º).*
- *Recto anterior.*
- *Glúteos mediano y menor* (sólo los fascículos más anteriores).

GRUPOS MUSCULARES FLEXORES DE LA CADERA

1. Abductor, rotador interno, tensor de la fascia lata y glúteos mediano y menor.
2. Adductor, rotador externo, psoas iliaco, pectíneo y aductor mediano.

Durante la marcha, es necesario que en la flexión directa ambos grupos entren en contracción antagonista-sinérgica equilibrada.

MÚSCULOS EXTENSORES DE LA CADERA (10 - 15º)

- *Glúteo mayor (músculo de la locomoción).*
- *Isquiotibiales (músculo de la bipedestación).*
- *Adductores* (+ de 40º de flexión).

GRUPOS MUSCULARES EXTENSORES DE LA CADERA

1. Glúteo mayor y fascículos posteriores de los glúteos mediano y menor.
2. Isquiotibiales.

Durante la marcha la extensión de la cadera corre a cargo de los isquiotibiales, pues el glúteo mayor no interviene. Sin embargo, esto no sucede al correr, saltar o caminar cuesta arriba, donde el glúteo mayor resulta indispensable.

Para Kapandji (1980) los músculos extensores de la cadera poseen acciones secundarias según su posición respecto al eje antero-posterior:

- *Extensión - Abducción:* Fascículo posterior de los glúteos mediano y menor y fascículo superior del glúteo mayor.
- *Extensión - Adducción:* Isquiotibiales, adductores y casi todo el glúteo mayor.

También según este mismo autor, durante el movimiento de extensión directa no hay abducción ni adducción y es preciso que ambos grupos intervengan equilibradamente.

MÚSCULOS ADDUCTORES DE LA CADERA

- *Adductores.*
- *Pectíneo.*
- *Obturadores.*
- *Isquiotibiales.*
- *Recto interno.*
- *Cuadrado crural.*
- *Géminos.*
- *Glúteo mayor.*

MÚSCULOS ABDUCTORES DE LA CADERA

- *Glúteo medio.*
- *Glúteo menor.*
- *"Deltoides" glúteo:* Glúteo mayor, fascículo más superior y tensor de la fascia lata y el piramidal, que también pueden ser abductores.

MÚSCULOS ROTADORES DE LA CADERA

ROTADORES EXTERNOS

- *Pelvitrocantéreos:* Piramidal de la pelvis, obturador externo e interno y géminos pelvianos.
- *Algunos Adductores:* Cuadrado crural, pectíneo, aductor mayor e isquiotibiales.
- *Músculos Glúteos (mayor, mediano y menor).*

ROTADORES INTERNOS

- *Glúteo mediano (algo).*
- *Glúteo menor (casi todo).*
- *Tensor de la fascia lata.*

MOVIMIENTO DE CIRCULACIÓN DE LA CADERA

Es la combinación simultánea de los movimientos elementales realizados alrededor de los tres ejes. La circunducción se realiza en amplitud extrema y el eje del miembro inferior describe en el espacio un cono cuyo vértice es el centro de la articulación coxofemoral. Dicho cono no es regular, sino que su base es una curva sinuosa que se va describiendo en el espacio con sectores diferentes que están determinados por la intersección de los tres planos de referencia.

MOVIMIENTO DE LA PELVIS SOBRE EL MUSLO

EQUILIBRACIÓN DE LA PELVIS EN SENTIDO ANTERO-POSTERIOR

- *Anteversión:*
    - Músculos lumbares.
    - Dorsal ancho.
    - Cuadrado lumbar.
    - Sartorio.
    - Recto anterior.
    - Aductor medio y menor.
    - Sacrolumbar.
    - Epi-espinoso.
    - Psoas iliaco.
    - Pectíneo.

  - Tensor de la fascia lata.
- *Retroversión:*
  - Abdominales.
  - Isquiotibiales.
  - Glúteos.
  - Aductor mayor (parte posterior).

En los gráficos siguientes se pueden observar los ligamentos de la articulación de la cadera vista por su cara anterior (Gráfico 20.1a) y posterior (Gráfico 20.1b).

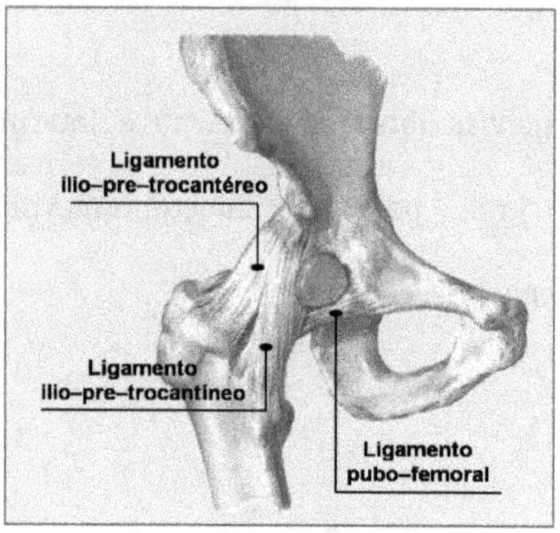
Ligamento ilio–pre–trocantéreo
Ligamento ilio–pre–trocantineo
Ligamento pubo–femoral

– Gráfico 20.1a –

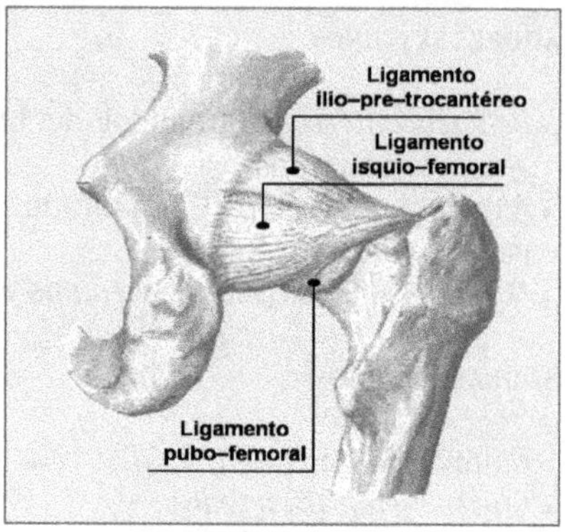
Ligamento ilio–pre–trocantéreo
Ligamento isquio–femoral
Ligamento pubo–femoral

– Gráfico 20.1b –

TEORÍAS SOBRE LA ESTÁTICA DE LA PELVIS

- *De Sambucy* (Gráfico 20.2):

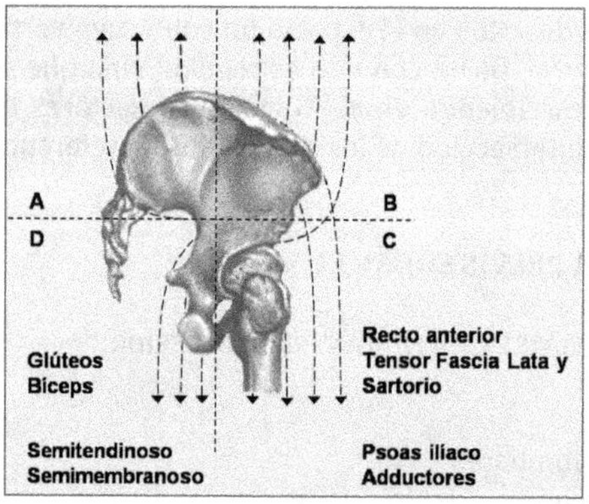
A
B
D
C
Glúteos
Biceps
Recto anterior
Tensor Fascia Lata y
Sartorio
Semitendinoso
Semimembranoso
Psoas iliaco
Adductores

– Gráfico 20.2 –

- *Balland:* La pelvis está fijada por el antagonismo del psoas-iliaco (psoas: estático e iliaco: sostén) y los glúteos (Gráfico 20.3).

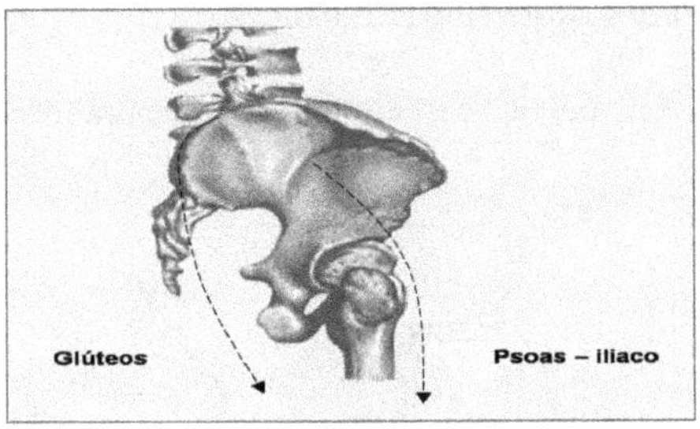
Glúteos
Psoas – iliaco

– Gráfico 20.3 –

En la práctica los músculos largos actúan como motores del miembro inferior y no intervienen en la estática. Los abdominales, no.

- *Teoría de origen sueco:* 1 y 2 pareja correctora, 3 y 4 pareja deformante (Gráfico 20.4).

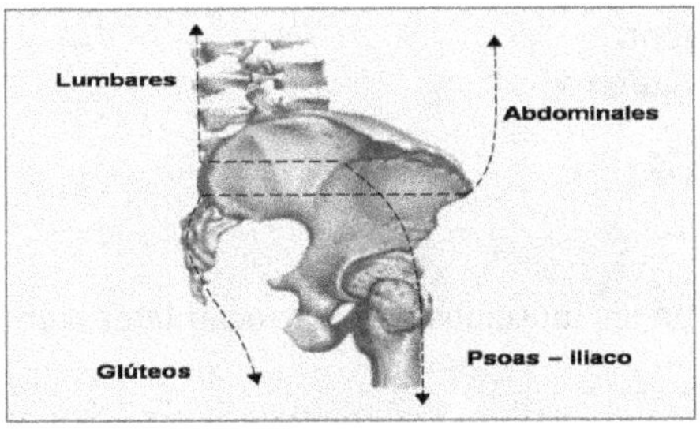
Lumbares
Abdominales
Glúteos
Psoas – iliaco

– Gráfico 20.4 –

- Para otros autores la estática de la pelvis depende de los músculos de la pierna: isquiotibiales y cuádriceps.
- *Delmas & Vandenrael:* Los glúteos no tienen acción alguna en la equilibración estática de la pelvis. Los músculos glúteos son músculos pálidos motores de la pierna sobre el tronco, específicos en la carrera y el salto.
- *Lapierre:* Los glúteos son músculos cinéticos y no intervienen en la estática de la pelvis y su parálisis no impide la bipedestación.
- *Toulón:* Para este autor hay dos tipos de equilibración de la pelvis:
  - Línea de gravedad del cuerpo que pasa por delante del eje de las articulaciones coxofemorales. La pelvis se mantiene por una ligera tensión tónica de los músculos isquiotibiales.
  - Línea de gravedad del cuerpo que pasa por detrás del eje de las articulaciones coxofemorales. La pelvis se mantiene por la tensión del psoas-iliaco y del cuádriceps.

Así pues, a manera de conclusión y según las teorías expuestas, resulta difícil buscar una equilibración local de la pelvis, ya que la misma está íntimamente ligada con el equilibrio general del cuerpo y que los movimientos de traslación antero-posterior tienen la misma importancia que los movimientos de ante o retroversión. En cuanto a los movimientos de la pelvis en bipedestación, podemos decir que los mismos están limitados.

EQUILIBRACIÓN DE LA PELVIS EN SENTIDO LATERAL

- *Lateroversión:* La pelvis se equilibra lateralmente por los músculos antagonistas.

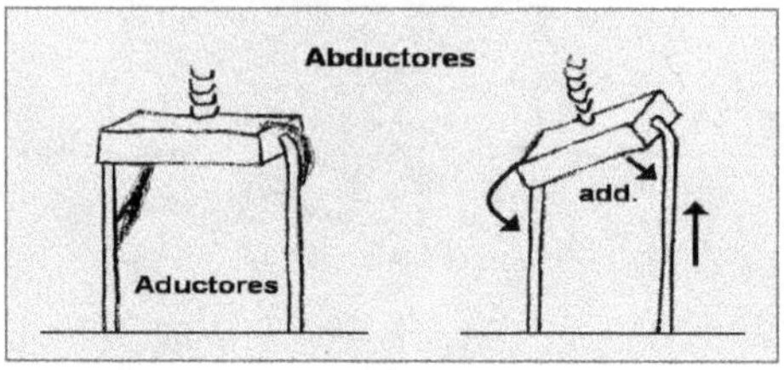
Abductores
Aductores
add.

– Gráfico 20.5 –

Los músculos que provocan lateroversión por su lado son los siguientes:

- o Glúteo mediano (abductores).
- o Glúteo menor.
- o Pelvitrocantéreos.
- o Piramidal.
- o Obturadores.
- o Géminos.

Mientras que los músculos que provocan lateroversión del lado opuesto son:

- o Adductores.
- o Pectíneo.

En el momento de apoyo lateral durante la marcha la pelvis queda enteramente suspendida por los abductores, especialmente por el glúteo mediano. Así, la parálisis de éste (marcha de Trendelenburg) origina una lateralización a cada paso.

- *Traslación:* Los movimientos de traslación de la pelvis en sentido lateral son provocados pasivamente por el desequilibrio lateral del cuerpo, que tiende a situar la pelvis hacia el lado opuesto y están limitados por los músculos abductores, en especial el glúteo medio (Lapierre, 1978 y Plas, 2002) (Gráfico 20.6).

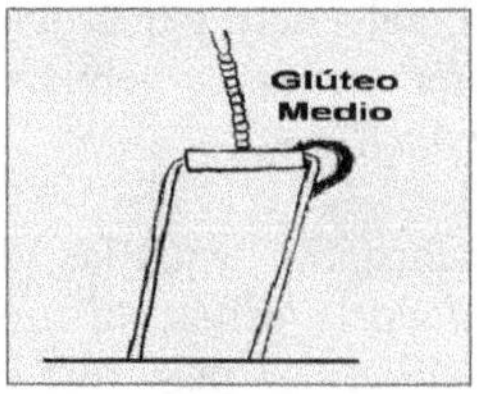
Glúteo
Medio

– Gráfico 20.6 –

EQUILIBRIO PÉLVICO Y ESTÁTICA DE LA COLUMNA VERTEBRAL

- *Antero-posterior:*
  - Anteversión pélvica (lordosis lumbar).
  - Retroversión pélvica (cifosis lumbar).
  - Desequilibrios en anteversón + desequilibrios en retroversión × 2.
- *Lateral:*
  - Lateroversión y traslación originan una actitud escoliótica.

LÍNEA DE GRAVEDAD DEL CUERPO HUMANO

Pasa por delante de los cóndilos occipitales, sigue por delante de la columna cervical y dorsal y cruza la columna por la lumbar 2, continúa por delante del sacro, pasa por detrás de la cavidad cotiloidea, sigue el eje del fémur, baja por delante de la rodilla y la tibia y termina en la interlínea de Chopart (Gráfico 20.7).

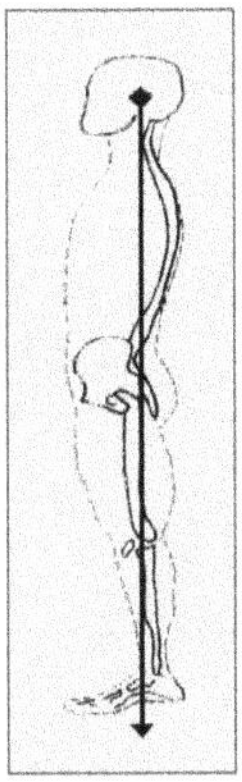

– Gráfico 20.7 –

La bipedestación es una posición muy cómoda y muy próxima a la del equilibrio estable, por lo que se necesitan pocos esfuerzos musculares para mantenerla.

En este sentido, Plas (2002) nos muestra la situación de los centros de gravedad de los distintos segmentos del cuerpo (Gráfico 20.8).

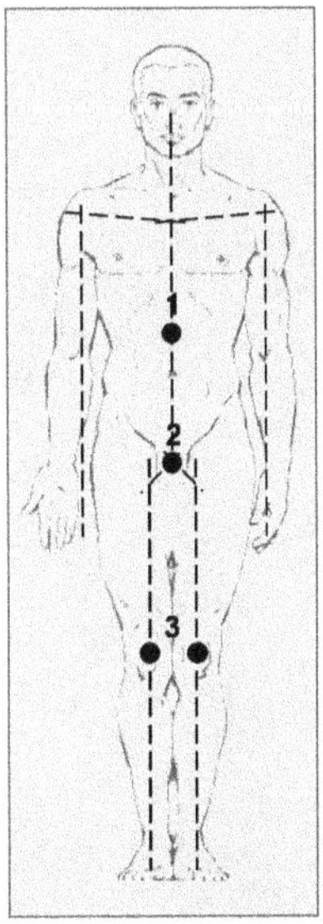
1
2
3
1. Cabeza, Cuello, Tronco y Miembros Superiores.
2. C.G. del Cuerpo.
3. Miembros Inferiores.

– Gráfico 20.8 –

Este mismo autor estudia, además, seis factores biomecánicos que permiten un sincronismo movilidad - estabilidad (de la unidad locomotora).

- *Plano sagital:*
    - Rotación de la pelvis alrededor del eje vertical (Gráfico 20.9).
    - Basculación de la pelvis hacia el lado sin carga (Gráfico 20.10).
    - Flexión de la rodilla durante el apoyo.
    - Movimiento del pie - tobillo.
    - Coordinación movimiento rodilla - tobillo.

- *Plano frontal:*
    - Desplazamiento lateral de la pelvis (Gráfico 20.11).

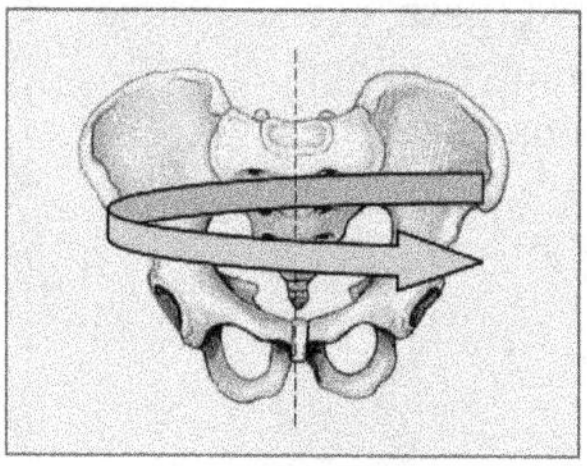

- Gráfico 20.9 -

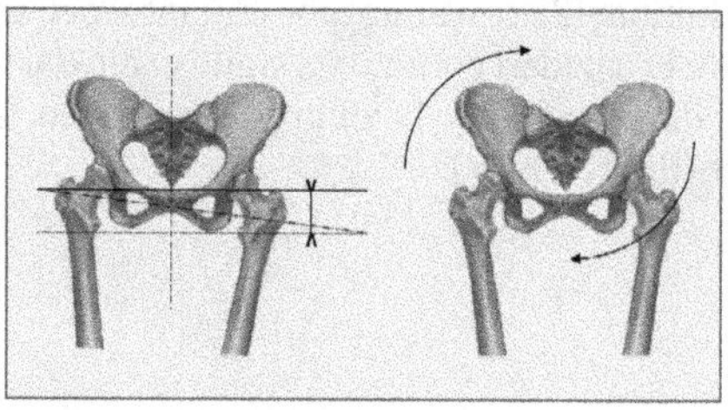

- Gráfico 20.10 -

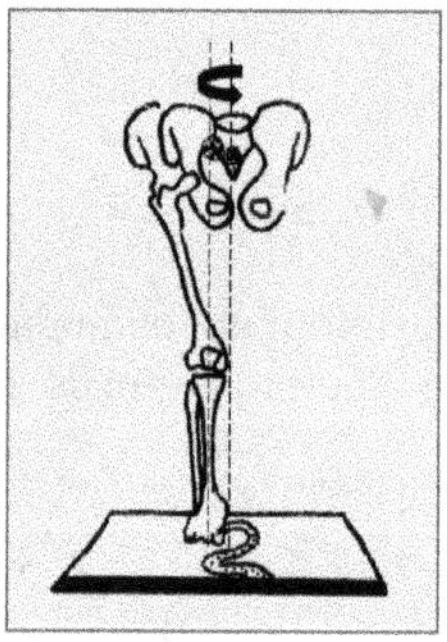

- Gráfico 20.11 -

Para Kapandji (1980), la estabilidad de la pelvis por los glúteos medio y menor y por el tensor de la fascia lata es indispensable para la marcha normal. Cuando tiene lugar el apoyo unilateral la línea bi-iliaca permanece horizontal y paralela a la línea de los hombros mientras que en el bilateral el equilibrio transversal queda asegurado por los abductores y adductores (Gráfico 20.12a y 12b).

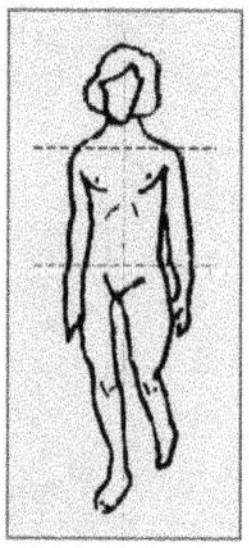

- Gráfico 20.12a -

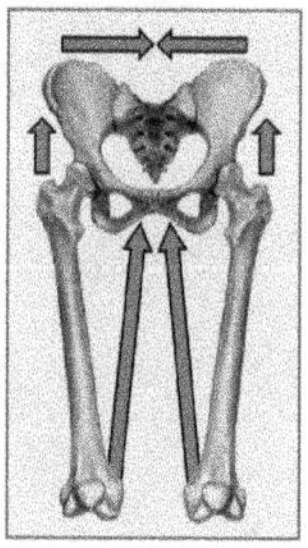

- Gráfico 20.12b -

MOVIMIENTOS DEL TRONCO

- *Oscilación vertical.*
- *Oscilación transversal.*
- *Oscilación antero-posterior.*
- *Torsión.*

La pelvis sigue el movimiento del miembro oscilante con los hombros en sentido inverso (Gráfico 20.13).

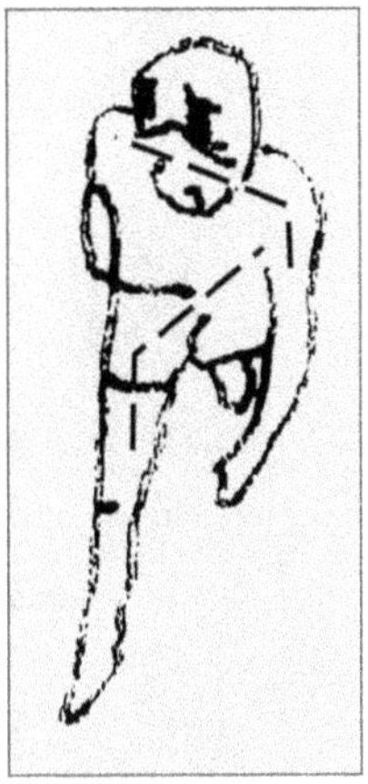

– Gráfico 20.13 –

MOVIMIENTOS DE FLEXIÓN LATERAL DEL TRONCO

- Flexión lateral de la columna lumbar respecto a la pelvis (acción del cuadrado lumbar) (Gráfico 20.14).
- Flexión lateral de la columna lumbar sobre sí misma (acción de los músculos inter transversos y de los costopélvicos) (Gráfico 20.15).
- Acción de los flexores laterales del segmento lumbar sobre la estática del tronco en posición unípeda (efecto sinérgico de los abductores de la cadera en el lado opuesto) (Gráfico 20.16).
- Haces posteriores del oblicuo externo e interno con efecto flexor lateral sobre la columna lumbar (Gráfico 20.17).
- Flexión lateral del tórax respecto a la columna lumbar (fibras más largas y externas del iliocostal. Dorsal largo que aparece seccionado en el gráfico) (Gráfico 20.18).
- Acción del serrato postero-inferior (flexión del tórax respecto a la columna lumbar) (Gráfico 20.19).

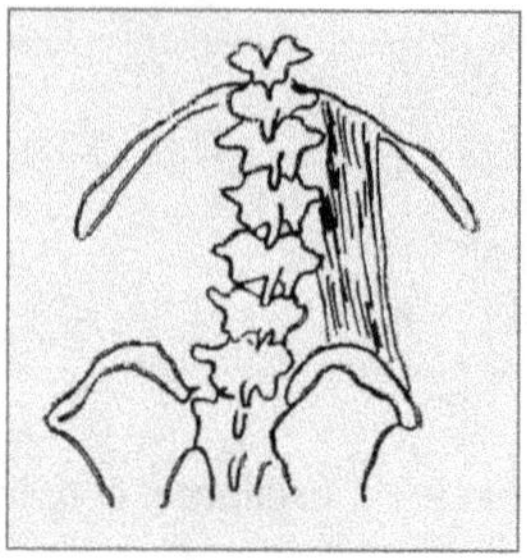

– Gráfico 20.14 –

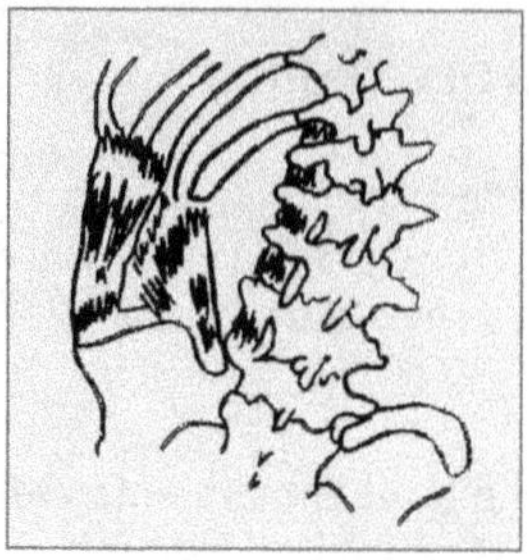

– Gráfico 20.15 –

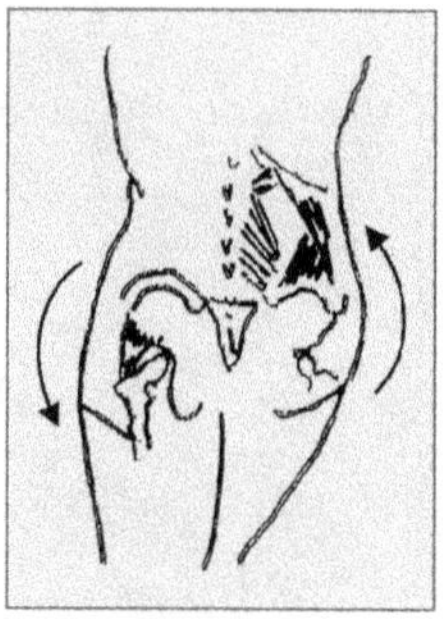

– Gráfico 20.16 –

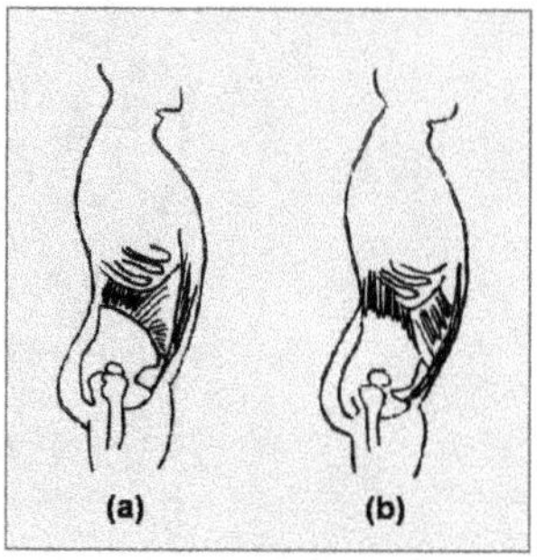
(a)
(b)

– Gráfico 20.17 –

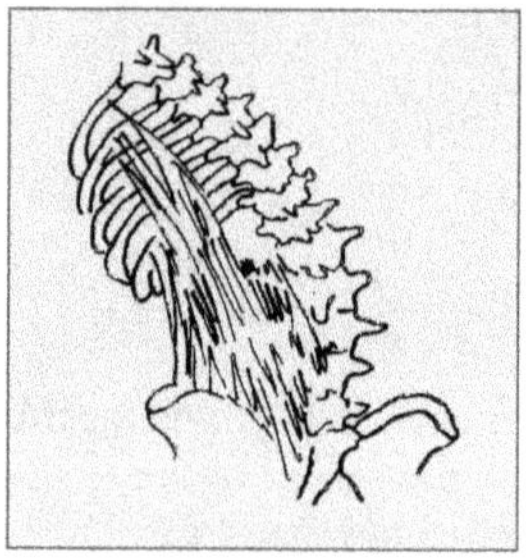

– Gráfico 20.18 –

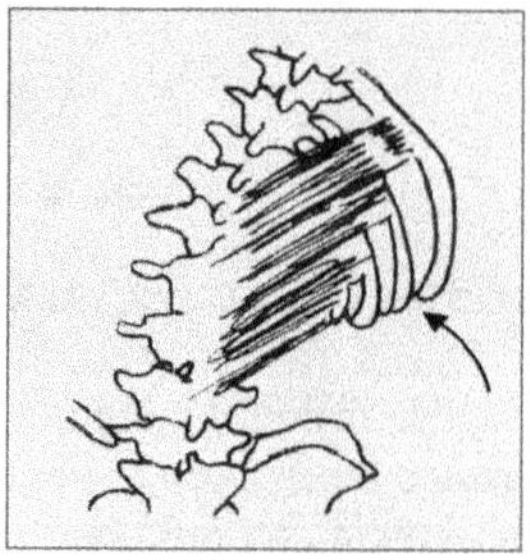

– Gráfico 20.19 –

MOVIMIENTOS DE ROTACIÓN DEL TRONCO

- Sistema de rotadores autóctonos, sistema profundo o espino-espinales (rotadores propiamente dichos) (Gráfico 20.20).
- Sistema profundo de los rotadores autóctonos o espino-espinales (multifido) (Gráfico 20.21).
- Efecto combinado del oblicuo externo de un lado y del interno del otro en el movimiento de rotación del tórax con respecto a la pelvis (Gráfico 20.22).

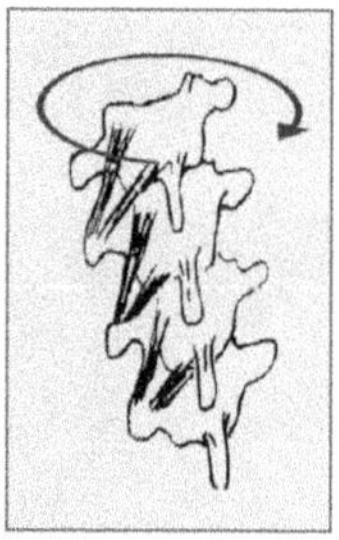

– Gráfico 20.20

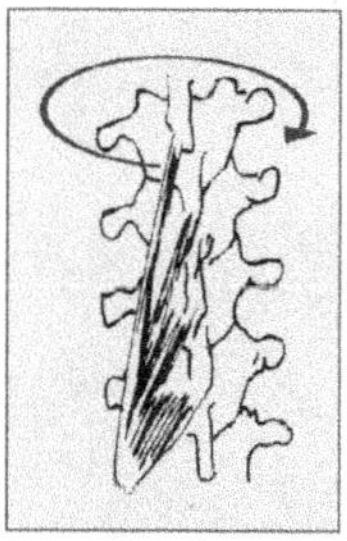

– Gráfico 20.21

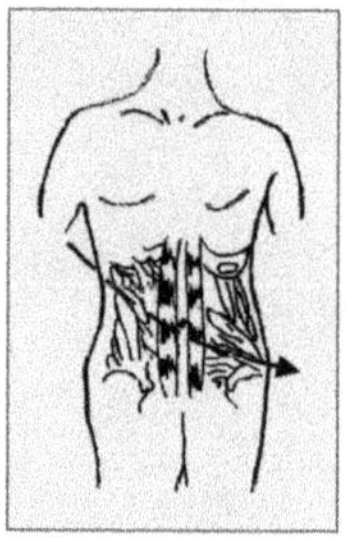

– Gráfico 20.22

FUNCIÓN ESTÁTICA DE LA MUSCULATURA DEL TRONCO

Los principales elementos activos para la estática del tronco en el plano sagital son:

- Extensores del tronco (glúteo mayor) (Gráfico 20.23).
- Flexores abdominales (grupo de los escalenos) (Gráfico 20.24).

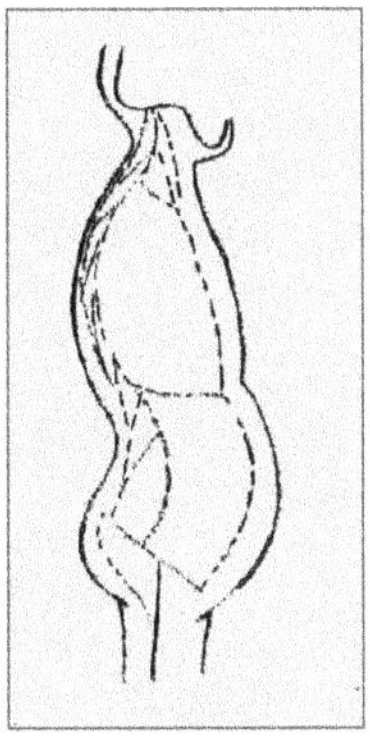

– Gráfico 20.23 –

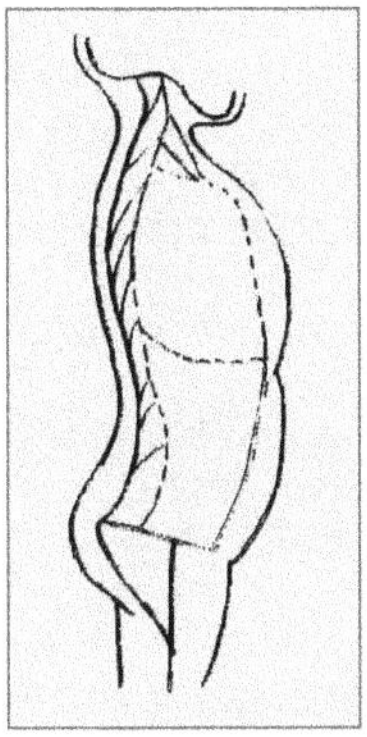

– Gráfico 20.24 –

Para terminar el presente trabajo a continuación exponemos el *esquema de Benninghoff*, utilizado para representar los principales músculos que intervienen en la estática del tronco en el plano frontal (Gráfico 20.25).

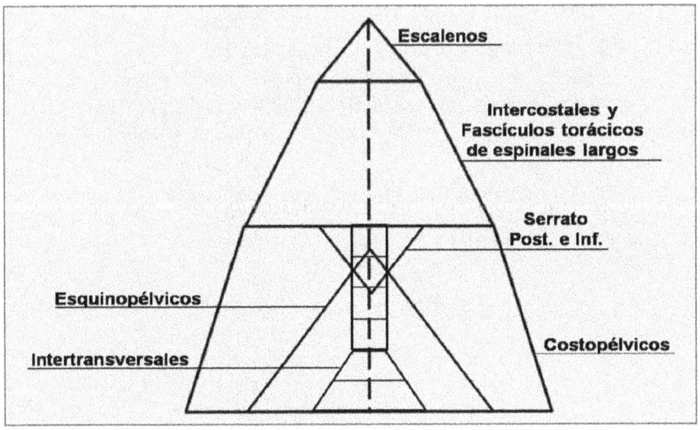
Escalenos
Intercostales y
Fascículos torácicos
de espinales largos
Serrato
Post. e Inf.
Esquinopélvicos
Intertransversales
Costopélvicos

– Gráfico 20.25 –

REFERENCIAS BIBLIOGRÁFICAS

- BASTOS MORA, F (1965): *Cirugía de la parálisis (tomo I).* Barcelona: Jims.
- BROER, M. (1973): *Introducción a la Kinesiología.* Buenos Aires: Paidos.
- COOPER, J. & GLASGOW, R. (1973): *Kinesiología.* Madrid. Ed. Panamericana.

- DANIELS & WORTHINGHAM (1999): *Pruebas funcionales musculares.* Madrid: Ed. Panamericana.
- DONSKOI, D. & ZATSIORSKI, V. (1988): *Manual de Biomecánica de los Ejercicios Físicos.* Moscú: Ed. Radurga.
- DUCROQUET, R. & DUCROQUET, J. (1972): *Marcha normal y patológica.* Barcelona: Toray-Masson.
- FRANKEL, V. & BURSTEIN, A. (1973): *Biomecánica Ortopédica.* Barcelona: Jims.
- FUCCI, S. & BENIGNI, M. (1988): *Biomecánica del aparato locomotor aplicada al acondicionamiento muscular.* Barcelona: Doyma.
- GÓMEZ SEVILLA, M. (1984): *Cinesiología.* Badajoz: Ed. Zaragoza.
- GUTIÉRREZ DÁVILA, M. (1988): *Estructura biomecánica de la motricidad.* Granada: I.N.E.F.
- GÜNTER, B. & SCHNEIDER, K. (1989): *Biomecánica deportiva.* Barcelona: Martínez Roca.
- HAINAUT, K. (1982): *Introducción a la Biomecánica.* Barcelona: Jims.
- HAY, J. (1980): *Biomecaniquedes Techniques Sportives.* Paris: Ed. Vigot.
- HOCHMUTH, G. (1973): *Biomecánica de los movimientos deportivos.* Madrid: I.N.E.F.-Doncel.
- KAPANDJI, I. (1980): *Cuadernos de Fisiología Articular (tomo 2).* Barcelona: Toray-Masson.
- KENDALL & WADSWORTH (1974): *Músculos: Pruebas y Funciones.* Barcelona: Jims.
- LACOTE, M. & MIRANDA, A. (1984): *Valoración de la función muscular normal y patológica.* Barcelona: Masson.
- LAPIERRE, A. (1978): *La reeducación física (tomo I y II).* Madrid: Ed. Científico-Médica.
- LUTTGENS, K. & WELLS, K. (1985): *Kinesiología.* Madrid: Saunders College.
- ORTS LLORCA, F. (1986): *Anatomía humana.* Madrid: Ed. Científico-Técnica.
- PÉREZ CASAS, A. & BENGOECHEA, A. (1978): *Anatomía funcional del Aparato Locomotor.* Oviedo: Ed. Paz Montalvo.
- PLAS, F.; VIEL, E. & BLANC (2002): *La marcha humana.* Barcelona: Masson.
- RAMIRO, J. & HOYOS-VERA ET AL. (1987): "Análisis biomecánico del efecto de las plantillas en la marcha humana". En *X Simposio de la Sociedad Ibériu de Biomecániu.* Madrid.
- RASCH, P. & BURKE, R. (1985): *Kinesiología y Anatomía Aplicada.* Madrid: El Ateneo.
- RIGAL, R. (1987): *Motricidad Humana.* Quebec: Ed. Pila Teleña.
- SAVIRÓN, J. (1986): *Problemas de Física General en un Año Olímpico.* Madrid: Reverté.
- SMITH AGREDA, V. (1981): *Anatomía del aparato locomotor.* Valencia: Ed. Gregori.
- VILADOT, A. (2001): *Patología del antepie.* Barcelona: Ed. Toray.
- WEINECK, J. (1985): *Anatomie fontionnelle du sportif.* Paris: Masson.
- WIRHED, R. (1989): *Anatomie et science du geste sportif.* Paris: Vigot.
- YAGLES SELLES, J. (1958): *Apuntes de Mecánica Humana y Análisis de los Movimientos.* Toledo: Ed. Católica Toledana.
- ZATSIORSKI, V. (1989): *Metrología deportiva.* Moscú: Planeta.

CAPÍTULO 21

BIOMECÁNICA DE LA MARCHA HUMANA
GENU VARO Y GENU RECURVATUM

José A. Ruiz Caballero, Ricardo Navarro García, Ricardo Navarro Navarro, Estrella Mª. Brito Ojeda, Juan F. Jiménez Díaz

La marcha normal, ese movimiento que se aprende instintivamente en la primera infancia, es en realidad sumamente complicada y compleja, pudiéndose distinguir esquemáticamente cuatro tiempos diferentes que se repiten de manera constante y rítmica:

- *Primer tiempo o Doble punto de apoyo primario:* El miembro anterior se apoya en el suelo por el talón, mientras que el posterior lo hace sobre la punta. El centro de gravedad cae, pues, entre ambos pies.
- *Segundo tiempo o Punto de apoyo unilateral primario:* El miembro anterior, por ejemplo el derecho, sirve de punto de apoyo, mientras que el miembro posterior (izquierdo) oscila como un péndulo de atrás adelante, rebasando el miembro apoyado.
- *Tercer tiempo o Punto de apoyo bilateral secundario:* El pie izquierdo oscilante se apoya en el suelo por el talón, mientras que el pie derecho se apoya sobre la punta. Este tiempo es inverso al primero.
- *Cuarto tiempo o Punto de apoyo unilateral secundario:* El miembro izquierdo queda fijo mientras que el derecho se levanta y oscila de atrás adelante para fijarse por fin en el suelo.

En la marcha, además de los miembros inferiores, también se movilizan las caderas, el tronco, la cabeza y, sobre todo, los brazos, que se mueven en sentido inverso al de las piernas.

FACTORES BIOMECÁNICOS

Los problemas biomecánicos que pueden conllevar lesiones tienen una mayor incidencia en los corredores de nivel I y II que en los de nivel III o IV debido a que la existencia de anormalidades estructurales significativas impedirá que, en general, un deportista obtenga altos rendimientos.

El mecanismo de la carrera consiste en una secuencia compuesta por dos fases: *apoyo* y *elevación del pie en el aire* (sin apoyo). Al correr, los pies "colisionan" contra el suelo entre 500 y 1250 veces por kilómetro (entre 50 y 70 veces por minuto por cada pie) con una fuerza de dos a cuatro veces el peso corporal (dependiendo del terreno y del peso del sujeto). El impacto es absorbido por el calzado o bien se transmite directamente a las piernas y a la espalda, por lo que las pequeñas anormalidades anatómicas y biomecánicas que carecen de significación al andar pueden provocar la aparición de lesiones mientras se corre.

En la fase de apoyo del talón, el corredor de larga distancia normalmente apoya el pie en el suelo efectuando un ligero movimiento de tacón-punta o con la planta completamente plana, mientras que el maratoniano de élite apoya inicialmente las cabezas de los metatarsianos sin apenas tocar el suelo con el talón antes de impulsarse con los dedos y elevar el pie nuevamente, lo que se conoce como *carrera de antepié*. En la mayoría de los corredores de nivel I y II el impacto tiene lugar en la parte lateral del talón, aunque todo el pie juega un papel importante en el patrón de la carrera. A estos niveles de entrenamiento la modalidad de apoyo de tacón-punta ofrece una mayor absorción del impacto que la carrera de antepié. El pie cavo, que posee una gran bóveda plantar, apoya en primer lugar el extremo del pie seguida de una ligera pronación y finalmente se impulsa con los dedos.

En pronación y supinación, son los movimientos complejos en los que no solamente interviene la articulación subastragalina, sino la totalidad de las estructuras de la extremidad inferior. Mientras se corre, la pronación "abre" el pie de forma que éste se adapte a la superficie y absorba el choque contra la misma. Por su parte, la supinación "cierra" el pie permitiendo su estabilización durante la fase de apoyo del talón y la propulsión realizada por los dedos. En consecuencia, el pie actúa al mismo tiempo como un adaptador flexible y a modo de palanca rígida.

Inmediatamente antes de producirse el apoyo del talón el pie se encuentra ligeramente supinado y la tibia en rotación externa. Después del contacto entre el talón y el suelo, se realiza una pronación que dura alrededor del 60% de la fase de apoyo y mientras tiene lugar la misma la tibia sufre una rotación interna respecto al astrágalo que es proporcional a la magnitud de la pronación. Seguidamente, la articulación subastragalina efectúa un movimiento de supinación para despegar los dedos del suelo, permaneciendo en esta posición durante toda la fase en que el pie está elevado en el aire.

El ángulo de cuádriceps (*Q*), formado por el eje del músculo cuádriceps y el eje del tendón rotuliano, varía tanto en la pronación como en la supinación. En la fase de apoyo del talón, la tibia se encuentra en rotación externa y el tendón rotuliano está angulado lateralmente. El movimiento de pronación produce un componente significativo de rotación interna de la tibia, reduciendo el ángulo Q.

Cualquier interferencia que afecte a la duración y a la amplitud de la secuencia de la pronación o de la supinación constituirá una carga anormal aplicada sobre la pierna. Si la pronación es excesiva o demasiado prolongada, el tobillo se desvía en sentido medial y la obligada rotación interna de la tibia aumenta tensando las estructuras de la rodilla y el pie. Asimismo, un exceso de pronación impide que el pie retorne a su posición supinada en mayor estabilidad antes de levantar los dedos del suelo. La hiperpronación es un mecanismo compensador del genu varum, tibia vara, tendón de Aquiles corto, contracturas de los músculos gemelos y sóleo y antepié o retropié varo.

En la flexión y extensión de la rodilla, esta normalmente se flexiona entre 30 y 40º durante la fase de apoyo plantar, dependiendo de la longitud de la zancada y del terreno. En los atletas que corren con pasos cortos la flexión puede ser de sólo 15 a 20º y debido a ello, la mayor parte de la fuerza de propulsión se genera mediante la flexión dorsal y plantar del tobillo y gracias a la acción de palanca del pie. La rodilla llega a su extensión máxima inmediatamente después de que el impulso realizado con los dedos acelere el resto del cuerpo y empiece la fase de elevación del pie en el aire.

En la rotación del pie, la rotación interna y externa del pie y de la pierna (con el dedo gordo hacia adentro o hacia afuera) hace aumentar la pronación y el grado de rotación interna de la tibia. La posición de rotación del pie durante la fase de apoyo plantar viene determinada principalmente por el grado de rotación externa e interna de la cadera, así como por la torsión de la tibia, el fémur y de la articulación coxofemoral (anteroversión del cuello femoral). Algunos corredores intentan corregir la colocación de sus pies, pero al producirse fatiga éstos vuelven a su posición original.

En los movimientos de la pelvis, ésta se desplaza rotando sobre el eje longitudinal corporal proporcionalmente a la amplitud del balance de los brazos. Al mover los brazos por delante del cuerpo ha lugar de desplazarse paralelamente a la línea de progresión, se incrementa el grado de rotación de la pelvis y del tronco. Este movimiento puede causar dolor a nivel de la inserción de los músculos toracolumbares en la cresta ilíaca y la pelvis también bascula respecto al plano frontal. En la fase de apoyo plantar, la cadera no se apoya y sufre un descenso aplicando una fuerza de cizallamiento sobre la articulación sacroilíaca y a ambos lados de la sínfisis púbica. Por lo tanto, un exceso de entrenamiento puede causar una osteopatía de pubis.

La flexión excesiva de la columna lumbar al correr cuesta arriba hace que la pelvis se desplace hacia adelante, lo que limita la flexión de la articulación de la cadera y representa una mayor carga sobre los músculos lumbares. Al correr cuesta abajo, la columna lumbar se encuentra hiperextendida, con lo que la pelvis se desplaza hacia atrás pudiendo llegar a producir dolor lumbar especialmente en personas que ya presentan una curvatura pronunciada de la columna (lordosis).

La posición ideal para correr es la postura erguida y relajada, con el tronco perpendicular a la superficie por la que se avanza. La parte superior del cuerpo, el cuello y los brazos deberán estar distendidos, con los codos flexionados en un ángulo de entre 90 y 100º y las manos sueltas. La flexión de los codos a 45-50º y con los puños cerrados puede provocar dolor a nivel de los hombros y de los músculos trapecio y pectoral. Cuando se corre cuesta arriba, un aumento del braceo mejorará la propulsión al avanzar.

GENU VARO

Esta deformidad es casi siempre bilateral y se produce cuando la rodilla se encuentra por fuera del eje mecánico del miembro inferior, adoptando las piernas un aspecto de paréntesis o de O y etiopatologicamente cabe distinguir dos grandes grupos de genu varo:

- *Raquíticos.*
- *Osteogénicos.*

GENU VARUM RAQUÍTICO

El genu varum raquítico de la primera infancia se origina a consecuencia de una especial fragilidad del hueso raquítico, que se deforma fácilmente. En efecto, no hay que olvidar que el lactante normalmente presenta una desviación de las piernas en varo, deformidad que al estar disminuida la resistencia ósea en el raquitismo, se ha de ir acentuando progresivamente. Al igual que ocurría con el genu valgo, pero al contrario, se originará de esta suerte un hipertensión a nivel del cóndilo y platillo tibial interno, mientras que en el lado externo, sujeto a una menor carga, habrá una hiperactividad del cartílago de conjunción, creciendo más la metáfisis externa de la tibia y a veces del fémur, produciéndose de esta suerte una desviación de la pierna hacia dentro, es decir, un genu varo.

Según Riedel y Hackenbroch, el raquitismo tardío el genu varum aparece a consecuencia de una detención del crecimiento, limitado a la parte posterior interna del cartílago de conjunción del fémur. La patogenia de esta detención del crecimiento es, hoy por hoy, desconocida.

GENU VARUM OSTEOGÉNICO

Muchas de las lesiones que decíamos anteriormente que podían producir un genu valgum pueden, si se localizan a nivel del cóndilo interno, originar un genu varum, como se comprende con facilidad. Sin embargo, dentro del genu varum osteogénico nos interesa estudiar dos afecciones muy curiosas y relativamente poco frecuentes que cursan siempre con desviación hacia dentro de la pierna:

- *Epifisitis Tibial Deformante:* Descrita por Lulsdorf, esta enfermedad aparece durante la niñez y afecta, sobre todo, al sexo femenino. El proceso es unilateral y casi siempre se localiza a nivel del cartílago de conjunción de la porción interna de la tibia.

  Clínicamente se caracteriza por la osificación precoz de la parte interna del cartílago de conjunción, lo que da origen a una desviación hacia dentro de la pierna al efectuarse anormalmente el desarrollo de la porción externa del cartílago. Este proceso patológico se instaura de una manera lenta e insidiosa, apareciendo a veces una hidrartrosis transitoria de rodilla, notando la niña de repente que la pierna se le ha desviado hacia dentro.

  Radiológicamente se observa una osificación precoz de la porción interna del cartílago de conjunción con acortamiento de la metáfisis tibial interna, soliéndose observar anomalías epifisarias. La angulación de la tibia y de la interlínea articular son evidentes.

  La razón del porqué de esta osificación precoz del cartílago de conjunción es desconocida y los estudios biópsicos han demostrado que no existe proceso inflamatorio alguno, como creyó Lulsdorf y por lo que la denominó epifisitis. Actualmente se considera esta afección como una discondroplasia comparable a la coxa vara de los adolescentes.

- *Hemiatrofia Metaepifisaria:* Descrita en 1924 por Man, se caracteriza por la brusca detención del crecimiento de la epífisis y la metáfisis internas de la tibia, desarrollándose a nivel de esta última una exóstosis. La patogenia de esta enfermedad es desconocida, soliéndose presentar entre los 2 y los 8 años de edad y como fácilmente se comprende, el genu varo que se origina es muy marcado.

  La deformación de las piernas es tan evidente que por sí sola permite efectuar el diagnóstico. Las rodillas se encuentran por fuera del eje mecánico del miembro inferior confiriéndole un aspecto de "O" o de paréntesis cuando la deformidad es bilateral. Es importante señalar que, al igual que el genu valgum, la malformación se corrige o desaparece al flexionar la rodilla, por lo que algunos enfermos tratan de ocultar su deformidad adoptando actitudes compensadoras como colocar el muslo en aducción o desviación de los pies en pronación. Sin embargo, la marcha se efectúa con más facilidad que en el genu valgum.

  En cuanto a su tratamiento, en principio deberá ser etiológico. Con un tratamiento antirraquítico eficaz y reposo en cama para evitar las sobrecargas curan un tanto por ciento muy grande de genu varum raquíticos; también los métodos conservadores ortopédicos, sobre todo la colocación de yesos correctores, suelen corregir la deformidad. Solamente en último caso deberá recurrirse a la osteotomía, que se efectuará a nivel del ángulo de la deformidad siendo, según los casos, transversal o en cuña y con la base dirigida hacia la convexidad.

GENU RECURVATUM

En un sujeto normal la línea que une el vértice del trocánter con el maléolo externo (línea de Brucke) pasa por la parte media de la cara lateral de la rodilla. La desviación de ésta por detrás de la línea de Brucke constituye la deformidad denominada genu recurvatum. No obstante, hemos de tener en cuenta que en un 75% de los sujetos normales existe un ligero recurvatum, podríamos decir fisiológico, de unos 5 o 10º. Clásicamente se distinguen dos grandes grupos:

- *Congénitos.*
- *Adquiridos.*

GENU RECURVATUM CONGÉNITO

A partir de los estudios realizados por Leveuf en 1946, se distinguen tres variedades:

- *Genu Recurvatum Gongénito:* El contacto entre las superficies articulares del fémur y la tibia se efectúa normalmente y solamente se observa una mayor amplitud del movimiento de extensión de la pierna sobre el muslo.

- *Genu Recurvatum por Subluxación Congénita de la Rodilla:* La epífisis tibial se encuentra situada por delante de la femoral, pero la parte posterior del platillo tibial permanece en contacto con la tróclea femoral.
- *Genu Recurvatum por Luxación Congénita de la Rodilla:* La epífisis tibial se sitúa inmediatamente por delante de la femoral sin que exista contacto alguno entre las superficies articulares de ambos huesos.

Una radiografía simple o una artrografía puede revelar la intensidad de estos desplazamientos pudiéndose, además, constatar la existencia de una hipoplasia de los núcleos epifisiarios y una deformidad evidente de la cavidad sinovial. La deformidad puede ser uni o bilateral y predomina siempre en el lado izquierdo.

En el genu recurvatum congénito la angulación del vértice posterior no suele sobrepasar los 30º, desapareciendo con el reposo y los movimientos de flexión son normales. En la subluxación y luxación congénitas el recurvatum persiste durante el reposo y puede alcanzar una angulación pasiva de hasta 85º y generalmente coexiste con un genu valgum. A la palpación se aprecia en la cara anterior de la rodilla el saliente que forman los platillos tibiales desviados hacia delante, mientras que el hueco poplíteo se encuentra ocupado por los cóndilos femorales.

La flexión pasiva de la rodilla permite colocar en línea recta el fémur y la tibia; pero al soltar la pierna, ésta se desplaza hacia delante empujada como por un resorte, lo que se denomina como *signo del resorte*, que implica la existencia de una irreductibilidad absoluta o relativa de la luxación de la rodilla. En este sentido, es curioso señalar que el enfermo, al intentar flexionar activamente la pierna, lo único que consigue es aumentar el recurvatum, ya que los tendones flexores, al estar la tibia desplazada en sentido posterior-anterior, pasan por delante del eje articular de la rodilla.

El cuádriceps está atrofiado y retraído, siendo esta atrofia y retracción del músculo, según autores como Leveuf y Pais, la causante del recurvatum. Por último, la rótula falta o bien es muy pequeña y se encuentra desviada hacia el lado externo de la articulación.

En cuanto a su tratamiento, en el genu recurvatum congénito es suficiente el inmovilizar la rodilla en flexión mediante un vendaje enyesado durante uno o dos meses, comenzando después a efectuar una movilización activa de la misma. En el genu recurvatum por luxación o subluxación deberá intentarse, en primer lugar, la reducción por métodos incruentos. La maniobra de Mouchet suele dar buenos resultados y en muchos casos se consigue una reducción perfecta. Consiste en efectuar una hiperextensión forzada bajo anestesia y posteriormente, aplicando fuertemente la tibia contra el fémur, desplazar ésta hacia atrás al tiempo que se va flexionando.

Así pues, esta reducción es similar a la que se efectúa en las luxaciones complejas del pulgar y la misma se deberá realizar con suma delicadeza para evitar el desprendimiento epifisario del fémur. Una vez conseguida la reducción se inmoviliza el miembro en flexión y con sucesivos vendajes de escayola se irá aumentando el grado de extensión.

GENU RECURVATUM ADQUIRIDO

No suele ser muy marcado, alcanzando la angulación no más de 25 o 45º. A consecuencia de la deformidad, el paciente, para poder apoyar el pie, ha de colocarlo en equino.

Los procesos etiológicos que pueden dar lugar a su origen son muchos y entre los más importantes podemos mencionar los siguientes:

- *Sujetos que permanecen durante un largo tiempo (más de seis meses) encamados:* En estos pacientes suele aparecer una osteoporosis, los ligamentos posteriores se relajan y, además, como el pie suele estar más alto que la rodilla, todo el peso del miembro recae sobre la parte anterior de la articulación, por lo que se desarrolla menos que la posterior dando como resultado la aparición de un recurvatum de escasa importancia que desaparece cuando el enfermo empieza a moverse una vez curada la lesión que le hacía permanecer en cama.
- *Anquilosis de cadera en flexión:* Se observa la aparición de un genu recurvatum de tipo compensador en el miembro sano que queda demasiado largo en relación con el enfermo. Para compensar esta diferencia el paciente debe colocar tanto su muslo como la pierna en hiperextensión.
- *Anquilosis de cadera en extensión y acortamiento:* El sujeto trata de compensar la diferencia de longitud de los miembros inferiores colocando el pie del lado anquilosado del mismo. De esta suerte, al igual que en cualquier otro tipo de pie equino, el eje del miembro pasa por delante de la rótula forzando a la rodilla hacia atrás, lo que origina el recurvatum.
- *Recurvatum Osteogénico:* Se produce a consecuencia de una lesión de la porción anterior del cartílago de conjunción de la tibia que puede estar causada por algún traumatismo, tuberculosis, osteomielitis, etc., que de acuerdo con la ley de Delpech crece menos que la parte posterior.
- Por último, el genu recurvatum se puede observar también en sujetos que presentan una parálisis fláccida del cuádriceps a consecuencia, por ejemplo, de una poliomielitis.

COMPLICACIONES A LARGO PLAZO

El problema a largo plazo más significativo asociado a la articulación de la rodilla es la artrosis precoz de la misma (artropatía degenerativa). Dicha artropatía se denomina *secundaria* si la causa es conocida (por ejemplo, un traumatismo) y *primaria* si se desconoce la causa. La artropatía degenerativa postraumática implica una lesión cartilaginosa secundaria a un traumatismo que puede ser una fractura, un desgarro meniscal e incluso una lesión ligamentosa, acompañada de un desgaste precoz de la superficie articular.

Los traumatismos de rodilla que más frecuentemente causan alteraciones artrosicas precoces son los desgarros del ligamento cruzado anterior, la lesión meniscal y los traumatismos directos del cartílago hialino y la extirpación del menisco medial (meniscectomía), la cual incrementa cuatro veces el riesgo de artrosis secundaria. También los episodios persistentes o recurrentes de inestabilidad articular causados por alguna deficiencia del ligamento cruzado anterior desembocan frecuentemente en una lesión meniscal o en una lesión del cartílago hialino que pueden causar una artrosis de la rodilla.

Desafortunadamente las opciones terapéuticas de la artrosis precoz en pacientes menores de cuarenta años, excepto las afectas de artrosis reumatoide, son muy limitadas y los procedimientos más utilizados para controlar los síntomas son la restricción de las actividades, el uso de una férula y la administración de fármacos antiinflamatorios no esteroideos. En este sentido, la prótesis total de rodilla (indicada únicamente en caso de artrosis dolorosa y no neuropática con confirmación radiográfica de una estructuración grave del cartílago articular) ha proporcionado resultados muy satisfactorios en el tratamiento de rodillas artrósicas pero únicamente en pacientes de edad avanzada.

Los criterios utilizados para seleccionar a los candidatos que se beneficiarán de una prótesis total de rodilla son varios y entre ellos figuran la edad (> 60-65 años), el peso (< 220-250 lb.), las enfermedades preexistentes (ausencia de vasculopatía osteomielitis a nivel de la rodilla) y la presencia de dolores que evitan que participe en actividades cotidianas. No obstante, la prótesis total de rodilla no debe realizarse para que el sujeto reemprenda actividades deportivas o trabajos pesados, puesto que este tipo de actividades contribuyen a un aflojamiento y a un fallo precoz de la misma.

La vida útil de la prótesis es una limitación importante del reemplazo total de la rodilla, dado que la mayoría duran entre 10 y 15 años. El fallo de una prótesis requiere de una intervención quirúrgica de revisión que nunca es tan satisfactoria como la primera intervención y la infección de la zona es una complicación calamitosa que con muchísima frecuencia implica la extirpación del componente y el uso de antibióticos por vía intravenosa a largo plazo, incluso puede darse el caso de que la infección impida la cirugía y haya que dejar al paciente con una rodilla inestable que requiere de una férula a largo plazo y el uso de muletas.

REFERENCIAS BIBLIOGRÁFICAS

- BRODY, N. (1982): "Techniques in the evaluation and treatment of the injured runner!. En *Orthop. Clin. North Pm.* (13) p. 541.
- CAVANAUGH, O. (1981): *The running shoe book.* Mountain View, CA.: World Publications.
- COX, J. (1982): "Patellofemoral problems in runners". En *Clin. Sports Med.* (4) p. 699.
- D'AMBROSIA, R. & DREZ, D. (1982): *Prevention ant treatment of running injuries.* New Jersey: Slack Inc.
- INSALL, J. (1982): "Current Concepts Review Patellar Pain". En *J. Bone Joint Surg.* (64) p. 147.
- LUTTLER, L. (1985): "The knee anf running". En *Clin. Sports Med.* (4) p. 685.
- SCHUSTER, R. (1956): "Children's foot survey". En *J. Pediat. Soc.* (17) p. 13.

CAPÍTULO 22

ESTUDIO COMPARATIVO DE LA MARCHA NORMAL CON LA MARCHA ATLÉTICA

Ricardo Navarro García, Domingo Ruano Gil, José A. Ruiz Caballero, Estrella Mª. Brito Ojeda, Ricardo Navarro Navarro

La Biomecánica Deportiva ha adquirido en los últimos tiempos un extraordinario desarrollo. En la actualidad, esta ciencia ofrece una gran campo de actuación para el estudio del gesto deportivo aplicando los conocimientos anatómicos, las leyes físicas y la alta tecnología (ordenadores, vídeos, plataformas de fuerza, etc.), circunstancia esta que permite analizar los movimientos deportivos adecuados y cómo y para qué realizarlos, lo que contribuye no sólo a obtener buenas marcas en caso de competición, también a evitar gastos energéticos inadecuados y a prevenir la aparición de posibles lesiones derivadas de una práctica inadecuada.

La marcha humana normal y la atlética difieren, en esencia, en las características dinámicas de ésta última, al estar el individuo obligado a una forma especial de zancada debido a las normas deportivas que rigen las competiciones de marcha atlética. Por una parte, la velocidad extrema sin despegar los dos pies simultáneamente del suelo de forma que en ningún momento se pierda el "vuelo" característico de la carrera y, por otra, la obligación de realizar la extensión de la rodilla del miembro de apoyo, son los dos factores principales que condicionan la marcha atlética y la hacen tan característica dinámicamente pero que al mismo tiempo provocan situaciones que conducen a posibles sobrecargas.

La marcha normal tiene en común con la atlética una fase de balanceo, seguida de otra fase de apoyo con: choque de talón, apoyo del retropié, apoyo de la planta de rodadura sobre el borde externo, despegue del talón y despegue del primer dedo. En este estudio se comparan por medio del análisis del movimiento en tres dimensiones el comportamiento articular de la marcha normal y de la marcha atlética para determinar si la situación articular difiere no sólo dinámicamente, sino también estructuralmente con globales repercusiones sobre el sistema osteoarticular.

MATERIAL Y MÉTODOS

La confección de un proyecto biomecánico comprende desde la elaboración de un modelo capaz de representar al sujeto, o a una parte del mismo, en movimiento hasta su marcado y la correcta ubicación de las cámaras.

Este trabajo se ha realizado con equipos específicos para el análisis del movimiento humano en la práctica deportiva del Laboratorio de Biomecánica de la Escuela de Medicina de la Educación Física y el Deporte de la Facultad de Medicina de Barcelona.

La filmación puede realizarse tanto en el exterior (prueba de campo) como en el laboratorio, siendo la frecuencia de las imágenes obtenidas de 50 Hz con una sensibilidad de 20 mseg y por medio de este equipo es posible representar un modelo biomecánico del deportista en 3D a partir de las imágenes grabadas en vídeo de alta resolución por varias cámaras y que posteriormente son digitalizadas y procesadas por medio de potentes programas informáticos. Para el presente trabajo se utilizaron cámaras Panasonic AG-450 en soporte SVHS dispuestas adecuadamente junto con un programa denominado *Software Peak Performance* instalado en un ordenador Compaq 486.

Como paso previo a la obtención de las imágenes se procedió a definir en el lugar donde se realizaría la prueba un marco de calibración para poder parametrizar el volumen espacial. Dicho marco proporciona los coeficientes del sistema que se utilizó para la parametrización espacial del modelo biomecánico y en el mismo se estudia la trayectoria del centro de gravedad (CG) de un deportista mediante un sistema de análisis en 3D capaz de medir dicho desplazamiento y determinar su situación exacta mediante un modelo biomecánico y un sistema de referencias tridimensionales que convierte las coordenadas planas de cada una de las imágenes obtenidas en coordenadas espaciales mediante las denominadas Técnicas de Conversión Lineal Directa (DLT) desarrolladas por Abdel-Azir & Karara (1971) y actualizadas para espacios relativamente grandes por Dapena, Harman & Miller (1987).

Tras la filmación se digitalizó cada punto del modelo sobre cada secuencia de cada película, lo que dio como resultado una imagen tridimensional y en color que representa al sujeto durante la ejecución del movimiento. Esta imagen puede ser modificada por segmentos y observada en el espacio desde cualquier perspectiva rotando alrededor de los tres ejes ortogonales y de la misma se pueden obtener los datos y las gráficos relativos a la trayectoria, velocidad lineal y aceleración de cada uno de los puntos del modelo así como el valor de los ángulos definidos y la velocidad y la aceleración angular en función del tiempo de la secuencia digitalizada. Además, también pueden obtenerse imágenes con las que es posible realizar un análisis antropométrico del atleta y poder comparar a distintos sujetos en distintos ensayos.

En resumen, la versatilidad del equipo utilizado y la facilidad para la digitalización en tiempo real de la anatomía del sujeto hacen posible la filmación en espacios abiertos y sin preparación previa y tampoco precisa del marcado del sujeto, por lo que es posible hacerla en una competición sin influir ni entorpecer en su desarrollo. Una de sus aplicaciones dentro del mundo de la Medicina del Deporte es, precisamente, el análisis de las lesiones del sistema musculoesquelético y sus mecanismos de producción.

POBLACIÓN

En nuestro caso hemos realizado la digitalización sobre una filmación de una competición de marcha atlética urbana de las categorías infantil, juvenil y sénior, tanto masculina como femenina, con selección de imágenes de atletas con genu varo y/o recurvatum. También se digitalizaron imágenes de la marcha normal de un grupo de control de similares características.

DISCUSIÓN

La práctica de la marcha atlética puede provocar un mecanismo de sobrecarga articular de la rodilla acompañado de genu varo y de genu recurvatum debido a sus especiales características que imponen la condición de no abandonar el contacto de un pie con el suelo en ningún momento y la extensión completa de la extremidad de apoyo, lo que provoca ese mecanismo especial de balanceo de pelvis y hombros de los marchadores.

Este movimiento característico, si se acompaña de un genu varo y/o de un genu recurvatum, puede considerarse como un posible desencadenante biomecánico de las lesiones que presentan algunas estructuras articulares de la rodilla (lesiones artrósicas secundarias, roturas ligamentosas, meniscopatías, condropatías, etc.).

RESULTADOS

MARCHA ATLÉTICA

En el laboratorio se seleccionaron las imágenes de aquellos individuos que presentaban una cierta tendencia al genu varo y/o genu racurvatum y se digitalizaron por ordenador.

El gráfico siguiente (Gráfico 22.1) corresponde a la imagen digitalizada de un marchador durante la zancada y en la misma es posible ver la trayectoria sinusoidal del centro de gravedad (flecha 1). La gráfica inferior recoge la evolución del ángulo de flexión y extensión de cada rodilla (trazo continuo = derecha y trazo discontinuo = izquierda) y recoge los valores extremos de la hiperextensión de la rodilla derecha (flecha 2) al producirse el genu recurvatum (ver foto).

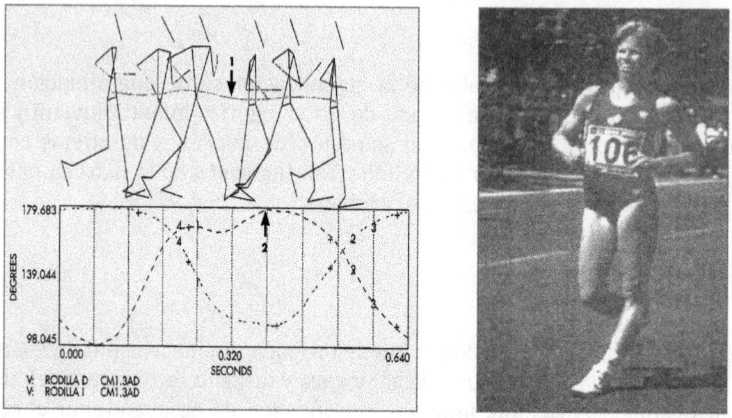
179.683
139.044
98.045
DEGREES
0.000
0.320
0.640
SECONDS
V: RODILLA D CM1.3AD
V: RODILLA I CM1.3AD
106

– Gráfico 22.1 –

El análisis del modelo biomecánico de la rodilla y en especial de la evolución angular durante el ciclo de la marcha de la flexoextensión y la abducción y adducción, reveló que, sobre todo en los segmentos infantil y juvenil y especialmente en atletas del sexo femenino, existe una elevada tasa de genu recurvatum y de genu varo. En el gráfico siguiente puede apreciarse el genu varo de la rodilla izquierda (flecha 1) comparado con la imagen superpuesta de la misma rodilla.

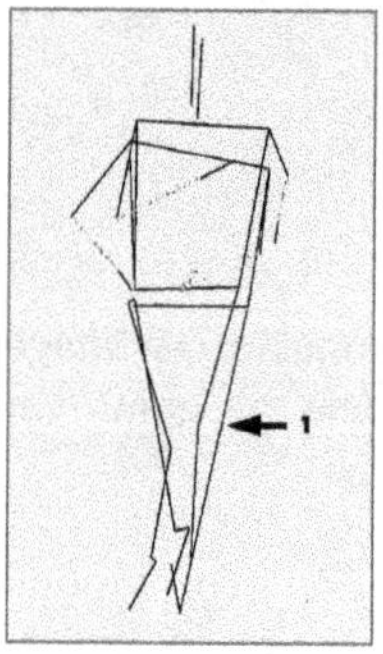

– Gráfico 22.2 –

MARCHA NORMAL

En el gráfico siguiente se observa que las imágenes del modelo durante la marcha normal no se muestran la aparición del genu recurvatum (flecha 1) ni de varismo en el apoyo (parte superior del gráfico) y, además, es de destacar la ausencia de las características dinámicas de la marcha atlética. También los ángulos descritos tanto por la rodilla derecha (trazo continuo) como por la izquierda (trazo discontinuo) son menores en extensión que en la marcha atlética (flecha 2).

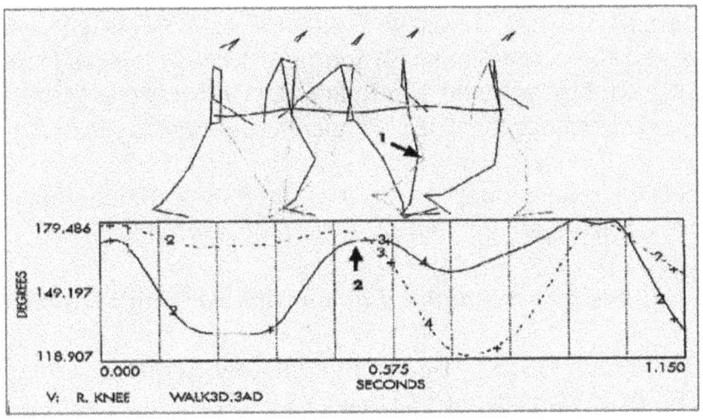
179.486
149.197
118.907
DEGREES
0.000
0.575
SECONDS
1.150
V: R. KNEE
WALK3D.3AD

– Gráfico 22.3 –

CONCLUSIONES

Tras el estudio de los parámetros dinámicos de la marcha podemos concluir que:

- En la marcha atlética aparecen unos valores angulares extremos en hiperextensión de la rodilla y en varo que no aparecen en la marcha normal.
- Muy posiblemente, estos ángulos de recurvatum y varo son debidos tanto a las condiciones articulares extremas que condicionan la marcha atlética como a su normativa, que pueden llegar a provocar una situación anormal de carga sobre las estructuras articulares de las extremidades inferiores.
- Se debería prevenir la aparición de la patología modificando adecuadamente el entorno y/o los artificios utilizados por el atleta durante la práctica de dicho deporte, como por ejemplo el calzado y la superficie de apoyo.
- Se debe vigilar de cerca la aparición de estas alteraciones principalmente en la población infantil y juvenil.

REFERENCIAS BIBLIOGRÁFICAS

- ALPEUZ, R.; SOLER, C., ET AL. (1991): "Nuevas técnicas de exploración del pie: Perspectivas". En *I Jornadas sobre el Desarrollo de la Tecnología Sanitaria en la Comunidad Valenciana*. Valencia: Instituto de Biomecánica de Valencia.
- BEGG, R. (1989): "Instrumentation used in Clinical Gait Studies: A review". En *Journal of Medical Engineering and Technology* (13) pp. 290-295.
- CORTÉS, A.; VIOSCA, E., ET AL. (1991): "Plataformas dinamométricas Dinacsan. Aplicación clínica". En *I Jornadas sobre el Deporte de la Tecnología Sanitaria en la Comunidad Valenciana*. Valencia: Instituto de Biomecánica de Valencia.
- CORTÉS, A.; VIOSCA, E.; VERA, P. & HOYOS, J. (1992): "Técnicas biomecánicas de análisis de la marcha humana". En *Archivos de Medicina del Deporte* (33) pp. 27-31
- CHAO, E. (1980): "Justification of triaxial goniometer for the measurement of joint rotation". En *Journal Biomech.* (13) pp. 989-1006.
- DEMOTAZZ, J.; MAZUR, I.; THOMAS, W.; SLEDGE, C. & SIMON, S. (1979): "Clinical Study of Total Ankle Replacement with Gait Analysis". En *J. Bone and Joint Surg.* (61A) pp. 976-988.
- DEVEREAUX, M.; PARR, G.; LACHMANN, S.; THOMAS, P. & HAZELMAN, B. (1984): "The diagnosis of stress fractures in athletes". En *JAMA* (27) pp. 531-533.
- DUCROQUET, R. (1972): *Marcha normal y patológica*. Barcelona: Toray-Masson.

- FLOYD, W.; BUTLER, J.; CLANTON, T.; KIM, E. & PJURA, G. (1987): "Roentgenolic diagnosis of stress fractures and stress reactions". En *Southern Medical Journal* (april) pp. 433-439.
- GOODMAN, P.; HEASLET, M.; PAGLIANO, J. & RUBIN, B. (1985): "Stress fracture diagnosis by computer assisted thermography". En *Physician and Sports Medicine* (april) pp. 114-122.
- HUGHES, L. (1985): "Biomechanical analysis of the foot and ankle for predisposition to developing stress fractures". En *Journal of Orthopaedic and Sports Physical Therapy* (nov.) pp. 96-101.
- INMANN, V. (1981): *Energy expenditure. Human walking.* London: Williams and Wilkins Editions.
- ISACSON, J. & BROSTROM, I. (1988): "Gait in Rheumatoid Arthritis: An Electrogoniometer investigation". En *Jour. Biomechanics* (21) pp. 451-457.
- LAFORTUNE, M. (1991): "Three-dimensional acceleration of the tibia during walking and running". En *Jour. Biomechanics* (10) pp. 877-887.
- MCFADYEN, B. & WINTER, D. (1988): "An Integrated Biomechanical Analysis of Normal Stair Ascent and Descent". En *Jour. Biomechanics* (21) pp. 733-744.
- MATHESON, G.; CLEMENT, D.; MCKENZIE, D.; TAUNTON, J.; LLOYD-SMITH, D. & MACINTYRE, J. (1987): "Scintigraphic uptake of 99mTc at non-painful sites in athletes with stress fractures". En *Sports Medicine* (jan./feb.) pp. 65-75.
- MILLER, T.; HECK, L.; KIGHT; J.; MCCARROLL, J.; SHELBOURNE, K. & VAN HOVE, E. (1987): "A clinical and radiological review of stress fractures in competitive and non-competitive athletes". En *Indiana Medicine* (oct.) pp. 942-949.
- MASTERS, S.; FRICKER, P. & PURDAM, C. (1986): "Stress fractures of the femoral shaft. Four cases studies". En *Brithish Journal of Sports Medicine* (mar.) pp. 14-16.
- NAGLE, C. & FREITAS, J. (1987): "Radionuclide imaging of musculoskeletal injuries in athletes with negative radiographs". En *Physician and Sports Medicine* (jun.) pp. 147-155.
- NIGG, B. (1985): "Biomechanics, load analysis and sports injuries in the lower extremities". En *Sports Medicine* (2) pp. 367-379.
- NIGG, B. (1986): *Biomechanics of running shoes.* New York: Human Kinetics Pub.
- ORTS LLORCA, F. (1972): *Anatomía Humana.* Madrid: Editorial Científico-Médica.
- RAMIRO, J. (1989): *El calzado en la carrera urbana.* Valencia: Instituto de Biomecánica de Valencia.
- STOKES, V. (1984): "A Method for Obtaining the 3D Kinematics of the Pelvis and Thorax During Locomotion". En *Human Movement Science* (3) pp. 77-94.
- VILADOT PERICE, A. (1962): "Fisiopatología del pie". En *Ann. de Podologie.*
- VILADOT PERICE, A. & ARANDES (1952): *Clínica y tratamiento de las enfermedades del pie.* Barcelona: Editorial Científico-Médica.
- VILADOT PERICE, A.; ROIG PUERTA & ESCARPENTER (1964): "Biomecánica de la articulación subastragalina". En *Ann. de Podologie.*

CAPÍTULO 23

LA BIOMECÁNICA EN LA INICIACIÓN DEPORTIVA

Orlando Hernández De Vera, Estrella Mª. Brito Ojeda, Manuel E. Navarro Valdivielso, José A. Ruiz Caballero

Es un hecho reconocido que la biomecánica del deporte es una disciplina muy importante e imprescindible en el deporte de alto rendimiento por su incidencia en la mejora y perfección de la técnica deportiva a través de su entrenamiento, entendido éste como un proceso planificado y sistemático que con base en ciencias como las biológicas o pedagógicas, capacita a los deportistas para optimizar su rendimiento deportivo. No obstante, podríamos afirmar que este reconocimiento del que goza la biomecánica en las "altas esferas" deportivas no se corresponde con la atención que se le presta cuando hablamos de iniciación a los deportes y de aprendizaje motor en general, aunque probablemente sean de gran importancia estas etapas iniciales de cara a la adquisición y consolidación de la correcta ejecución de los distintos gestos técnicos en los diferentes deportes.

En este capítulo abordaremos en mayor profundidad esta contradictoria situación y trataremos de analizar hasta qué punto sería interesante y necesario el uso y apoyo en este tipo de disciplinas de cara a una intervención más completa y eficaz en el proceso de enseñanza-aprendizaje de la actividad deportiva.

DELIMITACIÓN CONCEPTUAL

Antes de entrar en materia consideramos oportuno hacer una aproximación al significado de los distintos conceptos que barajaremos a lo largo de este capítulo.

Por un lado, para hablar de biomecánica es conveniente afrontar esta disciplina desde una fusión entre la biología y la mecánica, entendida ésta como la parte de la Física que trata del movimiento de los cuerpos (cinemática) y de las fuerzas que pueden producirlo (cinética), así como del efecto que producen en las máquinas y el equilibrio (estática) (Gráfico 23.1).

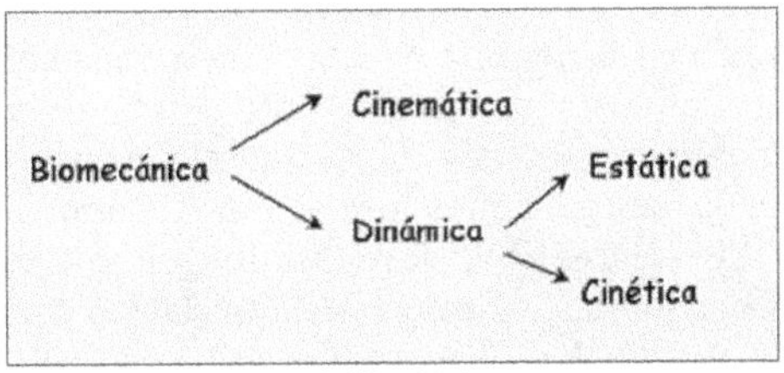
Cinemática
Biomecánica
Estática
Dinámica
Cinética

– Gráfico 23.1 –

La cinemática se encarga de situar espacialmente a los cuerpos (mediante coordenadas y ángulos) y detallar sus movimientos (desplazamientos, velocidades y aceleraciones). Mientras que cuando el movimiento, o la falta de éste, se relaciona con las fuerzas que lo provocan se habla genéricamente de dinámica. Se hablará de cinética cuando el resultado de las fuerzas que intervienen produce movimiento y de estática cuando no lo produce.

Actualmente la Biomecánica se halla presente en tres ámbitos fundamentales de actuación:

- *Biomecánica Médica:* Se encarga de evaluar las patologías que aquejan al cuerpo humano para generar soluciones capaces de evaluarlas, repararlas o paliarlas.
- *Biomecánica Ocupacional:* Estudia la interacción del cuerpo humano con su entorno más inmediato (trabajo, casa, conducción de vehículos, etc.) y adaptarlo a sus necesidades y capacidades.
- *Biomecánica Deportiva:* Analiza la práctica deportiva para mejorar su rendimiento, desarrollar técnicas de entrenamiento y diseñar complementos, materiales y equipamiento de altas prestaciones; siendo este ámbito de actuación el que nos ocupa en el presente texto.

En términos más descriptivos, según Agudelo (2005):

> *"... La biomecánica se ha transformado en el estudio, análisis y mejora de la forma y el mejor rendimiento de los movimientos del humano, muy especialmente aplicado al campo deportivo."*

Es decir, que en nuestro caso nos ocuparemos de la biomecánica deportiva, a la que podemos considerar como la ciencia que estudia el movimiento humano aplicado a las actividades físico-deportivas.

Por otro lado, la iniciación deportiva es considerada por el GEIP (2001) como:

> *"... El proceso de enseñanza-aprendizaje, seguido por un individuo, para la adquisición de la capacidad de ejecución práctica y conocimiento de un deporte. Este conocimiento abarca desde que el individuo toma contacto con el deporte hasta que es capaz de jugarlo con adecuación a su estructura funcional."*

La iniciación deportiva es ante todo un proceso de enseñanza/aprendizaje multifacético y progresivo. En este proceso de enseñanza-aprendizaje el joven deportista debe evolucionar por una serie de etapas en las cuales va a ir aprendiendo y desarrollando diversos contenidos (físicos, técnicos, tácticos o psicológicos) adaptados tanto a sus características biológicas como psicológicas. Así podrá ir progresando en su deporte de una manera racional y pedagógica.

En una revisión del concepto de Iniciación Deportiva, Giménez & Castillo (2002) destacan diversas aportaciones hechas por distintos autores (Álvarez del Villar, 1987; Pintor, 1989; Hernández Moreno, 2000 y Romero, 2001) y se observa una elevada coincidencia en que el proceso de iniciación a los deportes se debe producir antes de la llegada de la pubertad, entendiendo la mayoría de ellos que la iniciación deportiva debe comenzar sobre los 7 u 8 años, momento de adquisición de unas habilidades físicas básicas o etapa preparatoria al verdadero inicio en la especialidad deportiva que debe ser a los 10 años aproximadamente.

De forma sencilla, Sánchez Bañuelos (1986) considera a un individuo iniciado cuando:

> *"... Es capaz de tener una operatividad básica, sobre el conjunto global de la actividad deportiva, en la situación real de juego o competencia."*

En este sentido, el GEIP (2001) considera que un sujeto está iniciado en un deporte cuando:

> *"... Tras un proceso de aprendizaje, adquiere los patrones básicos requeridos por la situación motriz específica y especialidad de un deporte, de manera tal que además de conocer sus reglas y comportamientos estratégicos motores fundamentales, sabe ejecutar sus técnicas, moverse en el espacio deportivo con sentido del tiempo, de las acciones y situaciones y sabiendo leer e interpretar las comunicaciones motrices emitidas por el resto de los participantes en el desarrollo de las acciones motrices."*

Así pues, debemos tener en cuenta que uno de los componentes esenciales para que la acción motora sea "eficaz" es la técnica y las acciones técnicas de las distintas modalidades deportivas se corresponden con los modelos de ejecución que mejor resultado van a producir en función de los propósitos del sujeto que actúa. Por lo tanto, en un principio no nos merece ninguna duda que la biomecánica deportiva, como ciencia que se ocupa del estudio de los movimientos aplicados al deporte, va a tener un importante peso específico y supone una aportación inestimable en el análisis de la ejecución técnica de cualquier modalidad deportiva.

CONSIDERACIÓN TRADICIONAL DE LA BIOMECÁNICA DEPORTIVA

Estamos en disposición de afirmar que la mejora del rendimiento de los deportistas a lo largo de la historia se ha visto influenciada por múltiples factores entre los que se encuentran la genética, la calidad de vida, los factores tecnológicos, los controles fisiológicos, etc. No obstante, uno de los motivos más importantes en la actualidad es, sin duda, el perfeccionamiento de las técnicas de entrenamiento (en muchos casos resultado de estudios biomecánicos) así como el empleo de materiales cada vez más modernos.

Hace algunas décadas los entrenadores de alto nivel obtenían su experiencia a través de la observación de los deportistas. El ojo del entrenador debía de estar preparado para poder reconocer si cuando se realiza una ejecución la misma es correcta o tiene fallos. Desde un punto de vista técnico, se podía considerar que cuando una ejecución deportiva era correcta también lo era biomecánicamente.

La mecánica del cuerpo y la biomecánica deportiva han sido, hasta hace poco, campos de estudio olvidados, por lo que podemos considerarla como una recién nacida si la comparamos con otras ciencias que llevan siglos siendo estudiadas. Es en el último medio siglo cuando, debido a las posibilidades que ofrece para plantear y resolver problemas relacionados con la mejora de la salud y de la calidad de vida, se ha consolidado a esta disciplina como un campo de conocimientos en continua expansión capaz de aportar soluciones de índole científica y tecnológica (Barberó, 1998).

Hoy en día la biomecánica puede ser utilizada por los entrenadores para obtener unas bases científicas de los gestos deportivos más eficaces y las técnicas de entrenamiento más adecuadas para su desarrollo, establecer comparaciones entre distintos modelos de ejecución, minimizar los riesgos de sufrir lesiones, realizar análisis individuales del rendimiento en función de características anatómico-morfológicas, etc. Es decir, que cada día es más clara la necesidad de las aportaciones de la biomecánica a los entrenamientos deportivos y la necesidad de seguir investigando y prosperando en este campo si se quiere continuar con la mejoría del rendimiento, con la obtención de mejores marcas y con el logro de nuevos record.

Pero como se puede deducir de las afirmaciones anteriores, todas estas utilidades que se describen de la biomecánica deportiva, llevan implícita una clara referencia al deporte de alto nivel, por lo que resulta imprescindible disponer de los medios materiales y humanos necesarios para llevar a cabo un trabajo de estas características.

La consideración que ha tenido históricamente la biomecánica en el entorno deportivo ha sido la de una ciencia con posibilidades de aplicación casi exclusiva para el deporte de alto rendimiento y pocas veces concebimos un tratamiento biomecánico en los entrenamientos en el campo amateur y menos aún en el mundo de la iniciación deportiva.

PRESENCIA DE LA BIOMECÁNICA EN LA INICIACIÓN DEPORTIVA

Como se viene comentando, siempre se ha relacionado la aplicación de la biomecánica con el alto rendimiento deportivo, pero ante esta afirmación cabe realizarse la siguiente pregunta: ¿Es que no ha estado presente la biomecánica deportiva en la iniciación a los distintos deportes a lo largo de la historia?

Si reflexionamos y hacemos una revisión acerca de las metodologías y modelos de enseñanza más utilizados en la iniciación deportiva durante décadas, podremos observar cómo aquellos métodos centrados en la ejecución y secuenciación de modelos técnicos eficaces, probablemente hayan sido los más utilizados. Es decir, que un gran peso del aprendizaje de cualquier deporte siempre lo ha constituido la asimilación de las acciones técnicas propias de ese deporte.

En este sentido, cuando un entrenador de atletismo estudia la técnica de carrera de uno de sus jóvenes atletas, cuando se trata de mejorar la técnica del tiro a canasta en baloncesto, cuando se le explica a un niño la forma de golpear el balón en fútbol, cuando se corrige la posición de la cadera para el equilibrio invertido de un joven gimnasta, cuando la niña aprende el mejor ángulo para la propulsión en natación sincronizada, etc., estamos realizando un trabajo de iniciación, desarrollo, e incluso consolidación del gesto técnico, que siempre tiene su base en la biomecánica del deporte en cuestión. Por lo tanto, muchas veces sin ser conscientes de ello, los entrenadores, profesores de educación física, técnicos, monitores, etc. han estado haciendo uso en su quehacer diario de contenidos propios de la biomecánica deportiva, aún sin disponer de medios materiales y humanos distintos de los habituales.

El análisis de los múltiples y numerosos movimientos y desplazamientos que se producen en los diferentes deportes requieren del conocimiento y dominio por parte de los profesionales de un amplio abanico de materias que incluyen, entre otras, fisiología, anatomía y la propia biomecánica.

Esta variedad de materias dan cuerpo a un contexto en el que el entrenador se desenvuelve habitualmente y es por eso que sus conocimientos acerca de los principios fundamentales del movimiento (biomecánica), de los principales sistemas de aporte energético (fisiología), de los movimientos y amplitud de las distintas articulaciones (anatomía), de los principios fundamentales del entrenamiento, etc., se hacen necesarios para mejorar su rendimiento y el de sus atletas y/o jugadores (Barberó, 1998).

Por este motivo consideramos que el estudio de la biomecánica aplicada a las diferentes modalidades deportivas debe estar presente en la formación de los profesionales de la actividad física y el deporte, dotándolos de unos conocimientos básicos que les permitan plantear y resolver problemas relacionados con la mejora del rendimiento de los jóvenes deportistas, por medio del aprendizaje y posterior perfeccionamiento en la ejecución de las acciones técnicas, así como a evitar lesiones tanto en los entrenamientos como en la competición.

Pero, no obstante, a pesar de que los profesionales de la educación física y el deporte valoran esta importante contribución que facilita el entendimiento y conocimiento del movimiento humano y ayuda a mejorar el rendimiento y la eficacia, la biomecánica deportiva sigue siendo considerada una disciplina demasiado teórica y alejada de la situación real de práctica diaria.

Esta apreciación inicial, en muchas ocasiones no dista mucho de la realidad por lo que, para una aplicación biomecánica adecuada, primeramente deberíamos situar el marco de actuación en que se va a producir la intervención. Para ello debemos diferenciar, cuando hablamos de iniciación deportiva, los diferentes contextos en que ésta se lleva a cabo. En la actualidad se pueden distinguir varias formas de entender el deporte en función de las intenciones u objetivos que tenga la institución, los entrenadores, los profesores de educación física, los técnicos deportivos, los propios usuarios, padres, etc. De acuerdo con autores citados por Feu (2002), (Fraile, 1997; Gutiérrez, 1998; García, 2000 y Águila, 2000) actualmente el deporte puede ser entendido como:

- *Recreativo:* Se define como aquel que es practicado por placer y diversión, sin ninguna intención de competir o superar un adversario, únicamente por disfrute o goce.
- *Competitivo:* Aquel que se practica con la intención de vencer a un adversario o de superarse así mismo.
- *Educativo:* Aquel que pretende fundamentalmente colaborar en el desarrollo armónico y potenciar los valores del individuo (Blázquez, 1995).
- *Fomento de la salud.*

Es evidente que no es lo mismo que una actividad se contextualice en un ambiente educativo (por ejemplo la escuela), que si éste es un ambiente eminentemente competitivo y de rendimiento (por ejemplo en el seno de un club deportivo, o recreativo) donde se pretende ocupar un tiempo de ocio de forma activa. Los fines de la actividad son distintos y, por tanto, las características del proceso de iniciación deportiva suelen ser diferentes. Por todo ello, es lógico pensar que un mayor o menor aprovechamiento de las posibilidades que ofrece la biomecánica al proceso de iniciación deportiva se va a ver altamente influenciado por los medios de que puedan disponer los sujetos que intervienen. No obstante, hemos de aclarar que no todas las mediciones requieren de métodos altamente sofisticados y en este sentido Aguado e Izquierdo (1995) hacen la siguiente clasificación de los métodos de registro biomecánico (Gráfico 23.2).

MÉTODOS	SENCILLOS	SOFISTICADOS
SITUACIONES DE USO	Clase de educación física, entrenamiento deportivo.	Investigación, deporte de élite
RECOGIDA DE DATOS	Campo (gimnasio, pistas, aire libre, etc.)	Laboratorio y campo
COSTE	Al alcance de casi todo el mundo	Al alcance de pocos
RESULTADOS	Generalmente rápidos	Generalmente lentos

– Gráfico 23.2 –

Son muchas las técnicas o métodos de medida utilizados para obtener datos a partir de los cuales evaluar el movimiento humano. Podemos encontrar desde los más simples y sencillos al alcance de cualquier profesional hasta los más sofisticados disponibles sólo en laboratorios, como las plataformas de fuerza, la electromiografía o las células fotoeléctricas (Gráfico 23.3).

No obstante, el proceso de iniciación deportiva en todas sus etapas, desde la iniciación propiamente dicha hasta las fases de desarrollo y perfeccionamiento, va a tener una base común independientemente del contexto en que la acción se realice.

Es decir, que al margen de los objetivos que se pretendan conseguir al final del proceso, es evidente que tanto en el marco educativo como en el competitivo tendremos que lograr trasmitir y enseñar al joven deportista aspectos comunes tales como ejecutar con solvencia las distintas acciones técnicas básicas del deporte en cuestión y formarlo en aspectos referidos a una adecuada higiene postural y prevención de lesiones en la práctica deportiva.

<table>
<tr><th colspan="3">INSTRUMENTOS Y MÉTODOS SENCILLOS O DOMÉSTICOS</th></tr>
<tr><td colspan="3">Podómetro - Casete - Video - Cuentakilómetros de bicicleta - Fotografía - Cinta métrica - Test de campo - Goniómetro - Papel fotográfico - Cronómetro</td></tr>
<tr><th colspan="3">INSTRUMENTOS Y MÉTODOS SOFISTICADOS</th></tr>
<tr><td rowspan="2">CINEMATICOS</td><td>DIRECTOS</td><td>Electrogoniómetro - Acelerómetro - Células fotoeléctricas</td></tr>
<tr><td>INDIRECTOS</td><td>Cinematografía y vídeo de alta velocidad - Fotografía - Radiología y radioscopia - Fotografía de huella luminosa - Fotografía cronocíclica</td></tr>
<tr><td>DINAMICOS</td><td colspan="2">Plataforma de fuerza - Plataforma de presiones - Calibrador de sujeción - Dinamómetro</td></tr>
<tr><td rowspan="3">OTROS</td><td>ANTROPOMETRÍA</td><td>Ecografía - Balanza - Tallímetro - Paquímetro - Compás de pliegues - Compás ginecológico</td></tr>
<tr><td colspan="2">E.M.G.</td></tr>
<tr><td colspan="2">Ergometría</td></tr>
</table>

– Gráfico 23.3 –

PRINCIPIOS GENERALES DE LA BIOMECÁNICA DEL DEPORTE CON APLICACIÓN EN LA INICIACIÓN DEPORTIVA

Hace años que autores clásicos tales como Hochmuth (1973) o Donskoi (1982) establecieron diferentes principios, generalmente válidos para muchas especialidades deportivas. A continuación, y basándonos en la recopilación elaborada por Oliveros (1985), seleccionamos algunos de los principios básicos de la biomecánica deportiva tradicional de fácil comprensión y aplicación para los técnicos que trabajan en el terreno de la iniciación a los distintos deportes.

1. El manejo y control del cuerpo durante la acción puede estudiarse con base en las diferentes localizaciones que presenta el centro de gravedad corporal o parcial y también con las diferentes angulaciones articulares.
2. Un movimiento corporal con el que debe lograrse una alta velocidad final debe ir precedido de un movimiento de impulso en sentido contrario.
3. Cuando un movimiento persigue una velocidad final alta mediante movimientos segmentarios, éstos deben coordinarse de tal manera que sus velocidades lleguen al máximo de forma simultánea y controlar las direcciones de sus vectores para que la resultante sea la más efectiva.
4. En los movimientos en que manos o pies deban moverse rápidamente, la acción comienza por grupos musculares grandes y se modula a través de grupos intermedios para terminar en las manos o los pies.
5. Para cada acción corporal existen siempre una reacción compensatoria de sentido contrario en un sector opuesto al cuerpo.
6. Durante la fase de vuelo en un movimiento se puede manejar la velocidad angular controlando la postura (momento de inercia) o girando partes del cuerpo en determinado sentido.
7. Los desplazamientos en el agua exigen manejo de la propulsión uniformemente acelerada, eliminar los movimientos opuestos al desplazamiento y una buena posición hidrodinámica.

No obstante, ya indicaba Oliveros (1985) que de cara a un mejor aprovechamiento de estos principios y de las aportaciones de la biomecánica en general y para que exista una mayor conectividad entre los conocimientos biomecánicos que se pudieran adquirir y las bases pedagógicas que deben regir cualquier proceso de enseñanza-aprendizaje, es necesario que los entrenadores o profesores de educación física atiendan a algunas peculiaridades:

- Que muestren interés por los temas relacionados con la biomecánica.
- Que puedan hacer observaciones de movimientos sistemáticos con base en sus posibilidades, aún cuando sólo sean visuales, siendo las técnicas de vídeo una gran ayuda.
- Que se discuta y compartan metodologías con criterios biomecánicos, además de los otros puntos de vista habituales (psicológico, fisiológico, anatómico, etc.).
- Que las instituciones educativas y deportivas inviertan en más y mejores recursos.
- Que puedan expresar en términos comunes a los alumnos o jóvenes deportistas lo comprendido desde el punto de vista biomecánico.

APLICACIONES DE LA BIOMECÁNICA EN LA INICIACIÓN DEPORTIVA. ALGUNAS COSIDERACIONES TEÓRICAS

En las páginas siguientes vamos a establecer distintos campos de intervención en la iniciación deportiva dentro de las aplicaciones de la biomecánica.

PROCESO DE ANÁLISIS DE LA TÉCNICA

La ejecución de un gesto deportivo siguiendo un modelo técnico se alcanza por medio de un proceso de aprendizaje y entrenamiento en el que se enseña a automatizar dicho gesto, ejecutándolo de la manera más parecida posible al modelo ideal (Arellano, 1992). A continuación presentamos las siguientes fases como las más destacadas basándonos en la división que realiza Starosta (1991) (Gráfico 23.4).

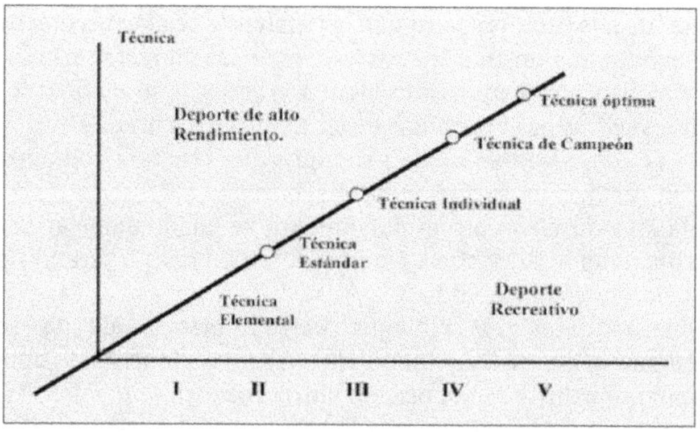
Técnica
Deporte de alto Rendimiento.
Técnica óptima
Técnica de Campeón
Técnica Individual
Técnica Estándar
Técnica Elemental
Deporte Recreativo
I
II
III
IV
V

– Gráfico 23.4 –

- *Técnica Elemental:* Base estructural del movimiento. El principiante reproduce de una forma aproximada el modelo.
- *Técnica Estándar:* Obtenida del análisis de multitud de deportistas. El deportista trata de ejecutar el movimiento como se describe en los manuales, películas, vídeos, competiciones, entrenamientos observados, etc., que explican cómo ejecutar el movimiento.

  Se considera el nivel más alto del deporte recreativo, cuyo fin no es la competición de alto nivel, ya que se podría obtener este nivel con intervención del profesor/entrenador o no.

- *Técnica Individual:* Adaptada al deportista. Se desarrolla en deportistas de niveles medio y alto. El sujeto se entrena para participar en competiciones reglamentadas de niveles medio o alto.
- *Técnica Óptima:* Definición del modelo. Se analizan las características del atleta y se especifican los componentes motrices de la técnica concreta, de manera que se puede orientar el modelo a las características personales de cada deportista.

Es evidente que el entrenador o profesor ha de tener un importante conocimiento de la correcta ejecución de esos gestos técnicos que quiere enseñar y una formación que le permita ser capaz de captar los errores o carencias de los movimientos realizados.

Es en este proceso donde los conocimientos en biomecánica deportiva van a resultar de gran utilidad, especialmente a la hora de saber realizar un análisis de los parámetros cuantitativos y cualitativos del gesto técnico, así como de dividirlo en fases cuando sea preciso, ya sea mediante el uso de un método visual o de un método instrumental. Esta división de las acciones técnicas en sus diferentes fases persigue los siguientes objetivos (Aguado e Izquierdo, 1995):

- Estudiar las características cuantitativas (traslaciones, rotaciones, ángulos, aceleraciones, etc.) y cualitativas (armonía, amplitud, precisión, ...) del movimiento deportivo.
- Analizar, evaluar y valorar la calidad en la ejecución técnica.
- Investigar y precisar los parámetros de máxima eficacia.
- Observar errores y realizar correcciones.

Es particularmente importante una vez llegado a la denominada técnica individual discriminar entre lo qué se puede considerar un error o una adaptación individual positiva al modelo técnico en estudio (Doria, 2003). Esta situación es denominada como el primer nivel de reflexión sobre el problema de la técnica individual por parte de Neumeier & Ritzdorf (1991), citados por Arellano (1992). El segundo nivel sería necesario si la particularidad de la técnica encontrada es clasificada como error; en este caso debe identificarse la causa. Por último, el tercer nivel se alcanza si la causa es también individual, debiendo encontrarse la metodología adecuada para superar el error.

Volviendo al primer nivel de reflexión deberá definirse con precisión a partir de qué rango de variación individual nos encontramos con un error, qué variaciones del modelo constituyen un error y cuándo debe considerarse correcto (Arellano, 1992). De igual modo, deben conocerse tanto los criterios como los objetivos que nos permitan decidir si una característica de la ejecución individual de una técnica, que se desvía del modelo, llega a considerarse como un error y, por otro lado, conocer cuáles son las condiciones en las que las particularidades de la técnica de un deportista, que objetivamente se consideren como no correctas, pueden ser tolerables.

Todas estas situaciones son fácilmente observables en deportes donde en muchos casos las ejecuciones técnicas fuera del modelo consiguen el objetivo propuesto, el punto, el gol, la canasta, etc., con presencia mayoritaria en los deportes de cooperación-oposición. Sin embargo, esto no suele ocurrir en otros deportes donde el no cumplir con las características biomecánicas necesarias o los criterios de eficiencia mecánica necesarios, no permitirán casi nunca conseguir el objetivo competitivo (Doria, 2003), tal y como puede ocurrir en cantidad de deportes individuales como la gimnasia, algunas pruebas del atletismo (por ejemplo salto altura o pértiga), saltos en natación, etc.

La biomecánica del deporte permite dar pautas pedagógicas acerca del aprendizaje de movimientos, ya que destaca factores determinantes en el éxito de una ejecución y también permite dividir en fases los movimientos complicados y facilitar una metodología analítica. Además, los resultados de estudios biomecánicos y trabajos publicados presentan figuras, fotografías, gráficos, etc. que sirven como ayuda visual para la comprensión del movimiento.

HIGIENE POSTURAL Y PREVENCIÓN DE LESIONES

Otras de las importantes aplicaciones de la biomecánica deportiva que pueden tener una especial relevancia en los jóvenes deportistas en el momento de su iniciación es la que hace referencia a todo el ámbito de la prevención de lesiones en la práctica deportiva, así como el conocimiento y la praxis de una adecuada higiene postural.

Por un lado, hemos de indicar que en muchas ocasiones la realización repetitiva de una técnica mal ejecutada, o incluso en un momento puntual, puede dar lugar a una lesión. Es por ello por lo que un amplio conocimiento de la ejecución de los gestos técnicos y una metodología de trabajo adecuada al sujeto que se inicia se convierten en requisitos indispensables de cara a la prevención de posibles lesiones durante la práctica deportiva.

Por otro lado, la creciente incidencia de problemas músculo-esqueléticos en los niños y adolescentes de las sociedades modernas, gran parte de ellos debido al escaso bagaje de actividad física que realizan, provoca unas insuficiencias y desequilibrios en el aparato locomotor que se traduce en verdaderos quebraderos de cabeza para los jóvenes, sus familiares y los profesionales de la salud, incrementándose de forma exponencial en las últimas décadas los problemas y patologías relacionados, por ejemplo, con la espalda en general y columna vertebral en particular.

En este sentido, la biomecánica apoyada directamente por la ergonomía han tenido mucho que decir en los últimos años, analizando gestos técnicos deportivos habituales en la iniciación de cualquier deportista o estudiando la actitud postural de los jóvenes para el análisis y corrección de las carencias detectadas.

Según Agudelo (2005), un aspecto importante a considerar en el entrenamiento infantil sería, por ejemplo, el conocimiento de las posiciones anatómicas de los distintos segmentos corporales. Esto significa tener un seguimiento adecuado de la postura, conocer el tipo de ángulo que forma el niño en cada una de sus articulaciones tanto en la estática como en la dinámica de las ejecuciones técnicas específicas. Algunas características a determinar serían:

- *En los tobillos:* Inversiones y eversiones.
- *En las rodillas:* Recurvatum, varo y valgo.
- *En la columna:* Lordosis, cifosis y escoliosis.

En definitiva, se trata de evaluar cuándo se asumen estas posiciones y posturas en las ejecuciones técnicas y valorar cómo puede incidir este hecho en los niños que se inician en los procesos de aprendizaje y competición deportiva.

CONCLUSIÓN

La información biomecánica permite una mejor evaluación del movimiento en la iniciación deportiva al aportar nuevos criterios e igualmente permite el establecimiento de técnicas más racionales y adecuadas al nivel del alumno o joven deportista. Además, contribuye no sólo a seleccionar los ejercicios más afines al movimiento, sino que ayuda a plantear medios y métodos más efectivos en la enseñanza de la técnica (Agudelo, 2005).

En resumen, ampliar su formación biomecánica permitirá al profesional de la actividad física y el deporte enriquecer el bagaje conocimientos en la práctica de un adecuado proceso de iniciación deportiva, lo cual se traducirá en una mejoría de su práctica profesional, especialmente durante el proceso de enseñanza-aprendizaje de los modelos técnicos de ejecución, así como en la prevención de lesiones.

REFERENCIAS BIBLIOGRÁFICAS

- AGUADO, X. (1993): *Eficacia y Técnica en el Deporte.* Barcelona: Publicaciones INDE.
- AGUADO, X. & IZQUIERDO, M. (1995): *16 Prácticas de Biomecánica.* León: Universidad de León.
- AGUDELO, C.A. (2005): *Biomecánica del entrenamiento infantil* (publicación online). http://dialnet.unirioja.es/servlet/articulo?codigo=2245299
- ARELLANO, R. (1992): *Nuevas Tecnologías aplicadas al análisis y evaluación de la Técnica* (Cursos de Ciencias Aplicadas al Deporte). Baeza: Universidad Antonio Machado.
- BARBERÓ, J.C. (1998): "El entrenamiento de los deportes de equipo basado en estudios biomecánicos (análisis cinemático) y fisiológicos (frecuencia cardiaca) de la

competición". En *Revista Digital Lecturas: Educación Física y Deportes* (11). http://www.efdeportes.com.

- BLÁZQUEZ, D. (1995): *La iniciación deportiva y el deporte escolar.* Barcelona: Publicaciones INDE.
- DONSKOI, D. (1982): *Biomecánica con fundamentos de la Técnica Deportiva.* La Habana: Editorial Pueblo y Educación.
- DORIA, V. (2003): "El empleo del análisis biomecánico en la práctica deportiva; su estrecha y lógica relación con la técnica deportiva. Primera parte". En *Revista Digital Lecturas: Educación Física y Deportes* (66). http://www.efdeportes.com.
- FEU, S. (2002): "Factores a tener en cuenta para una iniciación deportiva educativa: el contexto". En *Revista Digital Lecturas: Educación Física y Deportes* (51). http://www.efdeportes.com.
- GEIP (GRUPO DE ESTUDIOS E INVESTIGACIÓN PRAXIOLÓGICA: HERNÁNDEZ MORENO, J.; CASTRO, U.; GIL, G.; CRUZ, H.; GUERRA, G.; QUIROGA, M. & RODRÍGUEZ, J.P.) (2001): "La iniciación a los deportes de equipo de cooperación / oposición desde la estructura y dinámica de la acción de juego: Un nuevo enfoque". En *Revista Digital Lecturas: Educación Física y Deportes* (33). http://www.efdeportes.com.
- GIMÉNEZ, J. & CASTILLO, E. (2002): "El tratamiento de la iniciación deportiva en la revista Lecturas: Educación Física y Deportes desde su inicio hasta la actualidad". En *Revista Digital Lecturas: Educación Física y Deportes* (44). http://www.efdeportes.com.
- HOCHMUTH, G. (1973): *Biomecánica de los movimientos deportivos.* Madrid: Instituto Nacional de Educación Física.
- OLIVEROS, D. (1985): "¿Qué es la biomecánica y su incidencia pedagógica en la Educación Física?". En *II Congreso Colombiano de Educación Física* (Bogotá) (online).
- PÉREZ, P. & LLANA, S. (COORD.) (2007): *Biomecánica aplicada a la actividad física y el deporte.* Valencia: Ed. Ayto. de Valencia.
- SÁNCHEZ BAÑUELOS, F. (1989): *Bases para una didáctica de la Educación Física y el Deporte* (2ª ed. ampliada). Madrid: Gymnos.
- STAROSTA, W. (1991): "Alkcuni Problema della Tecnica Sportiva". En *Scuola dello Sport* (22 suplemento).
- TREW, M. & EVERETT, T. (2006): *Fundamentos del movimiento humano* (5ª ed.). Barcelona: Masson.

CAPÍTULO 24

FUNDAMENTOS DE LA BIOMECÁNICA EN LOS DEPORTES INDIVIDUALES

Roberto Ojeda García, José A. Ruiz Caballero, Manuel E. Navarro Valdivielso, Estrella Mª. Brito Ojeda, Eduardo López López

Los deportes individuales están copando atenciones preferentes en los últimos años debido a la difusión masiva de competiciones y campeonatos oficiales, además del propio protagonismo adquirido por España gracias a la aparición de destacadas figuras internacionales que poco a poco han ido avanzando en el campo del deporte de alto rendimiento. La lucha contra el crono, el análisis funcional de un adversario o los avances aerodinámicos son mejoras que se han ido incorporando a la dinámica de entrenamientos. Figuras de talla mundial como Miguel Induráin, Alberto Contador, Arantxa Sánchez Vicario, Rafael Nadal, Yago Lamela o Isabel Fernández, poseen en común la base de un trabajo de análisis técnico-biomecánico cuyo fin es la mejora de su rendimiento gracias a la modificación de determinadas acciones de menor eficacia después de un minucioso estudio biomecánico.

Dependiendo de la modalidad deportiva que se trabaje, nuestros intereses se basarán en la mejora o reconocimiento de aquellas acciones o elementos condicionantes de cada modalidad. La técnica deportiva específica se postula pues, como elemento presente en todas las modalidades y cuyo estudio centra gran parte de los avances demostrados en los últimos años con resultados relevantes. Este aspecto concreto del deporte es el que centrará la aportación del presente capítulo y su desarrollo lo encontraremos en próximos apartados.

En el deporte intervienen destacados factores que determinan la correcta ejecución de un movimiento. Aquellas sustancias que se secretan al poner nuestros músculos en movimiento y qué cantidades son las necesarias para lograrlo, así como diversos aspectos del funcionamiento del cuerpo de un deportista y sus reacciones ante los impulsos de la mente, nos hace requerir las bases de una especialidad fundamental que nos aporte esta información (Biología). La fusión de los conocimientos biológicos, la metodología y los principios de la física, nos abren las puertas de la comprensión del estudio de la biomecánica y sus diferentes aportaciones a la actividad física de alto rendimiento.

La Biomecánica es una rama de la ciencia básica Física que estudia el aparato locomotor de los seres vivos y desarrolla conocimientos para que las personas realicen actividades saludablemente y de una mejor manera. Su aplicación en el ámbito deportivo nos resuelve dudas complejas que nos aclaran factores destacados, como el hecho de que un jugador de baloncesto salte hasta más de 3.05 metros para *machacar una canasta* cuando apenas mide 1.70 metros. También nos permite saber por qué un atleta saltador de altura puede sobrepasar hasta 2.25 metros de altura o cómo debe ejercer una fuerza para lograr un mejor lanzamiento en cualquier modalidad atlética.

Dentro de la perspectiva de la actividad física como elemento promotor de salud, la Biomecánica y el análisis de determinadas situaciones y posiciones de nuestro cuerpo nos ayudan a reconocer movimientos y angulaciones problemáticas en el trabajo diario de entrenamiento o vida cotidiana que repercuten negativamente en nuestras articulaciones y grandes grupos musculares. Así, por ejemplo, el trabajo y la presión interna articular en angulaciones inferiores a los 90º se presenta como un elemento claramente perjudicial que afecta negativamente a la estabilidad de las articulaciones así como a la reducción de riego interno, el cual es ya muy limitado de por sí en los tendones afectos a la misma.

En un campo gravitacional constante como el de la Tierra, nuestros huesos están adaptados para soportar el peso. De hecho, el cuerpo está sujeto tanto a fuerzas de compresión, flexión y torsión, como al desgaste y la fatiga. Conocer las propiedades mecánicas de los tejidos y del cuerpo es fundamental para conocerlo y utilizarlo de forma saludable y con una correcta aplicación de diferentes niveles de ejecución. Los huesos son un tejido excelente para resistir fuerzas de compresión, pero no de tensión. La tensión aplicada a una estructura ósea se difumina gracias a la acción conjunta de las estructuras anexas a la misma que poco o nada tienen que ver con las bases óseas de la articulación. Los ligamentos, cartílagos y en mayor medida los tendones, son los principales difuminadores de los impactos y tensiones asociadas al movimiento. Estructuralmente, si estiramos un hueso, puede romperse mucho más fácilmente que al tratar de aplastarlo; a eso se debe que los huesos de un deportista sean capaces de absorber un impacto de alta intensidad cuando éste salta desde tres metros de altura y choca contra el suelo, realizando una acrobacia en gimnasia deportiva.

En los niveles molecular y celular, la Biomecánica estudia desde la oscilación de los flagelos hasta la movilidad de un microorganismo y en un nivel de mayor complejidad biológica, analiza la biomecánica de tejidos y órganos hasta llegar al organismo completo. Esta disciplina no consiste sólo en aplicar los conceptos de la mecánica a un organismo o a un cuerpo, pero tampoco se limita a determinar los principios mecánicos o físicos que sustentan su movimiento, ya que va más allá, planteando mejoras y posibilidades diversas sobre las que sustentar un entrenamiento, movimiento o acción concreta que busque mayor adecuación a las características físicas del deportista y su aprovechamiento máximo de las posibilidades físicas aplicadas a la física.

La Biomecánica posee un enfoque integrador de tendencias, pues va más allá de lo que es la simple suma de física y biología. No estamos refiriéndonos a una especialidad que aúne varias ciencias aplicadas en el sentido de la relación entre ellas (mecánica, anatomía, fisiología, ingeniería) sino a una nueva ciencia que se nutre de estas, pero que a su vez aporta nuevas experiencias y perspectivas científicas que ayudan a comprender mejor sucesos prácticos y simulaciones reales, con su propia categoría conceptual y práctica.

El campo de aplicación de la Biomecánica se amplía a la tecnología e incide en terrenos tan dispares como la medicina, el diseño industrial, la fabricación de muebles y la elaboración de ropa y calzado, entre otros. Su estudio permite no solamente que los atletas mejoren el rendimiento, sino que incide en forma directa en nuestra vida cotidiana: desde cómo elegir una postura correcta al sentarse, hasta la rehabilitación de personas con problemas de movilidad.

EL CENTRO DE GRAVEDAD Y SU INFLUENCIA

Dentro del análisis de la Biomecánica desde la perspectiva de los deportes individuales, posee una notable y fundamental importancia en cualquier alternativa de trabajo o entrenamiento el conocimiento de un valor segmentario elemental de nuestro organismo como es el centro de gravedad.

Gutiérrez (1998) define el centro de gravedad como un punto fijo de un cuerpo material donde actúa la fuerza gravitatoria resultante. La altura del centro de gravedad es la distancia a la cual se considera que se halla ubicado, teniendo como referencia el suelo. En el caso del cuerpo humano, en la postura erecta, el centro de gravedad se halla aproximadamente por delante de la segunda vértebra coxígea, lo que equivale al 58% de la altura en los hombres y al 56% en las mujeres (Luttgens & Wells, 1988). En general, se puede mejorar la estabilidad de un sistema bajando su centro de gravedad con respecto a la base sustentación (Gutiérrez, 1998).

La ubicación del centro de gravedad del cuerpo humano varía según la distribución o conformación de los distintos segmentos corporales. Así, cuando se flexiona el tronco lateralmente, el centro de masa se desvía hacia abajo y hacia el lado porque el centro de masa del tronco se desvió en la misma dirección. Siguiendo a Donskoi (1988), el grado de estabilidad del cuerpo humano en las diferentes posiciones está caracterizado por dos indicadores:

- *Estático o Coeficiente de Estabilidad:* Indica la capacidad para contrarrestar la alteración de la estabilidad en determinadas direcciones.
- *Dinámico:* Medido a través del ángulo de estabilidad que indica la capacidad para recuperar la posición.

Por su parte, el ángulo de estabilidad está formado por la línea de acción de la gravedad y la recta que une el centro de gravedad con el límite correspondiente del área de apoyo. Cuando el ángulo incrementa, la estabilidad tiende a ser mayor.

Para describir una habilidad motriz básica como saltar, correr o lanzar, se requiere determinar la fuerza neta y sus componentes necesarias, las cuales se dividen en externa (la gravedad) e interna (fuerza muscular del ser humano).

La posición del centro de gravedad afecta al movimiento y es por ello que los entrenadores deportivos deben saber cómo encontrarlo, además de conocer métodos eficaces para el desarrollo de su sustentación. El centro de gravedad es un punto dentro o fuera del cuerpo donde podemos decir que se aplica la fuerza de gravedad. Por ejemplo, un saltador de plataforma al brincar mueve sus brazos para desplazar su centro de gravedad, lo cual permitirá que ejecute un mayor número de giros o movimientos antes de llegar al agua. En el caso del salto de altura, que consiste en correr hacia la barra y sobrepasarla lanzándose de espalda, el centro de gravedad pasa por debajo de la barra del obstáculo.

La posición óptima del cuerpo sustentado se caracteriza por cuatro requisitos:

- Peso del cuerpo sobre las puntas de los pies.
- Pies dentro del ancho de los hombros.
- Hombros alineados con las caderas.
- Rodillas ligeramente flexionadas.

En el sentido dinámico, la fuerza se define como todo aquel impulso capaz de variar el estado de reposo o de movimiento de un cuerpo (Gutiérrez, 1998) y la *Segunda Ley de Newton* precisa la acción de la fuerza:

> *"... Siempre que una fuerza actúa sobre un cuerpo, éste experimenta una aceleración proporcional a dicha fuerza, en la misma dirección y en el mismo sentido de la fuerza aplicada."*

La aplicación de una fuerza implica la interacción entre dos cuerpos y obviamente un contacto. Su traslación a diferentes modalidades deportivas nos hace reconocer deportes de combate como el judo, en los que la principal manera de aplicar una fuerza al oponente es mediante el agarre, por lo que se debe prestar una consideración especial (Adams, 1992). El agarre varía según la fase de competición y la categoría. Así, en hombres y en fase eliminatoria en el repechaje, el tipo de agarre más frecuente es el asimétrico (derecho vs. zurdo) (49% y 54%, respectivamente), mientras que en la fase final, el agarre "sin forma" (en el cual el atacante varía permanentemente el agarre) es el más frecuente (63%). En mujeres y en eliminatorias-repechaje, el agarre asimétrico (zurdo vs. derecho) es el más frecuente (57% y 55%, respectivamente), mientras que en la fase final, el agarre "sin forma" y el asimétrico son los más frecuentes (49% y 40%, respectivamente; Weers, 1996).

En lo que respecta a deportes de exigencia máxima en medidas temporales mínimas, el salto de altura representa el análisis pormenorizado biomecánico basado en el reconocimiento del centro de gravedad como elemento diferenciador de niveles de aptitud en el sujeto. Así, en la descripción técnica del movimiento, comprobamos que la altura del centro de gravedad (c.d.g. en lo sucesivo) al comienzo de la batida, depende de los parámetros antropométricos del saltador y de su posición en ese momento, de acuerdo con su inclinación hacia atrás y hacia el interior de la curva.

Posteriormente, en la secuencia, comprobamos cómo la altura de la batida del c.d.g. en el instante final de la batida viene determinada por los valores antropométricos del saltador (distribución de los segmentos corporales, centro de gravedad, longitudes, etc.) y de la posición del cuerpo en la batida. No es mejorable con el entrenamiento, ya que las medidas antropométricas no son modificables.

La altura de vuelo o distancia vertical alcanzada por el c.d.g. durante el vuelo es la diferencia entre la máxima altura del c.d.g. y la altura de la batida. Depende del impulso vertical de la batida, que a su vez depende de la masa del saltador y de la velocidad vertical en el momento del despegue. En el siguiente punto ahondaremos en las conclusiones referentes a la biomecánica del saltador y sus especificidades.

En cuanto a otra modalidad de salto como es el salto de longitud, debemos diferenciar líneas de desplazamiento y las diferencias existentes entre las velocidades de carrera previa al salto de longitud y al salto de altura. En el caso del salto de longitud, el saltador busca la correlación más eficiente entre velocidad y fuerza de desplazamiento en un plano horizontal con trayectoria parabólica. En el caso del salto de altura, las trayectorias coinciden en los planos y parábola, diferenciándose en las líneas descriptivas de la parábola, teniendo un referente extenso en la base del saltador de longitud y un referente reducido en la base del saltador de altura.

LA TÉCNICA DEPORTIVA COMO ELEMENTO DIFERENCIADOR

El análisis de los gestos deportivos desde un punto de vista biomecánico difiere mucho de unas actividades deportivas a otras.

En algunas actividades (salto de longitud, salto de altura y otras similares) su fundamentación y mejora se basan en la repetición de una serie de gestos continuados donde la precisión es una de las condiciones para conseguir un buen registro. Si la técnica de ejecución es errónea o existe descoordinación ya se pierde una buena parte de la eficacia, imposible de compensar con las cualidades físicas.

En otros deportes individuales (boxeo, tenis, bádminton...) la improvisación prima sobre los movimientos ensayados, ya que en todo momento están en función de las reacciones del contrincante. Aquí el análisis de los gestos es mucho más difícil, ya que los movimientos no son predecibles aunque sí analizables gracias a las nuevas tecnologías, las cuáles son capaces de extraer los movimientos más eficaces de un contrincante para evitar en un supuesto enfrentamiento facilitarle ejecuciones favorables que nos perjudiquen (insistir sobre el resto o drive en los deportes de raqueta según el fuerte del rival, no exponer nunca el franjo derecho al boxeador zurdo). En muchos casos, el análisis de estos parámetros se extrae de minuciosas adaptaciones visuales gracias a sofisticados programas informáticos. El trabajo concreto de estos técnicos se basará en potenciar tanto los aspectos fuertes de su pupilo como los aspectos débiles del contrincante.

La posibilidad de hacer valoraciones biomecánicas a nivel de laboratorio o en el propio terreno deportivo (test de campo) nos permite conocer individualmente las características de cada deportista programando en función de ello los entrenamientos de manera individualizada. El *principio de la especificidad* en los entrenamientos (conocido desde hace mucho tiempo, pero puesto en práctica de manera científica hace muy poco) es una de las bases para conseguir altos rendimientos en el deporte de competición (Valle y Azpeitia).

En un fondista se puede llegar a predeterminar la marca que llegará a conseguir durante el transcurso de una carrera así como marcarle los ritmos de entrenamiento para que ésta sea lo mejor posible. Específicamente en este campo, influirán aspectos biomecánicos tan sencillos como la disposición de sus palancas inferiores en la técnica de carrera y los apoyos en positivo realizados por el tronco y las extremidades superiores, además del rozamiento y apoyos pedales del corredor.

Aunque existe una técnica base adaptada a cada deporte y eficaz desde un punto de vista biomecánico, está muy claro que cada atleta presenta unas características biotipológicas muy personales. Esto requiere la introducción de la pauta de entrenamientos individualizados, ya que cada atleta precisa adaptar su técnica a sus condiciones antropométricas y, por tanto, la biomecánica ha de ser también individualizada. Los deportistas, de forma inconsciente realizan una adaptación de la técnica a sus características, hecho que en muchos casos los preparadores consideran como fallos técnicos.

Al no existir un análisis biomecánico previo para modificar la técnica en función de las características del atleta, en muchas ocasiones, estas adaptaciones se convierten realmente en fallos técnicos importantes.

En las cuatro pruebas de lanzamiento del atletismo, el proyectil se suelta siempre en un punto que está a una distancia del suelo, lo que repercute en el ángulo de lanzamiento. El ángulo óptimo depende de la altura y la velocidad de cada lanzador, teniendo presentes unos mínimos y angulaciones que se entrenan y desarrollan como medida de control y regularidad en los lanzamientos. En el peso y el martillo, donde los valores aerodinámicos son poco importantes, el ángulo óptimo será inferior a los 45°, pero en función de la altura y velocidad con que el lanzador realiza su lanzamiento, este ángulo óptimo varía de forma considerable, lo que quiere decir que cada lanzador tiene un ángulo concreto de salida que es el óptimo para su biotipo y velocidad.

APORTACIONES PRÁCTICAS

En numerosas ocasiones los resultados biomecánicos deportivos publicados en revistas científicas no son usados en el ámbito del entrenamiento. Podemos sentenciar que una de las causas de inadaptación de los entrenamientos hacia el desarrollo de propuestas extraídas de la investigación es fundamentalmente la falta de comunicación entre ambas partes (investigadores y técnicos deportivos), imposibilitando esta separación que los resultados y mejoras de acciones específicas lleguen al deportista.

No cabe duda de que uno de los objetivos últimos del entrenamiento de la técnica es llegar a encontrar un modelo técnico deportivo individual y ser capaces de reproducirlo sistemáticamente en la competición para asegurar el máximo rendimiento y la marca deportiva. Sin embargo, la dificultad del logro de este objetivo reside en la complejidad técnica, en las características físicas y psíquicas del deportista y en las condiciones ambientales de la competición.

Con respecto a las batidas en los deportes donde el salto es el elemento básico, existen estudios que afirman que las variables cinéticas generadas durante la batida sí se relacionan con el rendimiento en el salto horizontal a pies juntos (voleibol), no así en deportes donde el salto técnico es a un solo pie.

Si primamos la distancia saltada (en saltos con medición), esa variable de rendimiento se relaciona íntimamente con la forma de expresar las variables cinéticas (valores relativos al peso corporal y su desplazamiento) y la manera de relacionar las distintas variables son aspectos metodológicos que influyen en la proyección (trabajo de técnica específica del deporte), así como la línea de desplazamiento de la parábola generada por el individuo, generan los índices de influencia en los resultados a obtener.

En individuos de similar condición física, la evaluación de sus aptitudes específicas, además de las anotaciones y baremaciones relacionadas con sus medidas antropométricas, justifica la solvencia de las diferentes baterías de test de condición física, ya que se ha demostrado su validez y adaptación a las necesidades concretas de resultados para, posteriormente, realizar un análisis biomecánico con garantías de resultados en las mejoras en el entrenamiento deportivo.

En muchas ocasiones un cambio de técnica supone la realización de una técnica o acciones gestuales variadas de las normalmente ejecutables y la musculatura no está adaptada para realizarlos. Esto se transforma en un plazo corto de tiempo en la aparición de fatiga muscular (implicación de músculos anteriormente no partícipes en el nivel nuevo de exigencia, limitando la efectividad de las acciones).

El entrenador siempre es una pieza clave en todo el proceso de intervención de la biomecánica, conociendo a sus deportistas y recibiendo información paralelamente a la propia de los resultados "in situ". Prepara la dinámica de los entrenamientos para aclarar dónde están los posibles errores o puntos en los que se puede mejorar, pero no puede cuantificarlos, apareciendo en esos instantes la figura del técnico biomecánico para apoyar todas aquellas intervenciones que favorezcan los resultados.

Para que la Biomecánica resulte efectiva es básico que los objetivos propuestos sean alcanzables, teniendo claro desde el primer momento que las informaciones y adaptaciones a acciones técnicas concretas deben tener un proceso de evolución lógico en todo un procedimiento de enseñanza-aprendizaje como es la propia técnica deportiva. Para ello, a todos los niveles remarcaremos la importancia de dar las instrucciones muy claras, no pretendiendo que se realicen varias adaptaciones técnicas a un gesto específico en una sola sesión de trabajo de mejora.

En deportes como gimnasia, salto de trampolín o las representaciones gestuales rítmicas de deportes sincronizados donde la representación y enseñanza recíproca entre los deportistas facilita su asimilación, la mejora se plasma en momentos concretos y de fácil consecución Sin embargo, nos encontramos ante modalidades en las que las mejoras se producen gracias al trabajo que se desarrolle a lo largo de períodos intensos de trabajo, con sesiones específicas inclusive. Los ejemplos más palpables los tenemos en deportes como el tenis o los deportes de combate, donde las mejoras en aplicaciones de fuerza o desplazamientos conllevan un trabajo específico en ocasiones derivados de secuencias nunca inferiores a macrociclos, con entrenamientos específicos externos a la programación.

Los deportistas ven cómo progresivamente y debido a las modificaciones técnicas y de ejecución que les proponen los biomecánicos su rendimiento mejora y sus marcas van alcanzando un porcentaje de relación factible entre las posibilidades del deportista y las expectativas que el entrenador puede tener depositadas en él.

REFERENCIAS BIBLIOGRÁFICAS

- BIOSCA, F.; GARCÍA-FOJEDA, A & VÁLIOS, J.C. (19..): "La biomecánica: Una herramienta para la evaluación de la técnica deportiva". En *Apuntes de Educación Física y Deportes* (47).
- DONSKOI, D.D. (1982): *Biomecánica con fundamentos de la Técnica Deportiva.* La Habana: Editorial Pueblo y Educación.
- FÀBREGUES, A. (2008): "Biomecánica, camino a la perfección". En *Sport.es*; pp. 50-51.
- FERRO, A.; FLORÍA, P.; FERRERUELA, M. & GARCÍA-FOGEDA, A. (2004): "Longitudinal biomechanical analysis of individual athletes evolution of the distance of discus throw". En VAN PRAAGH, E. & COUDERT, J. (eds.): *Book of Abstracts of 9th Annual Congress European College of Sport Science.* Clermont Ferrand: Université Blaise Pascal.
- FERRO, A.; GARCÍA-FOGEDA, A.; BLANCO, M.I.; VÁLIOS, J.C. & GRAUPERA, J.L. (1998): Memoria de investigación del subproyecto "Análisis biomecánico de la técnica individual de la técnica de lanzamiento de disco de los mejores atletas españoles de alto nivel". (SAF-95-0721- C04-03). Proyecto coordinado: *Análisis biomecánico de la técnica individual de los lanzamientos atléticos (disco, jabalina, martillo y peso). Plan Nacional de I+D.* Comisión Interministerial de Ciencia y Tecnología.
- FERRO, A.; RIVERA, A.; GARCÍA-FOGEDA, A.; PAGOLA, I. & VALIOS, J.C. (1999): "Influencia del cambio de peso en la técnica individual de lanzamiento". En *Invest. en CC. del Deporte* (22) pp. 25-36.
- FERRO, A.; GARCÍA-FOGEDA, A.; VALIOS, J.C.; BLANCO, M. & GRAUPERA, J.L. (1998): "Metodología y modelo de actuación en el proyecto de lanzamiento de disco". En AGUADO, X. (ed.): *Biomecánica Aplicada al Deporte, I.* León: Universidad de León.
- GARCÍA-FOGEDA, A.; FERRO, A.; VALIOS, J.C.; PLANAS ANZANO, A. & OLASO, S. (1998): "El ritmo del lanzamiento de disco". En AGUADO, X. (ed.): *Biomecánica Aplicada al Deporte, I.* León: Universidad de León.
- PLATONOV, V. (1999): *El entrenamiento deportivo (Teoría y Metodología).* Barcelona: Editorial Paidotribo.

CAPÍTULO 25

NUEVAS TECNOLOGÍAS APLICADAS PARA EL CONTROL DE LAS CARGAS DE ENTRENAMIENTO EN LOS DEPORTES DE EQUIPO

Samuel Sarmiento Montesdeoca, David Rodríguez Ruiz, Juan M. García Manso, Juan M. Martín González, Manuel E. Navarro Valdivielso, José A. Ruiz Caballero, Ramón Medina González

Este capítulo recoge la importancia de la aplicación de las nuevas tecnologías en el control de las cargas de entrenamiento de los deportes de equipo y en el mismo se hace una breve recopilación de las nuevas tecnologías, métodos e implementos que en los últimos años se han diseñado para la valoración, seguimiento y control de las cargas de entrenamiento.

Un entrenamiento riguroso apoyado en una metodología científica requiere de un exhaustivo control de las cargas de trabajo utilizadas durante la preparación y es aquí donde las nuevas tecnologías nos aportan herramientas de medida o registro que proporcionan información al técnico deportivo.

En resumen, la aplicación de los medios tecnológicos en los entrenamientos de deportes de equipo pasa por disponer de instrumentos que nos reporten información rápida y precisa que sirva de *feedback* (retroalimentación) para los deportistas y para los técnicos responsables de su preparación. Estas herramientas deberán dar información cuantitativa y cualitativa de las acciones técnicas, los comportamientos tácticos y la carga interna que generen las mismas en el organismo del deportista. Hablamos por lo tanto de múltiples instrumentos que sirvan de apoyo en la mejora del rendimiento en cualquier modalidad deportiva.

NUEVAS TECNOLOGÍAS APLICADAS A LOS DEPORTES DE EQUIPO

La utilización de las nuevas tecnologías en el deporte y en particular en los deportes de equipo, aún habiendo mejorado significativamente en los últimos años, es una técnica de apoyo que se viene utilizando desde las primeras etapas del entrenamiento deportivo. Las últimas décadas han representado un periodo en el que los avances tecnológicos han dotado al entrenador de un material de apoyo barato, relativamente sencillo y de fácil aplicación tanto para el entrenamiento como para la competición.

Esta mejora en la detección, registro y/o posterior procesamiento de señales biomecánicas y fisiológicas en deportistas ha supuesto una mejora evidente en la eficacia en los programas de entrenamiento deportivo. Aún así, debemos tener claro que estas herramientas no suponen la supresión del trabajo del técnico sino que lo complementa.

Con frecuencia los procedimientos de análisis de señales en deportes de equipo resultan muy costosos para su aplicación al entrenamiento y los alejan de la realidad profesional del técnico deportivo. Por esta razón, entendemos que se hace necesario el desarrollo de nuevas herramientas fiables y menos costosas, además de metodologías poco agresivas (no invasivas) y sencillas de aplicar por los entrenadores deportivos y/o profesionales de la educación física, donde los resultados obtenidos puedan personalizarse para cada jugador sin perder en ningún momento la realidad de juego y, a su vez, permitir la toma de decisiones consensuadas por todos los integrantes del proceso de entrenamiento (deportistas y técnicos) que les lleve a la mejora del rendimiento deportivo. En este sentido, creemos adecuado recordar las palabras de Javier Lozano, ex seleccionador nacional de fútbol sala:

"Las nuevas tecnologías son una herramienta de ayuda para el aprendizaje, la automatización y sobre todo para la experiencia."

En la actualidad, los avances tecnológicos y muy especialmente las aportaciones realizadas por la informática mediante el desarrollo de software específico, nos permiten profundizar aún más en el control de la adaptación biomecánica y funcional del organismo de los deportistas en cuatro etapas bien diferenciadas en la preparación de los deportes de equipo (Gráfico 25.1).

FASES	ACCIONES
ENTRENAMIENTOS	• Corregir acciones nuevas que se quieren introducir en el sistema de juego. • Control y evaluación de las sesiones y/o tareas para la planificación y desarrollo de sesiones posteriores. • Planificar tareas específicas para determinados jugadores.
PREPARACIÓN DE LOS PARTIDOS	• Analizar al contrario técnica y tácticamente para la toma de decisiones consensuadas entre técnicos y jugadores.
PARTIDOS	• Analizar los datos obtenidos del registro estadístico para facilitar la toma de decisiones.
POSTPARTIDO	• Analizar las acciones obtenidas como resultado de la competición. • Evaluar los resultados de las decisiones tomadas durante el partido. • Planificar futuras sesiones para corregir y/o potenciar acciones individuales y de equipo.

– Gráfico 25.1 –

Creemos que la aplicación de estos instrumentos aún posee un alto potencial de desarrollo ya que su progresión va a ser directamente dependiente de la evolución de los aparatos, software y demás innovaciones informáticas que tengamos a nuestra disposición. Todos estos avances se centran en favorecer que el entrenador tenga información concisa y concreta que transmitir al jugador y así poder aumentar su rendimiento deportivo en el menor tiempo posible, ya sea antes, durante y después de la competición.

CUANTIFICACIÓN DE LA CARGA EN DEPORTES DE EQUIPO

En los deportes y muy especialmente en los deportes de equipo se hace necesario cuantificar con precisión las cargas de trabajo a las que se someten los deportistas en el entrenamiento y competición, aunque esto no siempre resulta una tarea fácil. Se trata de armonizar las necesidades de cada jugador con las propias del equipo para poder aumentar las capacidades de juego, estabilizar el rendimiento deportivo y, por tanto, mejorar los resultados.

El estudio y valoración de los deportistas durante la competición se ha convertido en el método más fiable de la selección y estructuración de las cargas de entrenamiento específicas y conocer estas cargas a las que están siendo sometidos los deportistas durante el juego es básico para poder planificar el entrenamiento.

Estas cargas de trabajo serán cuantificadas de muy diversas formas. Por un lado, podemos hablar del número de las acciones técnico-tácticas realizadas, o bien, del volumen e intensidad de los desplazamientos desarrollados en el juego. De ahí la necesidad de disponer de herramientas con las que los técnicos deportivos puedan conocer con precisión los tipos y cantidades de desplazamientos y recorridos totales en los deportes de equipo. Esto permite conocer las características de los deportes, a qué intensidad se realizan los desplazamientos, cuántos se realizan a lo largo del partido, qué distancias se recorren, cuál es el número de interrupciones que se producen y su duración, etc. Un análisis de estos datos nos dará información fiable y precisa sobre la que planificar con éxito el entrenamiento en los deportes de equipo.

Algunos autores como Riera & Aguado (1989) proponen el uso de un sistema informático basado en la filmación en vídeo y posterior digitalización. Este método ha sido superado en la actualidad debido a la rápida velocidad a la que avanzan los medios tecnológicos. Por su parte, Aguado e Izquierdo (1995) proponen la utilización de un sistema sencillo basado en la utilización del vídeo y un casete con los que posteriormente se rellenan unas planillas. Este sistema permite conocer el volumen (distancia) e intensidad (velocidad) de los desplazamientos sin emplear materiales muy sofisticados.

El análisis cinemático nos permite analizar los gestos técnicos específicos de cada modalidad deportiva con el objetivo de mejorar su rendimiento o corregir errores de ejecución, debido al feedback inmediato que le da al jugador y al entrenador. Por otro lado, también da información sobre las características específicas del deporte a analizar, que es la base de la planificación y estructuración de las cargas de entrenamiento por parte del entrenador para hacerlas lo más parecidas a la competición.

Según Barbero Álvarez (2001) el análisis cinemático nos proporciona la siguiente información:

- Distancia total recorrida por cada jugador.
- Distancia recorrida en intervalos de duración variable.
- Distancias que se recorren a distintas velocidades.
- Cantidad de desplazamientos que se producen.
- Velocidad a la que se realizan los desplazamientos.
- Variaciones de la velocidad en los distintos desplazamientos.
- Número de aceleraciones a lo largo del partido.
- Número y tiempo de las pausas (recuperación).
- Utilización del espacio por parte de los jugadores.

Tal y como hemos dicho anteriormente, esta información nos ayudará al análisis cinemático de los deportistas en la competición, pudiendo indirectamente evaluar en parte el esfuerzo realizado. Aunque este tipo de estudios de la mecánica del cuerpo no se completaría si desconocemos de qué índole son las cargas a las que se ven sometidos los jugadores. Es decir, debe estar complementado con un análisis de las demandas energéticas (respuesta de sistemas funcionales o alteraciones bioquímicas en el organismo) que exige la actividad competitiva para de esta forma poder elaborar el contenido y la estructura del entrenamiento de los diferentes deportes de equipo. Este análisis nos dará información acerca de:

- La intensidad a la que se producen las diferentes acciones.
- Las formas en las que las vías metabólicas intervienen.

Las más utilizadas para la cuantificación de la carga de trabajo en los deportes de equipo han sido la medición de la *frecuencia cardíaca* y las *concentraciones de ácido láctico* en los deportistas durante sus sesiones de entrenamiento y competición.

La *respuesta cardiaca* ha sido el primer parámetro fisiológico empleado en el control del entrenamiento de los deportistas. Su valor absoluto, expresado en número de latidos por minuto o frecuencia cardiaca (FC), ha sido la variable que más habitualmente utilizada para el estudio y control de la capacidad funcional del deportista y su respuesta a las cargas de entrenamiento.

Pese a la gran cantidad de factores que pueden influir sobre la FC puede servirnos para valorar la carga interna en los deportes de equipo de forma práctica y sencilla, aportando información inmediata sobre las características del estímulo aplicado. Esto ha hecho que sean muchos los trabajos que han utilizado esta variable para desarrollar una técnica fiable y no cruenta de valoración del deportista. La frecuencia cardiaca basal, la frecuencia cardiaca de esfuerzo, la frecuencia cardiaca máxima, la dinámica temporal de FC y la reserva cardiaca han sido los parámetros utilizados inicialmente para el estudio de la respuesta cardiaca en los deportes de equipo.

Korcek (1980), en su trabajo *Nuevos conceptos en el entrenamiento del futbolista*, propone un sistema de medición de la carga externa de las sesiones de entrenamiento en futbolistas profesionales en base a la cuantificación de la FC en los deportistas. El autor determina la FC total de la sesión mediante la sumatoria de los latidos totales por sesión de entrenamiento en función del objeto de trabajo de las mismas. Se establecieron tres niveles consecutivos, de modo que una sesión de carga pequeña no superaba los 8.000 latidos totales, una sesión de carga media oscilaba entre los 8.000 y 14.500 latidos totales y, finalmente, una sesión de carga elevada suponía entre 14.500 y 25.000 latidos totales.

El estrés provocado por las sesiones de entrenamiento también ha sido medido contabilizando el número total de latidos durante el período de un día en deportistas de élite (Anderson, 2002). Este autor sugiere que un día intenso de entrenamiento supone más de 105.000 latidos/día, un día moderado de entrenamiento alrededor de 85.000 latidos/día y un día suave o de recuperación supone solo 72.000 latidos/día.

Una aplicación más reciente también de interés tanto por su eficiencia como por su fiabilidad en el entrenamiento deportivo por parte de los entrenadores y técnicos del deporte es el control y valoración del comportamiento caótico del corazón y más concretamente del estudio de la variabilidad de los intervalos entre latido registrados a través de un cadiotacómetro, herramienta comúnmente usada para el control de las sesiones de entrenamiento de deportes de equipo.

MÉTODOS DE ANÁLISIS BIOMECÁNICO EN DEPORTES DE EQUIPO

Según Torrescusa (2006):

> *"... Los partidos y el estudio de los comportamientos técnico-tácticos individuales y colectivos de los jugadores y de los equipos han sido el objeto fundamental de la utilización de capturas de imágenes para la mejora del rendimiento de nuestros deportistas.*

Este uso tecnológico es común hoy en cualquier equipo e incluso se cuenta con programas avanzados de captura, edición y creación en diferentes formatos, hasta el punto de posibilitar a entrenadores herramientas muy poderosas para el análisis de sus propios equipos y de los contrarios.

Según el autor, la utilización de medios tecnológicos ha ido casi siempre enfocada al estudio previo del equipo rival, a analizar potencialidad y debilidades de los contrarios y a la valoración y evaluación de nuestras actuaciones a posteriori (visionando los partidos y sacando las debidas conclusiones sobre nuestras actuaciones que han posibilitado reforzar lo correcto o realizar cambios en nuestras programaciones mejorando aquellos aspectos que no funcionan).

En estudios previos se comienzan a aplicar sistemas de medida ópticos que permitían registrar los movimientos del deportista (en competición y entrenamiento) sin estar en contacto directo con él. Entre los diferentes métodos de análisis ópticos se encuentran la fotogrametría, la cinematografía, la teleciclografía o las células fotoeléctricas y los datos obtenidos sirven para estudiar las características cinemáticas, es decir, desplazamientos, velocidades, aceleraciones de los deportistas por el campo de juego y su interpretación por parte de los técnicos en comparación con patrones previamente establecidos va a determinar una posibilidad de corrección técnica o de planteamiento de cargas de trabajo durante el proceso de entrenamiento que redunda en una mejora del rendimiento deportivo.

Actualmente estos métodos de análisis han sufrido un desarrollo importantísimo debido, principalmente, a la mejora de los soportes informáticos utilizados y a la calidad de imagen de los capturadores y proyectores de video. Tanto es así que todo equipo de élite tiene desarrollado para su deporte, de forma específica, algún tipo de capturador de imágenes que permita sincronizarlo con los registros estadísticos del partido y analizar cada acción del mismo, tanto en situaciones individuales como por situaciones tácticas de juego.

Los primeros trabajos corresponden a la grabación de movimientos, generalmente individuales, que posteriormente eran analizados una vez se había hecho el revelado de la película (tradicionalmente cámaras de 16mm y posteriormente super 8 mm), si bien este proceso resultaba lento, costos y escasamente útil. Posteriormente, a mediados de los 50, la película sería sustituida por grabadoras de video. El magnetoscopio de formato *Cuadruplex (Quad)* crerado por la compañía Ampex fue el más empleado en la industria de la televisión como el único estándar profesional y aunque su calidad y velocidad eran elevadas, su elevado peso y el gran tamaño de la cinta y de la máquina, junto con la complejidad del mantenimiento, provocó que pronto quedara obsoleto, al igual que todas sus variantes.

Los adelantos más significativos llegaron entre la década de los 70 y los 80 con la introducción del magnetoscopio de videocasetes (VCR). En 1970, Sony encuentra un sistema de casete de U-Matic de ¾ de pulgada para uso semiprofesional y profesional de alta calidad. En 1975 surgieron otros sistemas, como el Betamax, también de Sony, o el VHS de JVC. Philips también hizo su aportación con su propio sistema de VCR de ½ pulgada, aunque sería desterrado por el sistema V-2000 de Grundig, también de ½ pulgada pero con cinta de doble cara en las que sólo se utilizaba ¼ de pulgada en cada paso, lo que permitía doble duración de la cinta, pero, sin embargo, volvió a fracasar para definitivamente imponerse el formato de 8 milímetros. Con los años el formato de las cintas ha ido evolucionando con tendencia a disminuir su tamaño sin perder en capacidad y calidad de información.

Otro formato como el U-Matic en sus diferentes versiones (LB o baja banda, HB o alta banda y SP o Superior Performance, cada uno mejorado con respecto al anterior) alcanzó tanto éxito que animó a los investigadores con el objeto de superar los obstáculos que suponía el magnetoscopio portátil y su correspondiente conexión con la cámara y el hecho de que las cámaras necesitaran llevar otro operario que cargara el magnetoscopio no dejaba de ser un impedimento para moverse con libertad, un inconveniente que duró hasta la década de los 80, cuando finalmente se produjo la unión de ambas máquinas en un solo aparato. En este sentido, Hedgecoe (1992) afirma:

> *"... La facilidad y comodidad que supone poder apuntar la cámara y grabar horas de acción, que pueden pasarse al VCR y verse de inmediato sin proceso alguno, dio a la cámara de vídeo el atractivo que nunca tuvieron la cámara de cine o el tomavistas".*

La principal evolución de las cámaras fue el paso de un sistema monocromo a uno de color, el uso de soportes que permitieron el desarrollo de cámaras más ligeras, así como la evolución en la captación de las imágenes.

Sin embargo, para muchos estudios biomecánicos la utilización del camascopio resultaba inadecuada al utilizarse varias cámaras, ya que requeriría de la colaboración de varios operarios y la duplicidad del trabajo a la hora de editar las imágenes, por lo que el siguiente cambio no se hizo esperar con la llegada de la era digital. La verdadera explosión llegó con el primer magnetoscopio digital de Sony en 1986 y a partir de ese momento la evolución y mejora de las tecnologías digitales ha sido constante.

A la obtención de imágenes se le han ido añadido nuevos avances tecnológicos que han potenciado y mejorado el trabajo del técnico deportivo y han permitido aplicar sistemas de medida electromecánicos y telemétricos que han resultado de gran ayuda en los deportes de equipo. La precisión de estos métodos de registro de señales va a depender directamente del grado de precisión de los sistemas empleados, de las condiciones de valoración, del tratamiento de las señales registradas y de la calidad de los transductores de información, que han de permitir que no perjudiquen (limiten) los movimientos del deportista.

Hoy en día disponemos de medios tecnológicos electromecánicos (electrocardiografía, electromiografía de superficie y tensiomiografía) que nos permiten registrar señales bioeléctricas (del corazón o de los músculos) que nos informan de procesos fisiológicos durante la actividad del deportista o tras la realización de cargas de trabajo. Estos procesos fisiológicos nos sirven para valorar la respuesta del organismo ante un determinado esfuerzo de entrenamiento y, con ello, poder ir adaptando los sistemas de trabajo para conseguir los mejores resultados posibles.

Los *tensiomiógrafos* son aparatos que sirven para medir el estado en el que se encuentra la musculatura (rigidez, laxitud o capacidad de respuesta de la estructura corporal). Para ello, a través de la respuesta muscular a un estímulo eléctrico y de la respuesta que éste genera tendremos información sobre su capacidad de deformación y sus tiempos de respuesta. Para medirlo, estimularemos la musculatura estudiada mediante un impulso eléctrico. La contracción es percibida por un sensor tipo aguja (célula óptica) que está en contacto con la superficie de la piel y mide (en milímetros) la magnitud de deformación del vientre muscular así como los tiempos de reacción o de respuesta a dicha contracción (tiempo de retardo de la contracción), tiempo en el que se alcanza el pico máximo de contracción, tiempo de mantenimiento de la contracción y tiempo de relajación). Para una correcta medición el sensor debe colocarse en el segmento del músculo donde existe mayor componente contráctil (vientre muscular) y los electrodos han de estar en los extremos proximal y distal de cada músculo sin coger el tendón (Rodríguez & cols., 2009 y García-Manso & cols. 2009).

Actualmente este aparato está comenzando a ser usado por muchos clubs de futbol para evaluar la rigidez de la musculatura de sus deportistas (dismetrías entre grupos musculares, entre agonistas y antagonistas y entre la musculatura del lado derecho y del lado izquierdo). El objetivo claro de estos análisis mediante la tensiomiografía es de carácter preventivo, pues la literatura científica indica que es esta descompensación muscular lo que va predisponer al deportista a tener algún tipo de lesión referida. Por otro lado, al evaluar la rigidez obtenemos la calidad muscular del sujeto y los efectos que el proceso de entrenamiento está teniendo sobre el mismo.

Más recientemente se han integrado en el campo del rendimiento deportivo de los deportes de equipo otros transductores de información telemétricos (dispositivos capaces de transformar o convertir un determinado tipo de energía de entrada en otra de diferente a la salida) avanzados como son:

- *Plataformas Dinamométricas:* Se suelen colocar bajo el recubrimiento de la pista y sirven para medir las fuerzas producidas tanto en los planos horizontales como verticales en la reacción de apoyo o el tiempo de apoyo de los deportistas sobre la superficie de juego.

- *Goniómetros:* Se utilizan para medir los desplazamientos angulares de determinadas articulaciones y permiten corregir aspectos técnicos de los movimientos para obtener la posición más rentable para el deportista en sus acciones técnico-tácticas.

  La utilización de un electrogoniómetro nos puede aportar valiosa información para la planificación del entrenamiento deportivo sobre la posición, la velocidad y la aceleración angular de determinadas articulaciones del cuerpo humano o de determinados implementos deportivos articulados.

- *Acelerómetros y Velocímetros:* Miden la frecuencia y la magnitud de las aceleraciones y desaceleraciones del movimiento corporal, estimando el gasto energético total en función de la edad, el género, la talla y el peso corporal del deportista. Esta herramienta es especialmente útil en deportes que se caracterizan por cambios de ritmo y direcciones, como por ejemplo, los deportes de equipo.

  Mediante la acelerometría también puede medirse la aceleración que imprimen los deportistas a los diferentes segmentos corporales y a los implementos deportivos (balón, raquetas, etc.). Estos aparatos suelen ir colocados encima del calzado (fijados en el cordaje) o sujetos a la cadera del deportista mediante un cinturón.

- *Podómetros:* Son dispositivos que miden el número de pasos e, indirectamente, la distancia recorrida, velocidad alcanzada y frecuencia de zancada de un deportista. Estos aparatos usualmente estiman, de forma igualmente indirecta, el gasto calórico (*Metabolic Equivalent Time*) del deportista durante un periodo determinado.

  El podómetro es un sensor capaz de detectar el balanceo producido por cada zancada y registrarlo (cuantifica el número de zancadas). Mediante la personalización de la distancia media de la zancada es capaz de deducir distancias, velocidades y frecuencias y su precisión depende de la estabilidad de la zancada. En este sentido se ha estimado que adultos sanos, moderadamente activos y de mediana edad caminan de 6.000 a 7.000 pasos/día, cantidad considerada como insuficiente ya que la recomendación es hacer 10.000 pasos todos los días. Registros de 100 pasos/ minuto resulta una actividad física moderada; sin embargo, 3.000 pasos en 30 minutos supone un trabajo provechoso.

- *Sistemas Globales de Posicionamiento (GPS o NAVSTAR-GPS):* Consisten en una red de 27 satélites (24 operativos y 3 de respaldo) situados en una órbita geoestacionaria a 20.000 Km. de la Tierra, con trayectorias sincronizadas para cubrir toda su superficie y proporcionan un servicio de posicionamiento para todo el globo terrestre. Estos satélites son propiedad del Gobierno de los EE.UU. y son gestionados por el Departamento de Defensa.

  La posición la calculan los receptores GPS mediante la información recibida desde dichos y poseen la propiedad de informarnos de la altitud, longitud y latitud de un deportista sobre la superficie terrestre con una precisión casi exacta, incluso en condiciones meteorológicas muy adversas.

- *Cardiotacómetros:* O monitor de ritmo cardiaco, es un dispositivo que permite a un usuario medir su frecuencia cardiaca en tiempo real. Pueden medir FC promediada (1', 5', 15', 30', etc.) y los más sofisticados miden FC latido a latido. Consta de dos elementos: una correa transmisora para el pecho (emisor) y un receptor de muñeca (habitualmente un reloj). En ocasiones estos dispositivos incluyen un transmisor para poder volcar los datos en un ordenador (mediante interface) y analizarlos con posterioridad, software de análisis de la señal y otros complementos.

APLICACIONES DEL USO DE LAS NUEVAS TECNOLOGÍAS PARA CONTROL DE LAS CARGAS DE ENTRENAMIENTO

Como se puede suponer de la lectura del presente capítulo, el uso de las herramientas que nos proporciona la Biomecánica está supeditado a que el club o federación que representemos pueda afrontar una serie de realidades como por son:

- El coste económico que conlleva el poder utilizar alguno de los aparatos mencionados.
- El tiempo necesario de entrenamiento para poder dominar la herramienta a utilizar para sacarle el máximo rendimiento.
- La dificultad de poder aplicar alguno de los aparatos de medida al deportista sin modificar la acción técnica o el movimiento táctico a evaluar.

Por estas razones y atendiendo a la especificidad de cada modalidad deportiva y al nivel de la competición donde estemos inmersos, nos debemos centrar no solo en la disponibilidad de una herramienta u otra, sino en la elección de la que responda a las necesidades específicas de los jugadores, del equipo y de los requisitos propios de la competición. En este sentido, deberíamos analizar la facilidad de manejo y aprendizaje de la herramienta, la posibilidad de interpretación de los datos por parte de los técnicos, su utilización por el deportista o su ubicación en el recinto deportivo y sus posibiliades de utilización y sincronización con otros instrumentos de medida.

Siguiendo estos parámetros, los sistemas telemétricos que incluyen sistemas globales de posicionamiento, podómetros, acelerómetros y cardiotacómetros están teniendo gran aceptación debido a su reducido coste y su elevada precisión, además de por ser metodologías poco agresivas (no invasivas) y sencillas de aplicar por los técnicos deportivos.

A modo de conclusión, la aplicación de los medios tecnológicos en los entrenamientos de deportes de equipo pasa por disponer de instrumentos que nos reporten información rápida y precisa que sirva de *feedback* para los deportistas y para los técnicos responsables de su preparación. Estas herramientas tecnológicas nos aportan información cuantitativa y cualitativa de las acciones técnicas, los comportamientos tácticos y la carga interna que generan las mismas en el organismo del deportista.

REFERENCIAS BIBLIOGRÁFICAS

- AGUADO, X. & IZQUIERDO, M. (1995): *16 Prácticas de Biomecánica.* León: Universidad de León.
- ANDERSON, O. (2002): *Heart Rate Monitor Reviews.: Reliance on a heart monitor can seriously damage your performance.* www.pponline.co.uk/encyc/physiology.htm.
- BARBERO ÁLVAREZ, J.C. (2001): *Desarrollo de un sistema fotogramétrico y su sincronización con los registros de frecuencia cardiaca para el análisis de la competición en los deportes de equipo. Una aplicación práctica para el fútbol sala* (Tesis Doctoral).
- GARCÍA-MANSO, J.M.; RODRÍGUEZ-MATOSO, D.; SARMIENTO, S.; DE SAÁ, Y.; RODRÍGUEZ, D. & DA SILVA-GRIGORETTO, M.E. (2009): "Evaluación de la fuerza en los futbolistas". En *Avances en Traumatología, Medicina del Deporte y Cuidado de heridas* (Curso de Doctorado). Universidad de Las Palmas de Gran Canaria.
- HEDGECOE, J. (1992): *Guía completa de video.* Barcelona: CEAC.
- KORCEK, F. (1980): "Nuevos conceptos en el entrenamiento del futbolista". En *El Entrenador Español de Fútbol* (4) pp. 45-52.
- LOZANO, J. (2008): "Técnicas aplicadas al fútbol sala". En *Tecnologías aplicadas al deporte de alto rendimiento.* Madrid: Consejo Superior de Deportes.
- RIERA, J. & AGUADO, X. (1989): "Sistema informático para medir los desplazamientos en competición". En *Apunts: Educació física i esports* (15) pp. 61-64.
- RODRÍGUEZ-MATOSO, D.; QUIROGA, M.E.; DA SILVA-GRIGORETTO, M.E.; BAUTISTA, P.; SARMIENTO, S. & GARCÍA-MANSO, J.M. (2009): *Evaluación de la reproducibilidad del TMG-BCM.* (II Congreso Internacional de Ciencias del Deporte UCAM. El deporte a la luz de los sistemas complejos). Murcia.
- TORRESCUSA, L.C. (2006): *Utilización de nuevas tecnologías en la preparación estratégica: Entrenamiento y planteamiento de partidos* (Seminario sobre Tecnologías Aplicadas al Deporte de Alto Rendimiento). Madrid.

CAPÍTULO 26

LA BIOMECÁNICA DEPORTIVA APLICADA AL FÚTBOL

Eduardo López López, Manuel E. Navarro Valdivielso, Estrella Mª. Brito Ojeda, José A. Ruiz Caballero, Ramón Medina González

La Biomecánica es una disciplina científica que tiene por objeto el estudio de las estructuras de carácter mecánico que existen en los seres vivos, fundamentalmente del cuerpo humano. Esta área de conocimiento se apoya en diversas ciencias biomédicas utilizando conocimientos de mecánica, ingeniería, anatomía, fisiología y otras disciplinas para estudiar el comportamiento del cuerpo humano y resolver los problemas derivados de las distintas condiciones a las que puede verse sometido.

La biomecánica deportiva analiza la práctica deportiva para mejorar el rendimiento de los deportistas, desarrollar técnicas de entrenamiento y diseñar materiales y equipamiento de altas prestaciones, siendo su objetivo general desarrollar una comprensión detallada de los aspectos mecánicos específicos de las distintas modalidades deportivas y sus variables de desempeño para mejorar el rendimiento y reducir la incidencia de las lesiones.

En la actualidad nadie duda de la necesidad de las aportaciones de la biomecánica al entrenamiento deportivo. Los entrenadores pueden hacer uso de ella, para disponer de unas bases científicas de los gestos deportivos y técnicas de entrenamiento, realizar una planificación deportiva adecuada, realizar valoraciones funcionales y test de campo que le aporten información sobre el estado físico de los deportistas y establecer comparaciones en distintos momentos de la temporada, así como para minimizar los riesgos de lesiones.

Igualmente, nadie duda tampoco de las aplicaciones que de la biomecánica deportiva se derivan hacia el fútbol y que se concretan en las siguientes: la cinética, la cinemática y las patologías morfológicas anatómicas funcionales previas, incluyendo la prevención de lesiones deportivas.

ANÁLISIS CINÉTICO Y CINEMÁTICO APLICADO AL FÚTBOL

Al abordar el análisis cinético y cinemático y su aplicación al fútbol es preciso atender por separado a cada una de las dos perspectivas desde la que estos análisis se realizan y que son:

- *Cualitativa:* Relacionada con los gestos deportivos y su mejora (técnica, modos de ejecución, etc.).
- *Cuantitativa:* Relacionada con los desplazamientos específicos realizados por los jugadores en función de su posición, demarcación o rol dentro del equipo.

ANÁLISIS CINÉTICO Y CINEMÁTICO RELACIONADO CON LOS GESTOS DEPORTIVOS Y SU MEJORA

Del análisis de las acciones motrices propias del fútbol y su relación con el análisis cinemático de los gestos deportivos y su mejora se observa, que tanto para el jugador que desempeña el rol de portero, como para los jugadores que desempeñan los distintos roles de jugadores de campo, estas acciones se pueden agrupar en las siguientes acciones técnicas fundamentales genéricas que describen patrones de acción bastante similares entre distintas modalidades deportivas susceptibles de transferencias positivas, y que son; la carrera a diferentes velocidades, los lanzamientos a distancia y con precisión, las recepciones del móvil, los saltos (horizontales y verticales) y la caída tras el salto y continuación de la acción motriz correspondiente.

LA CARRERA CON REQUERIMIENTOS DE ESCASA O POCA ACELERACIÓN (LENTA), ALTA ACELERACIÓN (VELOCIDAD) Y/O COMBINADA CON DISTINTAS HABILIDADES ESPECÍFICAS

- *Portero (en acciones ofensivas y defensivas):*
  - Carrera lenta o aceleración en función de la necesidad de movimiento requerida.
  - Conducción de balón lenta o acelerada en función de la necesidad de movimiento requerida. Implica la gestualidad de la carrera adaptada a la conducción del móvil (balón) en el contexto del juego (espacio, compañeros, oponentes, etc.).
- *Jugador de campo:*
  - ACCIONES SIN BALÓN: Acciones previas y posteriores al contacto con el balón. Implican desplazamientos de carrera lenta o aceleraciones en el espacio con un propósito concreto (desmarcarse, apoyar, distraer el contrario, etc.). Pueden llevar asociadas una combinación de habilidades motrices (correr, esquivar, saltar, parar y recepcionar el balón).
  - ACCIONES CON BALÓN: Conducciones de balón lentas o aceleradas en función de las necesidades de movimiento requeridas. Implican la gestualidad de la carrera adaptada a la conducción del móvil (balón) en el contexto de juego y regates en función de la situación de juego (espacio, compañeros, oponentes, etc.).

BIOMECÁNICA DE LA CARRERA Y DE LA VELOCIDAD: ARRANCADAS, CAMBIOS DE DIRECCIÓN, GIROS Y CONDUCCIONES

Un análisis atendiendo a la estructura biomecánica de los jugadores, al funcionamiento conjunto de todos los segmentos corporales y de las características básicas de su estructura (masa corporal, talla, centro de gravedad y momento de inercia) así como de las funciones biomecánicas adicionales tales como las fuerzas que actúan sobre ellos y sobre el medio (fuerza de gravedad, fuerzas de fricción, de acción y de reacción, producción de fuerza muscular, fuerzas elásticas y resistencia del aire) permitirá al entrenador mejorar el rendimiento de sus jugadores.

- *Velocidad en situación de juego:* Se muestra dependiente de los siguientes factores:
  - Capacidad de reacción (anticipación perceptiva).
  - Velocidad de reacción.
  - Velocidad de decisión.
  - Posición inicial.
  - Velocidad inicial.
  - Velocidad máxima.
  - Velocidad final.

Tanto la carrera como la aceleración máxima dependen de los niveles de producción de fuerza muscular, de las fuerzas de acción y reacción que se generan durante las distintas fases de la zancada y de la masa corporal del jugador. En este sentido y desde el punto de vista del análisis biomecánico, es importante analizar los cambios de velocidad que tienen lugar durante las diferentes fases de la carrera. Para este análisis es preciso atender a los factores cuantitativos de los que depende la velocidad de la carrera, es decir, la longitud y la frecuencia de la zancada (Gráfico 26.1).

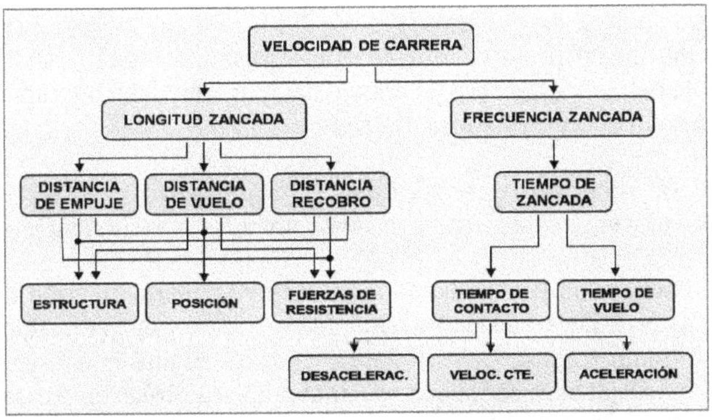
VELOCIDAD DE CARRERA
LONGITUD ZANCADA
FRECUENCIA ZANCADA
DISTANCIA DE EMPUJE
DISTANCIA DE VUELO
DISTANCIA RECOBRO
TIEMPO DE ZANCADA
ESTRUCTURA
POSICIÓN
FUERZAS DE RESISTENCIA
TIEMPO DE CONTACTO
TIEMPO DE VUELO
DESACELERAC.
VELOC. CTE.
ACELERACIÓN

Factores que influencian la velocidad en situación de juego (Luhtanen, 2006)
– Gráfico 26.1 –

El tiempo de contacto puede dividirse en tiempos de apoyos simples y dobles y de acuerdo con la función muscular en fase de impacto (excéntrico), estática y fase de empuje (concéntrico).

Los factores principales que influencian la velocidad de la carrera son una alta frecuencia de zancada y la longitud de la misma. La frecuencia de zancada tiene un rol determinante, principalmente al inicio de la carrera y en la práctica lleva asociadas fases de apoyo cortas, especialmente de doble apoyo, y rápidas en la fase de recuperación de la pierna, sin realizar movimientos adelantados respecto del centro de gravedad del cuerpo. Todas las fuerzas de resistencia y de desaceleración deben ser minimizadas.

En el fútbol, el inicio de las arrancadas incluye tanto la puesta en acción inmediata como el tiempo de movimiento. En este sentido, la capacidad del jugador para interpretar de forma correcta la información previa existente a través de los estímulos que provienen de las distintas acciones (anticipación perceptiva) son determinantes tanto para la mejora de su rendimiento como para la obtención de ventajas con respecto a su oponente.

Con relación a la carrera a velocidades lentas y medias, una adecuada técnica atenderá a los principios de economía y eficacia de los esfuerzos, optimizando el gasto energético a lo largo del desarrollo del juego. Para cumplir con esta finalidad será importante atender a los siguientes factores:

- La distancia horizontal del centro de gravedad, ya que el punto de contacto del pie durante el impacto deberá ser lo más corto posible.
- La oscilación del centro de gravedad deberá ser pequeña.
- El ángulo de la zancada en relación al nivel del suelo durante la zancada deberá ser de 90º aproximadamente.
- La acción de recuperación de la pierna en la fase de impacto deberá ser acelerada.
- En la fase de impacto deberá haber un empuje activo de la articulación del tobillo.
- Las acciones del tren inferior y superior deberán realizarse en todo momento de forma coordinada.

- *Salida, Cambio de dirección y Giro:* Para una salida rápida en una buena posición inicial la línea del centro de gravedad deberá estar lo más cerca posible del borde del área de apoyo en la dirección del movimiento, ya que la inclinación del cuerpo causa desaceleración.

Para optimizar las acciones en las situaciones de aceleración y desaceleración inicial, se muestra muy apropiado lo siguiente:

- Para maximizar la estabilidad del movimiento se debe incrementar la base de apoyo en la dirección del momento y en la dirección en la que se intenta acelerar o desacelerar. Es decir, cuanto mayor sea el momento, mayor deberá ser la base de apoyo en esa dirección y cuanto mayor sea la aceleración o la desaceleración, mayor deberá ser la base de apoyo en esa dirección.
- Cualquier cambio en la dirección de la carrera y en el momento lineal es causado por un impulso externo en la dirección del cambio de dirección.
- Cuanto mayor es el cambio en la dirección del movimiento, mayor deberá ser el empuje y la fuerza de reacción contra el suelo. Es decir, en los cambios repentinos y bruscos de dirección las fuerzas de fricción del pie contra el piso deberán ser lo suficientemente altas como para evitar pérdidas de fuerza de impulsión.
- Cuando se giran 180º sobre el eje longitudinal del jugador es importante mantener la distribución de la masa corporal lo más cerca posible de este eje, ya que el momento de inercia será menor y el giro será más rápido, debiendo evitarse los pasos extras durante los giros.

- *Conducción del balón:* Al tratarse de una habilidad combinada donde entra en acción la capacidad de coordinación óculo-pie, se manifiestan de forma determinante de cara a la mejora del rendimiento los siguientes aspectos: predominio del ritmo de movimientos, equilibrio, velocidad de reacción, frecuencia y regulación de los movimientos, pudiéndose ver como fundamental la capacidad de adaptación a la variabilidad motriz propia que caracteriza a las acciones motrices en el fútbol.

LANZAMIENTOS CON REQUERIMIENTOS DE DISTANCIA Y/O PRECISIÓN

- *Portero (en acciones ofensivas):*
    - Participación en el inicio o continuación del juego.
    - Saque (con una o dos manos).
    - Golpeo con el pie (pases o tiros a balón parado o en movimiento).
    - Golpeos reglamentarios con otras partes del cuerpo (cabeza, muslo, etc.).
- *Jugador de campo (acciones con balón):*
    - Golpeos con el pie (pases o tiros a balón parado o en movimiento).
    - Golpeos reglamentarios con otras partes del cuerpo (cabeza, muslo, etc.).
    - Lanzamientos de banda.

BIOMECÁNICA DE LOS LANZAMIENTOS CON REQUERIMIENTOS DE DISTANCIA Y/O PRECISIÓN

Un resultado de alto nivel en cualquier especialidad de lanzamiento depende de la relación o interdependencia de los diferentes factores que influyen en la distancia y precisión resultantes. Los lanzamientos de jabalina y de disco se muestran especialmente indicados por presentar similitudes con los lanzamientos del portero y el saque de banda y al analizar cada uno de los factores por separado podemos llegar a conclusiones en lo particular que aportan al entrenador información valiosa para orientar programas de entrenamiento hacia la mejora del rendimiento del deportista.

- *Ángulo de salida (a):* No es igual para todos los lanzamientos, sino que varía según las características del implemento y según las exigencias de la técnica (por lo general son satisfactorios ángulos menores de 45º). El ángulo óptimo para los lanzadores de jabalina es de 30º, alrededor de 44º para los lanzadores de martillo, entre 36 y 39º para los lanzadores de disco y entre 33 y 35º para las lanzadoras de disco.

  Aquellos implementos que tienen una construcción con características aerodinámicas determinadas (jabalina y disco) el ángulo disminuye a medida que aumenta la velocidad del aire en contra y aumenta si es a favor.

  En este sentido, el comportamiento aerodinámico del fútbol se explica desde el *efecto Magnus*, que es la aplicación del *Principio de Bernoulli* a esferas y cilindros que giran en su desplazamiento. (Gráfico 26.2)

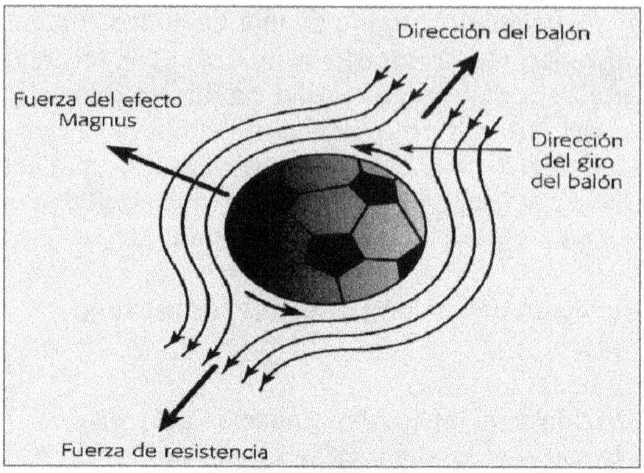
Dirección del balón
Fuerza del efecto Magnus
Dirección del giro del balón
Fuerza de resistencia

– Gráfico 26.2 –

- *Aceleración de la gravedad (g):* Es constante y su influencia afecta a todos los implementos por igual.

  Tiene carácter vectorial, siempre es perpendicular a la superficie terrestre y varía ligeramente según la latitud pero sin mayor influencia sobre los resultados deportivos.

- *Altura de inicio del vuelo (h_0):* En gran medida depende de la estatura del lanzador y de las particularidades del esfuerzo final (salida del implemento).

  Su valor no es más que la distancia vertical entre la horizontal y el punto donde pierde contacto el implemento con la mano del atleta. Los valores oscilan entre 1.6 y 2.1 metros.

- *Velocidad inicial de salida del implemento (v_0):* Desde el punto de vista de la Biomecánica, la velocidad inicial de salida del implemento tiene carácter vectorial y su valor varía de acuerdo al tipo de implemento.

  La velocidad inicial es el resultado de las acciones del deportista durante todo el gesto deportivo y transforma producto del trabajo intermuscular e intramuscular de una parte del sistema (atleta) que es quien actúa positivamente sobre el implemento.

  El otro componente del denominado sistema es el implemento, el cual adquiere determinada cantidad de movimiento en las acciones de la carrera de impulso.

  En otros términos, la velocidad inicial de salida del implemento tiene una relación directa con la calidad de la técnica deportiva, las características del implemento y con los niveles de velocidad y velocidad-fuerza del lanzador y, a su vez, está relacionada con una correcta ejecución del doble apoyo de los pies previo a realizar el lanzamiento, donde el portero deberá conseguir una aceleración e impulso final adecuados a los requerimientos de distancia y precisión (Gráfico 26.3a, 3b y 3c).

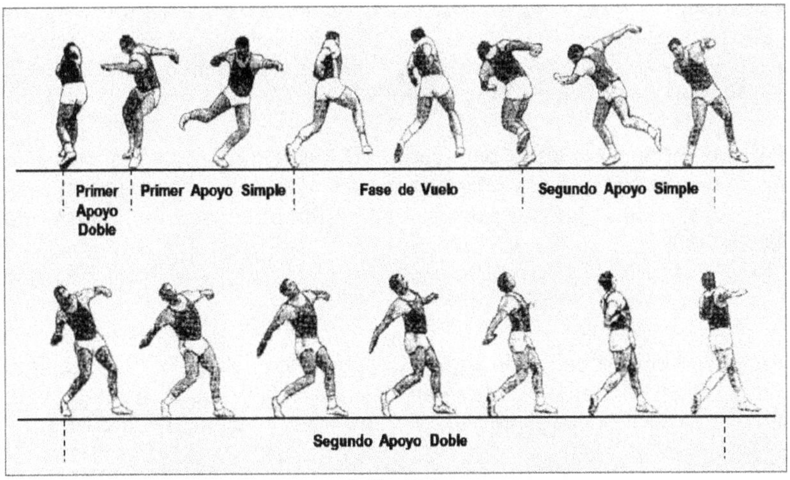
Primer Apoyo Doble
Primer Apoyo Simple
Fase de Vuelo
Segundo Apoyo Simple
Segundo Apoyo Doble

– Gráfico 26.3a –

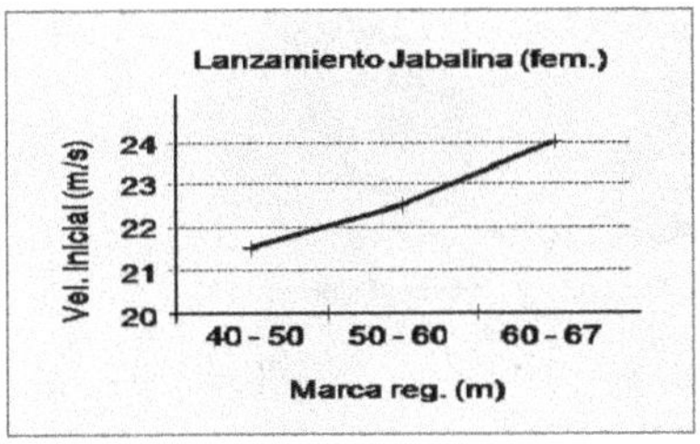
Lanzamiento Jabalina (fem.)
Vel. Inicial (m/s)
24
23
22
21
20
40 - 50
50 - 60
60 - 67
Marca reg. (m)

– Gráfico 26.3b –

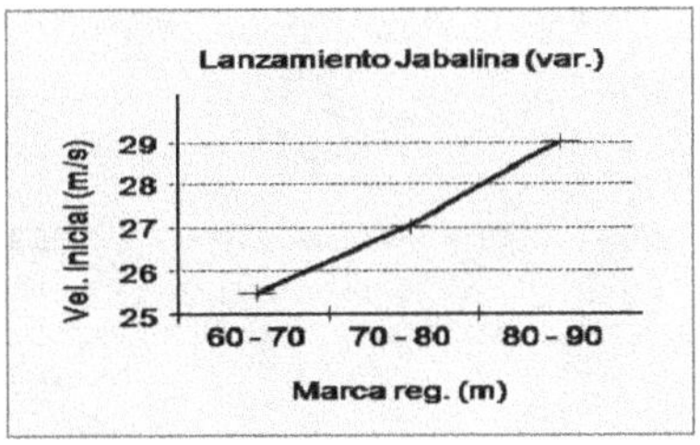
Lanzamiento Jabalina (var.)
Vel. Inicial (m/s)
29
28
27
26
25
60 - 70
70 - 80
80 - 90
Marca reg. (m)

– Gráfico 26.3c –

EL SAQUE DE BANDA

Para una mejora del rendimiento en el lanzamiento de banda es de aplicación lo citado para el lanzamiento del portero y se recomienda que en los pasos previos al impulso final se lleve el balón con una sola mano en bandeja y en el momento de la impulsión final de piernas sujetar el balón con ambas manos al objeto de conseguir una aceleración e impulso final adecuados a los requerimientos de distancia y precisión.

En un estudio realizado por Díaz y cols. (2008), donde se grabaron 36 saques de banda (desde parado y con carrera previa) de nueve jugadores del C.F. Fuenlabrada, se evidenció que ambos tipos de saque son muy similares en cuanto a la distancia alcanzada, si bien un adecuado trabajo de musculación de las acciones que a continuación se mencionan pudiera derivar en una mejora del rendimiento en esta acción de juego:

- *Flexión del tronco (recto anterior del tronco):* Desde una inclinación posterior de alrededor de 32º hasta una ligera inclinación anterior de entre 3 y 9º.
- *Extensión del hombro (pectoral mayor y dorsal ancho):* Desde una posición inicial de flexión máxima (entre 175 y 178º) hasta los 150 o 160º.

- *Extensión de codos (tríceps):* Desde una flexión máxima con una amplitud de entre 75 y 80º.
- *Extensión de rodillas (cuádriceps):* Ejercicios partiendo de un ángulo de rodillas de 60º hasta los 25º (amplitud 35º).

En otro estudio realizado por Linthorne y cols. (2006) se evidenció que el ángulo de lanzamiento que se relaciona con las máximas distancias alcanzadas se sitúa próximo a los 30º (menor que el establecido para el lanzamiento de proyectiles, que es de 45º).

EL GOLPEO DEL BALÓN

Aunque el golpeo del balón es objeto de estudio detallado en un capítulo de este libro, este movimiento ocurre como en la mayoría de los gestos deportivos, en los tres planos del espacio, plano frontal, transversal y sagital. (Gráfico 26.4).

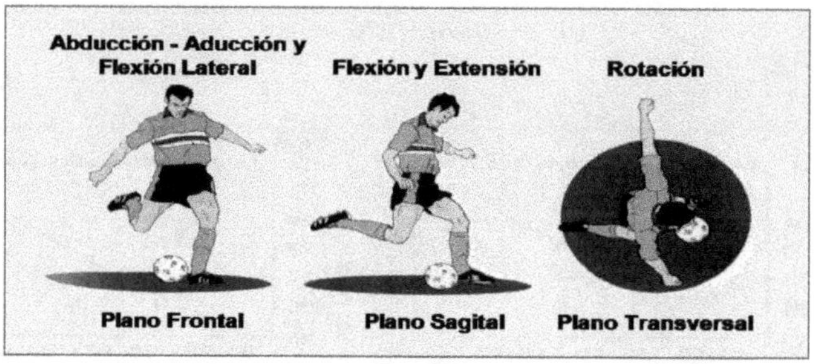
Abducción - Aducción y
Flexión Lateral
Flexión y Extensión
Rotación
Plano Frontal
Plano Sagital
Plano Transversal

– Gráfico 26.4 –

Igualmente y para entender el efecto de la velocidad que se imprime al balón mediante el golpeo y el ángulo que forma la trayectoria del mismo en el aire, podemos observar el mítico gol que el jugador del Real Zaragoza, Mohamed Alí Amer ("Nayim"), marcó en la final de la Recopa de Europa (1995).

Dicho jugador consiguió marcar gol estando situado a unos 50 metros de la portería contraria mediante un golpeo ejecutado a una velocidad de 25 m/s formando un ángulo de 64º con la horizontal. (Gráfico 26.5a y 5b).

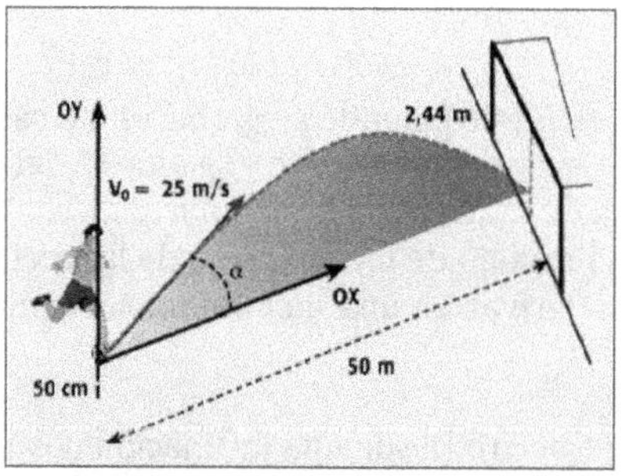
OY
2,44 m
V₀ = 25 m/s
α
OX
50 m
50 cm

– Gráfico 26.5a –

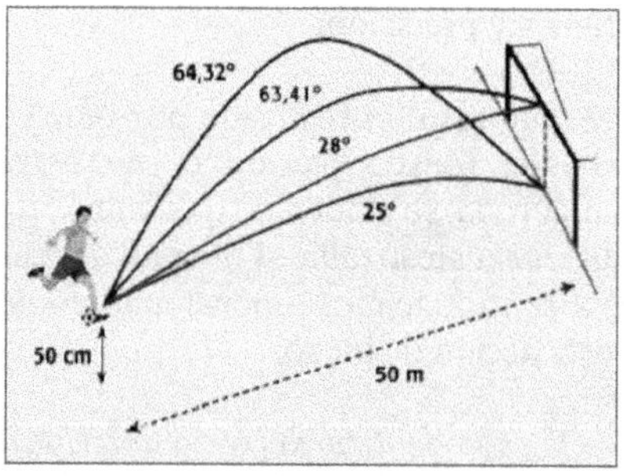
64,32°
63,41°
28°
25°
50 cm
50 m

– Gráfico 26.5b –

RECEPCIONES DEL MÓVIL (BALÓN)

- *Portero (en acciones ofensivas y defensivas):*
  - Blocaje del balón con las manos.
  - Control con otras partes del cuerpo (pecho, abdomen, muslo y pie).
- *Jugador de campo (acciones con balón):* Control y control orientado con distintas partes del cuerpo (pecho, abdomen, muslo y pie).

BIOMECÁNICA DE LAS RECEPCIONES DEL MÓVIL (CONTROL DEL BALÓN)

Los siguientes aspectos se manifiestan determinantes de cara a la mejora del rendimiento: equilibrio estático y dinámico, orientación y colocación espacial de los segmentos corporales que intervienen en la acción, fase de amortiguación de la velocidad del balón previa al control y la superficie y velocidad de contacto con el balón.

SALTOS VERTICALES Y HORIZONTALES CON REQUERIMIENTOS DE DISTANCIA Y/O PRECISIÓN (SE REQUIERE DE IMPULSIONES Y BATIDAS CON UNA Y/O CON AMBAS PIERNAS)

- *Portero (en acciones defensivas):*
  - Blocaje y desvío del balón (paradas y/o estiradas).
  - Juego aéreo (blocaje y despejes de puños y manos).

- *Jugador de campo:*
  - ACCIONES SIN BALÓN: Acciones previas y posteriores al contacto con el balón que implican el salto incluido en una acción motriz combinada (saltar esquivando un obstáculo, un compañero o un oponente).
  - ACCIONES CON BALÓN: Acciones incluidas en distintas acciones motrices específicas tales como el golpeo con la cabeza y con otras partes del cuerpo tras un salto debido a que el balón se encuentra ubicado en el entorno inmediato.

BIOMECÁNICA DE LOS SALTOS HORIZONTALES Y VERTICALES CON REQUERIMIENTOS DE DISTANCIA Y/O PRECISIÓN

La capacidad de salto es una cualidad importante en el fútbol y el objetivo principal de su entrenamiento es, en función de los requerimientos del contexto del juego, obtener una altura y/o profundidad adecuada asociadas a factores de precisión, que pueda ser mantenida durante toda la temporada y la vida activa del deportista con el fin de obtener el máximo rendimiento en su transferencia al juego (Iglesias, 1994).

- *Salto Horizontal:* En el fútbol, en ocasiones es necesario realizar saltos en profundidad con el objeto de poder salvar diferentes obstáculos (una entrada no reglamentaria, un jugador caído en el suelo, etc.). Este salto guarda ciertas similitudes con la técnica del salto de vallas o con el vuelo en un segundo salto de triple, por lo que hemos estudiado todos los factores de los que depende la longitud de un salto (Gráfico 26.6).

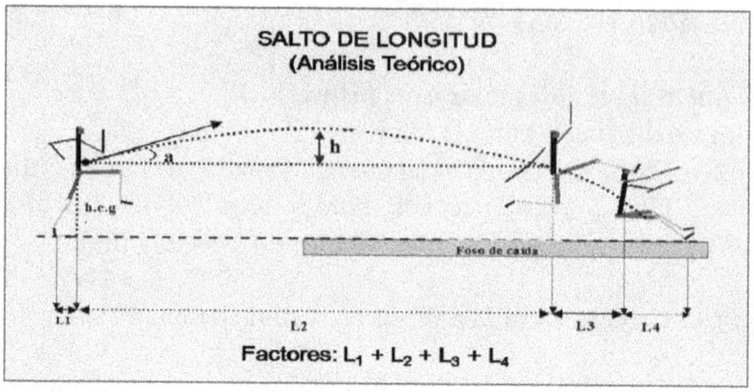
SALTO DE LONGITUD
(Análisis Teórico)
h
h.c.g
Foso de caída
L1
L2
L3
L4
Factores: L1 + L2 + L3 + L4

– Gráfico 26.6 –

Por tanto, de cara a obtener una mejora del rendimiento del deportista los siguientes parámetros serían modificables:

- Aumentar el ángulo de salto.
- Aumentar la velocidad de aproximación (tanto la velocidad del centro de gravedad como la altura máxima de la parábola son consecuencia de la velocidad horizontal y vertical en el momento del despegue. Mientras la primera depende de la velocidad de aproximación y de la mínima pérdida de la misma durante la batida, la segunda depende del impulso producido por la acción muscular de los extensores).
- Aumentar la velocidad de salto.
- Aumentar la capacidad de impulso.
- Mejora de la técnica de vuelo.
- Mejora de la técnica de caída.

- *Salto Vertical:* La altura está condicionada por la velocidad vertical en el momento del despegue y del ángulo con el que se proyecte el centro de gravedad. Mientras que la velocidad depende de la diferencia de altura del centro de gravedad entre el principio y el final de la batida y del tiempo que se tarda en recorrer esta distancia, de forma que cuanto mayor sea la distancia y menor el tiempo, mayor será, en principio, el componente vertical de la velocidad, aunque en cualquier caso se deberán tener en cuenta las características musculares de los sujetos (Molina et al., 1994).

La posibilidad de realizar este recorrido en menor tiempo dependerá de la fuerza que se pueda aplicar a la batida y más concretamente de la facultad de generar grandes niveles de fuerza en los cortos espacios de tiempo de que se dispone durante la misma y como parte de la fuerza en la mayoría de las batidas es de origen reactivo, la energía cinética que se alcanza durante la fase de preparación constituye un elemento fundamental para entrenarse de forma eficaz (Iglesias, 1994).

En cualquier caso, se deberá tener presente que hay que encontrar la forma técnica más eficaz que permita transformar una traslación de elevado componente horizontal en otra donde el componente vertical es lo fundamental. La importancia de estos tres factores (ángulo de salida, velocidad de despegue e impulso previo) en los saltos es clara, variando los mismos en función de cómo sea proyectado el cuerpo hacia la fase de vuelo (Molina et al., 1994).

Por último, la adecuada elevación de los brazos tiene gran importancia en la impulsión de las piernas, ya que aumenta la fuerza ascensional del centro de gravedad del jugador. La batida con ambos pies que realiza el jugador de fútbol tiene similitudes con la acción que realiza el jugador que ejecuta un remate en voleibol (Gráfico 26.7).

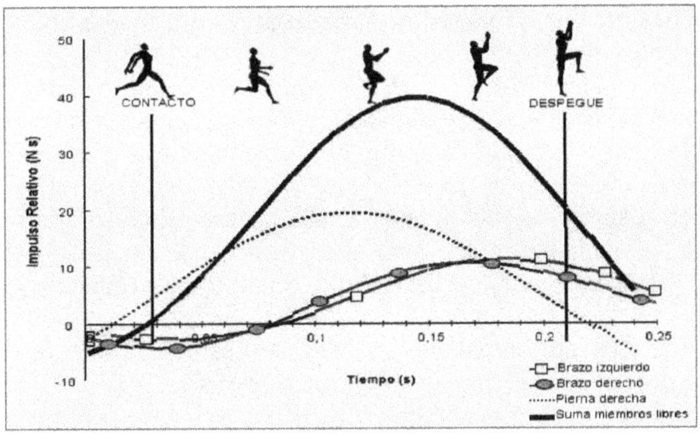
50
40
30
20
10
0
-10
Impulso Relativo (N s)
CONTACTO
DESPEGUE
0,1
0,15
0,2
0,25
Tiempo (s)
Brazo izquierdo
Brazo derecho
Pierna derecha
Suma miembros libres

– Gráfico 26.7 –

CAÍDAS Y CONTINUACIÓN DE LA ACCIÓN MOTRIZ

- *Portero (en acciones ofensivas y defensivas):* Acciones relacionadas con la fase de amortiguación tras un salto y de recuperación de la estabilidad corporal que pueden incluir continuación de la acción motriz, como por ejemplo: salida para realizar un despeje de puños y caída, recuperación y regreso inmediato al área pequeña.
- *Jugador de campo (en acciones con y sin balón):* Acciones relacionadas con la fase de amortiguación tras un salto y de recuperación de la estabilidad corporal que pueden incluir continuación de la acción motriz, como por ejemplo: pase mediante golpeo de cabeza y caída, recuperación y salida en velocidad al espacio libre (desmarque).

BIOMECÁNICA DE LAS CAÍDAS Y CONTINUACIÓN DE LA ACCIÓN MOTRIZ

Tras el salto, es preciso atender a la mecánica de una adecuada fase de amortiguación-caída y, en especial, a la necesaria continuidad en la acción motriz propia del fútbol. El jugador procurará caer con los pies separados y uno delante del otro, con lo que aumentará su base de sustentación y estará en condiciones mucho más favorables para restablecer el equilibrio corporal y continuar en las condiciones más ventajosas posibles.

ANÁLISIS CINÉTICO Y CINEMÁTICO RELACIONADO CON EL ANÁLISIS DE LOS DESPLAZAMIENTOS ESPECÍFICOS REALIZADOS POR LOS JUGADORES EN FUNCIÓN DE SU ROL DENTRO DEL EQUIPO

En los últimos años, el estudio y valoración del deportista en competición está siendo el punto de referencia de cara a la selección y estructuración de los medios de entrenamiento específicos y para tal propósito, conocer las cargas a las que están sometidos los deportistas durante el juego es básico para poder planificar el entrenamiento. Dichas cargas vendrán dadas, por un lado, por el número y las peculiaridades de las acciones técnico-tácticas; por otro, por el volumen e intensidad de los desplazamientos.

A grandes rasgos, la actividad física del deportista en competición consiste en la realización, de forma intermitente, de numerosos esfuerzos muy variados en cuanto a tipo, carácter y sentido de los desplazamientos, así como de otras acciones acíclicas con y sin balón y con solicitaciones energéticas de tipo mixto, dándose estos esfuerzos, en mayor o menor medida, de acuerdo a la propia acción de juego del equipo y del partido, al puesto o rol que ocupa, y a sus capacidades.

Los parámetros empleados para tales estudios son de muy variada naturaleza, pudiéndose distinguir dos grandes grupos:

1. Los que intentan valorar la carga competitiva del jugador por su aspecto externo. Es decir, carga física (distancia recorrida, tiempo de esfuerzo, número de desplazamientos a distintas intensidades velocidad en los desplazamientos, etc.) y carga técnica (número de acciones realizadas con o sin balón).
2. Los que valiéndose de material más sofisticado intentan valorar las exigencias de la carga competitiva por las repercusiones internas en el organismo del jugador. Es decir, la carga fisiológica (distribución de la frecuencia cardiaca, consumo de oxígeno, nivel de ácido láctico, etc.).

El análisis biomecánico se centrará en la realización de un estudio cinemático, describiendo y detallando sus movimientos basándose en términos de desplazamientos (recorridos), velocidades y aceleraciones y situando espacialmente los cuerpos mediante ángulos y coordenadas, lo cual nos proporcionará la siguiente información:

- Distancia total recorrida por cada jugador.
- Distancia recorrida en intervalos de duración variable.
- Distancia que se recorre a distintas velocidades.
- Cantidad de desplazamientos que se producen y velocidad a la que se realizan.
- Variaciones de velocidad en los distintos deplazamientos.
- Número de aceleraciones a lo largo de todo el partido.
- Número y tiempo de las pausas (recuperación).
- Utilización del espacio por parte de los jugadores.

En la última década, los sistemas informáticos aplicados al movimiento humano y a su estudio han experimentado un desarrollo significativo y el ordenador se ha impuesto como herramienta de trabajo para ahorrar tiempo y dinero. En todas las áreas se desarrollan programas cada vez más específicos para los distintos deportes y para el control del entrenamiento. Como ejemplo de esta aplicación de las nuevas tecnologías a la cuantificación en el fútbol podemos decir que actualmente se están llevando a cabo investigaciones relacionadas con los perfiles de actividad en jugadores de diferentes categorías utilizando el denominado *Sistema de Información Geográfica* (SIG), el cual obtiene los datos mediante un dispositivo GPS (*Global Position System*) y los registra y almacena para su posterior análisis con un "software" basado en el SIG.

ANÁLISIS CINÉTICO Y CINEMÁTICO RELACIONADO CON LAS PATOLOGÍAS PREVIAS Y LA PREVENCIÓN DE LESIONES

Desde este punto de vista, el estudio del pie, de las patologías propias del fútbol, la utilización de un calzado adecuado y la especial atención a las superficies de contacto donde se practica este deporte se muestran especialmente indicadas al objeto de minimizar los riesgos derivados de la práctica del fútbol mediante la compensación de las situaciones que provocan las patologías previas y minimizar la aparición de lesiones deportivas.

EL PIE

Dicen los que saben, que el pie es una obra maestra concebida para andar sin calzado y sobre cualquier tipo de terreno, pero que también es el órgano que peor tratamos. El pie está constituido por un total de 26 huesos, 33 articulaciones, 19 músculos, numerosos vasos sanguíneos, nervios y más de 100 tendones, que son los elementos que le permiten realizar seis tipos de movimientos: flexión, extensión, aducción, abducción, pronación y supinación. Pero la cualidad que más nos sorprende de esta estructura tan dinámica es su capacidad para adaptarse al terreno, posiblemente debido a las complejas interacciones bioquímicas que se producen entre las distintas articulaciones y los músculos que enlazan el pie y la pierna.

Con respecto a su composición, podemos agregar que el talón y el torso del empeine están formados por siete huesos tarsianos cortos y gruesos y cinco huesos metatarsianos paralelos que forman la parte frontal del empeine y se extienden hacia la parte delantera para formar la eminencia metatarsiana; en cuanto a los dedos, están constituidos por catorce falanges más pequeñas (el dedo gordo tiene dos y los restantes tres cada uno). Todos los huesos están conectados a través de bandas de tejido que reciben el nombre de ligamentos y en el caso del pie, el ligamento plantar se extiende desde el hueso del empeine hasta los metatarsianos y mantiene a todos los huesos en su sitio, si bien los movimientos están controlados por los músculos de la pierna.

Los pies cumplen las siguientes funciones:

- Mantienen todo el cuerpo (esta es quizás su característica más importante).
- Absorben y amortiguan las vibraciones y golpes que se producen a cada paso que damos.

- Al comprimirse por el peso del cuerpo, activan la circulación sanguínea.

Si nuestros pies fueran planos, es decir, poco o nada arqueados, o cavos con mucho arco, el riesgo de sufrir daños en las rodillas, caderas y columna sería más elevado. Es preciso tener en cuenta que cuando caminamos nuestros pies soportan una presión de hasta 650 Kg/cm^2 y de 2500 Kg/cm^2 en carrera, de aquí la importancia de su arquitectura para soportar tan enorme trabajo.

PATOLOGÍAS PREVIAS. TIPOS DE LESIONES

Es especialmente importante prestar atención a la compensación de las situaciones que provocan las patologías previas desde las edades más tempranas del desarrollo y del crecimiento de los deportistas y que se clasifican en:

- Fracturas por fatiga.
- Pubalgia (osteoartropatía del pubis).
- Bursitis (síndromes femoro-patelares).
- Síndrome de fricción de la cintilla iliotibial.
- Apófisis por tracción y de la pelvis.
- Tendinopatías.
- Dolor tibial.
- Fascitis plantes (plantalgia).
- Avulsiones óseas.

UTILIZACIÓN DE UN CALZADO ADECUADO PARA LA PRÁCTICA DEL FÚTBOL

Actualmente la gran cantidad e intensidad de los partidos que se disputan tanto en la Liga de Fútbol Profesional como en las categorías inferiores han provocado un aumento considerable en el número de lesiones, lo que ha despertado gran interés en el ámbito de la Biomecánica Deportiva a la hora de diseñar una bota ideal que aporte más prestaciones técnicas sin menospreciar el riesgo de sufrir lesiones. En este sentido, entre las más frecuentes se observa una clara predominancia en la lesión clasificada como esguince del tobillo, que junto con las lesiones de rodilla pueden estar estrechamente relacionadas con el tipo de calzado utilizado y con la superficie del terreno de juego. Esta situación debe ser considerada de forma especial tanto por el entrenador, como por el club y, por supuesto, por la familia.

Los estudios llevados a cabo durante más de quince años en este ámbito por el Instituto de Biomecánica de Valencia (IBV), han permitido el desarrollo de criterios de diseño y fabricación orientados a la prevención de lesiones y a la mejora del confort y del rendimiento deportivo. Las características que debe satisfacer todo calzado son básicamente dos: proteger al pie y complementarlo en sus funciones.

Según el IBV, a la hora de elegir unas botas es muy importante tener en cuenta el uso que se les va a dar (si se van a utilizar para entrenar o para jugar los partidos, tipo de superficie donde se van a utilizar, etc.) así como las características del sujeto (por ejemplo, el peso del sujeto puede servirnos de orientación sobre las prestaciones de amortiguación que ha de ofrecer el calzado) y el nivel deportivo.

En el fútbol se suele dar el caso de jugadores de mayor nivel prefieren que sacrificar algunos elementos de protección para que el calzado sea más ligero y optan por buscar un ajuste extremo que les permita mejorar el toque del balón, o que prefieran suelas con mayor agarre para ganar velocidad en los desplazamientos, por lo que el jugador debería saber que cuanto más extremo sea el ajuste y el agarre más posibilidades habrán de que pueda sufrir lesiones. Por tanto, si el nivel deportivo requerido y la exigencia del juego no es muy alta, o si las botas van a ser utilizadas únicamente durante los entrenamientos, deberá prevalecer el criterio de prevención de lesiones sobre rendimiento.

En el ámbito de la investigación de la Biomecánica Deportiva el IBV viene utilizando sistemas como el *Biofoot/IBV* para registrar presiones en los distintos modelos de calzado, o la *bota de tacos instrumentados/IBV* para analizar cómo se producen las fuerzas en los campos de fútbol. Con toda esta tecnología el IBV ha sido capaz de realizar un nuevo tipo de calzado para ser utilizado en campos de tierra que incluye conceptos tan novedosos como el *taco twister*, el cual aporta mayor resistencia y eficacia a la suela en este tipo de terrenos. También la Biomecánica ha servido para generar nuevas herramientas y metodologías hasta el punto de que hoy día es posible llegar a la individualización del calzado deportivo con botas adaptadas a las características específicas de cada jugador, práctica cada vez más habitual en los equipos de fútbol profesional (Gráfico 26.8).

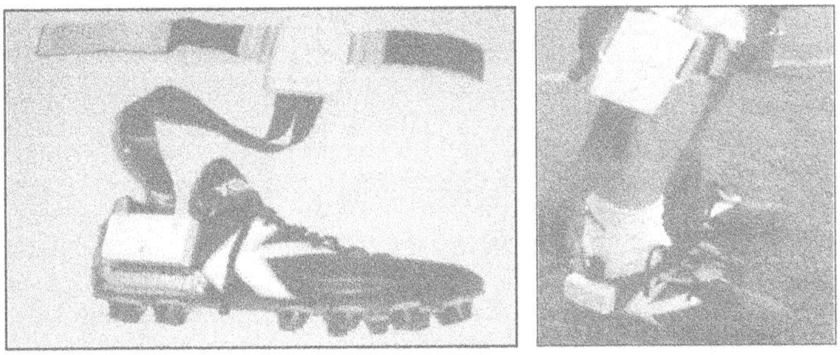

– Gráfico 26.8 –

LA ESPECIAL ATENCIÓN A LAS SUPERFICIES DE CONTACTO

En la actualidad se está poniendo un énfasis especial en el estudio de las superficies del terreno de juego para la prevención de riesgos de lesiones deportivas (Gráfico 26.9).

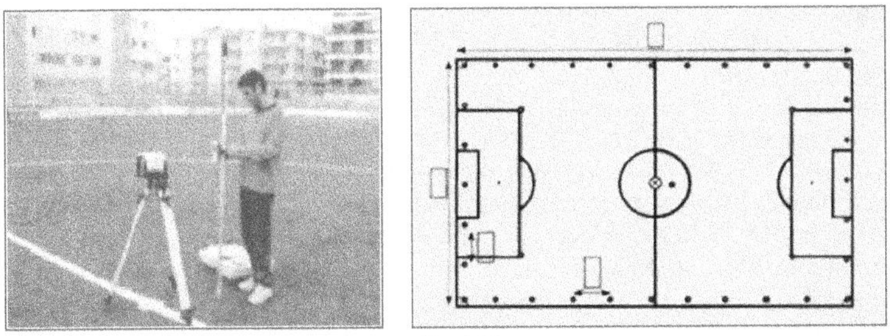

– Gráfico 26.9 –

Diferentes entidades del ámbito de la investigación, entre ellas el IBV y la Universidad de Cincinnati por citar algunos, están obteniendo resultados y llegando a conclusiones muy importantes en cuanto a la utilización de materiales óptimos a emplear en las superficies de juego tanto sintéticas como naturales. En este sentido, *Multiturf* se enmarca dentro de la convocatoria de *Proyectos Craft* de la Unión Europea y su objetivo principal es desarrollar pavimentos que cumplan tres retos fundamentales:

- Que sirvan para la práctica de diferentes actividades deportivas.
- Que puedan tener diferentes usos, ya sean deportivos o extradeportivos (por ejemplo, la celebración de conciertos o de algún otro tipo de actividad lúdica).
- Que sean multiusuario y puedan ser utilizados por sujetos de cualquier grupo de edad.

REFERENCIAS BIBLIOGRÁFICAS

- AGUADO, X. (1993): *Eficacia y Técnica Deportiva. Análisis del movimiento Humano.* Barcelona: Inde.
- AGUADO, X.; IZQUIERDO, M. & GONZÁLEZ, J.L. (1998): *Biomecánica dentro y fuera del laboratorio.* León: Universidad de León.
- ÁLVAREZ DEL VILLAR, C. (1985): *La preparación física del fútbol basada en el atletismo.* Madrid: Gymnos.
- BARBERO ÁLVAREZ, J.C. (2003): "Análisis cuantitativo de la dimensión temporal durante la competición en fútbol sala". En *European Journal of Human Movement* (10) pp. 143-163.
- BARBERO ÁLVAREZ, J.C.; BARBERO ÁLVAREZ, V.; GÓMEZ, M. & CASTAGANA, C. (2007): "Análisis cinemático del perfil de actividad en jugadoras infantiles de fútbol mediante tecnología GPS". En *Kronos* (14) pp. 35-42.
- BUSTOS MOLINA, J.R. & BUSTOS RODRIGUEZ, H. (2009). Algunas consideraciones biomecánicas en el salto largo. Revista Colombiana de Física, vol. 41, No. 1, Enero 2009
- DÍAZ, R; MEDRÁN, R.; DE LA CHICA, A.B. & GRANDE, I. (2009): "Optimización del saque de banda en fútbol: Perspectiva biomecánica". En *Kronos* (14) pp. 95-100.
- DORIA DE LA TERNA, E. (2003): "El empleo del análisis biomecánico en la práctica deportiva. Su estrecha y lógica relación con la técnica deportiva". En *Revista Digital Buenos Aires* (66.)
- DURA, J; PEREZ, P. & MARTINES, A. (2003) : "Análisis del césped artificial para fútbol: Aspectos biomecánicos y su relación con la epidemiología". En *Selección (revista española e iberoamericana de medicina de la educación física y el deporte)* (4) pp. 57-63.
- GOWITZKE, B.A. & MLINER, M,C. (1999): *El cuerpo y su movimiento. Bases científicas.* Barcelona: Editorial Paidotribo.
- GUTIÉRREZ DÁVILA, M. (1998): *Biomecánica deportiva: Bases para el análisis.* Madrid: Síntesis.
- IZQUIERDO, M. (2008): *Biomecánica y Bases Neuromusculares de la Actividad Física y el Deporte.* Madrid: Panamericana S.A.
- LINTHORNE, N.P. & EVERETT, D.J. (2006): "Release angle for attaining maximum distance in the soccer throw-in". En *Sports Biomechanics* (July, 2006) pp. 243-260.
- LUHTANEN, P. (1999): "Los aspectos biomecánicos". En EKBLOM, B.: *Fútbol. Manual de las ciencias del entrenamiento.* Barcelona: Paidotribo.
- LUHTANEN, P. (2005): "Aspectos Biomecánicos del Rendimiento en el Fútbol". En *PubliCE Standard*; p. 450.
- LUHTANEN, P. (2006): "Aspectos Mecánicos de la carrera y la velocidad". En *PubliCE Standard*; p. 440.

- NÚÑEZ, F.J.; BILBAO, A.; RAYA, A. & OÑA, A. (2004): "Valoración del comportamiento motor y preíndices de movimiento del portero de fútbol durante el lanzamiento de penalti". En *European Journal of Human Movement* (12) pp. 21-38.
- PINO ORTEGA, J.; PADILLA SORBAS, C.; MORENO CONTRERAS, Mª.; PÉREZ SEGURA, J. & GÓMEZ LÓPEZ, M. (2007): "Nuevas tecnologías aplicadas a la cuantificación en fútbol". En *Kronos* (12) pp. 22-28.
- PÉREZ, P. & LLANA, S. (2007): *Biomecánica aplicada a la actividad física y al deporte.* Valencia: Fundación Deportiva Municipal (Colección aula deportiva técnica).
- ROJAS, F.J., CEPERO, M., SOTO, V.M. & GUTIÉRREZ-DÁVILA, M. (2002): "Valoración biomecánica de la acción de los brazos y pierna libre en saltadores de altura de élite". Biomecánica, 10 (2), 2002, pp. 94-98.
- ULLOA LÓPEZ, J.M. (2001): "Papel de la velocidad en los resultados de los lanzamientos". En *Revista Digital Buenos Aires* (35).
- VOEGELI VILEDOT, A. Y COLS. (2004): *Lecciones Básicas de Biomecánica del Aparato Locomotor.* Madrid: Masson.
- WILLIAM, E.G.; KIRKENDALL, D. & CONTIGUGLIA, R. (2005): *Medicina del Fútbol.* Barcelona: Paidotribo.
- WIRHED, R. (1998): *Habilidad Atlética y anatomía del movimiento.* Barcelona: Edica-Med.

CAPÍTULO 27

REVISIÓN HISTÓRICA DESDE UNA PERSPECTIVA BIOMECÁNICA DE LA APLICACIÓN DEL GOLPEO EN EL FÚTBOL

Eduardo J. Ramos Verde, Manuel E. Navarro Valdivielso, José A. Ruiz Caballero
Estrella Mª. Brito Ojeda, Juan M. García Manso

Desde el Departamento de Educación Física hemos querido acercar a todos los sectores este trabajo de investigación. Para ello hemos realizado un vaciado bibliográfico donde se describe someramente la aplicación biomecánica en el fútbol y concretamente en la acción del golpeo en el mundo del fútbol y comentaremos las generalidades de esta acción técnica y señalaremos los aspectos que mayor incidencia tienen en la misma: aproximación al balón, pie de apoyo, cinemática del golpeo, velocidad del balón tras el golpeo, velocidad del pie ejecutor, velocidad angular de la extremidad inferior y otros parámetros no descritos.

El golpeo en fútbol y por ende el contacto del pie con el balón, es el medio técnico principal para el desarrollo de este deporte. Sin duda uno de los aspectos más interesantes de este estudio es el de acercar los parámetros biomecánicos que tienen relación directa con el chut con el balón estático, utilizando para ello, como superficie de contacto, el empeine total.

Una amplia gama de factores técnicos y habilidades conforman una parte muy importante de este deporte que actualmente practican de manera federada más de cuarenta millones de personas y se estiman en más de cien millones los que lo hacen de manera ociosa (Ekstrand, 1994).

Esta acción técnica se asocia a múltiples factores en su ejecución: velocidad del balón, de la posición del mismo, de la naturaleza y propósito del tiro, etc. Pero sin duda, el concepto más estudiado en la literatura universal es la velocidad máxima del golpe del pie con el empeine a una pelota detenida, acciones relacionadas con un saque de puerta o con un tiro libre; en su modalidad de saque de puerta, saque de centro, falta directa y saque de esquina.

MARCO TEÓRICO

Como otras tantas habilidades técnicas en fútbol, el golpeo es más apropiado aprenderlo desde edades tempranas, por ello puede parecer una acción de sencilla ejecución. Sin embargo, la acción madura y eficaz del golpeo se encuentra en jugadores con cierta experiencia, aunque también en éstos se observan algunas incorrecciones, especialmente cuando se modifican los patrones de velocidad y precisión. Philips (1985) indagó la eficacia en el golpeo entre futbolistas de élite y aficionados y concluyó que los jugadores de élite son más eficaces, aunque ambos grupos habían realizado la acción con pequeñas diferencias en las variables biomecánicas evaluadas.

APROXIMACIÓN AL BALÓN

Una de las características fundamentales en el golpeo del balón es el ángulo de aproximación que el futbolista realiza para golpear un balón estático. El ángulo de aproximación sobre el pie y la velocidad del balón fueron observados por Isokawa & Less (1988) y de los sujetos varones observados seis requirieron un solo paso de carrera para golpear el balón detenido usando un ángulo de aproximación de 0º, 15º, 30º, 45º, 60º y 90º y aunque no hubo diferencias significativas en las velocidades del balón entre los ángulos de aproximación, la tendencia de los datos permitió sugerir que la máxima velocidad de la pierna era alcanzada con un ángulo de aproximación de 30º y la máxima velocidad del balón con un ángulo de 45º. Este hecho, que parece lógico pues es lo que hacen los jugadores en la práctica, representa que la pierna se incline en el plano frontal permitiendo que el pie pueda situarse más bajo respecto al balón, contactando de manera óptima con él.

Opavsky (1988) estudió la diferencia entre una aproximación en carrera y otra estática cuando se realiza un golpeo con el empeine total concluyendo que, con aproximación estática, la velocidad máxima del balón fue de 23.5 m/s y de 30.8 m/s en una aproximación de carrera de 5 a 8 pasos.

EL PIE DE APOYO

Otro de los parámetros importantes, tal y como demostraron Malean & Tumilty (1993) es la colocación del pie de apoyo en el golpeo del balón. Según estos investigadores en jugadores jóvenes de élite el pie se apoya 38 cm detrás del centro del balón y a 37 cm lateralmente del centro del balón. Otros estudios indican que el pie podría colocarse hasta 5-10cm del lateral del balón. En cuanto a la posición antero-posterior (Hay, 1985) indica que la posición eficiente sería entre 5 y 28 cm detrás del balón.

PARÁMETRO CINEMÁTICO DEL GOLPEO

Durante el movimiento del golpeo el pie rota alrededor de ambos ejes del cuerpo: frontal y longitudinal (vertical), por lo que la verdadera cinemática de esta acción sólo puede definirse desde un análisis tridimensional. A pesar de ello, la mayoría de los datos cinemáticos son los resultados de estudios en un plano sagital bidimensional.

VELOCIDAD DEL BALÓN TRAS EL GOLPEO

Un parámetro que indica el éxito del golpeo suele ser la velocidad y la dirección del mismo. Futbolistas adultos varones experimentados mostraron una velocidad media de entre 20 y 30 m/s (Narici et al., 1988 y Luhtanen, 1994). Con una aproximación limitada, Isokawa & Less,1988) obtuvieron una velocidad máxima de entre 12 y 15.5 m/s para niños entre 8 y 14 años de edad. Ello coincide con Luhtanen (1988), quien aportó valores entre 15 y 22 m/s para niños y jóvenes entre los 10 y los 17 años. Así pues, parece que el nivel de aptitud, la velocidad de aproximación y la edad afectan a la velocidad del balón.

VELOCIDAD DEL PIE EJECUTOR

Dentro del rango de 18 a 28 m/s en jugadores varones adultos, los valores medios de la velocidad máxima del pie al momento del impacto son generalmente menores que los citados para la velocidad del balón, lo que nos da una proporción de la velocidad balón-pie mayor que uno.

Asami & Nolte (1983) defienden que este valor es un indicador de la eficacia del golpeo cuyo valor máximo indica el mayor nivel de rendimiento. En los golpes con el empeine, las proporciones de velocidad pie-balón han sido informadas en un rango entre 1.06 1.29 (Asami & Nolte, 1983). Aunque se requiere de una cierta precaución al interpretar estos resultados, ya que se deberá considerar la superficie de contacto utilizada para calcular los valores para el cociente de la velocidad balón-pie. Igualmente se ha observado que, al impactar con el balón, los dedos alcanzan mayor velocidad que el centro de masas del pie y que esta última logra una mayor velocidad que la articulación del tobillo mientras el pie está en flexión plantar. En el gráfico siguiente se puede ver un ejemplo típico de las velocidades comunes lineales para un golpe máximo con el empeine.

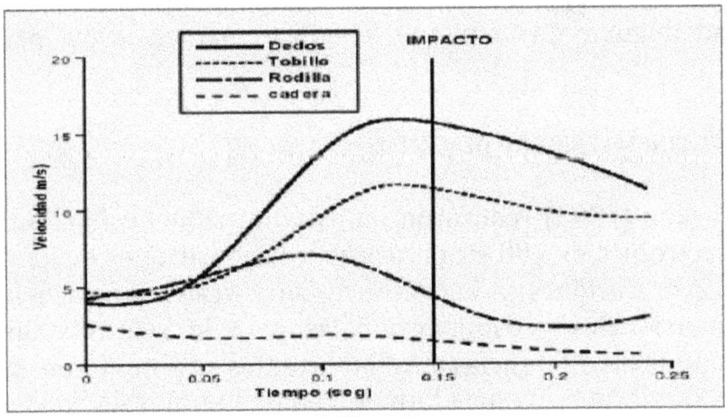
Dedos
Tobillo
Rodilla
cadera
IMPACTO
Velocidad m/s)
20
15
10
5
0
0
0.05
0.1
0.15
0.2
0.25
Tiempo (seg)

– Gráfico 27.1 –

Isokawa & Less (1988) también informan sobre las velocidades del tobillo y de los dedos del pie para una aproximación corta y tomando los dedos como indicador de la velocidad obtuvieron un valor de 1.11 para el cociente de velocidad del balón-pie; usando el tobillo, el valor obtenido fue de 1.65. Es decir, que si se tomamos el centro de masas del pie obtendremos un valor intermedio.

Las correlaciones entre el balón y la velocidad del pie son generalmente altas, sugiriendo que la velocidad del pie es un factor significativo en la mecánica del golpeo en fútbol. Asami & Nolte (1983) divulgaron una correlación significativa de 0.74 para jugadores profesionales de fútbol que realizaban golpeos máximos con el empeine; una correlación significativa de 0.52 también fue aportada por Isokawa y Less (1988) para golpes máximos con el pie, pero con un ángulo de aproximación que variaba de 0 a 30º.

VELOCIDADES ANGULARES EN LA EXTREMIDAD INFERIOR

Un gráfico típico de las velocidades angulares del muslo y de la pierna con cada una de las etapas dominantes indicadas se puede observar a continuación.

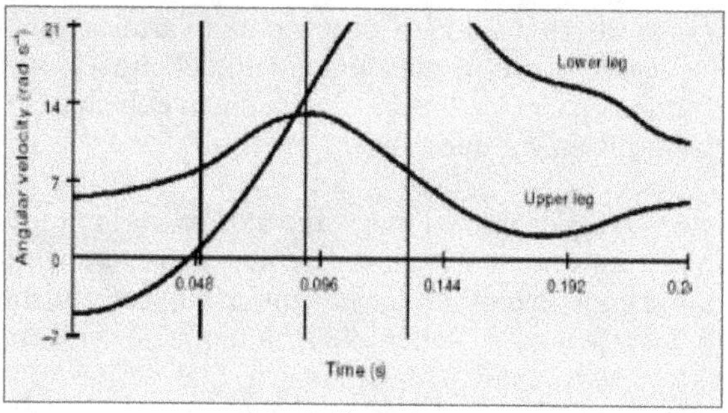
Angular velocity (rad s⁻¹)
21
14
7
0
-7
Lower leg
Upper leg
0.048
0.096
0.144
0.192
Time (s)

– Gráfico 27.2 –

La descripción de Wickstrom (1975) de la acción del golpeo sugiere que el muslo llega a estar casi inmóvil en el impacto pero los datos obtenidos sugieren que esto no es totalmente cierto. Para los jugadores adultos, las velocidades angulares del muslo obtenidas en el impacto son de 2.8 a 5.4 rad/s (Aitcheson & Less, 1983 y Putnam, 1991). Sin embargo, comparado con los radian/s obtenidos para la velocidad angular de la pierna, el muslo parecía estar prácticamente inmóvil.

OTROS PARÁMETROS CINEMÁTICOS NO DESCRITOS

Rodano & Tavana (1993) realizaron un estudio tridimensional utilizando un sistema óptico electrónico de 100 Hz para grabar las posiciones de los marcadores situados en las articulaciones y encontraron una gran coincidencia entre los resultados bidimensionales y tridimensionales para la velocidad lineal de las articulaciones, aunque las diferencias más importantes se obtuvieron en las medias angulares donde se vio que los jugadores podían generar velocidades del balón entre 23 y 30 m/s. No obstante, divulgaron un valor de19.5 radian/s para la velocidad angular de la rodilla, que es menor a lo descrito en estudios de dos dimensiones.

PARÁMETROS QUE DETERMINAN LA EFICACIA DEL CHUT

Parece lógico pensar que existe una relación entre la fuerza del músculo y el rendimiento en el golpe de pie en el fútbol, ya que los músculos son directamente responsables de aumentar la velocidad del pie. En este sentido, Tant et al. (1991) atribuyeron la mayor velocidad del balón producida por jugadores masculinos, comparados a jugadoras femeninas, a su mayor fuerza según lo medido en un dinamómetro isocinético y otros investigadores también han divulgado relaciones positivas.

Cabri et al (1988) encontraron una alta correlación entre la distancia del golpe de pie con la fuerza generada por el flexor de la rodilla (r = 0.77) y por la fuerza del extensor de la rodilla (r = 0.74) según lo medido por un dinamómetro isocinético a una velocidad angular de 3.6 radian/s. También encontraron una relación significativa entre la distancia del golpe y la fuerza medida en el flexor de la cadera (r = 0.56) y la fuerza del extensor de la cadera (r = 0.56) pero más baja que para la rodilla. Resultados similares han sido divulgados por Reilly & Drust (1994) para las jugadoras de fútbol y por Poulmedis et al. (1988) y Narici et al (1988); ambos utilizaron la velocidad del balón como medida de rendimiento y eficacia.

Si la fuerza muscular se relaciona con el rendimiento, entonces el entrenamiento debería demostrar efectos positivos sobre la velocidad o la distancia del balón tras el golpe de pie. De Proft et al. (1988) en un estudio sobre un entrenamiento específico de fuerza muscular de la pierna, determinó que la fuerza concéntrica del músculo mejoró en un 25% y que el rendimiento en el golpe de pie valorado mediante la distancia también mejoró un 4%. Las correlaciones entre la fuerza de la pierna y la distancia aumentaron del pre al postest del entrenamiento.

Estos resultados demuestran que la fuerza muscular es un factor importante en el rendimiento y precisión de la técnica del golpeo y se puede mejorar con el entrenamiento apropiado. Sin embargo, se debe resaltar que la mejora en la eficacia y el rendimiento no fue determinada exclusivamente por la mejora en la fuerza muscular, sugiriendo que los factores técnicos siguen siendo importantes y que a medida que aumenta la fuerza es necesario continuar desarrollando el control neuromuscular del movimiento.

Por último, la precisión es muy importante en la habilidad de golpear con el pie el balón, pero se sabe que ésta se dificulta y disminuye a medida que la exigencia de velocidad aumenta (Asami et al., 1976).

REFERENCIAS BIBLIOGRÁFICAS

- AGUADO, X. (1993): *Eficacia y Técnica deportiva.* Barcelona: Inde.
- BENÍTEZ, R. (1988): "Golpeos con el pie al balón en movimiento". *El Entrenador Español* (36) pp. 8-15.
- BOSCO, C. (1991): *Aspectos fisiológicos de la preparación física del futbolista.* Barcelona: Paidotribo.
- CABRI, , J.; DE PROFT, E.; DUFOUR, W. & CLARYS, J. (1988): "The relation between muscular strength and kick performance". En REILLY, T.; LEES, A.; DAVIDS, K. & MURPHY, W.: *Science and Football.* London: E. & F.N. Spon.
- COHEN GRINVALD, R. (1998): "Biomecánica y condición física". En *Training Fútbol* (33) pp. 34-42.
- CSANÁDI, A. (1984): *El Fútbol.* Barcelona: Planeta.

- DE PROFT, E.; CLARYS, J.; BOLLENS, E.; CABRI, J. & DUFOUR, W. (1988A): "Muscle activity in the soccer kick". En REILLY, T.; LEES, A.; DAVIDS, K. &MURPHY, M.: *Science and Football.* London: E. &F.N. Spon.
- FIDELUS, K. (1983): "Aprovechamiento de la biomecánica para el análisis de la eficacia del entrenamiento en el fútbol". En *El Entrenador Español* (16) pp. 68-74.
- GUILLÉN, J. (1999): "Biomecánica". En *Bases biológicas y fisiológicas del deporte.* Curso nivel-3. Entrenador Nacional de Fútbol. R.F.E.F.
- GUTIÉRREZ, M. & SOTO, V. (1992): "Análisis biomecánico de la cadena cinética implicada en el golpeo en el fútbol con el empeine del pie". En *Archivos de Medicina del Deporte* (34) pp. 165-171.
- KOLATH, E. & SCHWIRTZ, A. (1989): "Lanzamiento de banda largo en el fútbol desde el punto de vista biomecánico". En *El Entrenador Español,* (41) pp. 44-50.
- LÓPEZ, M.; FRADUA, L. & GUTIÉRREZ, M. (1997): "Metodología para el análisis biomecánico del golpeo en el fútbol". En *Training Fútbol (*14) pp. 30-42.
- LÓPEZ, M. & ARROYO, M. (1998): "Análisis biomecánico del comportamiento del balón tras el golpeo en fútbol". En *Training Fútbol (*24) pp. 30-37.
- LUHTANEN, P. (1988): "Kinematics and Kinetics of maximal instep kicking in junior soccer players". En REILLY, T.; LEES, A.; DAVIDS, K. & MURPHY, W.: *Science and Football.* London: E. &F.N. Spon.
- LUHTANEN, P. (1989): "Biomeccanica del calcio". En *Scuola dello Sport* (15) pp. 61-p*l de las ciencias del entrenamiento.* C.O.I. Barcelona: Paidotribo.
- MORGENSTERN, R.; PUENTES, Y.; AZCONA, J. & RUANO, D. (1991): "Estudio biomecánico sobre la influencia del tamaño del balón en el chut en el fútbol infantil". En *Apunts: Educación Física y Deportes* (25) pp. 271-275.
- NARICI, M.; SIRTORI, M. & MOGNONI, P. (1988): "Maximal ball velocity and peak torques of hip flexor and knee extensor muscles". En REILLY, T.; LEES, A.; DAVIDS, K. & MURPHY, W.: *Science and Football.* London: E. &F.N. Spon.
- NAVARA, M. & JELEN, K. (1985): "Puntos de partida teóricos para valorar los criterios fundamentales que influyen en la técnica y la fuerza del golpeo de balón con el empeine". En *El Entrenador Español* (25) pp. 30-32.
- OPAVSKY, P. (1988): "An investigation of linear and angular kinematics of the leg during two types of soccer kick". En REILLY, T:; LEES, A.; DAVIDS, K. & MURPHY, W.: *Science and Football.* London: E. & F.N. Spon.
- SFORZA, CH.; DUGNANI, S.; MAURO, M.; TORRI, L. & FERRARIO, V. (1997): "Repeatability of the football penalti: A statistical evaluation by the morphological variation analysis". En REILLY, T.; BANGSBO, J. & HUGHES, M. (EDS.): *Science and Football III.* London: E&FN Spon.
- POPOV, A. (1981): "Tipos de golpeo en fútbol y los criterios biomecánicos para su clasificación". En *El Entrenador Español* (10) pp. 60-61.
- WEINECK, J. (1995): *Fútbol total.* Barcelona: Paidotribo.

CAPÍTULO 28

BIOMECÁNICA Y TRIBOLOGÍA DE LOS PARES DE FRICCIÓN EN LA ARTROPLASTIA TOTAL DE CADERA (ATC)

José Fco. Duque Morán, Ricardo Navarro García, José A. Ruiz Caballero

La Tribología, como ciencia, estudia los fenómenos de la fricción, el desgaste y la lubricación que tienen lugar durante el contacto entre superficies sólidas estando, como mínimo, una de estas partes en movimiento (Kalpakjian & Schmid, 2002) y desde que el doctor Sir John Charnley aportara su prótesis de baja fricción, ha jugado un papel importante en el éxito de los implantes de las nuevas articulaciones artificiales (Charnley, 1961 y 1979 y Camacho Galindo; Fdez. Vázquez & Charnley, 2006).

Independientemente de los fenómenos de corrosión u oxidación que experimentan las prótesis, los parámetros fricción, lubricación y desgaste se muestran como variables dependientes que se manifiestan físicamente a través de un mayor o menor desgaste protésico, y es que el desgaste y sus partículas impactan directamente sobre el éxito o el fracaso de las prótesis articulares implantadas en una artroplastia total de cadera (ATC), osteolisis con aflojamiento aséptico, aparición de pseudo tumores, efectos chirriantes, etc. (Willert; Bertram & Buchhorn, 1990; Harris, 1991 y 1994; Goodman & Fornasier, 1992; García Cimbrelo, 2000 y Jin & Fisher, 2001).

Ante esto, el desafío moderno de los estudios tribológicos "in vitro" o "in vivo" consiste en minorar al máximo el desgaste que se da en las condiciones de uso reales de las prótesis articulares, alargando así su vida útil y evitando complicadas y costosas intervenciones de revisión (Parvizi & Purtill, 2005 y Blanco Pozo & López-Moya Gómez, 2009).

La investigación sobre tribología en prótesis "in vitro" utiliza tribómetros o dispositivos para medir la fricción y el desgaste como principal herramienta. La razón de ello es que con un tribómetro es posible simular en laboratorio las características fundamentales de un problema de desgaste o fricción, sin las dificultades asociadas a la experimentación "in vivo", reproduciendo los fenómenos de fricción y desgaste bajo condiciones controladas (Stachowiak & Batchelor, 2004).

LA LUBRICACIÓN

El concepto de lubricación implica insertar un material o sustancia entre dos cuerpos con el fin de disminuir la fricción y el desgaste entre ellos reduciendo el contacto entre las asperezas o microasperezas de las superficies en rozamiento (Miller, 2009).

Tribológicamente hablando, la articulación de cadera es un mecanismo complejo de baja fricción en la que el líquido sinovial actúa como lubricante apoyado por el cartílago articular, que mediante el propio movimiento articular reparte el lubricante por toda la extensión cartilaginosa, consiguiendo un coeficiente de fricción del orden de 0,002 a 0,004 y soportando normalmente esfuerzos del orden de 1 MPa (Bayourthe; Vinel & Anklewicz, 1972; Dumbleton, 1981; Hlavácek, 1999; Ahlroos, 2001 y Dufour & Pillu, 2006).

Como lubricante natural, el líquido sinovial juega un importante papel en minorar el desgaste en los pares de fricción de las articulaciones protésicas. Este líquido contiene macromoléculas de proteínas, lípidos y proteínas de pequeño tamaño como la albúmina, la gammaglobulina y la transferrina y de pH entre 7,3 y 7,4, siendo el contenido de proteínas del orden de 20 mg/ml (2%). Su viscosidad entre 0,1 y 1 Pa·s se debe fundamentalmente a la presencia del ácido hialurónico, la cual se ve afectada por la aparición de determinadas enfermedades (Yehia & Duncan, 1975; Dumbleton, 1981; Forster; Fisher & Dowson, 1995; Ahlroos, 2001; Dufour & Pillu, 2006 y Sawae, 2009).

Por otra parte, mientras que la articulación natural está rodeada por una cápsula articular donde la bursa sinovial y la membrana secretan líquido sinovial para lubricar la articulación, la articulación protésica de cadera en la cavidad pseudo-articular se llena de líquido sinovial y con líquido periprotésico alrededor de la articulación, siendo la calidad del mismo algo diferente pero con concentraciones proteínicas totales relativamente similares (Saari et al., 1993; Mazzucco et al., 2002 y Des-Jardins et al., 2006).

CONTENIDO DE LAS MACROMOLÉCULAS EN FLUIDOS DE ARTICULACIONES NATURALES Y PROTÉSICAS, SEGÚN ESTUDIOS (Sawe, 2009)				
	CONCENTRACIÓN (g/L)			
LÍQUIDO SINOVIAL	TOTAL PROTEÍNAS	ALBÚMINA	FOSFOLÍPIDOS	ÁCIDO HIALURÓNICO
De Osteoartritis (MAZZUCCO ET AL., 2002)	27 ± 10	---	0,52 ± 0,18	1,3 ± 0,5
De Osteoartritis (DESJARDINS ET AL., 2006)	24,75 ± 7,13	20 ± 4,98	0,41 ± 0,14	---
Periprotésico (MAZZUCCO ET AL., 2002)	34 ± 13	---	0,52 ± 0,19	0,9 ± 0,4
Periprotésico (DESJARDINS ET AL., 2006)	28 ± 5,03	21,75 ± 3,2	0,5 ± 0,06	---

– Gráfico 40.1 –

Frente al complejo mecanismo lubricante de las articulaciones cartilaginosas (Dumbleton, 1981; Hlavácek, 1993 y Ikeuchi, 1995) tenemos los mecanismos que utilizan las protésicas, que son estudiados por métodos convencionales de ingeniería y que se pueden clasificar en:

- *Métodos de mediciones experimentales:* Los métodos experimentales generalmente son medidas de fricción en relación con la denominada curva de Stribeck (Gráfico 40.2) o bien tratan de buscar el espesor de lubricante mediante técnicas de resistividad eléctrica.

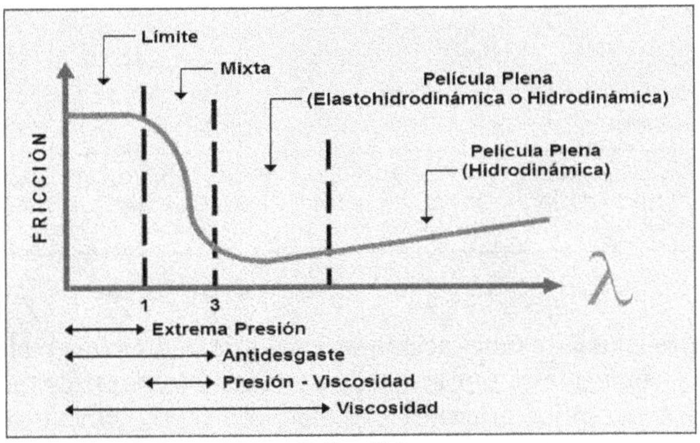
Límite
Mixta
Película Plena
(Elastohidrodinámica o Hidrodinámica)
Película Plena
(Hidrodinámica)
FRICCIÓN
λ
1
3
Extrema Presión
Antidesgaste
Presión - Viscosidad
Viscosidad

– Gráfico 40.2 –

- *Métodos predictivos-teóricos:* Generalmente se basan en el ratio λ, que indica el régimen de lubricación. Se define por la siguiente fórmula (Jin; Medley & Dowson, 2003):

$$\lambda = \frac{h_{min}}{\sqrt{R_{aH}^2 + R_{aC}^2}}$$

H_{min} = Espesor mínimo de la película en el implante.
R_{aH} = Rugosidad cuadrática media de la superficie de la cabeza femoral.
R_{aC} = Rugosidad cuadrática media de la superficie de la copa acetabular en contacto con la cabeza.

En dicha fórmula se considera la influencia de las propiedades de los materiales (composición del par fricción), su rugosidad o aspereza, su esfericidad y el aclaramiento radial de la geometría de la superficie, de la calidad y viscosidad del lubricante y de las condiciones de funcionamiento (McPherson, 2009) y aunque se asuma la hipótesis de un régimen de trabajo isotérmico y de un comportamiento newtoniano del lubricante, es de aplicación en las articulaciones protésicas (Hamrock & Dowson, 1977).

Los valores de λ comprendidos entre 1 y 3 dan lugar a un régimen de lubricación mixto y para valores menores que 1 toda la carga es soportada por los elementos (Smith et al., 2001). En la tabla siguiente se muestran los valores obtenidos para diferentes regímenes de lubricación en función de los tres pares de fricción más característicos y cómo se refleja el régimen de lubricación en estos sabiendo que el ideal de lubricación sería el de película lubricante con el λ más alto posible (Jin; Medley & Dowson, 2003).

ESTIMACIÓN TEÓRICA DE LOS REGÍMENES DE LUBRICACIÓN «IN VIVO» DE IMPLANTES DE CADERA				
POR FRICCIÓN	ESPESOR MÍNIMO DE PELÍCULA (NM)	RUGOSIDAD MEDIA DE CADA SUPERFICIE EN CONTACTO (NM)	RATIO λ	RÉGIMEN DE LUBRICACIÓN
UHMWPE - Metal	83	50 - 100	0,08 - 1,7	Capa límite a Mixto
Metal - Metal	36	14 - 28	1,3 - 2,6	Mixto a Película Lubricante
Cerámica - Cerámica	24	7	3,4	Película Lubricante
A partir de la experiencia y basado en el ratio λ usando la fórmula de Hamrock y Dowson (radio de la cabeza femoral R_H = 14mm; carga aplicada W = 2,5kN; viscosidad del líquido sinovial η = 5mPa; velocidad angular de la cabeza femoral en relación a la copa acetabular (λ) = 1,5rad/s).				

– Gráfico 40.3 –

En el régimen de lubricación por capa límite, limítrofe o en película fina, la película sinovial está representada por un simple tapiz de moléculas sobre el que se deslizan las superficies, si bien esta teoría parece referirse más al funcionamiento articular en descarga (Tandon; Bong & Kushaha, 1994). Dicho tamiz evita la adhesión de las superficies y permite responder fácilmente a los esfuerzos cortantes que aparecen, disminuyendo su coeficiente de fricción (Ashby, 2008).

Para el régimen elastohidrodinámico, hidrodinámico o en película de lubricante (λ > 3), se considera que durante el reposo las superficies están en contacto y que el movimiento intercala una película de líquido lubricante que va desde un grosor microscópico (caso de la elastohidrodinámica) a un espesor mayor en hidrodinámica (Jin; Medley & Dowson, 2003).

Las prótesis de cadera metal-polímero operan en régimen de lubricación límite o mixto, lo que ha llevado al diseño de diámetros reducidos de la cabeza femoral tanto como sea posible para reducir al mínimo la fricción y el desgaste volumétrico (Wang et al., 1998). Por su parte, las prótesis metal-metal bien diseñadas operan en el régimen de lubricación mixta a hidrodinámica, con gran parte de la carga en apoyos de películas elastohidrodinámicas y su diseño tribológico conduce a muy bajas fases de desgaste (Dowson & Jin, 2006).

En la lubricación elastohidrodinámica el espesor de la película depende de la viscosidad del líquido sinovial que actúa como lubricante, de la velocidad y de la presión del par fricción, favorecido, o no, por el aclaramiento radial, de forma que si aumenta la presión, la película disminuye y se produce contacto metal-metal debido a las rugosidades (esta situación da lugar a la lubricación mixta). Por último, en las prótesis cerámica-cerámica tenemos el régimen de película lubricante, lo que explica su bajo nivel de desgaste, aparte de su alta resistencia al mismo por su dureza (Jin; Medley & Dowson, 2003).

Sin embargo, estudios con sustancias similares en composición o, al menos en teoría, con peor comportamiento como lubricantes frente al propio líquido sinovial, nos dan una idea de cómo se comportan las articulaciones protésicas, en concreto las de cadera en un entorno real "in vivo". Así, los lípidos y principalmente las proteínas del líquido sinovial son identificadas como los componentes más importantes en la lubricación de las articulaciones protésicas. En pruebas de desgaste "in vitro" con tribómetros se utilizan concentraciones de proteínas como lubricante al menos al 50% (Yehia & Duncan, 1975 y Williams et al., 2008) y suelen oscilar entre 20 y 35 mg/ml para asemejarse al líquido sinovial humano y a los resultados obtenidos en estudios "in vivo" (Wang et al., 1998 y Jin; Medley & Dowson, 2003) y es que el empleo de lubricantes en base a agua en simuladores de articulaciones protésicas de cadera han dado resultados muy alejados de la tasa de desgaste clínico comparado y calculado frente a prótesis recuperadas (Saikko, 2003), por lo que el suero bovino se ha convertido en el lubricante más utilizado en las pruebas con tribómetros o de simulación de desgaste con prótesis articulares (Wang et al., 1995 y McKellop et al., 1996).

La viscosidad óptima es digna de tener en cuenta en la mejora de las propiedades tribológicas y es que el líquido sinovial que encontramos en artroplastias fallidas tiene la viscosidad más baja, por lo que no efectúa su cometido adecuadamente (Saari et al., 1993; Namba et al., 1999 y De la Herrán & Usabiaga, 2004). Pero como hemos dicho, la viscosidad del líquido sinovial en pacientes con artroplastias es probablemente algo más alta que la mayoría de los lubricantes utilizados en los test de simulación de prótesis de cadera, lo cual valida los resultados obtenidos con tales herramientas (Mazzucco et al., 2002).

Así pues y a modo de conclusión podemos decir que el régimen de lubricación para un par fricción o rodamiento de una superficie dura sobre otra blanda en las prótesis de cadera es una lubricación en frontera o capa límite a mixta y para el caso de dos superficies duras tenemos regímenes mixto y de película lubricante.

LA FRICCIÓN

Se representa mediante las curvas de Stribeck (ver Gráfico 40.2) y señala los diferentes regímenes de lubricación interpretando la transición de éstos hasta el régimen de lubricación hidrodinámico, donde el coeficiente de fricción alcanza su punto mínimo y se mantiene dentro de unos valores relativamente bajos y razonablemente estables frente a la velocidad.

La fricción se encuentra definida por la ASTM (American Society for Testing and Materials) en su estándar G40 como *la fuerza de resistencia tangencial a la intercara de dos cuerpos cuando bajo la acción de un fuerza externa uno de ellos se mueve o tiende a moverse con respecto al otro*. Es, pues, la resistencia al movimiento relativo entre dos cuerpos en contacto sometidos a carga normal y se suele obtener de forma experimental (Groover, 1997 y Kalpakjian & Schmid, 2002) y en prótesis se denomina par fricción a los materiales que conforman cada lado articular de la artroplastia (Sánchez Gutiérrez & Mardomingo Alonso, 2009).

Respecto a los diferentes mecanismos de la fricción, la gran mayoría de autores parten de dos fenómenos físicos básicos: la rugosidad superficial por las asperezas y la adhesión entre las superficies de contacto. Sin embargo, a nivel microscópico es posible referir cinco combinaciones de éstos (Groover, 1997):

- Adhesión.
- Interacción entre asperezas.
- Deformación de las películas superficiales.
- Erosión de una de las superficies por las asperezas de la otra.
- Acción de las partículas atrapadas entre las superficies.

De ahí que en las prótesis el objetivo principal sea conseguir un equilibrio entre la fricción necesaria para que exista el movimiento pero minimizando el desgaste que la misma produce.

La teoría de la adhesión, ampliamente aceptada y desarrollada por Bowen & Tabor (1958), se basa en la observación de que dos superficies limpias y secas, independientemente de lo lisas que sean, se tocan solamente en una pequeña fracción de su área aparente de contacto. En este caso, la carga normal de contacto (N) está sostenida por diminutas asperezas o proyecciones de la superficie, que son las que se mantienen en contacto entre sí (Kalpakjian & Schmid, 2002). Luego, cuando dos materiales están en contacto, cualquier intento de mover uno sobre el otro implica vencer una fuerza de rozamiento o fricción que es opuesta al movimiento relativo entre los sólidos y que se obtiene a partir de la siguiente expresión física (Groover, 1997 y Ashby, 2008):

$$F = \mu * N$$

Es decir, que la fricción (*F*) de cada par protésico en contacto seco depende del coeficiente de rozamiento (μ) de los materiales de par protésico y la fuerza normal o resultantes de las cargas normales (*N*). Siendo *N* la fuerza que resulta de la suma del peso del cuerpo, del momento aductor provocado sobre la cadera y de la fuerza de reacción producida por la contracción de la musculatura abductora, que viene a neutralizar dicho movimiento. Luego la resultante *N* aplicada sobre la cadera dependerá de la magnitud de estos componentes y de sus distancias al centro de la articulación (Fernández-Fairén, 2000).

Las fuentes que nos aportan información sobre el valor de la resultante normal *N* sobre la cabeza del fémur son Rydell (1996), Pauwels (1976) y Paul (1976) (Dufour & Pillu, 2006) y otros más recientes como Dumbleton (1981) (Bergmann et al., 2001). Son valores que, además de revelar la importancia de reducir el peso corporal para mejorar el efecto del desgaste en la prótesis articular de cadera, se usan como referencias en los experimentos "in vitro" con tribómetros. Así, el cálculo de Pauwels es simple y vale en tanto en cuanto da un resultado superior al valor real, tal que la resultante de apoyo es cuatro veces el peso corporal.

En los tribómetros, atendiendo a los valores de los estudios mencionados y dependiendo del objetivo que persiga el estudio, se añaden cargas de cinco veces o más el peso corporal, simulando algunas o todas las posiciones de los ángulos de la articulación coxofemoral en flexo- extensión (entre 45 y 60º), abducción-aducción

(12º) y rotación interna-externa, variando el eje de carga o manteniéndolo 12º con la vertical (Ahlroos, 2001).

La geometría de la superficie de contacto también influye en la fricción, de aquí los acabados sobre la rugosidad y esfericidad en los pares de fricción. Sabemos que al intentar mover una de las superficies sobre la otra aparece una tensión cortante (F_S) en las asperezas de la superficie y que dicha tensión es máxima donde el área de la sección transversal de las asperezas es mínima, es decir, en el plano de contacto o muy cerca de él. La intensa deformación plástica en las zonas de contacto tiende a juntar las puntas de las asperezas tan íntimamente que a lo largo de la superficie de contacto las uniones son átomo a átomo, pudiendo soportar una tensión cortante aproximadamente igual al límite elástico a cortadura de dicho material. Entonces las asperezas cederán produciéndose el movimiento cuando (Ashby, 2008):

$$F_s = \mu_e * P$$

Siendo μ_e, en este caso, el coeficiente de rozamiento estático y P el peso o carga normal. Sin embargo, el coeficiente rozamiento adopta un valor menor al pasar a dinámico (μ_d) y se explica ya que, una vez las superficies están en movimiento, los átomos tienen menos tiempo para formar uniones átomo-átomo en los contactos entre asperezas que cuando las superficies están en contacto estático, lo que equivale a considerar que el área sobre el cual se aplica el esfuerzo cortante se ve reducida (Gráfico 40.4) (Ashby, 2008).

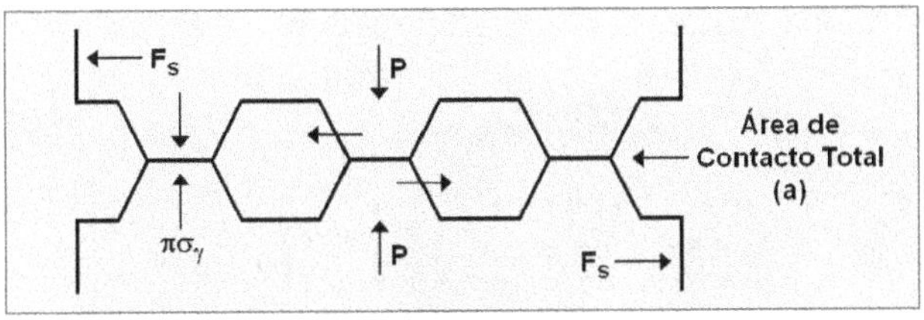

F_s
P
Área de
Contacto Total
(a)
$\pi\sigma_y$
P
F_s

– Gráfico 40.4 –

Así, la rugosidad no sólo reduce el área real en contacto, sino que también actúa como un conjunto de micro-depósitos que favorecen la retención de pequeños volúmenes de lubricante así como el confinamiento de partículas, más aún cuando en vez de rugosidad se trata de tratamiento de porosidad, ya que esta puede ejercer efectos que minoren la incidencia de los fenómenos de desgaste abrasivo, y es que un par fricción en contacto con dos superficies iguales idealmente lisas metal-metal presentarían un coeficiente de fricción irrealmente elevado, consecuencia de las fuerzas de atracción entre las moléculas de ambas superficies. Es por ello que la rugosidad superficial favorece la lubricación y el movimiento relativo entre superficies (Ashby, 2008 y Cho; Murakami & Sawae, 2010).

La manera más simple para reducir el coeficiente de fricción es permitir que un lubricante interactúe entre las superficies de contacto, pudiendo soportar y evitar el contacto átomo-átomo entre asperezas y facilitar los esfuerzos cortantes (Ashby, 2008). Así pues, las prótesis deben favorecer que el líquido sinovial pueda lubricar las superficies protésicas y obtener el mejor régimen de lubricación que da un λ alto (Gráfico 40.5).

MEDIDA DE LA FRICCIÓN EN DIFERENTES PARES PROTÉSICOS (Elsevier, 2003)			
PAR FRICCIÓN	COEFICIENTE DE FRICCIÓN	VARIACIÓN	RÉGIMEN DE LUBRICACIÓN
UHMWPE – Metal	0,06 – 0,08	Constante / Decreciendo	Capa Límite a Mixto
Metal – Metal	0,22 – 0,27	Decreciendo	Mixto
Cerámica – Cerámica	0,002 – 0,07	Aumentando	Película Lubricante

– Gráfico 40.5 –

La importancia de la separación o aclaramiento radial entre la cabeza femoral y el cotilo fue estudiada por Wang et al. (2001) en prótesis UHMWPE sobre metal o cerámica y vista en otros estudios en el par metal-metal (McKellop et al., 1998; Lee et al., 2008 y Tuke et al., 2008) y en todos ellos se determinó que un aumento óptimo del juego radial, aclaramiento radial o coaptación articular (R_C - R_H) provoca una disminución de la tasa de desgaste inicial en la prótesis frente a la creencia de que el aumento del aclaramiento radial aumentaría la tensión de contacto y, por tanto, el desgaste (Gráfico (40.6).

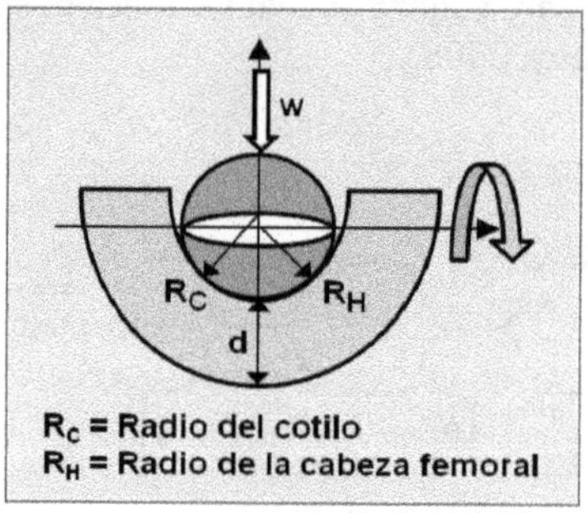
W
R_C
R_H
d
R_C = Radio del cotilo
R_H = Radio de la cabeza femoral

– Gráfico 40.6 –

Estas observaciones experimentales han sido explicadas en la base de contactos elásticos entre las asperezas rugosas y lisas de la superficie del UHMPWE, puesto que una disminución de la tensión nominal de contacto debido a un aumento en el área de contacto nominal puede dar lugar a un aumento del área de contacto real y, por lo tanto del desgaste (Jun & Fisher, 2001; Wang; Essner & Klein, 2991 y Jin; Medley & Dowson, 2003)

Para cada par fricción en implantes de cadera se busca mejorar el régimen de lubricación que da lugar a la disminución del ratio de partículas de desgaste, el cual dependerá de (Lee; Essner & Wang, 2008 y Tuke; Gareth; Roques; Hu & Taylor, 2008):

- El diseño del aclaramiento radial y de la esfericidad que evitará tensiones por punto de contacto.
- El pulido de las superficies que limiten las asperezas del rodamiento.
- El radio de la cabeza femoral.

Si el radio de la cabeza es mayor que la copa o núcleo del cotilo, entonces el contacto de la prótesis será ecuatorial (40.7a) y tendrá un aclaramiento radial negativo, dando lugar a torsión de fricción alta y constituyendo impedimento para que el líquido sinovial o lubricante del simulador o tribómetro efectúe su intromisión viscosa, que es la que permite el funcionamiento en régimen mixto o de película lubricante. Por el contrario, si el contacto de la cabeza femoral es menor que el interior de la copa acetabular el aclaramiento radial será positivo y el contacto polar, por lo que el desgaste en este tipo de prótesis será menor (40.7b). Así pues, el aclaramiento deberá ser óptimo, con un ajuste en carga adecuado y preciso (40.7c), dando lugar a un mejor régimen de lubricación, puesto que un contacto polar con un aclaramiento radial no óptimo también daría lugar a una mayor fricción y, en consecuencia, un mayor desgaste (McKellop et al., 1996; Jin; Medley & Dowson, 2003; González-Adrio, 2008; McPherson, 2009 y Malviya et al., 2010). En el gráfico siguiente se muestran los diferentes tipos de contacto entre la cabeza femoral y el cotilo (Gráfico 40.7).

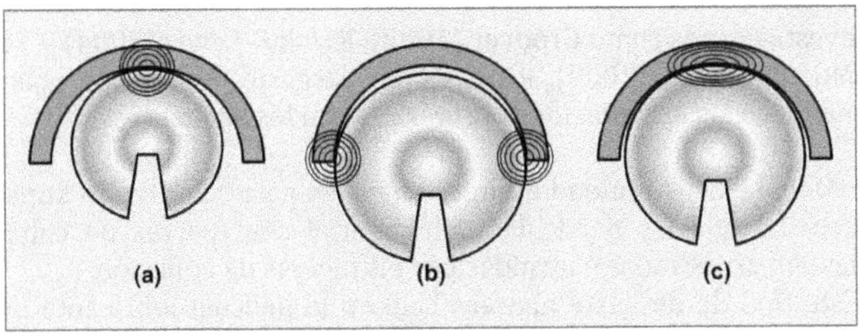
(a)
(b)
(c)

– Gráfico 40.7 –

Los materiales cerámicos utilizados habitualmente en las prótesis de cadera son muy duros y con buenas propiedades al desgaste, estables en medios corrosivos, con escasa tendencia a enlazarse químicamente y responden a los esfuerzos cortantes con mayor facilidad, dando lugar a un mejor régimen de lubricación y a un menor desgaste (ver Gráfico 40.3) (Jin; Medley & Dowson, 2003).

Pero cuando los materiales se deslizan sobre un polímero la fricción también puede ser causada por uniones adhesivas que podrían transferir una fina película del polímero al metal, ya que cualquier flujo plástico tiende a orientar las cadenas del polímero en dirección paralela a la superficie de deslizamiento y en esta disposición también responden fácilmente a los esfuerzos cortantes, por lo que el coeficiente de rozamiento es igualmente relativamente bajo. Como principal inconveniente se tiene que las moléculas del polímero se eliminan con facilidad de la superficie de deslizamiento, por lo que nos podemos encontrar con desgastes comparativamente elevados (Ashby, 2008). Por tanto, para minimizar la fricción o fuerzas de rozamiento y el desgaste, es preciso facilitar al máximo el deslizamiento de las superficies en contacto mediante el líquido sinovial, que es el lubricante natural del cuerpo.

Históricamente se ha evitado la fricción con la reducción de las cabezas femorales protésicas empleando unas cabezas pequeñas (36mm > 28mm > 22mm) donde la superficie de contacto es menor y el coeficiente de fricción también disminuye, si bien es cierto que surgen problemas como la disminución del rango de movilidad de la cadera y el aumento de la posibilidad de luxación protésica. Actualmente lo que se busca es la aplicación de diámetros que mejoren la movilidad y eviten la luxación gracias al mejor conocimiento y diseño tribológico de los pares de fricción. La reducción de la rugosidad o un diseño adecuado de ésta, la esfericidad y un óptimo aclaramiento radial, están en la línea de conseguir nuevos diseños protésicos que aumenten el radio de la cabeza femoral consiguiendo mejorar el régimen de lubricación y aminorando la fricción de trabajo "in vivo" (Jin, 2002 y Jin; Medley & Dowson, 2003).

EL DESGASTE

Centrándonos en lo que se conoce como *desgaste por deslizamiento*, el desgaste se define como la *pérdida de material entre dos superficies en contacto y con movimiento relativo de una superficie sobre la otra.*

Para investigadores como Groover (1997), Kwok & Lewis (2004) y Fernández-Fairén & Murcia Mazón (2009), los tipos de desgaste que suelen aparecer más frecuentemente en las articulaciones protésicas son los siguientes:

- *Adhesión:* Si existe afinidad atómica entre las partículas de las superficies de contacto tal que las partículas del material con fuerzas de cohesión más débiles son arrastradas o atraídas por las fuerzas de adhesión.

  Este tipo de desgaste aparece cuando la película lubricante no tiene el espesor suficiente y permite el contacto entre los puntos más altos de las superficies. Por lo tanto, las partículas desprendidas en este tipo de fricción pueden unirse o soldarse al otro elemento o permanecer libres entre ambas superficies dando lugar a un desgaste abrasivo. Por último, podemos señalar que es típico del desgaste adhesivo la transferencia de material blando sobre el duro (transferencia por fricción) y formando las denominadas capas de transferencia (Bely et al., 1982).

- *Abrasión:* Se produce cuando las microasperezas o rugosidades de la superficie más dura o áspera se deslizan respecto a otra blanda ocasionándole surcos con desprendimiento de debris.

  En el período inicial de una prótesis articular es la razón del "efecto de autopulido" y es un fenómeno que puede adquirir mayor importancia si existen grandes esfuerzos y uniones químicas entre las superficies de contacto.

- *Por tercer cuerpo o contaminante abrasivo:* Es una variante del desgaste abrasivo, ya que las partículas o restos provenientes de dicho desgaste actúan como elementos extraños entre las dos superficies produciendo concentraciones locales de elevado esfuerzo, lo que provoca abrasión en una o ambas superficies.

  Para que se produzca este tipo de desgaste resulta fundamental la presencia de partículas interpuestas entre ambas superficies debido, por ejemplo, al desgaste adhesivo o por partículas existentes en el medio, ya que estas se encargan de desprender nuevas partículas de las superficies a medida que se deslizan la una sobre la otra, de aquí la importancia de la dureza de las superficies en contacto.

- *De transferencia:* Es una variante del desgaste por abrasión en la que, además, se forma una película lisa proveniente del material blando que se fija sobre el duro y áspero, rellenando los huecos de las microasperezas y dando lugar a los mismos efectos que podría producir un tercer cuerpo.

- *Desgaste por fatiga:* Se produce por las cargas cíclicas y la pérdida de material debido a esfuerzos cortantes elevados y concentrados que ocasionan las grietas iniciales y que dan lugar a la fractura de la prótesis, de ahí la importancia que las superficies en contacto estén lo suficientemente endurecidas y tengan el grosor adecuado, ya que un ajuste defectuoso puede aumentar los esfuerzos por contacto y si el material más blando es más delgado, entonces la copa de metal que lo sostiene crearía un entorno de fuerzas de contacto mayor que en el caso de la capa del polímero utilizado en la prótesis produciría su agrietamiento y rajaduras por fatiga en forma tangencial a la superficie.

Sin embargo, los principales mecanismos de desgaste en las articulaciones de cadera protésica son abrasivos y adhesivos, siendo estos últimos los responsables de la producción de una enorme cantidad de partículas de desgaste, sobre todo en el polietileno, que se traduce en el régimen de lubricación de la fricción de este par (Ahlroos, 2001).

El desgaste de los materiales en prótesis se mide por índice de desgaste o volumen de material perdido por unidad de superficie, es decir, espesor perdido perpendicularmente a la superficie por unidad de longitud de deslizamiento relativo. Así, para prótesis empleamos:

- *Desgaste lineal:* Hace referencia a la distancia entre dos puntos. Este tipo de desgaste provoca aproximación entre el cotilo y la cabeza femoral y se puede medir radiológicamente.
- *Desgaste volumétrico:* Mide la cantidad de material que se elimina de las superficies en contacto y depende de todos los factores enumerados anteriormente.

La curva de desgaste (Gráfico 40.8) es característica y consta de tres fases (Lee; Essner & Wang, 2008; Tukr et al., 2008 y Sánchez Gutiérrez & Mardomingo Alonso, 2009) que son:

- *Fase inicial (redding-in o running-in):* Se corresponde con el periodo inicial de autopulido de las superficies en contacto (en el gráfico se corresponde con el tramo OA). En concreto, en las prótesis de par fricción de dos superficies duras en este periodo de desgaste por rodaje se da mayormente durante el primer millón de ciclos de uso fundamentalmente por los puntos discordantes debido a las asperezas de la superficie y su esfericidad, hasta conseguir el autopulido y el acoplamiento natural (Miller, 2009).

- *Fase estable (steady-state):* En condiciones adecuadas de lubricación da lugar a una baja fricción y un menor desgaste con carácter "cuasi" lineal, pudiéndose decir que se instaura a partir del año de la cirugía (tramo AB).
- *Fase final (end-point):* En esta fase (tramo B) se produce un pronunciado desgaste final por aumento del aclaramiento radial o coaptación articular que da lugar a una elevada fricción cuya consecuencia es un fallo protésico acompañado, o no, de osteolisis debido al debris.

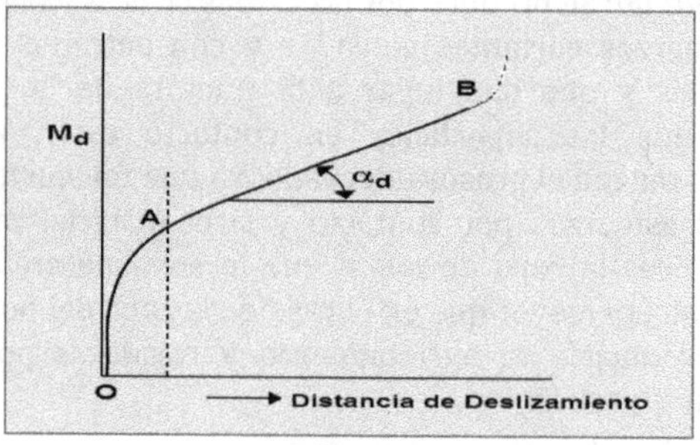
B
Md
αd
A
O
Distancia de Deslizamiento

– Gráfico 40.8 –

A continuación se muestran los ratios de desgaste para diferentes pares de fricción obtenidos mediante test de simulación y recuperación de prótesis (Jin; Medley & Dowson, 2003).

RATIOS DE DESGASTE VOLUMÉTRICO Y LINEAL EN IMPLANTES DE CADERA (Elsevier, 2003) (Se estima 1 año = 1.000.000 de ciclos del simulador)		
PAR FRICCIÓN	RATIO DE DESGASTE VOLUMÉTRICO (mm³/año)	RATIO DE DESGASTE LINEAL (μm/año)
UHMWPE – Metal	30 – 100	100 – 300
UHMWPE – Cerámica	15 – 50	50 – 150
Metal – Metal	0,1 – 1	2 – 20
Cerámica – Cerámica	0,05 – 1	1 – 20

– Gráfico 40.9 –

Por motivos tribológicos siempre deberá utilizarse el material más duro en las superficies convexas (cabeza femoral) y el material más blando en la cóncava (cotilo), lo contrario acarrearía, según estudios realizados en la década de los años sesenta en las prótesis de Weber, un desgaste muy rápido con efectos catastróficos (Cordero, 2000).

También la restauración del voladizo femoral (offset) afecta a la mejora tribológica funcional de las prótesis dado que la tensión inadecuada de partes blandas es la causa más frecuente e infravalorada de fracaso en artroplastia total de cadera primaria y de revisión (Charles et al., 2004) y por esto las prótesis actuales han rediseñado su forma con el fin de minorar dicho efecto.

También Charnley (1979) prestó atención al problema aplicando la solución de la medialización del componente acetabular. El efecto de no restaurar adecuadamente el voladizo femoral no sólo tiene reflejo en una mayor cojera, fatiga y necesidad de usar bastón, sino que la fuerza resultante aumenta en la articulación de la cadera con efectos sobre el desgaste del par fricción (Rothman, 1993; Devane et al., 1997; Dennis et al., 2001 y Sakalkale et al., 2001).

En línea con esto que acabamos de comentar, nuevos estudios experimentales "in vitro" dan apoyo a observaciones clínicas de mayor desgaste en función de la posición angular de la copa acetabular, en concreto en los pares metal-metal y en la alineación de las cabezas femorales, descubriéndose este factor como importante en el desgaste "in vivo" (De Haan, 2008; Hart et al., 2008 y Williams et al., 2008) y asociado a ello el fenómeno, también habitual, en el desgaste en banda en pares de fricción de superficies duras (más normal en cerámicas) y que no es sino una línea de banda creciente que se forma en la cabeza femoral de entre 1 y 60µm e igualmente presente sobre el borde acetabular debido al desgaste por cargas en el reborde de la copa acetabular (Miller, 2009).

No obstante, conviene distinguir entre cantidad, número y tamaño de las partículas del debris. Estas tres variables aglutinadas en el ratio de desgaste volumétrico o lineal es importante estudiarlas por separado, ya que tales detritus generan respuestas biológicas diferentes (Kwok & Lewis, 2004) e igualmente se ha demostrado que un rango de tamaño de partículas de entre 0,2 y 7µm pueden desencadenar una respuesta inmune con mayor reacción osteolítica (Willert; Bertram & Buchhorn, 1990; Harris, 1991 y 1994; Goodman & Fornasier, 1992; García Cimbrelo, 2000 y Jin & Fisher, 2001). Dicha osteolisis se da en mayor medida en los pares de fricción de superficie dura sobre blanda al tener no sólo más desgaste, sino un tamaño mayor de partículas causado por el polietileno (Willert, 1997 y Steinbeck et al., 2009). Sin embargo, los pares de fricción de superficies duras no sólo generan menos partículas por su menor desgaste, sino que su tamaño también es menor, por lo que la reacción autoinmune es de menor intensidad y pasan más fácilmente a los canales linfáticos con las consecuencias de probable riesgo de cáncer (Miller, 2009).

Al principio, la mayoría de las investigaciones sobre las partículas de desgaste centraban su atención en las tallas más pequeñas (tipo submicrón) y su distribución en los tejidos periprotésicos porque parecían ser las causantes de la actividad de los macrófagos y por tanto de la osteolisis. Sin embargo, investigaciones posteriores demostraron que un relativo y pequeño número de grandes partículas podían dar lugar a una mayor proporción de desgaste volumétrico total aún con baja actividad biológica (Tipper et al., 2009 y 2010).

En esto los macrófagos juegan un papel fundamental en la reacción tisular y la respuesta inmune ya que reconocen y fagocitan las partículas generando citosina locales que influyen en las reacciones celulares y es que tanto la fricción como el desgaste de los componentes del implante protésico generan micropartículas en un rango de tamaño de entre 1 y 10mµm y nanopartículas en un rango de 10 hasta 1000nm (Kranz et al., 2009) e incluso en el UHMWPE se han reportado partículas de talla nanométrica no sólo en estudios "in vitro" con simulaciones, sino en tejido periprotésico (Lapcikova, 2009 y Tipper et al., 2009).

Como hemos adelantado, tradicionalmente la predicción clínica de los dispositivos protésicos y sus diferentes materiales han sido evaluados con estudios "in vivo" por recuperación de prótesis en cirugías de reemplazo o "in vitro" mediante test de simulación en laboratorio, lo cual nos permite medir el desgaste volumétrico, el ratio, la forma y talla de las partículas por ciclo simulado, lo cual es particularmente útil para conocer la respuesta biológica ante estas partículas del desgaste en función de los parámetros de concentración y rango de tallas. Así, se han ido desarrollado otros métodos de investigación que permiten medir la respuesta biológica ante las partículas de desgaste de los diferentes pares de fricción a través de planteamientos matemáticos (Teeter et al., 2010). En este sentido, podemos destacar el método implementado por Fisher et al. (2001) que mediante la denominada Actividad Biológica Funcional (FBA) permite predecir la osteolisis potencial al valorar por rangos la talla de las partículas generadas, lo que permite estimar el futuro comportamiento "in vivo" de cada material o dispositivo protésico.

En los estudios de estimaciones preclínicas del desgaste de las articulaciones protésicas, ya indicamos que son usados los test de simulación o tribómetros ("pin-on disk", "pin-on-plate" etc.) sobre todo en las fases iniciales experimentales con nuevos materiales. En estos las condiciones dinámicas, cinemáticas y medioambientales son continuamente revisadas para lograr que se asemejen a las de trabajo "in vivo" por parte de la articulación protésica, aunque en casos particulares la evaluación en laboratorio no sea capaz de prever fallos en los nuevos productos. Conseguir simular los movimientos de la articulación de cadera en estos dispositivos redundará en que el desgaste se aproxime más a los resultados de los implantes estudiados por extracción (Sawae, 2009).

Esto explica que en distintos tipos de experimentos con diferentes simulaciones de fricción o tribómetros se den diversos ratios de desgastes (Gráfico 40.10) y nos informa de que para similares pacientes con condiciones protésicas semejantes se puedan obtener diferentes variaciones clínicas del ratio de desgaste "in vivo" (Bennett et al., 2000 y Sawae, 2009).

SIMULACIÓN DE DESGASTE (Sawae, 2009)				
Forma de desplazamiento del tribómetro	LINEAL	CUADRANGULAR	CIRCULAR	ELÍPTICO
UHMWPE Ratio de desgaste $x10^{-7}$ mm^3/Nm	0,13	0,45	0,78	1,12

– Gráfico 40.10 –

Por último y a modo de corolario, decir que partiendo de la elección y ejecución adecuada de la técnica quirúrgica en la ATC, el éxito de los pares de fricción está correlacionado con la variedad de parámetros aquí desarrollados y en los cuales la tribología sigue investigando para optimizarlos con el fin de implementarlos en la fabricación y mejora de las prótesis articulares y poder obtener una garantía de aplicación clínica de largo horizonte temporal.

REFERENCIAS BIBLIOGRÁFICAS

- AHLROOS, T. (2001): "Effect of lubricant on the wear of prosthetic joint materials". En *Acta Polytechnica Scandinavica: Mechanical Engineering* (53).
- ASHBY, M.F. (2008): *Materiales para ingeniería I: Introducción a las propiedades, las aplicaciones y el diseño.* Barcelona: Editorial Reverté.
- BLANCO POZO, A. & LÓPEZ-MOYA GÓMEZ, M. (2009): "Cirugía protésica de la cadera. Indicaciones y complicaciones". En *Sociedad Española de Cirugía Ortopédica y Traumatología: Manual de Cirugía Ortopédica y Traumatológica (2ª ed.).* Madrid: Editorial Médica Panamericana.
- BAYOURTHE, L.; VINEL, P. & ANKLEWICZ, J. (1972): "Articular lubrication I. Theoretical bases". En *Rhumatologie* (7) pp. 273-286.
- BELY, V.A.; SVIRIDENOK, A.; PETROKOVETS, M.I. & SAVKIN, V.G. (1982): "Friction and wear in polymer-based materials". Oxford: Pergamon Press.
- BENNETT DB, ORR JF, BAKER R (2000): "Movement loci of selected points on the femoral head for individual total hip arthroplasty patients using three-dimensional computer simulation". En *Journal of Arthroplasty* (15) pp. 909–915.
- BERGMANN, G.; DEURETZBACHER, G.; HELLER, M.; GRAINCHEN, F.; ROHLMANN, A.; STRAUSS, J. & DUDA, G.N. (2001): "Hip contact forces and gait patterns from routine activities". En *Jour. Biomech.* (34:7) pp. 859-871.
- CHARLES, M.N.; BOURNE, R.B.; DAVEY, R. & GREENWALD, A.S. ET AL. (2004): "Soft-tissue balancing of the hip: The role of femoral offset restoration". En *The Journal of Bone and Joint Surgery* (86:5) pp. 1078-1089.
- CHARNLEY, J. (1961): "Arthroplasty of the hip. A new operation". En *Lancet* (27:1) pp. 1129-1132.
- CHARNLEY, J. (1979): *Low friction arthroplasty of the hip. Theory and practice.* Berlin: Springer-Verlag.
- CHO, C.H.; MURAKAMI, T. & SAWAE, Y. (2010): "Influence of microscopic surface asperities on the wear of ultra-high molecular weight polyethylene in a knee prosthesis". En *Proc. Inst. Mech. Eng.* (224:4) pp. 515-529.
- CORDERO, J. (2000): "La sustitución articular. Criterios de diseño en la artroplastia de cadera". En Vallet Regi, M. & Munuera, I. (eds.): *Biomateriales aquí y ahora.* Madrid: Dykinson.
- DE HAAN, R.; PATTYN, C.; GILL, H.S.; MURRAY, D.W.; CAMPBELL, P.A. & DE SMET, K. (2008): "Correlation between inclination of the acetabular component and metal ion levels in metal-on-metal hip resurfacing replacement". En *The Journal of Bone and Joint Surgery* (90:10) pp. 1291-1297.
- DE LA HERRÁN NÚÑEZ, G. & USABIAGA ARRANZ, J. (2004): "Propiedades de lubricación del líquido sinovial en la artroplastia total de cadera". En *Revista de Ortopedia y Traumatología* (48) pp. 3218-3224.
- DENNIS, D.A.; KOMLSTEK, R.D.; NORTHCUT, E.J.; OCHOA, J.A. & RITCHIE, A. (2001): "In vivo determination of hip joint separation and the forces generated due to impact loading conditions". En *Jour. Biomech.* (34) pp. 623-629.
- DEVANE, P.A.; ROBINSON, E.J.; BOURNE, R.B.; RORABECK, C.H.; NAYAK, N.N. & HOME, J.G. (1997): "Measurement of polyethylene wear in acetabular components inserted with and without cement. A randomized trial". En *The Journal of Bone and Joint Surgery* (79) pp. 682-689.
- DOWSON, D. & JIN, M. (2006): "Metal-on-metal hip joint tribology. Proceedings of the Institution of Mechanical Engineers (Part H)". En *Journal of Engineering in Medicine* (220:2) pp. 107-118.
- DUFOUR, M. & PILLU, M. (2006): *Biomecánica funcional: Miembros, cabeza y tronco.* Madrid: Elsevier-Masson.
- DUMBLETON, J.H. (1981): *Tribology of natural and artificial joints.* Madrid: Elsevier-Masson.

- FERNÁNDEZ-FAIRÉN, M. (2000): "Lecciones básicas de la cadera". En Viladot, A. (ed.): *Lecciones básicas de Biomecánica del Aparato Locomotor.* Barcelona: Springer-Verlag.
- FERNÁNDEZ-FAIRÉN, M. & MURCIA MAZÓN, A. (2009): "Superficies protésicas y pares de fricción". En *Sociedad Española de Cirugía Ortopédica y Traumatología. Manual de cirugía ortopédica y traumatología (2ª ed.).* Madrid: Editorial Médica Panamericana.
- FISHER, J.; BELT, J.; BARBOUR, P.S.; TIPPER, J.L.; MATHEWS, J.B. & BESONG, A.A. ET AL. (2001): "A novel method for the prediction of functional biological activity of polyethylene wear debris". En *Proc. Inst. Mech. Eng.* (215:2) pp. 127-132.
- FORSTER, H.; FISHER, J. & DOWSON, D. (1995): "The effect of stationary loading on the friction and boundary lubrication of articular cartilage in the mixed lubrication regime". En *Lubricantes and lubrication (Tribology series, vol. 30).* México: Elsevier.
- GARCÍA CIMBRELO, E. (2000): "Historia natural del componente acetabular en la prótesis de Charnley: Factores de riesgo". En *Revista Española de Cirugía Osteoarticular* (35:201) pp. 288-292.
- GONZÁLEZ-ADRIO, R. (2008): "Prótesis de cadera metal-metal". En *Actualizaciones en Cirugía Ortopédica y Traumatología (VII).* Barcelona: Elsevier-Masson.
- GOODMAN, S.B. & FORNASIER, V.L. (1992): "Clinical and experimental studies in the biology of aseptic loosening of joint arthroplasties and the role of polymer particles". En Kenneth, R. (ed.): *Particulate debris from medical implants: Mechanisms of formation and biological consequences.* Cal.: ASTM International.
- GROOVER, M.P. (1997): *Fundamentos de manufactura moderna: Materiales, procesos y sistemas.* México: Prentice-Hall Hispanoamericana.
- HAMROCK, B.J. & DOWSON, D. (1977): "Isothermal elasto-hydrodynamic lubrication of point contacts. Part III: Fully flooded results". En *Journal of Lubrication Technology* (99:2) pp. 264-276.
- HARRIS, W.H. (1991): "Aseptic loosening in total hip arthroplasty secondary to osteolysis induced by wear debris from titanium-alloy modular femoral heads". En *The Journal of Bone and Joint Surgery* (73) pp. 470-472.
- HARRIS, W.H. (1994): "Osteolysis and particle disease in hip replacement". En *Acta Orthop. Scand.* (65) pp. 113-123
- HART, A.J.; BUDDHDEV, P.; WINSHIP, P.; FARIA, N.; POWELL, J.J. & SKINNER, J.A. (2008): "Cup inclination angle of greater than 50 degrees increases whole blood concentrations of cobalt and chromium ions after metal-on-metal hip resurfacing". En *Hip Int. Jour.* (18) pp. 212-219.
- HLAVÁCEK, M.A. (1993): "The role of synovial fluid filtration by cartilage in lubrication of synovial joints (I). Mixture model of synovial fluid". En *Jour. Biomech.* (26) pp. 1145-1150.
- HLAVÁCEK, M.A. (1993): "The role of synovial fluid filtration by cartilage in lubrication of synovial joints (II). Squeeze-film lubrication homogeneous filtration". En *Jour. Biomech.* (26:10) pp. 1151-1160.
- HLAVÁCEK, M.A. (1999): "Note on an asymptotic solution for the contact of two biphasic cartilage layers in a loaded synovial joint at rest". En *Jour. Biomech.* (32:9) pp. 987-991.
- IKEUCHI, K. (1995): "The role of synovial fluid in joint lubrication". En Dowson, D. et al. (ed.): *Lubricants and lubrication.* Amsterdam: Elsevier Science.
- JACOBSON, B. (203): "The Stribeck memorial lecture". En *Tribology International* (36) pp. 781-789.
- JIN, Z.M. (2002): "Analysis of mixed lubrication in metal-on-metal hip joint replacements". En *Proc. Inst. Mech. Eng.* (216) pp. 85-89.
- JIN, Z.M.; MEDLEY, J.B. & DOWSON, D. (2003): "Fluid film lubrication in artificial hip joints". En Dowson, D.; Priest, M.; Dalmaz, G. & Lubrecht, A.A. (eds.): *Tribological Research and Design for Engineering Systems, Proceedings* (29th Leeds-Lyon Symposium on Tribology. Session VII Bio-tribology (1): Hip and knee joints). Amsterdam: Elsevier.
- JIN, Z.M. & FISHER, J. (2001): "The influence of nominal contact stress on wear of UHMWPE for artificial joint replacements". En *Proc. of European Society form Biomaterials.* London (12th-14th sept.).
- KALPAKJIAN, S. & SCHMID, S.R. (2002): *Manufactura, ingeniería y tecnología.* Madrid: Pearson.

- KRANZ, I.; GONZALEZ, J.B.; DÖRFEL, I.; GEMEINERT, M.; GRIEPENTROG, M.; KLAFFKE, D.; KNABE, C.; OSTERLE, W. & GROSS, U. (2009): "Biological response to micron- and nanometer-sized particles known as potential wear products from artificial hip joints. Part II: Reaction of murine macrophages to corundum particles of different size distributions". En *Jour. Biomed. Mater. Res.* (89:2) pp. 390-401.
- KWOK, P.W. & LEWIS, C.G. (2004): "Biomateriales ortopédicos". En *Ortopedia (tomo I)*. Madrid: Editorial Médica Panamericana.
- LAPCIKOVA, M.; SLOUF, M.; DYBAL, J.; ZOLOTAREVOVA, E.; ENTLICHER, G. POKORNY, D. ET AL. (2009): "Nanometer size wear debris generated from ultra-high molecular weight polyethylene in vivo". En *Wear* (266) pp. 349-355.
- LEE, R.; ESSNER, A. & WANG, A. (2008): "Tribological considerations in primary and revision metal-on-metal arthroplasty". En *Journal of Bone and Joint Surgery* (90:3) pp. 118-124.
- MALVIYA, A.; RAMASKANDHAN, J.; HOLLAND, J.P. & LINGARD, E.A. (2010): "Artroplastia total de cadera metal-metal". En *The Journal of Bone and Joint Surgery* (92:7) pp. 1675-1683)
- MAZZUCCO, D.; MCKINLEY, G.; SCOTT, R.D. & SPECTOR, M. (2002): "Rheology of joint fluid in total knee arthroplasty patients". En *Journal of Orthopaedic Research* (20:6) pp. 1157-1163.
- MCKELLOP, H.A.; CLARKE, I.C.; MARKOLF, K.L. & AMSTUTZ, H.C. (1978): "Wear characteristics of UHMW polyethylene: A method for accurately measuring extremely low wear rates". En *Jour. Biomed. Mater. Res.* (12) pp. 895–927.
- MCKELLOP, H.A.; PARK, S.H.; CHIESA, R.; DOORN, P.; LU, B.; NORMAND, P.; GIRGORIS, P. & AMSTUTZ, H. (1996): "In vivo wear of 3 types of metal on metal hip prostheses during 2 decades of use". En *Clinical Orthopaedics and Related Research* (329S) pp. 28-140.
- MCPHERSON, E.J. (2009): "Cirugía de reconstrucción articular en adultos". En *Ortopedia y Traumatología. Revisión sistemática + Expert Consult (5 ª ed.)*. Amsterdam: Elsevier.
- NAMBA, R.S.; SHUSTER, S.; TUCKER, P. & STERN, R. (1999): "Localization of hyaluronan in pseudocapsule from total hip arthroplasty". En *Clin. Orthop.* (363) pp. 158-162.
- PARVIZI, J. & PURTILL, J.J. (2005): "Cadera: Reconstrucción pélvica y artroplastia". En Vaccaro, A. (ed.): "Orthopaedic knowlegde (update 8). Extremidades inferiores". En *Home Study Syllabus* (edición en español) pp. 33-44.
- ROTHMAN, R.H. (1993): "The effect of varying femoral offset on component fixation in cemented total hip arthroplasty". En *Read at the Annual Meeting of the American Academy of Orthopaedic Surgeons* (San Francisco).
- SAARI, H.; SANTAVIRTA, S.; NORDSTRÖM, D.; PAAVOLAINEN, P. & KONTTINEN, Y. (1993): "Hyaluronate in total hip replacement". En *Jour. Rheum.* (20) pp. 87–90.
- SAIKKO V. (2003): "Effect of lubricant protein concentration on the wear of ultra-high molecular weight polyethylene sliding against a CoCr counterface". En *Jour. Tribol.* (125) pp. 638-642.
- SAKALKALE, D.P.; SHARKEY, P.F.; ENG, K.; HOZACK, W.J. & ROTHMAN, R.H. (2001): "Effect of femoral component offset on polyethylene wear in total hip arthroplasty". En *Clin. Orthop.* (388) pp. 125-34.
- SÁNCHEZ GUTIÉRREZ, S.J. & MARDOMINGO ALONSO, A. (2009): "Implantes articulares: Principios generales. Pares de fricción". En *Sociedad Española de Cirugía Ortopédica y Traumatología* (2) p. 23.
- SAWAE, Y. (2009): "Effect of physiological factors on wear of UHMWPE for joint prosthesis". En *Polymer Tribology*. London: Imperial College Press.
- SMITH, S.L.; DOWSON, D.; GOLDSMITH, A.; VALIZADEH, R. & COLLIGON, J.S. (2001): "Direct evidence of lubrication in ceramic-on-ceramic total hip replacement. Proceedings of the Institution of Mechanical Engineers (Part C). En *Journal of Mechanical Engineering Science* (215:3) pp. 265-268.
- STACHOWIAK, G. & BATCHELOR, A. (EDS.) (2004): *Tribometers. Tribology and Interface Engineering Series*. Amsterdam: Elsevier.
- STEINBECK, M.J.; BAXTER, R.M. & FREEMAN, T.A. (2009): "Pathophysiologic reactions to UHMWPE wear particles". En *UHMWPE Biomaterials* (2ª ed.) Amsterdam: Elsevier.

- TANDON, P.N.; BONG, N.H. & KUSHAHA, K. (1994): "A new model for synovial joint lubrication". En *Int. Jour. Biomed. Comput.* (35:2) pp. 125-140.
- TEETER, M.G.; MILNER, J.S.; AU, J.L.; LORUSSO, D.; NAUDIE, D.D. & HOLDSWORTH, D.W. (2010): "Regional measurements of surface deviation volume in worn polyethylene joint replacement components". En *Jour. Long Term Eff. Med. Implants* (20:1) pp. 49-56.
- TIPPER, J.L.; RICHARDS, L.; INGHAM, E. & FISHER, J. (2009): "Characterization of UHMWPE wear particles". En *UHMWPE Biomaterials Handbook* (2ª ed.). Amsterdam: Elsevier.
- TIPPER, J.L.; INGHAM, E.; HAILEY, J.L.; BESORG, A.A.; FISHER, J.; WROBLEWSKI, B.M. & STONE, M.H. (2000): "Quantitative analysis of polyethylene wear debris, wear rate and head damage in retrieved Charnley hip prostheses". En *Jour. Sci. Mater Med.* (2:2) pp. 117-24.
- TUKE, M.; GARETH, S.; ROQUES, A.; HU, X. & TAYLOR, A. (2008): "Design considerations and life prediction of metal-on-metal bearings: The effect of clearance". En *The Journal of Bone and Joint Surgery* (90:A3) pp.: 134-41.
- UNSWORTH A. (1991): "Tribology of human and artificial joints". En *Proc. Inst. Mech. Eng.* (205) pp. 163-172.
- WANG, A.; ESSNER, A. & KLEIN, R. (2001): "Effect of contact stress on friction and wear of ultra-high molecular weight polyethylene in total hip replacement". En *Proc. Inst. Mech. Eng.* (215:H2) pp. 133-139.
- WANG, A.; POLINENI, V.K.; ESSNER, A.; STARK, C. & DUMBLETON, J.H. (1999): "Quantitative analysis of serum degradation and its effect on the outcome of hip joint simulator wear testing of UHMWPE". En *25th Annual Meeting Transactions of Society for Biomaterials.*
- WANG, A.; POLINENI, V.K.; ESSNER, A.; STARK, C. & DUMBLETON, J.H. (1998): "Role of proteins and hyaluronic acid in the lubrication and wear of the UHMWPE acetabular cups". En *24th Annual Meeting of the Society for Biomaterials* (California).
- WANG, A.; POLINENI, V.K.; STARCK, C. & DUMBLETON, J.H. (1998): "Effect of femoral head surface roughness on the wear of ultrahigh molecular weight polyethylene acetabular cups". En *The Journal of Arthroplasty* (139 pp. 615-620.
- WANG, A.; SUN, D.C.; STARK, C. & DUMBLETON, J.H. (1995): "Wear mechanisms of UHMWPE in total joint replacements". En *Wear* (181-183) pp. 241-249.
- WILLERT, H.G. (1997): "Reactions of the articular capsule to wear products of artificial joint prostheses". En *Jour. Biomed. Mater. Res.* (11:2) pp. 157-164.
- WILLERT, H.G.; BERTRAM, H. & BUCHHORN, G.H. (1990): "Osteolysis in alloarthroplasty of the hip. The role of ultra-high molecular weight polyethylene wear particles". En *Clin. Orthop.* (258) pp. 95-107.
- WILLIAMS, S.; LESLIE, I.; GRAHAM, I.; JIN, Z.; INGHAM, E. & FISHER, J. (2008): "Tribology and wear of metal-on-metal hip prostheses: Influence of cup angle and head position". En *The Journal of Bone and Joint Surgery* (90) pp. 111-117.
- YEHIA, S.R. & DUNCAN, H. (1975): "Synovial fluid analysis". En *Clin. Orthop.* (107) pp. 11-24.

CAPÍTULO 29

TÉCNICA DEL FÚTBOL - ASPECTOS DE LOS MOVIMIENTOS

ANÁLISIS BIOMECÁNICO DE ALGUNOS GESTOS TÉCNICOS

José Sánchez Alvarado, José A. Ruiz Caballero, Ricardo Navarro García

El fútbol es un deporte de movimiento y de contacto. El balón se conquista o se pierde en una carrera sembrada de aceleraciones, esfuerzos violentos, distensiones, golpes, blocajes, saltos, fintas, etc. Estas acciones habituales se realizan siempre en un contexto de movilidad:

- Carrera con arranques bruscos para "desmarcarse" y "pedir" el balón.
- Recepción del balón: Podrá realizarse tanto estando parado y en las mejores condiciones fisiológicas, como en plena carrera, con la necesidad de encadenarla con otros movimientos
    - *Por bajo:* Con la planta o el borde del pie.
    - *Por alto:* "Parada" con el muslo, con el pecho o con la cabeza.
- La conducción de la pelota pone en juego una coordinación extrema ya que se debe contar con el adversario, a quien el jugador debe impedir que se haga con la pelota.

    Esta conducción de la pelota de un pie a otro, esta "cobertura" donde todo el cuerpo participa con cambios de ritmo, impone un trabajo intenso a los miembros inferiores en posiciones antifisiológicas.
- El golpeo de la pelota en todas sus variantes hace intervenir de manera muy forzada las articulaciones del pie, del tobillo, de la rodilla, de la cadera y de los músculos del muslo en particular.

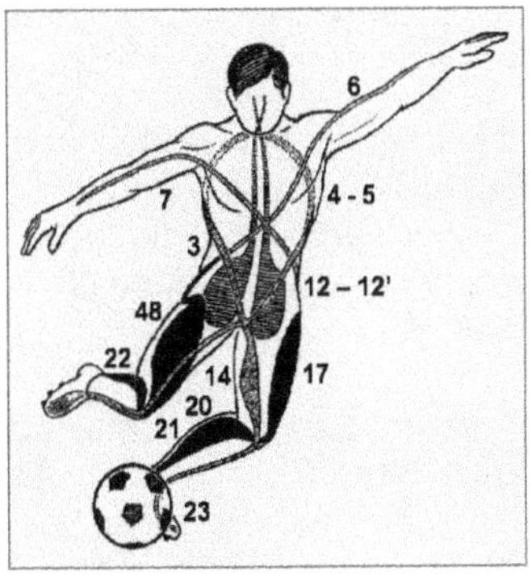
6
7
4 - 5
3
12 - 12'
48
22
14
17
20
21
23

– Gráfico 29.1 –

Este golpe puede ser bloqueado:

- *Por la contra:* Cuando el golpe simultáneo de dos jugadores, en direcciones opuestas, pone en juego fuerzas mal amortiguadas por el balón, lo que pone a prueba las articulaciones tibiotarsianas y el tarso posterior.
- *Por el corte:*
    - De frente: El jugador, al bloquear la pelota a los pies de su adversario, hará intervenir la planta de los dos pies y todo el complejo tibia-astrágalo-calcáneo.
    - Lateral: Entrarán en juego la cara interna del pie, del empeine y de la pierna.

El jugador se desequilibrará y el miembro inferior, en abducción, perpendicular a la trayectoria del balón, estará sometido a una fuerza considerable desde el pie a la sínfisis pubiana.

- Recepción del balón: Cuando éste está más o menos en el aire (por ejemplo, en un centro) podrá recibirse por volea con el pie o la cabeza.

    - *Volea de frente con el empeine:* Es un movimiento de alta precisión donde intervienen la rapidez, la distensión y la fuerza. Si se falla, se expone a graves lesiones menisco ligamentosas que ocurren después del chute en el vacío. Por otra parte, el mecanismo de recepción de esta volea lleva consigo rotaciones del raquis.
    - *Volea con la cabeza:* Precisa primero de un impulso seguida de una distensión del salto en el aire con el cuerpo en hiperextensión para finalizar con un golpe en flexión al balón con la región frontal o frontoparietal.

      Es decir, la importancia del papel de "resorte" jugado por el raquis, a lo que se añade diversas rotaciones dependiendo de si el jugador recibe la pelota de frente, de lado o según su posición con relación al objetivo.
    - *Volea a la media vuelta:* Es la más rara y espectacular. El jugador con los pies en el aire entre 1.50 y 2 metros, cabeza abajo y el cuerpo vuelto hacia el objetivo, lanza ambos pies y hacia delante para golpear el balón al envés.

Por último, deberán tenerse en cuenta los accidentes debidos al juego antirreglamentario, los cuales son igualmente graves e incluso más, puesto que el organismo los sufre en pleno esfuerzo, a menudo en desequilibrio y de forma inesperada. Ya sea con el pie, la cabeza, el puño o el codo, pueden provocar todo tipo de lesiones ostearticulares.

También los microtraumatismos, cuyas consecuencias se acumulan de forma solapada y progresiva, pueden ser causa de toda una patología osteoarticular crónica, al principio molesta pero que a la larga puede llegar a incapacitar al jugador, ya que lo que en la vida corriente de un deportista aficionado puede ser tan sólo un pequeño obstáculo, puede degenerar en una verdadera enfermedad profesional para el practicante de alto nivel, por lo que deberán prevenirse y tratarse enérgicamente con el fin de asegurar al deportista profesional una carrera normal y un "retiro" confortable.

ANÁLISIS BIOMECÁNICO DE ALGUNOS GESTOS TÉCNICOS

Un jugador de alto nivel que imprime una velocidad elevada al balón sitúa al máximo las velocidades angulares del muslo y la pierna y gracias a diversos estudios realizados en futbolistas juniors se ha podido observar cómo el pie se aproxima al balón con una velocidad que puede llegar a alcanzar los 100 Km/h durante la acción final de un lanzamiento, si bien estas velocidades tan altas solamente pueden obtenerse en casos muy excepcionales de rendimiento deportivo (saltos, sprint, etc.).

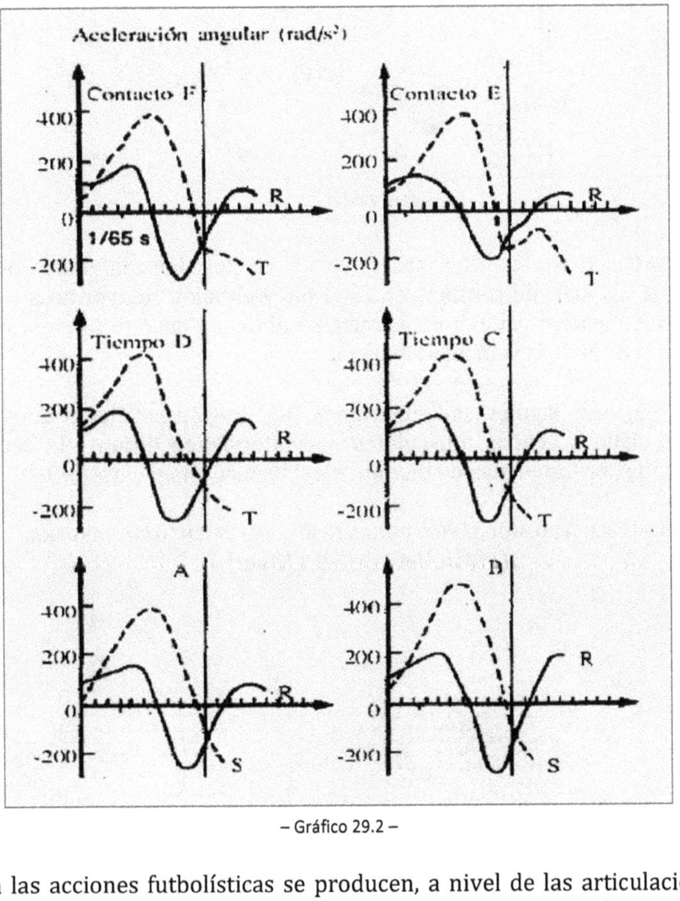
Aceleración angular (rad/s²)
Contacto F
Contacto E
Tiempo D
Tiempo C
A
B
400
200
0
-200
1/65 s
R
T
S

– Gráfico 29.2 –

En las acciones futbolísticas se producen, a nivel de las articulaciones de los miembros inferiores, unas fuerzas y unos momentos que varían continuamente antes de que el pie contacte con el balón. En el gráfico siguiente se pueden observar varios ejemplos de vectores y fuerzas resultantes que actúan en las articulaciones coxofemorales (rodilla y tobillo) durante la ejecución de un potente lanzamiento.

Dichas fuerzas se producen por la intervención de diferentes grupos musculares que son activados y reclutados con una sincronización espacio-temporal que depende de la capacidad individual, es decir, de la técnica personal que distingue a un buen jugador de otro mediocre.

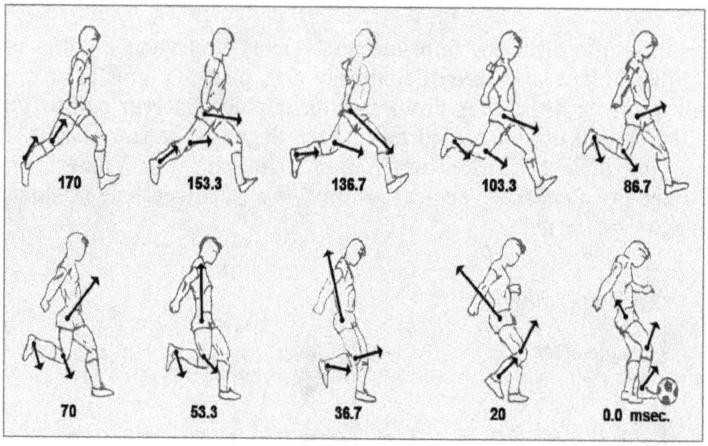
170
153.3
136.7
103.3
86.7
70
53.3
36.7
20
0.0 msec.

– Gráfico 29.3 –

La precisión, tanto en los pases como en los lanzamientos, depende principalmente del área de contacto entre el pie y el balón (mayor área = mayor precisión) y los mejores valores de eficacia se obtienen cuando la velocidad del balón alcanza el 80% de la velocidad máxima.

En las páginas siguientes mostramos los registros electromiográficos obtenidos de algunos grupos musculares que intervienen durante la acción de chutar efectuada por futbolistas de distinto nivel técnico (Hagiwara, 1986).

ANÁLISIS ELECTROMIOGRÁFICO DURANTE UN LANZAMIENTO SIN CARRERA

(Futbolista de Alto Nivel)

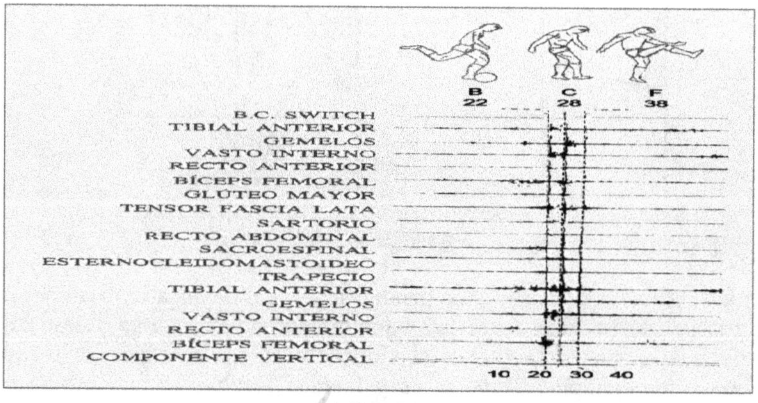
B
22
C
28
F
38
B.C. SWITCH
TIBIAL ANTERIOR
GEMELOS
VASTO INTERNO
RECTO ANTERIOR
BÍCEPS FEMORAL
GLÚTEO MAYOR
TENSOR FASCIA LATA
SARTORIO
RECTO ABDOMINAL
SACROESPINAL
ESTERNOCLEIDOMASTOIDEO
TRAPECIO
TIBIAL ANTERIOR
GEMELOS
VASTO INTERNO
RECTO ANTERIOR
BÍCEPS FEMORAL
COMPONENTE VERTICAL
10 20 30 40

– Gráfico 29.4 –

ANÁLISIS ELECTROMIOGRÁFICO DURANTE UN LANZAMIENTO CON PASO PREVIO AL GOLPEO
(Futbolista de Alto Nivel)

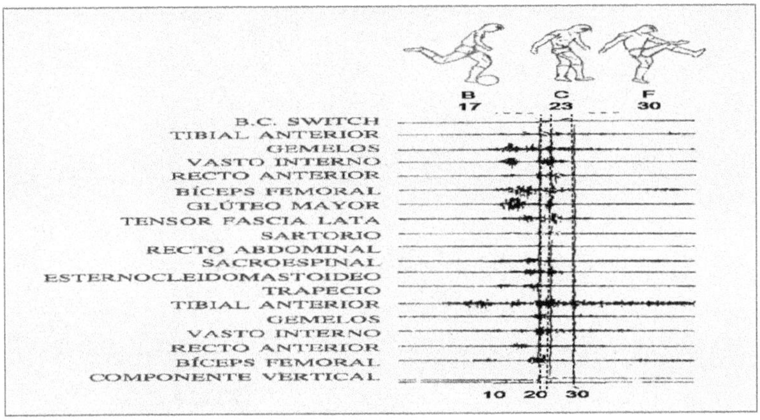
B 17
C 23
F 30
B.C. SWITCH
TIBIAL ANTERIOR
GEMELOS
VASTO INTERNO
RECTO ANTERIOR
BÍCEPS FEMORAL
GLÚTEO MAYOR
TENSOR FASCIA LATA
SARTORIO
RECTO ABDOMINAL
SACROESPINAL
ESTERNOCLEIDOMASTOIDEO
TRAPECIO
TIBIAL ANTERIOR
GEMELOS
VASTO INTERNO
RECTO ANTERIOR
BÍCEPS FEMORAL
COMPONENTE VERTICAL
10 20 30

– Gráfico 29.5 –

ANÁLISIS ELECTROMIOGRÁFICO DURANTE UN LANZAMIENTO CON PASO PREVIO AL GOLPEO
(Futbolista de Nivel Medio)

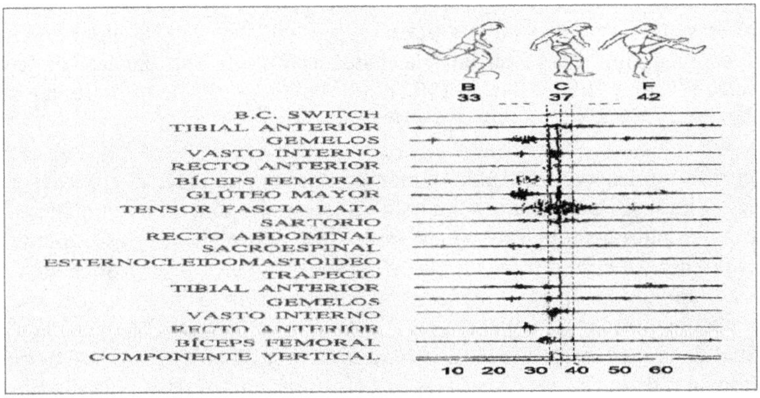
B 33
C 37
F 42
B.C. SWITCH
TIBIAL ANTERIOR
GEMELOS
VASTO INTERNO
RECTO ANTERIOR
BÍCEPS FEMORAL
GLÚTEO MAYOR
TENSOR FASCIA LATA
SARTORIO
RECTO ABDOMINAL
SACROESPINAL
ESTERNOCLEIDOMASTOIDEO
TRAPECIO
TIBIAL ANTERIOR
GEMELOS
VASTO INTERNO
RECTO ANTERIOR
BÍCEPS FEMORAL
COMPONENTE VERTICAL
10 20 30 40 50 60

– Gráfico 29.6 –

ANÁLISIS ELECTROMIOGRÁFICO DURANTE UN LANZAMIENTO CON PASO PREVIO AL GOLPEO
(Futbolista de Bajo Nivel)

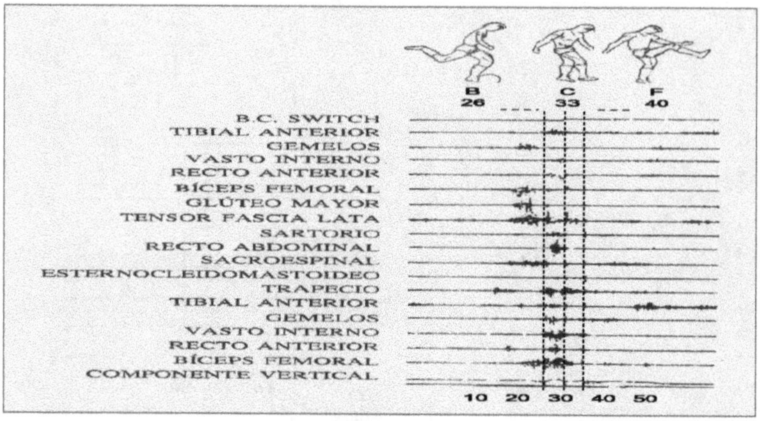
B
26
C
33
F
40
B.C. SWITCH
TIBIAL ANTERIOR
GEMELOS
VASTO INTERNO
RECTO ANTERIOR
BÍCEPS FEMORAL
GLÚTEO MAYOR
TENSOR FASCIA LATA
SARTORIO
RECTO ABDOMINAL
SACROESPINAL
ESTERNOCLEIDOMASTOIDEO
TRAPECIO
TIBIAL ANTERIOR
GEMELOS
VASTO INTERNO
RECTO ANTERIOR
BÍCEPS FEMORAL
COMPONENTE VERTICAL
10 20 30 40 50

– Gráfico 29.7 –

CARACTERÍSTICAS DE LAS FIBRAS MUSCULARES DEL DEPORTISTA

Los estudios relativos al reclutamiento muscular y a la intervención de distintos tipos de fibras durante la contracción no son fáciles de realizar (Henneman y cols., 1965 y Bosco, 1982). No obstante, esto no impidió que antaño se realizaran esfuerzos para investigar dichos fenómenos.

Junto con el trabajo muscular requerido durante un partido y la consecuente movilización muscular, cuando se efectúa un lanzamiento o un movimiento rápido, las fibras implicadas en un primer momento deberían ser las rápidas (FT). Sucesivamente, en el momento en que el futbolista vuelve a su propia zona a baja velocidad o andando, entran en acción las fibras lentas (ST), de lo que se deduce que la función, tanto de las fibras rápidas como de las lentas, está ligada al tipo y a la calidad de la contracción muscular requerida en el momento, lo que demuestra que la función de las FT y de las ST es insustituible, ya sea desde el punto de vista biomecánico o del metabólico.

Las FT entran en funcionamiento generalmente durante las acciones rápidas que conducen a la formación de ácido láctico, mientras que las ST son importantes en los movimientos suaves y funcionan como depuradoras del ácido láctico, es decir, como regeneradoras del equilibrio metabólico alterado continuamente por el movimiento requerido durante el juego.

En el hombre no se han encontrado músculos que posean un solo tipo de fibra, sino que todos están distribuidos en forma de mosaico, constituyendo una unidad simple motriz constituida por un nervio motor y por las miofibrillas inervadas por éste. Generalmente las FT están formadas por pocas fibras musculares, mientras que las ST pueden contener hasta 2000 de estas miofibrillas. Las distintas unidades vienen acompañadas con bastante frecuencia de emisiones de trenes de impulsos que es baja en las ST (10-50 i/seg) y alta en las FT (30-80 i/seg), lo que significa que los músculos lentos no deben ser estimulados con frecuencias demasiado altas para alcanzar su máximo potencial. Así, por ejemplo, el músculo soleo (músculo lento por excelencia) casi alcanza su tensión máxima cuando es estimulado con una frecuencia de 40Hz. Por el contrario, un músculo como el extensor rápido de los dedos estimulado a esa misma frecuencia desarrolla una tensión muscular que solamente se acerca al 50% de su tensión máxima (Vrbova, 1979) (Gráfico 29.8).

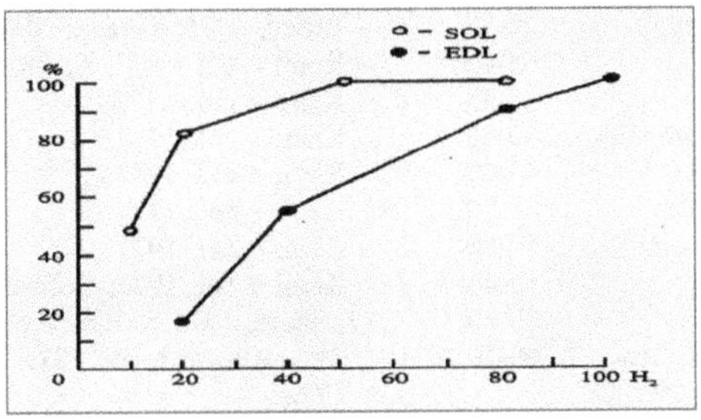
o - SOL
• - EDL
%
100
80
60
40
20
0
20
40
60
80
100 Hz

– Gráfico 29.8 –

Si comparamos el soleo con el tibial anterior se observa que con estímulos de 40KHz, el soleo alcanza la tetanización completa, es decir, la máxima potencialidad de manifestación de fuerza, mientras que el tibial anterior (músculo rápido) no llega a desarrollar tensiones musculares que puedan producir una tetanización completa.

Así, por ejemplo, en atletas de larga distancia (maratonianos, fondistas, esquiadores, etc.) se ha podido observar que presentan porcentajes muy elevados de ST en los músculos de los miembros inferiores (hasta un 75%), mientras que en deportistas que se dedican a especialidades en las que la fuerza explosivo-balística es predominante (saltos, velocidad, etc.) dicho porcentaje se reduce entre un 25 y un 30%. Por último, corredores de distancias medias presentan un 50% de ST aproximadamente y en jugadores de voleibol dichos valores se reducen al 45% (Gráfico 29.9).

Disciplina	Porcentaje de fibras lentas	Autores
100-200 m, atletismo	35-40	Bosco, 1985; Tihanyi, 1985.
400 m, atletismo	40-50	Bosco, 1985; Tihanyi, 1985.
800-1500 m, atletismo	55-60	Bosco, 1985; Tihanyi, 1985.
5000-Maratón	65-80	Bosco, 1985; Komi e col, 1977.
Marchadores, atletismo	65-70	Bosco, 1985.
Lanzadores, atletismo	50-55	Bosco, 1985.
Saltadores, atletismo	50-55	Bosco, 1985; Tihanyi, 1985.
Esquí de fondo	65-85	Komi e col. 1977; Tesch. e *col.* 1975.
Slalom	50-55	Komi e col. 1977.
Esquí, salto de trampolín	50-55	Komi e col. 1977.
Hockey sobre hielo	45-60	Komi e col. 1977.
Patinaje sobre hielo	65-70	Komi e col. 1977.
Ciclismo en carretera	55-60	Komi e col. 1977.
Piragüismo	55-60	Komi c col. 1977; Gollnick c col. 1972.
Natación	50-60	Lundin, 1974; Gollnick e col. 1972
Carreras de orientación	65-70	Thorstensson e col. 1977; Gollnick e col 1972.
Esquí acuático	50-55	Tesch e col. 1975.
Lucha	50-55	Tesch e col. 1982.
Halterofilia	40-45	Tesch e col. 1975.
Culturismo	40-45	Hakkinen e col. 1984.
Balonmano	45-55	Tesch e col. 1982.
Voleibol	45-55	Trabajo no publ. Univ. Jyväskylä
Hockey sobre hierba	45-50	Prince e col. 1977.
Fútbol	40-45	Jacobs, 1982; Apor, 1988.
Deportes no competitivos	40-60	Karlsson e col. 1975.

– Gráfico 29.9 –

La razón de todo cuanto hemos observado es muy sencilla. Si la frecuencia del estímulo no es alta las FT, que poseen una velocidad de desarrollo y de disminución de la fuerza muy elevada, en el momento en que son alcanzadas por un segundo estímulo ya casi han completado su fase de producción de fuerza, por lo que dicho segundo estímulo llega tarde para producir niveles de tensión elevados puesto que se parte de una tensión baja. Por el contrario, las ST poseen una actividad de desarrollo y disminución de la fuerza que dura mucho más tiempo y, en consecuencia, al llegar el segundo estímulo la tensión sobre la que se suma ya es bastante elevada, favoreciendo una producción de fuerza maximal llana y no brusca (Vrbova et al., 1978) (Gráfico 29.10).

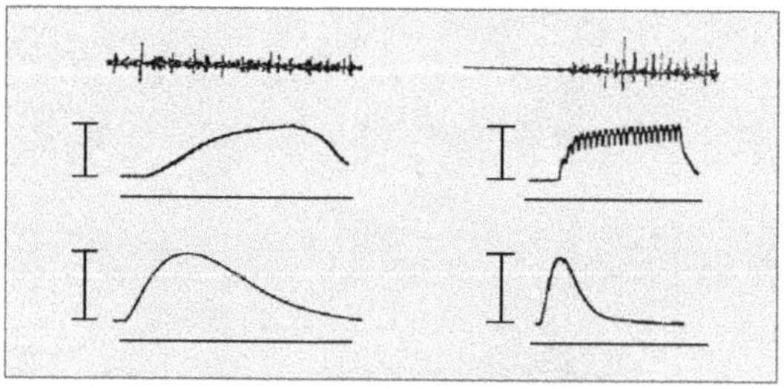

– Gráfico 29.10 –

Desgraciadamente no disponemos de documentación suficiente sobre la composición de las fibras musculares en jugadores de fútbol. No obstante, en una aproximación puramente teórica, Bosco (1976) pronosticó una media de FT del 50%.

Esta aproximación surge de un estudio comparado de la actividad desarrollada por los jugadores, no refiriéndose a un determinado tipo de entrenamiento puesto que, como ya hemos dicho, el entrenamiento no transforma cinéticamente la composición de las fibras, sino que tal identificación debe atribuirse a una situación anatómica genéticamente predeterminada que los predispone a la actividad deportiva específica.

Pensar que los jugadores de fútbol puedan tener tal porcentaje de fibras deriva del hecho que estos deportistas están sometidos a una actividad en la que se encuentran implicadas de un modo sustancial, y podríamos añadir que insustituible, todos los tipos de fibra. Así pues, tal y como ocurre en cualquier otra actividad agonística, para poder destacar en este deporte la selección de los jugadores es, ante todo, un factor genético.

Por último, investigaciones posteriores han confirmado las hipótesis propuestas por Bosco. Jacobs (1982) descubrió en biopsias del músculo vasto externo una media de aproximadamente el 60%, mientras que valores del 52% de FT han sido presentados por Apor (1988) y más recientemente, también Bosco ha determinado en 22 futbolistas profesional con un método indirecto y no traumático denominado *test de Bosco* un porcentaje medio del 55% de FT.

REFERENCIAS BIBLIOGRÁFICAS

- ANDRIVET, R. (1975): "Entorses graves de la tibio tarsienne. Résultats a propos ded 285 cas observes chez le sportif". En *Rev. Chir. Orthop.* (61) p. 153.
- BENASSY, J. (1977): *Traumatología deportiva.* Barcelona: Toray Masson.
- BENNINGHOFF, A. & GERTTLER, K. (1964): *Lehrbuch der Anatomie des Menschen.* Frankfurt: Urban & Schawarzenberg.
- BLYTH, C. & MUELER, F. (1974): "When and where players get hurt. Football injury surrey (Part I)". En *Phys. Sports Med.* (9) pp. 45-52.
- BOEDA, A.; PESQUE, F. & HILLMEYER, J. (1973): "A porpos de la maladie des adducteurs". En *Med. Sport* (47) pp. 9-14.
- BOSCO, C. (1976): *Aspectos fisiológicos de la preparación física del futbolista.* Madrid: Paidotribo.
- CABOT, J. (1979): "El tobillo de fútbol". En *Ap. Med. Dep.* (62) p. 75.
- CLAYTON, M. (1973): "Football: The pre season examination". En *Jour. Sports Med.* (1) pp. 19-24.
- CÓRDOBA, A. & NAVAS, F. (2000): *Fisiología deportiva.* Madrid: Gymnos.
- CUPIC, S. (1978): "Traumatice ye injuries in football". En *Sportnomedicinske Objave* (7) pp. 324.
- DONSKOI, D. & ZATSIORSKI, V. (1988): *Biomecánica de los ejercicios físicos.* La Habana: Pueblo y Educación.
- DUREY, A. & BOËDA, A. (1980): *Medicina del fútbol.* Barcelona: Toray-Masson.

- ELLSASSER, J. & STEIN, A. (1979): "Management of hand injuries in a profesional football team". En *Am. Jour. Sports Med.* (7) pp.178-182.
- JUDET, J. & JUDET, H. (1977): "La ruptura traumatique du tendon d'Achille". En *Med. Sport* (51) pp. 31-35.
- ORTS-LLORCA, F. (1970): *Anatomía Humana.* Barcelona: Ed. Científico-Médica.
- PÉREZ-CASAS, A. (1985): *Anatomía funcional del aparato locomotor y de la inervación periférica.* Madrid: Bailly-Bailliere.
- RUANO, D.; NARDI, J. & TEJEDO, A. (1978): "Influence of Extrinsic Factor son the Development of the Articular System". En *Acta Anat.* (101) pp. 36-44.
- RUANO, D.; NARDI, J. & TEIXIDOR, A. (1985): "Embryonal Hipennobility and Articular Development". En *Acta Anat.* (123) pp. 90-92.
- VILADOT, A. ET AL. (1989): *Quince lecciones sobre patología del pie.* Barcelona: Ed. Toray, S.A.

CAPÍTULO 30

LAS CIENCIAS DEL DEPORTE AL SERVICIO DEL DEPARTAMENTO DE ARBITRAJE DE LA FIFA

Enrique Navarro Cabello, Javier Mallo Sainz, José Mª. García-Aranda

El Departamento de Arbitraje de la FIFA es el encargado de desarrollar proyectos científicos durante la celebración de eventos de carácter mundial en colaboración con universidades de todo el mundo. En este artículo vamos a intentar explicar cómo se justifica la realización de estos proyectos científicos, en qué consisten los trabajos y qué resultados se han obtenido hasta ahora.

Empecemos por explicar qué ha movido a los responsables del arbitraje de FIFA a desarrollar estos proyectos de investigación. ¿Por qué, el Departamento de Arbitraje de FIFA convierte el lugar de concentración de los árbitros durante un campeonato del mundo en un laboratorio de valoración del rendimiento deportivo?

El papel del árbitro es fundamental en el desarrollo de un partido fútbol puesto que él es el único responsable de que los jugadores cumplan en todo momento las reglas del juego y llevar a cabo esta misión no es una tarea fácil, ya que tiene que juzgar en pocos segundos los movimientos y los contactos que se producen entre los jugadores y distinguir entre las jugadas que cumplen y las que no cumplen con el reglamento.

En primer lugar vamos a analizar el arbitraje desde el punto de vista de los factores que lo determinan. El resultado del arbitraje depende de la decisión tomada por el árbitro: Cuando la decisión es justa el resultado es positivo. Para tomar una decisión el árbitro dispone como únicas herramientas de su visión, su inteligencia y la ayuda de los asistentes. Además, en unos segundos tiene que decidir si la jugada debe ser penalizada o no, por lo que es lógico y comprensible que en determinadas ocasiones se produzcan errores arbitrales.

Como cualquier otro deportista el árbitro tiene que entrenar todos los días para mejorar su rendimiento y también, como en cualquier otro deporte, para poder diseñar buenos entrenamientos, debe conocer bien los complejos procesos de los que depende el arbitraje y, de nuevo decimos que, como en cualquier deporte, para conocer los factores de los que depende el rendimiento del árbitro es necesario utilizar la investigación científica.

Toda decisión arbitral depende de una serie de factores que vamos a explicar seguidamente de manera secuencial. En primer lugar el árbitro visualiza la jugada, los movimientos de los jugadores y los contactos que se producen. En segundo lugar, como consecuencia de todo lo anterior, interpreta y adopta la decisión de pitar o dejar que el partido continúe.

No obstante, para que el árbitro pueda interpretar correctamente la jugada es preciso que se encuentre en una posición adecuada en el terreno de juego, lo que implica que debe ser capaz de seguir el ritmo del partido manteniéndose en todo momento a una distancia apropiada del lugar donde se produzca la jugada, es decir, su condición física debe permitirle desplazarse por el campo durante todo el partido con el fin de adoptar un posicionamiento correcto en todo momento.

Pero en esta secuencia que acabamos de ver falta un componente que no podemos olvidar y que resulta fundamental en el proceso de toma de decisiones: el componente psicológico. Así pues, el rendimiento del árbitro tiene tres componentes o elementos:

- *Técnico:* Posicionamiento, visualización e interpretación.
- *Físico:* Capacidades físicas.
- *Psicológico.*

RENDIMIENTO TÉCNICO

Para poder juzgar favorablemente las jugadas que se producen durante el partido el árbitro debe ocupar una determinada posición cuya distancia variará según la zona del terreno en la que se encuentre. Así, tanto en la zona central como en el lado izquierdo deberá situarse entre los 5 y los 18 metros, mientras que en el lado derecho estas distancias pueden ser mayores ya que cuenta con la ayuda del árbitro asistente.

En cuanto a los árbitros asistentes, lo que determina técnicamente su rendimiento es la posición respecto a la línea del fuera de juego (definida por el penúltimo defensor). El árbitro asistente debe estar en todo momento en línea con el penúltimo defensor, de esta forma podrá detectar si en el momento de la salida del balón el atacante se encuentra por detrás (*on side*) o por delante (*off side*) de dicha línea (Gráfico 30.1).

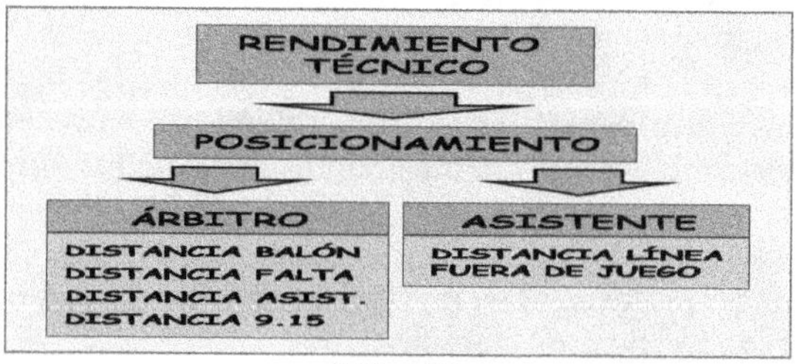
RENDIMIENTO TÉCNICO
POSICIONAMIENTO
ÁRBITRO
DISTANCIA BALÓN
DISTANCIA FALTA
DISTANCIA ASIST.
DISTANCIA 9.15
ASISTENTE
DISTANCIA LÍNEA FUERA DE JUEGO

– Gráfico 30.1 –

RENDIMIENTO FÍSICO

Para poder desarrollar bien su trabajo, es decir, para obtener un buen rendimiento técnico, el árbitro debe tener una buena condición física. La valoración del rendimiento físico puede realizarse de dos formas:

- *Indirecta:* Midiendo la distancia y la velocidad sobre el terreno de juego.
- *Directa:* Registrando la frecuencia cardiaca.

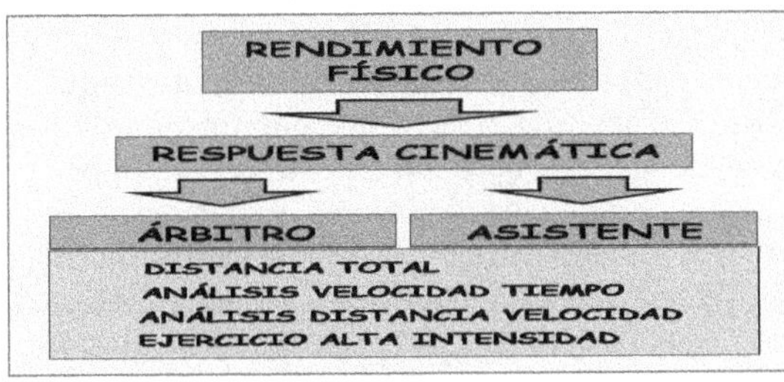
RENDIMIENTO FÍSICO
RESPUESTA CINEMÁTICA
ÁRBITRO
ASISTENTE
DISTANCIA TOTAL
ANÁLISIS VELOCIDAD TIEMPO
ANÁLISIS DISTANCIA VELOCIDAD
EJERCICIO ALTA INTENSIDAD

– Gráfico 30.2 –

Así pues, el rendimiento arbitral depende de una serie de factores que pueden ser medidos cuantitativamente y que, por lo tanto, también pueden ser analizados científicamente, lo que explica por qué el Departamento de Arbitraje de la FIFA desarrolla proyectos de investigación destinados a estudiar el rendimiento técnico y el esfuerzo físico desarrollado por los árbitros.

El objetivo perseguido por estos proyectos es doble:

1. Valorar cuantitativamente el rendimiento durante el campeonato.
2. Investigar científicamente los procesos que gobiernan el rendimiento técnico y físico.

LAS TECNOLOGÍAS DEL RENDIMIENTO DEPORTIVO AL SERVICIO DEL ARBITRAJE

A continuación vamos a explicar las distintas metodologías utilizadas en los proyectos científicos que lleva a cabo el Departamento de Arbitraje de la FIFA. Es decir, nos disponemos a responder a la siguiente pregunta: *¿Cómo se puede medir el rendimiento del árbitro?*

Es importante remarcar que el trabajo realizado durante un campeonato es multidisciplinar. Como acabamos de ver, el rendimiento de los árbitros depende de muchos factores, por lo que es lógico que intervengan distintos grupos de trabajo y que se utilicen distintos procedimientos y tecnologías. Estos grupos son coordinados por los responsables del Departamento, que hacen que todos ellos se dirijan hacia un mismo objetivo: mejorar el rendimiento de los árbitros. Veamos cuáles son las metodologías aplicadas durante un campeonato.

ANÁLISIS BIOMECÁNICO DEL MOVIMIENTO

Nos encontramos con una serie de variables cinemáticas tales como la velocidad en cada instante, la distancia total recorrida, la distancia a las faltas o la distancia a la línea del fuera de juego, que serán empleadas como variables dependientes del rendimiento técnico y físico del árbitro. Pero para determinar estas variables primero necesitaremos calcular la posición del árbitro sobre el terreno de juego en cada instante, para lo cual haremos uso de procedimientos propios de una ciencia del deporte como es la Biomecánica Deportiva.

En el caso que nos ocupa emplearemos una metodología que nos va a permitir determinar la posición exacta del árbitro sobre el terreno de juego. En concreto calcularemos las coordenadas *x* (posición a lo largo del campo) e *y* (posición a lo ancho del campo) de la proyección del centro de gravedad del árbitro sobre el campo. De esta forma el resto de variables mecánicas (distancia entre dos puntos y velocidad instantánea) podrán ser igualmente determinadas a partir de la posición en cada instante del CM del sujeto sobre el plano de movimiento.

En este sentido, es importante destacar que la determinación de la posición ocupada por un sujeto sobre el terreno de juego con una precisión suficiente no es un proceso sencillo. Además, el procedimiento debe interferir lo menos posible en la labor del árbitro y de la organización del partido.

La solución metodológica a este problema es un sencillo protocolo cuya instalación se realiza en menos de una hora. Consiste en la utilización cámaras de vídeo que capturan las imágenes y las almacenan en un ordenador y la posterior transformación de la posición ocupada en el plano de la imagen (en *pixels*) en la posición real sobre el terreno de juego mediante algoritmos fotogramétricos.

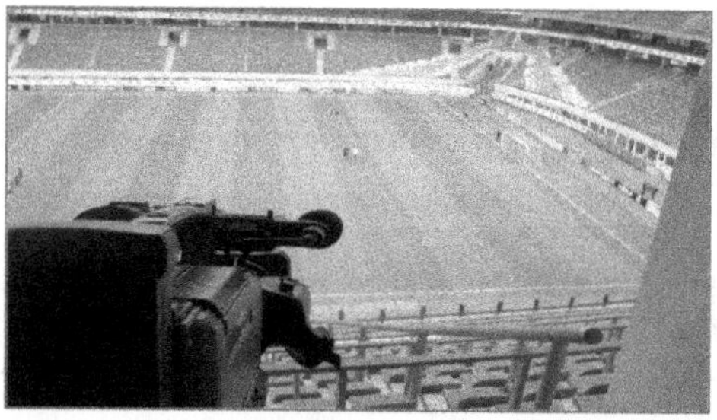

– Gráfico 30.3 –

Las coordenadas se calculan mediante programas de Análisis Biomecánico Bidimensional. El error relativo en la determinación de la distancia entre dos puntos ha sido determinado previamente y se encuentra por debajo del 2% de la distancia medida. Por último se realiza el tratamiento de los datos para obtener las variables finales (distancia total recorrida, velocidad, etc.).

Es importante reseñar que este sistema nos permite saber, además de la posición ocupada por el árbitro, la velocidad a la que se mueve el sujeto en cada instante. En este sentido, la mayoría de los expertos están de acuerdo en afirmar que la velocidad desarrollada por el árbitro a lo largo de todo el partido es el factor más significativo a la hora de valorar el esfuerzo realizado.

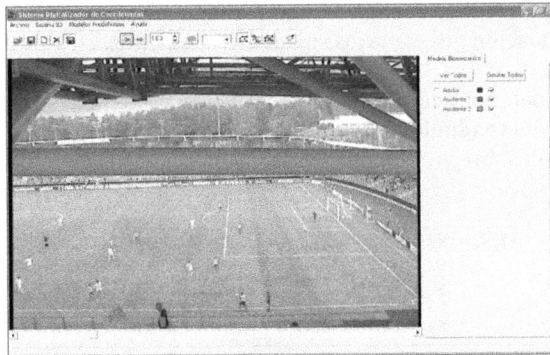

– Gráfico 30.4 –

VALORACIÓN DEL ESFUERZO A PARTIR DEL REGISTRO DE LA FRECUENCIA CARDIACA

Durante la ejecución de una actividad física el organismo realiza una serie de ajustes que le permiten asumir la mayor demanda energética que supone dicha actividad. Uno de estos ajustes es el aumento del gasto cardiaco.

Debido a la facilidad que hoy en día supone el registro de la frecuencia cardiaca mediante pulsómetros, éste parámetro ha pasado a ser uno de los más utilizados como indicador indirecto de la actividad cardiovascular del sujeto. Es importante remarcar que el uso del pulsómetro durante el partido no influye ni en el rendimiento técnico ni en el físico.

ANÁLISIS OBSERVACIONAL DEL RENDIMIENTO TÉCNICO

El objetivo es evaluar la eficacia del árbitro a partir del estudio de la grabación del partido, pero en este caso la variable clave es la *capacidad de interpretación* del juego. La metodología del análisis observacional se compone de los siguientes pasos.

- *Grabación de las imágenes*: Los partidos son grabados directamente de la señal emitida por las distintas televisiones que retransmiten el evento. Además, cada uno de los partidos es analizado "in situ" por un grupo de técnicos que toman nota de las jugadas de interés.
- *Selección de las jugadas más importantes*: Durante la noche de la correspondiente jornada los técnicos arbitrales visualizan los partidos, seleccionan las jugadas y analizan el rendimiento del árbitro y de los asistentes a cada partido.
- *Edición y Presentación:* Las imágenes son tratadas digitalmente por un técnico especialista en Edición de Vídeo que elabora una base de datos compuesta por los "clips" que han sido seleccionados. Estos clips se clasifican por temas (faltas directas, amonestaciones, fueras de juego, etc.) y se editan en forma de video y/o de presentación.

MÉTODO DE TRABAJO

Vistas las tecnologías utilizadas, vamos a explicar cómo son aplicadas por el Departamento de Arbitraje durante un campeonato, para lo cual nos basaremos en un modelo de actuación que tiene los siguientes elementos:

- Valoración del rendimiento de árbitro y de los asistentes durante el torneo.
- Valoración del rendimiento arbitral después del torneo.
- Investigación sobre el rendimiento arbitral.

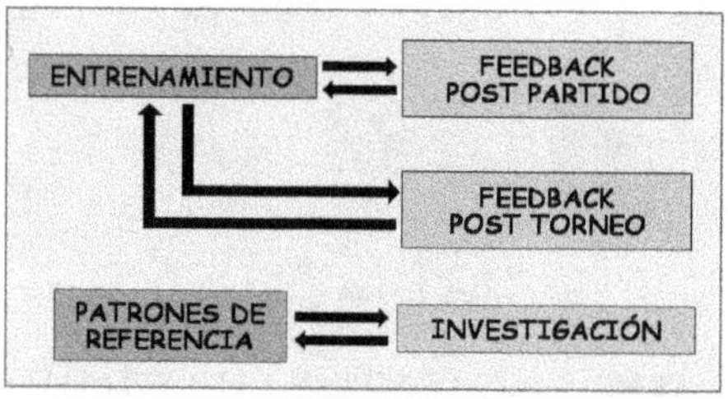
ENTRENAMIENTO
FEEDBACK POST PARTIDO
FEEDBACK POST TORNEO
PATRONES DE REFERENCIA
INVESTIGACIÓN

– Gráfico 30.5 –

REUNIÓN TÉCNICA (DEBREAFING). EL FEEDBACK DEL PARTIDO

Dependiendo de los medios técnicos y humanos disponibles y del calendario del torneo, el día de descanso se realizan sesiones técnicas (*debreafing*) destinadas a analizar el rendimiento de los árbitros a partir de la información registrada y se presentan tres tipos de informes:

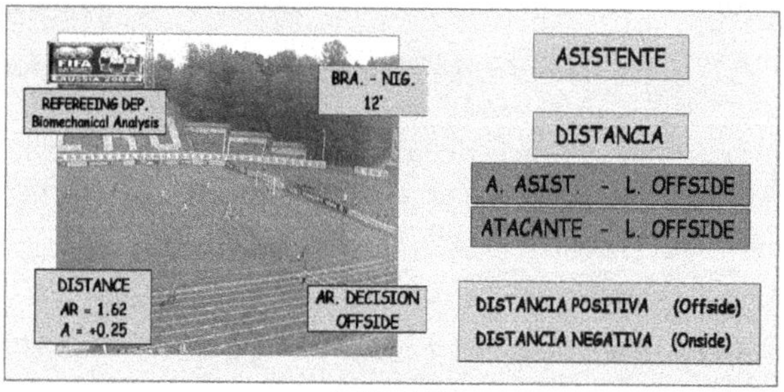
REFEREEING DEP.
Biomechanical Analysis
BRA. - NIG.
12'
DISTANCE
AR = 1.62
A = +0.25
AR. DECISION
OFFSIDE
ASISTENTE
DISTANCIA
A. ASIST. - L. OFFSIDE
ATACANTE - L. OFFSIDE
DISTANCIA POSITIVA (Offside)
DISTANCIA NEGATIVA (Onside)

– Gráfico 30.6 –

- *Análisis Observacional:* El máximo responsable del Departamento de Arbitraje presenta, agrupadas por temas (faltas directas, amonestaciones, fueras de juego, etc.) cada una de las jugadas seleccionadas. Partido a partido y jugada a jugada se visualizan los clips de video correspondientes y se hace un análisis profundo sobre la toma de decisión del árbitro o del asistente, en definitiva, sobre el rendimiento técnico del árbitro.

- *Análisis Biomecánico:* Previamente al comienzo de la sesión técnica se entrega un informe al staff técnico del Departamento de Arbitraje de FIFA en la que se analizan las faltas y los fuera de juego con la siguiente información:
  - Distancia del árbitro a la falta.

- Distancia del asistente a la falta cuando ésta se produce en un punto cercano a su banda.
- Distancia del balón a la barrera.
- Distancia del asistente y del atacante a la línea del fuera de juego.

Los resultados son discutidos en la reunión técnica, bien de forma intercalada cuando corresponda o bien presentando todo el informe, una vez que ha terminado la primera parte de la misma (análisis observacional). Nos gustaría mencionar la importancia que tiene el hecho de dar información cuantitativa como complemento al análisis observacional de cada jugada. Por ejemplo, cuando se analizan las jugadas de fuera de juego, además de visualizar el video de la jugada, se presenta la información del análisis biomecánico, lo que permite valorar de forma objetiva si el atacante estaba en fuera de juego y, por tanto, saber si el asistente ha actuado correctamente. También se analiza la distancia del asistente a la línea del fuera de juego, que es una variable determinante del rendimiento técnico.

- *Análisis de la Respuesta cardiaca:* Previamente al comienzo de la sesión técnica se entrega un informe al staff técnico del Departamento de Arbitraje de FIFA donde se analizan los registros cardiacos de los árbitros y árbitros asistentes.

INFORME FINAL SOBRE EL RENDIMIENTO DURANTE EL TORNEO (FEEDBACK DEL CAMPEONATO)

Una vez finalizado el torneo, la información registrada durante el campeonato (Análisis Biomecánico y Registro de la frecuencia cardiaca) se procesa en los laboratorios de las universidades colaboradoras y se elaboran los informes finales sobre el rendimiento de los árbitros participantes en el campeonato.

- *Análisis Biomecánico.* Se realiza un informe detallado del rendimiento técnico y físico de los árbitros. La entrega se lleva a cabo a las 2 o 3 semanas, dependiendo del número de partidos analizados y en el mismo se analizan las siguientes variables:
    - RENDIMIENTO FÍSICO:
        - Distancia recorrida.
        - Análisis de la velocidad.
        - Actividad de alta intensidad.
    - RENDIMIENTO TÉCNICO:
        - Distancia al balón durante todo el partido (árbitros).
        - Distancia a las infracciones (árbitros).
        - Posición del asistente relativa al penúltimo defensor (línea del fuera de juego) a lo largo de todo el partido.
        - Posición del asistente relativa al penúltimo defensor (línea del fuera de juego) en los fuera de juego.

- *Análisis de la Respuesta Cardiaca:* Las variables aportadas son:
    - Frecuencia media y máxima.
    - Porcentaje de tiempo en los niveles de frecuencia media y máxima.

RESULTADOS

A continuación se presentan algunos de los resultados obtenidos. En primer lugar vamos a comentar el modelo de informe final correspondiente a una de las árbitros que participó en el Campeonato del Mundo Sub 20 de Mujeres celebrado en Rusia en Agosto del 2007, aunque por tratarse de información confidencial del Departamento de Arbitraje de FIFA no desvelaremos su nombre.

En dicho informe se observa que la distancia total recorrida fue de 10.112 m., siendo esta cantidad muy similar a la media recorrida por todas las participantes (10.032 m.). Sin lugar a dudas, la variable que mejor discrimina el esfuerzo realizado es la velocidad recorrida por el árbitro. En concreto, el tiempo que pasa en los diferentes rangos de velocidad establecidos es el siguiente:

- *Parado:* Menos de 1 m/s.
- *Andando:* 1-2 m/s.
- *Trotando:* 2-3.6 m/s.
- *Corriendo:* 3.6-5 m/s.
- *Esprintando:* Más de 5 m/s.

En esta ocasión se ha obtenido que la árbitro pasó aproximadamente un 63% parada y caminado frente al 37% que estuvo corriendo. El tiempo gastado en esfuerzos de alta intensidad, es decir, por encima del los 3.6 m/s (13 Km/h) fue de 12 minutos aproximadamente, lo que supone más de un 12% del tiempo total.

Como se puede ver, el esfuerzo realizado es de tipo intermitente. Por un lado, la distancia total recorrida es considerable (más de 10 Km) y además se realiza mediante una combinación de esfuerzos de tipo anaeróbico (velocidad superior a los 13 km/h).

La segunda parte del informe se dedica al aspecto técnico del arbitraje. En este caso, nuestro sujeto registró una distancia media al balón de 18.7 m. en la primera mitad del partido y de 19.3 m. en la segunda. Otra variable importante es la distancia a las faltas. En la correspondiente tabla del informe se recogen los datos de las 27 faltas señaladas, siendo la distancia promedio de 17.22 m. con una desviación típica de 6.59.

En cuanto a los asistentes, los datos arrojados por una de las participantes en el mismo campeonato nos dicen que el tipo de esfuerzo es distinto al de los árbitros. La distancia recorrida en este caso fue 5354 m (440 menos que la media de todas las asistentes), es decir, una distancia considerable (más de 5 Km) pero significativamente menor que en el caso de los árbitros. En cuanto al perfil de esfuerzos visto con relación a la velocidad, los datos nos informan que estuvo alrededor de un 72% parada o andando, un 18% trotando y alrededor de un 10% corriendo o esprintando. En cuanto al análisis del rendimiento técnico, la asistente se mantuvo durante todo el partido a una distancia promedio de 1 metro por delante o por detrás de la línea del penúltimo defensor; aunque esta distancia aumentó a 1.18 m. durante el segundo tiempo.

Finalmente, para poder ofrecer una visión integral de las demandas que experimentan los jueces, hemos comparado los resultados obtenidos en los tres campeonatos en los que el Departamento de Arbitraje de la FIFA ha llevado a cabo un Análisis Biomecánico: Campeonato del Mundo sub-17 del 2003 (en adelante, U-17 '03), Copa de las Confederaciones 2005 (CC '05) y Campeonato del Mundo sub-20 femenino del 2006 (U-20 '06).

La distancia total recorrida por los árbitros fue superior a los 10 Km en los tres campeonatos, aunque la distancia cubierta en el U-17 '03 fue significativamente mayor a la recorrida durante los campeonatos CC '05 ($P < 0.05$) y U-20 '06 ($P < 0.01$). Sin embargo, como ya hemos mencionado, el cálculo de la distancia total recorrida no es suficiente para caracterizar las demandas del juego. Para comprender mejor estas exigencias es conveniente atender al perfil de trabajo (Gráfico 30.7).

	W U-20	M U-17	C C
Parado	38 %	27 %	37 %
Andar	25 %	31 %	26 %
Trotar	21 %	25 %	20 %
Correr	10 %	12 %	9 %
Sprintar	6 %	5 %	8%

– Gráfico 30.7 –

Como término medio, los árbitros emplearon más tiempo a bajas velocidades en el U-20 '06 ($P < 0.01$) y en CC'05 ($P < 0.05$) que en U-17 '03. Estos datos están relacionados con la mayor distancia recorrida por éstos árbitros, ya que al estar menos tiempo parados y andando recorrieron una mayor cantidad de metros durante los partidos.

Otro dato que corrobora que los árbitros del campeonato U17 '03 recorrieron una mayor distancia es el hecho de que permanecieron un 37% del tiempo corriendo y trotando, es decir, entre 13 y 18 km/h, mientras que las árbitros estuvieron un 31% y los oficiales -profesionales- de la Copa Confederación pasaron del 29% en ese rango de velocidades. Sin embargo, el descubrimiento más interesante es que el tiempo invertido esprintando fue significativamente superior en los árbitros del campeonato senior (Copa Confederación) que en los otros dos analizados.

En efecto, los árbitros de fútbol profesional pasaron un 8% del tiempo total esprintando frente al 6% y al 5% invertido por los árbitros de las categorías inferiores, lo que puede ser un indicativo de las diferencias en el tipo juego según el nivel de los jugadores y mientras que las distancias recorridas son similares e incluso mayores en las categorías inferiores que en la senior, los desplazamientos a velocidades por encima de los 18 Km/h (catalogadas como sprint) se producen con mayor frecuencia en la categoría de máximo nivel, lo que obliga al árbitro a pasar mayor tiempo en esfuerzos de alta intensidad. En definitiva, el ritmo de juego es más exigente -más rápido- en la categoría senior que en las inferiores.

En el caso de los árbitros asistentes, la distancia total recorrida fue significativamente mayor durante el U-17 '03 que en la CC '05 y en el U-20 '06. Los árbitros asistentes del torneo U-17 '03 recorrieron 6.137 m, es decir, 543 metros más que los asistentes del torneo U-20 '06 (Gráfico 30.8).

	W U-20	M U-17	CC
Parado	55 %	57 %	48%
Andar	20 %	24 %	25%
Trotar	15 %	14 %	17 %
Correr	6 %	4 %	6 %
Sprintar	4 %	1 %	4%

– Gráfico 30.8 –

La cantidad de tiempo realizando actividades de baja intensidad (parado y andando) fue mayor (P < 0.001) durante el U-17 '03 que en los otros dos torneos. En el caso donde la distancia recorrida no es muy elevada la mayor distancia alcanzada en el torneo U-17 '03 respecto a los otros eventos se debió a que el tiempo invertido en las acciones de baja intensidad ha sido muy significativamente superior, estamos hablando de un 81% frente a un 75% en el campeonato U-20 '06 y de un 73% en la Copa Confederación.

Con relación a la actividad de alta intensidad, este tipo de ejercicio se llevó a cabo en un mayor porcentaje de tiempo durante la CC '05 y el U-20 '06 (P < 0.001) que en el U-17 '03. Esta actividad -desplazamientos a velocidades mayores de 3.60 m/s- es la variable que probablemente más se correlaciona con un elevado rendimiento físico durante los partidos o un alto nivel condicional del sujeto.

En efecto, de nuevo hemos podido comprobar que mientras la distancia total ha sido mayor en los deportistas que participaron el mundial U-17 '03, los esfuerzos a la máxima velocidad han sido requeridos en mayor medida en el campeonato senior. En este sentido, resulta interesante haber encontrado que las árbitros asistentes participantes en el campeonato U-20 '06 han realizado un esfuerzo a alta intensidad parecido al de los deportistas profesionales y ahondando más en este aspecto también se ha podido observar que los árbitros asistentes que tomaron parte de la CC '05 fueron los que más esprintaron durante los partidos, recorriendo 1047 ± 342 m a velocidades superiores a los 5 m/s (18 km/h). Esta distancia fue un 6% superior a la recorrida durante el U-20 '06 (983 ± 274 m). En ambos torneos, la CC '05 y el U-20 '06, la distancia esprintando fue superior que en el U-17 '03.

CONCLUSIONES

El rendimiento del árbitro es fundamental en un partido de fútbol ya que de él depende que el encuentro se desarrolle dentro de las normas establecidas por el reglamento y el *Fair Play*. Es, por tanto, un objetivo prioritario del Departamento de Arbitraje de FIFA utilizar todos los medios a su alcance para hacer que el rendimiento de los árbitros y asistentes sea cada vez mejor.

Sin lugar a dudas que eso depende principalmente del entrenamiento que los árbitros, como deportistas que son, tienen que llevar a cabo todos los días pero como en cualquier deporte, la calidad del entrenamiento depende del conocimiento existente sobre el rendimiento técnico y físico de dicho deporte. Es por ello que se hace completamente necesario dedicar esfuerzos a investigar sobre los factores y procesos que intervienen en el rendimiento deportivo.

El Departamento de Arbitraje de FIFA comparte por completo esta filosofía de trabajo y por eso pone los medios disponibles para apoyar la realización de proyectos de apoyo científico al arbitraje. Básicamente se utilizan tres tipos de tecnologías:

- Análisis Biomecánico en 2D.
- Análisis Observacional de la toma de decisión.
- Estudio de la frecuencia cardiaca.

Para llevar a cabo estos proyectos cuenta con la colaboración de especialistas de la Universidad de Manchester, Politécnica de Madrid, Bruselas, etc.

Por último, el Departamento de Arbitraje de FIFA convierte el hotel de la concentración de los árbitros durante un campeonato en un verdadero laboratorio de Estudio del Rendimiento arbitral con dos objetivos claros y distintos:

- Valorar el rendimiento físico y técnico de los árbitros.
- Investigar científicamente el rendimiento de árbitros y asistentes.

REFERENCIAS BIBLIOGRÁFICAS

- MALLO, J.; GARCÍA-ARANDA, J.; BUYLTYNCK, J. & NAVARRO, E. (2006): "Valoración del rendimiento de los árbitros asistentes durante la competición en fútbol". En *Motricidad: Revista de Ciencias de la Actividad Física y del Deporte* (15).
- MALLO, J.; GARCÍA-ARANDA, J. & NAVARRO, E. (2005): "Optimización del rendimiento de los árbitros de fútbol con ayuda del análisis biomecánico". En *Biomecánica* (12) pp. 97-103.
- MALLO, J.; GARCÍA-ARANDA, J. & NAVARRO, E. (2005): "Relación entre las pruebas de valoración de la condición física y el rendimiento en la competición en árbitros asistentes de fútbol". En *Archivos de Medicina del Deporte. Revista de la Federación Española de Medicina del Deporte y de la Confederación Iberoamericana de Medicina del Deporte* (103) p. 407.
- MALLO, J.; GARCÍA-ARANDA, J. & NAVARRO, E. (2006): "Análisis del rendimiento físico de los árbitros de fútbol durante partidos de competición oficial". En *Motricidad: Revista de Ciencias de la Actividad Física y del Deporte* (17) pp. 25-40.
- MALLO, J.; GARCÍA-ARANDA, J. & NAVARRO, E. (2007): "Evaluación del rendimiento de los árbitros y árbitros asistentes durante la competición en el fútbol". En *Archivos de Medicina del Deporte: Revista de la Federación Española de Medicina del Deporte y de la Confederación Iberoamericana de Medicina del Deporte* (118) pp. 91-102.
- MALLO, J.; GARCÍA-ARANDA, J. & NAVARRO, E. (2007): "Las nuevas pruebas de la FIFA para valorar la condición física de los árbitros de fútbol. Relación con el rendimiento físico en la competición". En Revista de Entrenamiento Deportivo (21) pp. 25-31.
- MALLO, J.; GARCÍA-ARANDA, J. & NAVARRO, E. (2007): "Relación entre las pruebas físicas y el rendimiento físico en la competición de los árbitros y árbitros asistentes de fútbol". En

Revista de Entrenamiento Deportivo (21) pp. 25-30.

- MALLO, J.; GARCÍA-ARANDA, J. & NAVARRO, E.: *Efecto del nivel de la competición en el rendimiento físico de los árbitros y árbitros asistentes de fútbol.* Aceptado y pendiente de publicación en Archivos de Medicina del Deporte.
- MALLO, J.; NAVARRO, E.; GARCÍA-ARANDA, J.; GILIS, B. & HELSEN, W. (2007): "Activity profile of top-class association football referees in relation to performance in selected physical tests". En Journal of Sports Sciences (25) pp. 805-813.
- MALLO, J.; NAVARRO, E.; GARCÍA-ARANDA, J.; GILIS, B. & HELSEN, W. (2008): "Analysis of the kinematical demands imposed on top-class assistant referees during competitive soccer matches". En *Journal of Strength and Conditioning Research* (22) pp. 235-242.
- MALLO, J.; NAVARRO, E.; GARCÍA-ARANDA, J. & HELSEN W. (2009): "Activity profile of top-class association football referees in relation to fitness-test performance and match standard". En Journal of Sports Sciences (27) pp. 9-17.
- MALLO, J.; NAVARRO, E.; GARCÍA-ARANDA, J. & HELSEN, W. (2009): "Physical demands of top-class soccer assistant refereeing during high-standard matches". En *International Journal of Sports Medicine* (30) pp. 331-336.

CAPÍTULO 31

ANÁLISIS BIOMECÁNICO APLICADO A LA VALORACIÓN DE LA PARTICIPACIÓN CINEMÁTICA DEL FUTBOLISTA EN LA COMPETICIÓN

Javier Mallo Sainz, Enrique Navarro Cabello, José Mª. García-Aranda

Concretar la actividad realizada por el futbolista a lo largo de un partido ha sido uno de los grandes objetivos de los entrenadores, puesto que sabiendo lo que se realiza durante el partido es posible modelizar situaciones de entrenamiento que se asemejen a las de la competición.

En los noventa minutos de un partido el futbolista puede realizar hasta 1000 cambios en la forma del movimiento con una duración media de cada actividad de unos 5 o 6 segundos (Reilly & Thomas, 1976), lo que le exige un desarrollo muy específico de la condición física integrada con el perfeccionamiento técnico, táctico y psicológico, debido a la enorme variedad de situaciones que pueden suscitarse dentro de la acción de juego.

Diversos estudios han tratado de analizar la carga que supone la competición, tanto desde el punto de vista externo -aquello que realiza el sujeto- (Mayhew & Wenger, 1985) como interno -la repercusión fisiológica en el organismo de la actividad realizada- (Ali & Farrally, 1991). A través de la utilización de una gran variedad de metodologías se ha conseguido ceñir la distancia recorrida por el futbolista durante un partido en un rango que va desde los 9 a los 12 Km (Reilly, 1997) en función de variables como el puesto específico de los jugadores, el sistema de juego empleado, el nivel competicional, etc.

Pero no es solamente importante conocer el volumen total de metros recorridos por el jugador (aspecto cuantitativo), sino que es más decisivo aún saber cómo se reparte la distancia recorrida en función de la intensidad de los desplazamientos (aspecto cualitativo).

Bajo esta perspectiva, el análisis biomecánico se puede aplicar para el estudio tanto de situaciones de entrenamiento como de competición, ya que se trata de una técnica experimental no invasiva que únicamente requiere de una cámara de vídeo con la que se filma el desarrollo del juego (Gráfico 31.1). A partir de la filmación se pueden extraer datos relativos a las posiciones, desplazamientos, velocidades y aceleraciones de todos los jugadores estudiados a lo largo del juego, lo que da lugar a disponer de una gran cantidad de información que puede ser utilizada por el entrenador para objetivar con mayor rigor lo que ha sucedido durante el juego en cuanto a la participación de los futbolistas en el mismo.

Velocidad (m/s)	Ejercicio 1	Ejercicio 2	Ejercicio 3
0 - 1 (Quieto y Andar)	12,18 %	11,27 %	17,85 %
1 - 3 (Trote)	51,41 %	53,03 %	55,45 %
3 - 5 (Carrera int. media)	30,47 %	29,48 %	22,33 %
5 - 7 (Carrera int. rápida)	5,35 %	6,11 %	4,15 %
+ 7 (Sprint)	0,62 %	0,17 %	0,22 %

– Gráfico 31.1 –

Este tipo de análisis biomecánico puede complementarse con tomas de frecuencia cardíaca utilizando pulsómetros o ácido láctico para conocer mejor la respuesta fisiológica del futbolista o mediante hojas de registro en las que se enumeran las acciones técnicas realizadas por el jugador (pases, tiros a portería, etc.) siempre con el objetivo de ayudar al entrenador en el proceso de interpretación de lo sucedido durante el juego.

VALORACIÓN CINEMÁTICA

El análisis biomecánico de la participación del futbolista en el encuentro se realiza partiendo de filmaciones realizadas "in situ" que luego son procesadas en el Laboratorio de Biomecánica de la Facultad de Ciencias de la Actividad Física y el Deporte (INEF) de Madrid, aplicando una técnica experimental denominada Fotogrametría 2D que permite obtener la posición de cada uno de los jugadores (a partir de las coordenadas x e y) desde las imágenes de vídeo.

El procedimiento está basado en la representación de cada uno de los jugadores como un punto en el espacio que se desplaza sobre una superficie cuyas dimensiones conocemos. La representación del terreno de juego como una cuadrícula permite que la posición de cada jugador en cada instante esté determinada por sus coordenadas "x" e "y" (Gráfico 31.2).

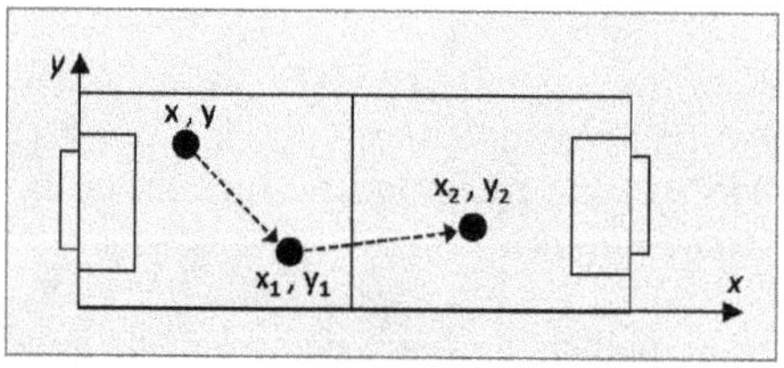
y
x , y
x2 , y2
x1 , y1
x

– Gráfico 31.2 –

El modelo empleado para la digitalización de cada jugador es el de un punto (Riera & Aguado, 1985) tomando como referencia la proyección vertical del centro de gravedad sobre el terreno de juego y que generalmente coincide con el punto medio entre los dos pies.

PROTOCOLO EXPERIMENTAL

REGISTRO DE LOS DATOS

El registro de los datos se lleva a cabo sobre el terreno de juego, donde el futbolista realiza su actividad. Cada técnica experimental tiene sus propios requisitos que son de obligado cumplimiento y en nuestro caso es necesario respetar los siguientes aspectos:

- *Ubicación y preparación de la cámara:* Con el fin de obtener una visión lo más cenital posible, la cámara debe estar ubicada en un lugar elevado de manera que permita abarcar una gran parte terreno de juego (Gráfico 31.3). Debido a las dimensiones de un campo de fútbol suele ser aconsejable utilizar al menos 3 cámaras. Una vez ubicada la cámara se procede a la preparación de las mismas (campo de visión, obturador, diafragma, frecuencia, enfoque, etc.).

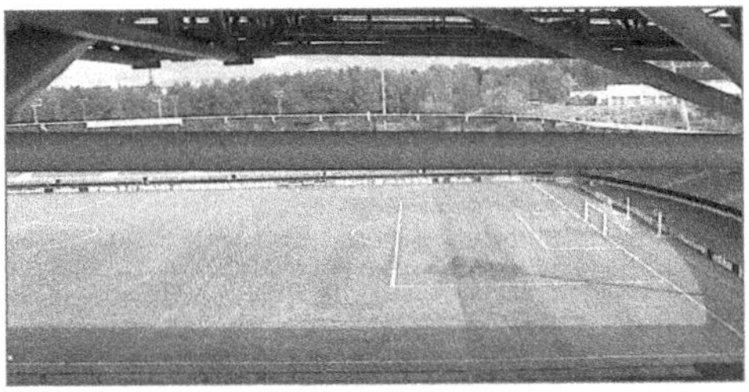

– Gráfico 31.3 –

- *Filmación del Sistema de Referencia:* El sistema de referencia sirve para contextualizar los desplazamientos de los jugadores. Para su construcción se utilizan unas líneas marcadas sobre el terreno de juego y que son medidas antes del inicio del encuentro (en el caso de tratarse de ejercicios de entrenamiento sería necesario marcar las esquinas del terreno para poder construir el sistema de referencia). El sistema de referencia debe estar visible a lo largo dc toda la filmación y consta de seis puntos (Gráfico 31.4).

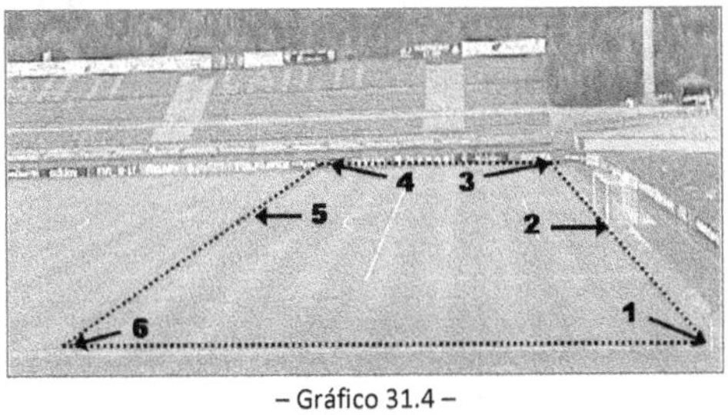
4
3
5
2
1
6

– Gráfico 31.4 –

- *Filmación del movimiento:* Es requisito imprescindible de esta técnica que la cámara esté fija durante toda la filmación (Gráfico 31.5).

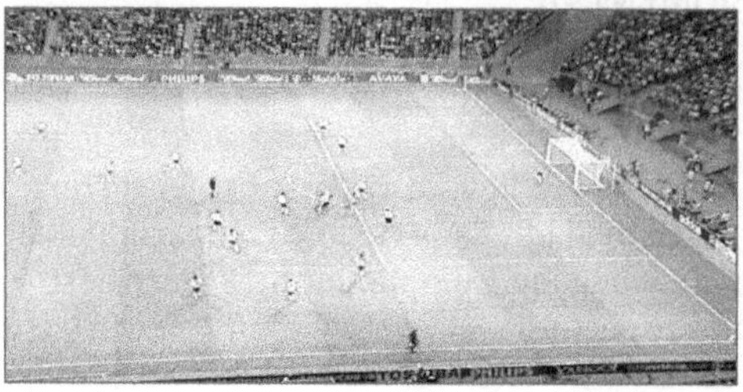

– Gráfico 31.5 –

PROCESAMIENTO DE LOS DATOS

Tras la filmación, el siguiente paso consiste en pasar las imágenes de la cinta al ordenador con el software disponible al efecto. Por el tipo de estudio que se va a llevar a cabo una frecuencia de muestreo de 2 o 1 Hz es suficiente a la hora de realizar la captura.

Una vez las imágenes en el ordenador se procede a *digitalizar* la secuencia a estudiar. Para ello y utilizando como referencia la proyección vertical del centro de gravedad sobre el terreno de juego, que equivale al punto medio entre los dos pies, se emplea el modelo de digitalizar un punto por jugador. El *sistema de calibración* también se digitaliza, ya que es un requisito imprescindible para poder utilizar los algoritmos que nos van a permitir calcular las coordenadas 2D para todos los jugadores en todos los fotogramas.

TRATAMIENTO DE LOS DATOS

Antes de nada es necesario realizar el *filtrado* de los datos. Este proceso consiste en eliminar parte del error que contienen los datos a través de técnicas matemático-estadísticas. También es necesario realizar su *interpolación* y *diferenciación* para estimar y determinar matemáticamente la información existente entre dos datos.

Posteriormente se obtienen las variables mecánicas del movimiento mediante programas informáticos desarrollados por el Laboratorio de Biomecánica. Con estas premisas se pueden obtener datos finales relativos a distancias recorridas, velocidades y aceleraciones lineales de todos los jugadores analizados a lo largo del tiempo de juego.

RESUMEN

Los datos que a lo largo de todo un partido el entrenador no puede procesar ni interpretar por sí solo son muchos, por lo que el análisis biomecánico puede ser una potente herramienta que le ayude a conocer lo que ha sucedido. El análisis de la actividad cinemática realizada por el futbolista le permitirá obtener una información objetiva sobre lo que realmente han realizado sus futbolistas en el partido.

El análisis parte de una primera fase de registro de datos que utiliza un procedimiento no invasivo y que tampoco interfiere en la habitual prestación del futbolista, puesto que únicamente se precisa de una cámara de vídeo- y una segunda fase que se lleva a cabo en el Laboratorio de Biomecánica del INEF de Madrid y que es la que permite procesar y tratar todos los datos antes de facilitar al entrenador los resultados finales.

La clasificación y jerarquización de los desplazamientos motores realizados por los futbolistas durante los entrenamientos o la competición requiere de una metodología precisa y sofisticada, siendo los resultados que se pueden facilitar al entrenador de tremenda utilidad tanto para la medida de la carga de cada situación de juego como para construir sistemas de entrenamiento más específicos en función de las prestaciones de cada jugador en los partidos y, sobre todo, para realizar una evaluación más objetiva de lo sucedido en el juego.

Esta metodología, que inicialmente se desarrolló para valorar la participación del futbolista en la competición, ha sido empleada con éxito por el Dpto. de Arbitraje de la Federación Internacional de Fútbol Asociado (FIFA) para determinar las exigencias cinemáticas que experimentan los árbitros y árbitros asistentes de alto nivel en partidos de competición oficial.

REFERENCIAS BIBLIOGRÁFICAS

- ALI, A. & FARRALLY, M. (1991): "Recording soccer players' heart rates during matches". En *Journal of Sports Sciences* (9) pp. 183-189.
- MALLO, J. & NAVARRO, E. (2008): "Physical load imposed on soccer players during small-sided training games". En *Journal of Sports Medicine and Physical Fitness* (48) pp. 166-171.
- MAYHEW, S.R. & WENGER, H.A. (1985): "Time-motion analysis of professional soccer". En *Journal of Human Movement Studies* (11) pp. 49-52.
- MALLO, J.; GARCÍA-ARANDA, J.; BUYLTYNCK, J. & NAVARRO, E. (2006): "Valoración del rendimiento de los árbitros asistentes durante la competición en fútbol". En *Motricidad: Revista de Ciencias de la Actividad Física y del Deporte* (15).
- MALLO, J.; GARCÍA-ARANDA, J. & NAVARRO, E. (2005): "Optimización del rendimiento de los árbitros de fútbol con ayuda del análisis biomecánico". En *Biomecánica* (12) pp. 97-103.
- MALLO, J.; GARCÍA-ARANDA, J. & NAVARRO, E. (2005): "Relación entre las pruebas de valoración de la condición física y el rendimiento en la competición en árbitros asistentes de fútbol". En *Archivos de Medicina del Deporte. Revista de la Federación Española de Medicina del Deporte y de la Confederación Iberoamericana de Medicina del Deporte* (103) p. 407.
- MALLO, J.; GARCÍA-ARANDA, J. & NAVARRO, E. (2006): "Análisis del rendimiento físico de los árbitros de fútbol durante partidos de competición oficial". En *Motricidad: Revista de Ciencias de la Actividad Física y del Deporte* (17) pp. 25-40.
- MALLO, J.; GARCÍA-ARANDA, J. & NAVARRO, E. (2007): "Evaluación del rendimiento de los árbitros y árbitros asistentes durante la competición en el fútbol". En *Archivos de Medicina del Deporte: Revista de la Federación Española de Medicina del Deporte y de la Confederación Iberoamericana de Medicina del Deporte* (118) pp. 91-102.
- MALLO, J.; GARCÍA-ARANDA, J. & NAVARRO, E. (2007): "Las nuevas pruebas de la FIFA para valorar la condición física de los árbitros de fútbol. Relación con el rendimiento físico en la competición". En Revista de Entrenamiento Deportivo (21) pp. 25-31.

- MALLO, J.; GARCÍA-ARANDA, J. & NAVARRO, E. (2007): "Relación entre las pruebas físicas y el rendimiento físico en la competición de los árbitros y árbitros asistentes de fútbol". En *Revista de Entrenamiento Deportivo* (21) pp. 25-30.
- MALLO, J.; GARCÍA-ARANDA, J. & NAVARRO, E.: *Efecto del nivel de la competición en el rendimiento físico de los árbitros y árbitros asistentes de fútbol.* Aceptado y pendiente de publicación en Archivos de Medicina del Deporte.
- MALLO, J.; NAVARRO, E.; GARCÍA-ARANDA, J.; GILIS, B. & HELSEN, W. (2007): "Activity profile of top-class association football referees in relation to performance in selected physical tests". En Journal of Sports Sciences (25) pp. 805-813.
- MALLO, J.; NAVARRO, E.; GARCÍA-ARANDA, J.; GILIS, B. & HELSEN, W. (2008): "Analysis of the kinematical demands imposed on top-class assistant referees during competitive soccer matches". En *Journal of Strength and Conditioning Research* (22) pp. 235-242.
- MALLO, J.; NAVARRO, E.; GARCÍA-ARANDA, J. & HELSEN W. (2009): "Activity profile of top-class association football referees in relation to fitness-test performance and match standard". En Journal of Sports Sciences (27) pp. 9-17.
- MALLO, J.; NAVARRO, E.; GARCÍA-ARANDA, J. & HELSEN, W. (2009): "Physical demands of top-class soccer assistant refereeing during high-standard matches". En *International Journal of Sports Medicine* (30) pp. 331-336.
- REILLY, T. (1997): "Energetics of high-intensity exercise (soccer) with particular reference to fatigue". En *Journal of Sports Sciences* (15) pp. 257-263.
- REILLY, T. & THOMAS, V. (1976): "A motion analysis of work-rate in different positional roles in professional football match-"play. En *Journal of Human Movement Studies* (2) pp. 87-97.

CAPÍTULO 32

FISIOLOGÍA RESPIRATORIA

Miguel A. Ponce González, Norberto Santana Rodríguez

La función principal del aparato respiratorio es proporcionar oxígeno (O_2) a la sangre arterial y eliminar anhídrido carbónico (CO_2) de la sangre venosa mixta contenida en la arteria pulmonar (intercambio gaseoso). Depende del funcionamiento integrado de cuatro eslabones diferentes:

- *Ventilación alveolar (VA):* Implica la renovación periódica del gas alveolar, para lo cual es necesario que un determinado volumen de aire (volumen corriente) alcance los alveolos más periféricos a través del árbol traqueobronquial.
- *Difusión alveolo-capilar:* Implica el movimiento de las moléculas de O_2 y CO_2 entre el gas alveolar y la luz capilar a través de la membrana alveolo-capilar.
- *Perfusión capilar:* Requiere el flujo constante de determinado volumen minuto de sangre (gasto cardíaco) a través de la circulación capilar pulmonar.
- *Relación ventilación/perfusión (V/Q):* La eficacia del intercambio de gases es máxima cuando dicha relación equivale a la unidad. En otras palabras, cuando la cantidad (l/min) de ventilación que recibe cada unidad es similar a la cantidad de flujo capilar que la perfunde.

Además existen dos componentes adicionales que, aunque no estrictamente pulmonares, influyen de forma notable sobre la respiración, entendida como el conjunto de mecanismos que permiten el intercambio de gases entre una célula viva y su medio ambiente:

- *Control de la ventilación:* Adecua la ventilación a las necesidades metabólicas (consumo de O_2 y producción de CO_2).
- *Sistema de transporte de oxígeno:* Imprescindible para aportar energía (O_2) al metabolismo celular periférico. Depende de dos elementos fundamentales: uno transportado (contenido arterial de O_2) y otro transportador (gasto cardiaco).

CONTROL DE LA RESPIRACIÓN

La actividad metabólica del organismo, es decir, el consumo de O_2 (VO_2) y la producción de CO_2 (VCO_2) cambia constantemente y en ciertas circunstancias de forma extrema. Durante el esfuerzo físico, el VO_2 y la VCO_2 pueden llegar a ser diez veces superiores a sus valores basales. A pesar de ello, en el individuo sano las cifras de PaO_2 y $PaCO_2$ se mantienen casi invariables. En otras palabras, a pesar del profundo cambio metabólico la eficacia del intercambio pulmonar de gases se mantiene constante, lo que implica la aparición de una serie de mecanismos de adaptación tanto hemodinámicos (gasto cardiaco, GC) como ventilatorios (ventilación alveolar, VA).

A diferencia del corazón, el pulmón no posee actividad intrínseca propia, por lo que dicha adaptación se lleva a cabo mediante un sistema automático de *control de la ventilación* encargado de regular su periodicidad (frecuencia respiratoria), profundidad (volumen tidal o corriente) y ritmo (relación inspiración-espiración) (patrón ventilatorio).

Este sistema de control está formado por *centros nerviosos* situados en la protuberancia y el bulbo (centros apnéusico y neumotáxico) (su conjunto forma el denominado *centro respiratorio*) y *receptores*, de los que pueden distinguirse tres tipos en función de su localización anatómica:

- *Pulmonares:* Responden a estímulos de *estiramiento* del parénquima pulmonar (reflejo de Hering-Breuer), de *irritación* de la vía aérea y/o a cambios en el intersticio (receptores J).
- *Quimiorreceptores:* En contacto con el torrente sanguíneo, entre los cuales se diferencian los *periféricos* (aórticos y bifurcación carotídea) que responden a cambios en el pH, la pCO_2 y la pO_2 de la sangre arterial y los *centrales* (próximos al centro respiratorio) que sólo reconocen cambios en los dos primeros.
- *Musculares:* Situados en el huso de los diferentes músculos respiratorios y que responden a reflejos de estiramiento.

Parte de la información procedente de todos estos receptores es analizada no sólo por el centro respiratorio sino también por la corteza cerebral; de hecho, en esta actividad cortical se halla la base fisiopatológica de la sensación de *disnea*. Por otra parte, las conexiones neuronales entre el centro respiratorio y la corteza cerebral permiten el control *voluntario* de la ventilación. Consecuentemente, el patrón ventilatorio puede modificarse por:

- *Efecto de la voluntad.*
- *Variaciones metabólicas.*
- *Cambios en el pH, la pO_2 y/o la pCO_2 arteriales:* Neumopatías y cardiopatías.
- *Estimulación de los receptores intrapulmonares:* Embolia pulmonar, neumonía, asma.
- *Fármacos:* Depresión (sedantes) o estimulación de los quimiorreceptores periféricos (doxapram, almitrina).
- *Patologías:* Obesidad mórbida (síndrome de hipoventilación obesidad), mixedema (hipotiroidismo) y enfermedades neurológicas centrales.

VOLÚMENES Y CAPACIDADES PULMONARES

Su estudio se realiza a través de la *espirometría*, que registra los volúmenes de aire que entran y salen de los pulmones.

VOLÚMENES

- *Tidal o Corriente (VC):* Cantidad de aire movilizado en una respiración normal (unos 500 ml. aprox.).
- *De Reserva Inspiratoria (VRI):* Cantidad de aire que puede movilizarse en una inspiración forzada a partir de una normal (unos 3000 ml. aprox.).
- *De Reserva Espiratoria (VRE):* Aire expulsado en una espiración forzada a partir de una normal (unos 1100 ml. aprox.).
- *Residual (VR):* Cantidad de aire que permanece en los pulmones tras una espiración forzada (unos 1200 ml. aprox.).

CAPACIDADES

Obtenidas por la suma de volúmenes:
- *Inspiratoria (CI):* VC + VRI.
- *Reserva Funcional (CRF):* VRE + VR.
- *Vital (CV):* VC + VRI + VRE.
  Disminuye con la edad y estando en decúbito aumenta con el peso corporal. Si es menor al 80% de las cifras esperadas, se considera anormal, asociándose con frecuencia a trastornos restrictivos (neumonía, atelectasia y fibrosis) y pérdida de tejido pulmonar.
- *Pulmonar Total (CPT):* CV + VR.

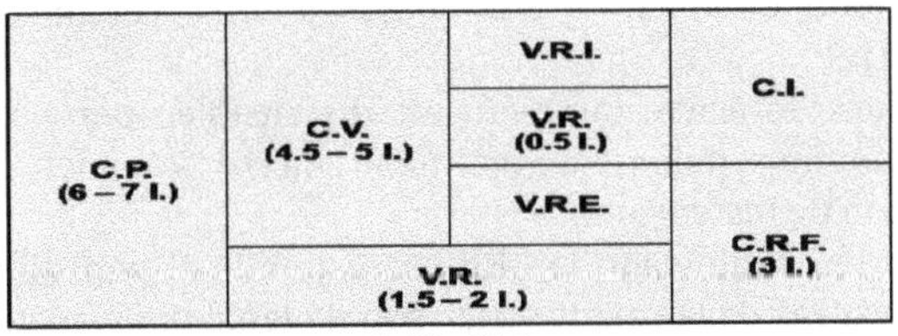
C.P.
(6 – 7 l.)
C.V.
(4.5 – 5 l.)
V.R.I.
V.R.
(0.5 l.)
V.R.E.
C.I.
C.R.F.
(3 l.)
V.R.
(1.5 – 2 l.)

– Gráfico 32.1 –

Estos volúmenes estáticos tendrán un mayor interés práctico si los relacionamos con el tiempo; así tenemos:

- *Volumen Minuto:* Cantidad de aire movilizado por los pulmones en un minuto. Equivale al VC por la frecuencia respiratoria (aprox. 6 l/min).
- *VEMS o FEV1:* Volumen máximo expulsado en el primer segundo. Resulta de gran utilidad para la valoración del estado de las vías aéreas.
- *Índice de Tiffeneau:* Relaciona el VEMS con la CV. Es del 70 u 80%. Disminuye en patología obstructiva (asma, EPOC) y es normal o bajo en la restrictiva.
- *Flujos al 25%-75% (FEF 25-75% o flujo espiratorio forzado en la mitad de la CV):* Exploran el estado de las pequeñas vías aéreas.
- *Curvas Flujo-Volumen:* Su morfología indica el tipo de trastorno que padece el paciente.

MECÁNICA RESPIRATORIA

Estudia los factores relacionados con los movimientos del aparato respiratorio. El flujo aéreo depende fundamentalmente de dos factores:

- *Gradiente de Presiones:* En el aparato respiratorio las fuerzas que originan los movimientos respiratorios son las presiones intrapulmonares, estableciéndose diferencias de presiones entre los distintos compartimentos.

  Así, en ventilación espontánea, durante la inspiración se origina una reducción de la presión alveolar (Palv) que se hace subatmosférica, mientras en la boca se mantiene la presión atmosférica, generándose el gradiente de presión necesario que provoca el flujo aéreo boca-alveólo. Cuando la actividad muscular cesa se invierte el gradiente y se produce la espiración pasiva.

  Por otra parte, tanto la caja torácica como el parénquima pulmonar son estructuras elásticas, por lo que cualquier cambio de Volumen (ΔV) determina un cambio de presión (ΔP). La pendiente de la curva P/V es lo que se conoce como *compliance* o *distensibilidad*, existiendo una *compliance torácica pulmonar o total* en la que el ΔV se produce en relación al gradiente de presión entre atmósfera y alveolo.

  De la curva P/V pueden hacerse varias deducciones:

  1. En ausencia de presión de distensión alveolar (+) y pleural (-) los pulmones permanecen prácticamente colapsados.
  2. La distensibilidad es muy grande al principio de la inspiración (gran pendiente de la curva) y muy escasa en las cercanías de la CPT (casi plana).
  3. La caja torácica también es distensible, pero a diferencia del parénquima pulmonar mantiene cierto volumen en ausencia de presión de distensión.
  4. En el individuo sano la CRF corresponde al punto donde las fuerzas expansoras de la caja torácica son de igual intensidad pero de distinto sentido a las de retracción pulmonar, resultando una fuerza nula.

- *Resistencia de las vías aéreas:* Es inversamente proporcional al área de sección global de la vía aérea, que aumenta exponencialmente en cada generación bronquial.

  Las pequeñas vías aéreas (menores de 2 mm) suponen el 90% de la vía aérea total y son responsables del 20% de la resistencia de las vías aérea. Por ello, grandes cambios fisiológicos a este nivel no modifican sustancialmente la resistencia de las vías aéreas total.

INTERCAMBIO GASEOSO

Permite a la sangre pulmonar saturarse de O_2 y eliminar el CO_2 que contiene. Es un proceso dinámico donde intervienen la *ventilación, difusión, perfusión* y la *relación V/Q*. Las enfermedades caracterizadas por aumento del espesor de la barrera alveolo-capilar (fibrosis intersticial) podrían dificultar la difusión del O_2.

VENTILACIÓN

Dependerá de:
- *Frecuencia ventilatoria.*
- *Volumen corriente.*
- *Distribución de la ventilación.*
- *Espacio muerto fisiológico* (no interviene en el intercambio gaseoso).

La frecuencia ventilatoria y el volumen corriente definen el volumen minuto.

DIFUSIÓN

Es el paso de gas desde el alveolo a la sangre, atravesando la membrana alveolo-capilar compuesta por la pared alveolar, el espacio intersticial, el endotelio capilar y viceversa. El paso de la membrana alveolo-capilar sigue la *Ley de Fick*:

> *"... La cantidad de gas que se difunde a través de una membrana por unidad de tiempo es directamente proporcional a la superficie de intercambio, al coeficiente de difusión (constante) y a la diferencia de concentración de gases e inversamente proporcional al espesor de la membrana."*

- *Difusión del O_2:* Dependerá de:
    - PO_2 ALVEOLAR: Depende a su vez de la $[O_2]$ en el aire inspirado y de la Palv de CO_2.
    - TRANSFERENCIA ALVEOLO-CAPILAR: Se realizará en función del gradiente de concentración entre ellos. En condiciones normales la sangre del capilar pulmonar tiene una PO_2 de 40 mmHg y la PalvO_2 es de 100 mmHg, lo que hace que el O_2 se desplace según ese gradiente, que desaparece a nivel del capilar pulmonar terminal.
    - COMBINACIÓN CON LA HEMOGLOBINA: A razón de 1.39 ml O_2/gr Hb, lo que multiplicado por la [Hb] de la sangre (15 gr%) nos da una capacidad de 20.8 ml% de sangre. Es una reacción rápida que se ve influida por los siguientes factores:
        - Part O_2 en el capilar pulmonar.
        - Gasto cardíaco (tiempo intercambio).
        - Cantidad de Hb.
        - Cinética de la reacción,que depende de factores como temperatura o pH.
    - DIFUSIÓN DEL CO_2: La sangre capilar pulmonar tiene una PCO_2 de 45 mmHg y Palv CO_2 es de 40 mmHg y aunque el gradiente de presiones es pequeño, se compensa con la mayor velocidad de difusión por la mayor solubilidad del CO_2 (veinte veces superior al O_2).

PERFUSIÓN

La circulación pulmonar posee dos características funcionales muy importantes:

- Régimen de presiones muy bajas.
- Gran adaptabilidad, por distensión de vasos perfundidos o por aperturas de nuevos territorios ("reclutamiento").

Ambas características mantienen constante la perfusión capilar sin aumentar el trabajo del ventrículo derecho. La presión de perfusión pulmonar aumenta en dirección a las bases por efecto de la gravedad, pero si la Palv < 70 mmHg se produce una vasoconstricción pulmonar hipóxica con objeto de evitar perfundir unidades alveolares mal ventiladas y restablecer así el cociente V/Q.

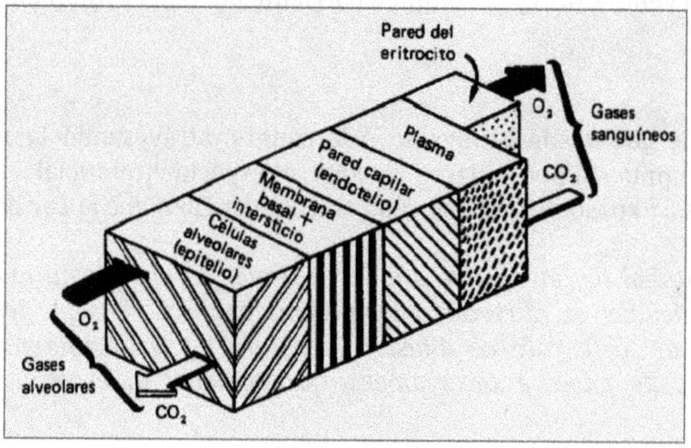
Pared del eritrocito
O_2
Gases sanguíneos
CO_2
Plasma
Pared capilar (endotelio)
Membrana basal + intersticio
Células alveolares (epitelio)
O_2
Gases alveolares
CO_2

– Gráfico 32.2 –

RELACIÓN VENTILACIÓN-PERFUSIÓN

Es el factor más importante para determinar la capacidad de un alveolo para intercambiar gases, debiendo aproximarse a la unidad. Así, si es menor a 1 los alveolos estarán mal ventilados, no pueden captar el volumen requerido de O_2 y eliminar el suficiente CO_2, por lo que las presiones de estos gases en el capilar pulmonar serán semejantes a las de la sangre venosa mixta. De esta forma según la V/Q dividimos tres zonas en el pulmón:

- *Zona 1 (vértices):* V > Q.
  La perfusión se asegura por la presión arterial pulmonar. Es el llamado *espacio muerto alveolar.*
- *Zona 2 (ideal):* V = Q = 1.
- *Zona 3 (bases):* P > V.

Las anomalías en los cocientes V/Q constituyen la causa más importante y frecuente de alteración gasométrica en la práctica clínica.

En resumen, tres son los factores que regulan la eficacia del intercambio gaseoso en cada unidad alveolar:

- *Part gases.*
- *PAlv gases.*
- *Coeficiente V/Q.*

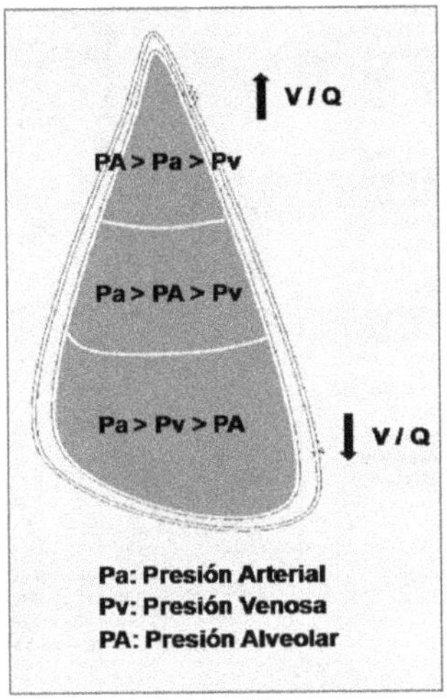
V/Q
PA > Pa > Pv
Pa > PA > Pv
Pa > Pv > PA
V/Q
Pa: Presión Arterial
Pv: Presión Venosa
PA: Presión Alveolar

– Gráfico 32.3 –

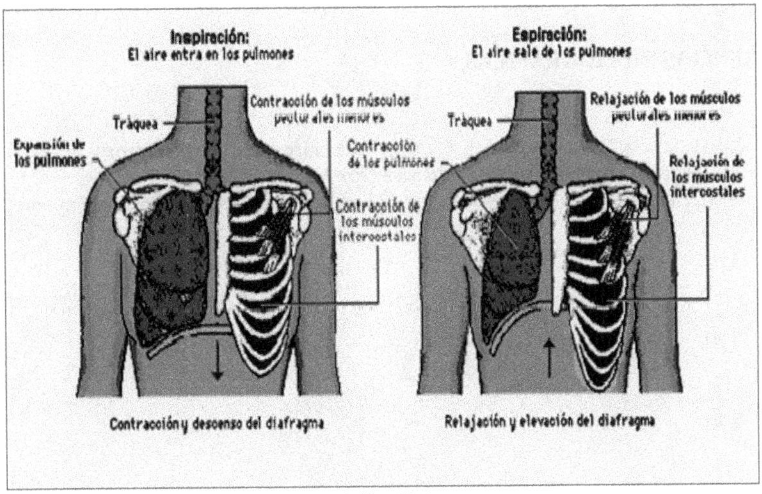
Inspiración:
El aire entra en los pulmones
Tráquea
Contracción de los músculos
los pulmones
Contracción de los pulmones
Contracción de los músculos intercostales
Contracción y descenso del diafragma
Espiración:
El aire sale de los pulmones
Tráquea
Relajación de los músculos
Relajación de los músculos intercostales
Relajación y elevación del diafragma

– Gráfico 32.4 –

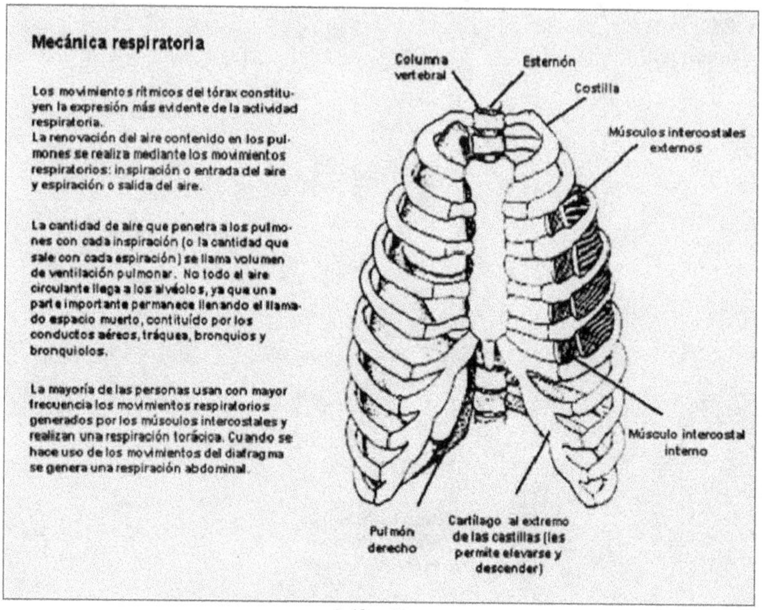
Mecánica respiratoria
Los movimientos rítmicos del tórax constituyen la expresión más evidente de la actividad respiratoria.
La renovación del aire contenido en los pulmones se realiza mediante los movimientos respiratorios: inspiración o entrada del aire y espiración o salida del aire.
La cantidad de aire que penetra a los pulmones con cada inspiración (o la cantidad que sale con cada espiración) se llama volumen de ventilación pulmonar. No todo el aire circulante llega a los alvéolos, ya que una parte importante permanece llenando el llamado espacio muerto, contituído por los conductos aéreos, tráquea, bronquios y bronquiolos.
La mayoría de las personas usan con mayor frecuencia los movimientos respiratorios generados por los músculos intercostales y realizan una respiración torácica. Cuando se hace uso de los movimientos del diafragma se genera una respiración abdominal.
Columna vertebral
Esternón
Costilla
Músculos intercostales externos
Músculo intercostal interno
Pulmón derecho
Cartílago al extremo de las castillas (les permite elevarse y descender)

– Gráfico 32.5 –

REFERENCIAS BIBLIOGRÁFICAS

- CAMPBEL, I. & WATERHOUSE, J. (2005): "Measurement of respiratory function: Gas exchange". En *Anaesthesia and Intensive Care Med.* (6) p. 11.
- WEST, J. (2005): *Fisiología respiratoria* (7ª ed.). Madrid: Editorial Médica Panamericana.

CAPÍTULO 33

LA BIOMECÁNICA EN LA PREVENCIÓN DE LAS LESIONES DEPORTIVAS

Domingo Ruano Gil, José A. Ruiz Caballero, Ricardo Navarro García
Estrella Mª. Brito Ojeda, Ricardo Navarro Navarro

La Biomecánica Deportiva estudia las estructuras que intervienen en todo movimiento deportivo y cómo se comportan. Estos postulados son básicos, pues facilitan introducir las técnicas adecuadas para mejorar el rendimiento de las mencionadas estructuras e interpretar el mecanismo de producción de sus lesiones con la finalidad de prevenirlas.

MATERIAL Y MÉTODO

Con este objetivo hemos utilizado las instalaciones del Laboratorio de Biomecánica de la Escuela de Medición de la Educación Física y el Deporte de nuestra Facultad, que permite el análisis tridimensional de los movimientos deportivos. Consta de los siguientes aparatos:

- Marco de calibración para evaluar el volumen del deportista en las tres dimensiones.
- Cámaras de filmación para registrar los movimientos deportivos en vídeo SVHS de alta resolución.
- Ordenador que lleva incorporado un sistema *Peak Performance* para procesar los vídeos anteriormente mencionados. Los datos suministrados por el ordenador son expresados gráficamente mediante una impresora en color en forma de figuras animadas o gráficas.

Las figuras animadas nos permiten seguir las evoluciones del centro de gravedad (CG) del deportista y descomponer el movimiento para el estudio de fases de éste que habitualmente pasan desapercibidas (Gráfico 33.1).

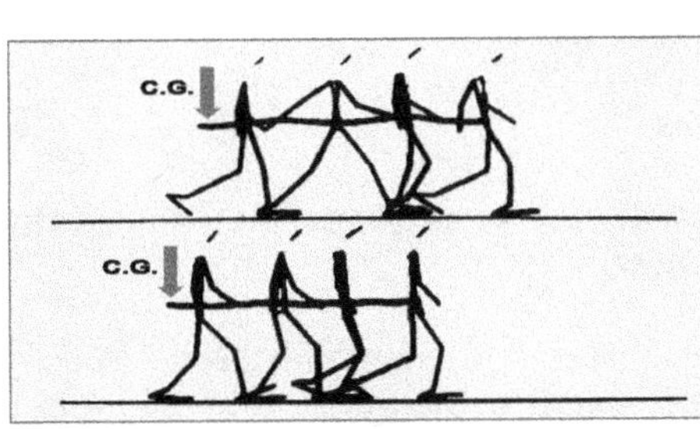
C.G.
C.G.

– Gráfico 33.1 –

Con las gráficas se estudian los movimientos de las articulaciones de los miembros resaltando que los valores máximos en las abscisas corresponden a la extensión (flecha 1) y los mínimos a la flexión (flecha 2) (Gráfico 33.2).

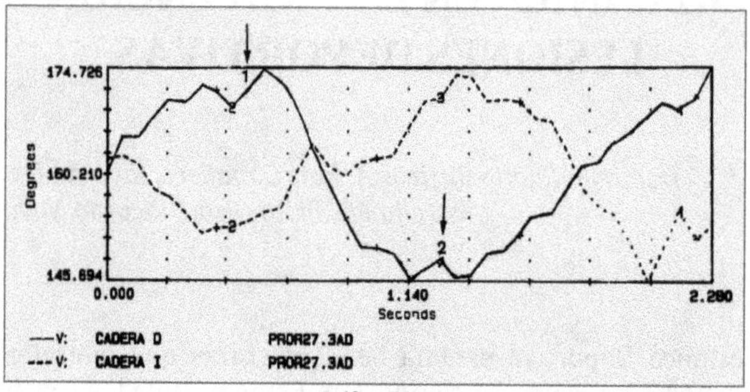
174.726
160.210
145.694
Degrees
0.000
1.140
2.280
Seconds
—V: CADERA D PROR27.3AD
---V: CADERA I PROR27.3AD

– Gráfico 33.2 –

Mediante este procedimiento hemos estudiado los movimientos deportivos de la marcha atlética, saque de potencia en el tenis, esquí alpino y chut de potencia en el fútbol.

OBSERVACIONES

MARCHA ATLÉTICA

El estudio de las figuras animadas suministradas por el ordenador han facilitado el análisis de las evoluciones del miembro móvil en su fase oscilante posterior y anterior y los apoyos anterior, intermedio y posterior con las estructuras musculares que las producen. Asimismo, las figuras animadas nos permiten comprobar que existen atletas que durante la fase de apoyo colocan el miembro en la posición de genu varo e hiper-extensión o genu recurvatum, lo que nos indica que están utilizando una técnica errónea que debe ser corregida para evitar la presencia en el futuro de lesiones degenerativas.

Las gráficas señalan el movimiento del talón y en las mismas se puede comprobar que en el miembro móvil la velocidad aumenta considerablemente durante las fases oscilantes y se detiene en las de apoyo y lo mismo se aprecia en el miembro del lado contrario, dato que nos permite realizar un estudio comparativo de los movimientos de ambos miembros y establecer un patrón de marcha que aumente el rendimiento del deportista.

SAQUE DE POTENCIA EN TENIS

Las figuras registran la fase preparatoria y de golpeo con las estructuras musculares que las producen.

Las gráficas permiten seguir los movimientos del codo y de la muñeca, comprobando que en el primero se pasa de la extensión a la flexión en la fase preparatoria de a la extensión en la de golpeo. La muñeca se encuentra en posición neutra durante la fase preparatoria, pero se ha podido apreciar que existen atletas que antes de la fase de golpeo realizan una flexión acentuada de la misma, lo que constituye una técnica equivocada que puede conducir a solicitaciones en los músculos epitrocleares que produzcan una apitrocleitis y un codo de tenista diferente al que habitualmente tiene lugar por epicondilitis.

ESQUÍ ALPINO

Las figuras generadas nos permiten seguir las evoluciones del centro de gravedad y de los movimientos de los miembros superiores e inferiores del deportista.

En las gráficas se observa que cuando el esquiador adquiere velocidad las rodillas se van colocando paulatinamente en semiflexión debido a que en esta posición todas las porciones del cuádriceps del muslo pasan por delante del eje de flexo-extensión de la rodilla y tanto su fuerza como su estabilidad son mayores.

CHUT DE POTENCIA EN FÚTBOL

Debido a que habitualmente se suele utilizar un balón de reglamento, lo que resulta poco acorde con las condiciones físicas de los infantes y pensando en la influencia que en la aparición de lesiones pueda tener tanto el peso como el diámetro del balón, en esta ocasión hemos optado por realizar el análisis biomecánico en adultos y en niños por separado. Así, la población infantil estudiada está formada por sujetos de la categoría alevín (entre 10 y 12 años de edad) del Fútbol Club Barcelona, de características antropométricas parecidas en cuanto a peso, talla y diámetro gemelar y del cuádriceps y utilizando para las pruebas cuatro tipos de balón: voleibol, balonmano, fútbol sala y fútbol de reglamento.

Las gráficas han permitido estudiar los movimientos de la rodilla durante la fase preparatoria y de golpeo, apreciando que existe una fase que denominamos *de contacto* que tiene como misión facilitar el encuentro del miembro con el suelo después del golpeo y su estudio nos resulta particularmente interesante pues evita las lesiones durante el chut en movimiento.

En cuanto a los adultos, se han registrado la fase preparatoria y de golpeo con los elementos musculares que intervienen en las mismas, lo que facilita la comprensión de las lesiones más habituales que se producen en el cuádriceps (lesiones fibrilares y roturas parciales o totales que asientan fundamentalmente en el músculo recto anterior del muslo).

En lo que se refiere a los niños, las lesiones más habituales suelen ser el arrancamiento del origen del mencionado músculo en el coxal (espina ilíaca antero-inferior), la epifisiolisis de la extremidad distal del fémur si no se ha soldado al resto del hueso o bien la presentación de un síndrome de Osgood-Slater.

En general, los resultados que hemos obtenido nos han permitido verificar la regla básica de considerar como chut más potente aquel en el que se consigue una mayor velocidad y aceleración del balón con la menor cantidad de fuerza empleada. Este requisito se cumplió perfectamente cuando se utilizó un balón de voleibol, por lo que pensamos que en el fútbol infantil y con el fin de evitar la presentación de lesiones debería emplearse un balón de similares características a las del utilizado en voleibol, es decir, de menor diámetro (entre 1 y 2 cm. menos) y más ligero (entre 100 y 150 gr. menos).

REFERENCIAS BIBLIOGRÁFICAS

- ASMUSSEN, E. & KLAUSEN, K. (1962): "Form and function of the erect human spine". En *Clin. Orthop.* (25) p. 55.
- BAGNALL, K. (1977): "A radiographic study of the human fetal spine. The sequence of development of osscilations centers in the vertebral column". En *J. Anat.* (124) p. 791.
- CARLSÖÖ, S. (1961): "The static muscle load un different work positions. An electromiographic". En *Ergonomics* (4) p. 193.
- COVENTRY, M. (1969): "Anatomy of the invertebral disc". En *Clin. Orthop.* (67) pp. 9-15.
- FLOYD, W. & SILVER, P. (1955): "The function of the erector spinae muscles in certain movements and postures in man". En *J. Physiol.* (128) p. 184.
- KING, A.; PRASAD, P. & EWING, C. (1975): "Mechanism of spinal injury due to caudocephalad acceleration". En *Ortho Clinics of No. Am.* (6) p. 19.
- MOLL, J. & WRIGHT, V. (1971): "Normal range of spinal mobility. An objective clinical study". En *Ann. Rheum. Dis.* (30) p. 381.
- NACHEMSON, A. (1970): "Towards a better understanding of back pain. A review of the mechanics of the lumbar disc". En *Rheumatol. Rehabil.* (14) p. 129.
- NACHEMSON, A. & ELFSTRÖM, G. (1970): *Intravital dynamic presure measurements in lumbar disc. A study of common movements meneuvers and excercises.* Stockholm: Almqvist & Wiksell.
- ROLANDER, S. (1966): "Motion of the lumbar spine with special reference to the stabilizing effect of posterior fusion. An experimental study on autopsy specimens". En *Acta Orthop. Scand.* (suppl. 90) pp. 1-144.
- ROTÉS QUEROL, J.; GRANADOS DURÁN, J.; RIBAS SUBIRÓS, R. & MUÑOZ GÓMEZ, J. (1972): "La laxité articulaire comme facteur d'alterations de l'appareil locomoteur (Nouvelle étude)". En *Rhumatologie* (24 pp. 179-191.

CAPÍTULO 34

BIOMECÁNICA Y LESIONES MUSCULARES EN LA PRÁCTICA DEL FÚTBOL

Manuel Vitoria Ortiz, Juan M. García Manso, Juan F. Jiménez Díaz, Bienvenida Rodríguez de Vera

La estructura biomecánica del aparato locomotor se basa en dos realidades anatómicas del cuerpo humano: *huesos y músculos.* Ambos elementos tienen vida propia y no son inertes. Los huesos forman las articulaciones cuando se unen, quedando fijos por tendones y cápsulas articulares que impiden que se descoyunten. Si se rompen estos elementos por acciones traumáticas o degenerativas se produce la luxación de la articulación. No debemos olvidar que el hueso es anatomía viva con su correspondiente irrigación sanguínea y su potencial de crecimiento en longitud y grosor en la edad propia del ser vivo de niñez y juventud.

Rodeando las articulaciones óseas se encuentran los músculos y tendones que producen el movimiento de estas articulaciones. El músculo tiene las siguientes propiedades que siempre debemos tener presentes: *irrigación sanguínea, inervación* y *posibilidad de contracción* para poder provocar el movimiento. Es decir, que el músculo, al estar inervado, se contrae por la acción química de la actina y la miosina, de esta manera la articulación puede realizar movimientos de:

- Flexión – Extensión.
- Rotación interna y externa.
- Abducción y Adducción.

El ser humano se mueve gracias a estos elementos anatómicos. Si se interrumpe la inervación, por causas de enfermedad, traumáticas o degenerativas, el músculo se paraliza y no se pueden realizar los movimientos anteriormente descritos. Sin embargo, quiero destacar que existen otras lesiones musculares, de mayor o menor intensidad, que impiden realizar la movilidad articular, imposibilitando una actividad laboral o deportiva normal porque parte de los tendones, ligamentos o de la musculatura se alteran por contracturas, desgarrándose o rompiéndose por muy diversas causas y que vamos a presentar a continuación.

LESIONES MUSCULARES EN EL FUTBOLISTA

Los músculos del esqueleto están constituidos por células contráctiles o fibras, responsables del movimiento y presentan un porcentaje de lesiones extremadamente elevado en el fútbol. De ahí que las afecciones de los músculos estriados o esqueléticos sean de importancia capital en la medicina del deporte (Gráfico 34.1).

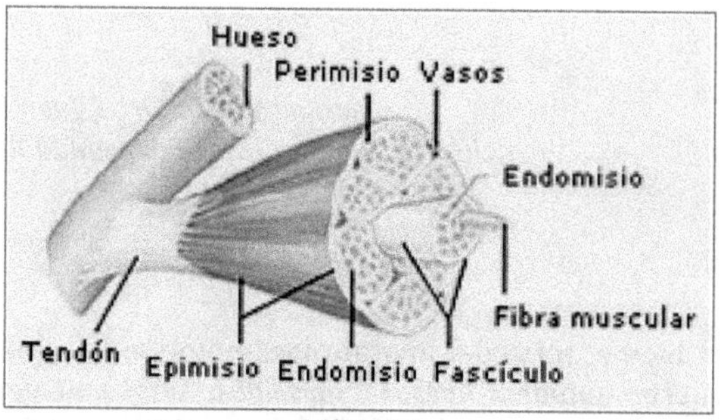
Hueso
Perimisio
Vasos
Endomisio
Fibra muscular
Tendón
Epimisio
Endomisio
Fascículo

– Gráfico 34.1 –

CARACTERÍSTICAS ANATÓMICAS

El tendón conecta el músculo al hueso y concentra una fuerza de polea en un área limitada, siendo su resistencia generalmente dos veces mayor que la del músculo correspondiente, aunque una tensión constante, anormal y prolongada sobre un tendón puede terminar por originar una infiltración gradual de tejido cicatricial en el tendón, debilitándolo con el paso del tiempo y cuando una fuerza tiene la suficiente intensidad como para desgarrar el tejido tendinoso, el desgarro se produce habitualmente en el vientre muscular, en la unión músculotendinosa o en la inserción ósea.

FUERZAS MECÁNICAS

El tejido muscular puede verse lesionado por tres tipos de fuerzas mecánicas: *compresión, tensión* y *cizallamiento* (Gráfico 34.2).

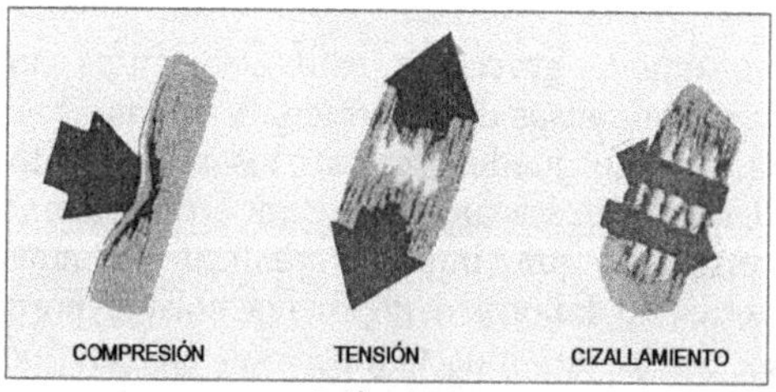
COMPRESIÓN
TENSIÓN
CIZALLAMIENTO

– Gráfico 34.2 –

- *Compresión:* Es una fuerza que, dotada de la suficiente energía, puede aplastar los tejidos, Los tejidos blandos son capaces de soportar y absorber las fuerzas de compresión; sin embargo, cuando la fuerza es excesiva y no puede ser absorbida se produce una contusión o cardenal. Cuando una zona determinada de tejido se ve sometida durante cierto tiempo y de forma constante a fuerzas de compresión submáximas, dicha zona comienza a experimentar un desgaste anormal.

- *Tensión:* Las fuerzas de tensión son aquellas que distienden y alargan los tejidos. Cuando el tejido blando sufre de forma repentina un estiramiento más allá de su límite de capacidad sufre un desgarro o una rotura. Cuando los tejidos con predominio de componente congestivo tales como las fascias, tendones, ligamentos o músculos, se ven sometidos a fuerzas de tensión constantes, las fibras colágenas se debilitan y se hacen propensas a las lesiones.
- *Cizallamiento:* Son aquellas cuya dirección es perpendicular a la de organización de las fibras del tejido conectivo. Al igual que en las lesiones por compresión y tensión, la lesión sobreviene una vez que la fuerza de cizallamiento supera la resistencia intrínseca del tejido.

CLASIFICACIÓN DE LAS LESIONES MUSCULARES EN EL FUTBOLISTA

LESIONES MUSCULARES AGUDAS

- *Contusiones o Cardenales:* Aparecen como resultado de un traumatismo repentino sobre el cuerpo y su intensidad puede oscilar desde una lesión superficial hasta una compresión de tejidos profundos con hemorragia (Gráfico 34.3).

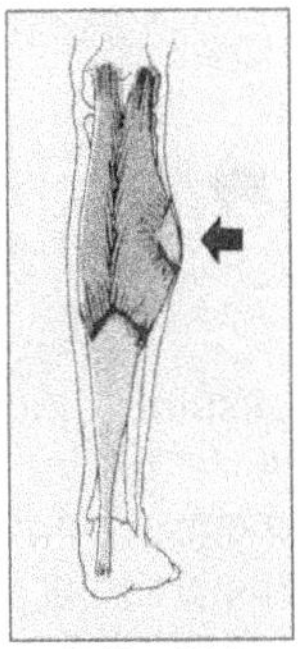

– Gráfico 34.3 –

La interrupción del sistema circulatorio provoca la salida de sangre y linfa los tejidos circundantes. La sangre extravasada se coagula y queda encapsulada por una membrana de tejido conectivo, formándose un hematoma (tumoración hemática). La velocidad de la resolución depende, como en todas las lesiones de tejidos blandos, del alcance del daño tisular y del grado de hemorragia interna.

La contusión o el aplastamiento de un tejido blando puede alcanzar las estructuras esqueléticas produciendo una contusión ósea. Esta lesión afectará en mayor o menor medida al rendimiento del deportista dependiendo de su localización y de la fuerza del golpe. Son típicos en los casos de contusión severa los siguientes hechos:

- El deportista refiere haber sufrido un fuerte golpe.
- El golpe produce dolor y parálisis transitoria por compresión y shock de los nervios motores y sensitivos.
- A la palpación se observa con frecuencia una zona firme e indurada debida a una hemorragia interna.
- El tejido puede presentar una coloración anormal.

Las contusiones musculares se clasifican generalmente según el grado de movilidad existente en la zona afectada tras la lesión. Por ejemplo, las contusiones de primer grado apenas limitan el movimiento, las de segundo grado ocasionan cierta limitación en los movimientos y las de tercer grado suelen producir una severa limitación de la movilidad. Es de reseñar que un golpe sobre un músculo puede ser de tal intensidad que la fascia que lo envuelve sufra una rotura de forma que el músculo protruya a través de ella.

- *Distensiones:* Son estiramientos o desgarramientos del músculo o de los tejidos adyacentes, tales como la fascia o los tendones musculares (Gráfico 34.4).

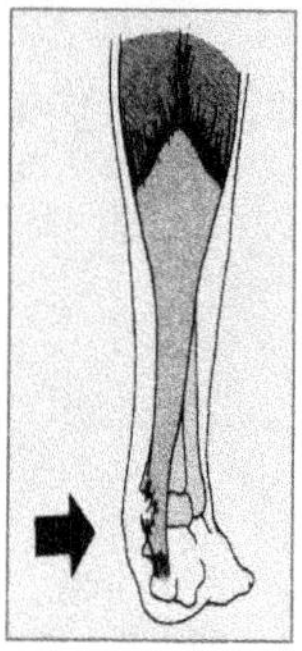

– Gráfico 34.4 –

En muchas ocasiones resulta difícil determinar la causa de las distensiones, aunque la mayoría de las veces son consecuencia de una contracción muscular anómala cuya causa se ha atribuido a muchos factores. Una teoría muy extendida sugiere que se produce una alteración de la coordinación recíproca de los músculos agonistas y antagonistas, si bien no se conoce con exactitud. No obstante, algunas posibles explicaciones son:

- Un desequilibrio mineral a consecuencia de una sudoración profusa.
- Un acúmulo en el propio músculo de metabolitos debido al agotamiento muscular.
- Un desequilibrio de fuerzas entre los músculos agonistas y antagonistas.

Las distensiones pueden oscilar desde mínimos desprendimientos de tejido conectivo y fibras musculares, un arrancamiento tendinoso completo o una ruptura muscular (siendo clasificados como de *primer, segundo* o *tercer grado*, respectivamente).

La respuesta del tejido a la lesión es similar a la que resulta de una contusión o de un esguince (hemorragia capilar o de los vasos sanguíneos).

Las distensiones de primer grado cursan con dolor local, que aumenta con la tensión muscular y con una mínima pérdida de fuerza. Se produce una leve inflamación con un cambio en la coloración del tejido (equimosis) y una sensibilidad anormal en la zona afectada. Las de segundo grado son semejantes a distensiones leves, pero presentan signos y síntomas moderados y deterioro de la función muscular. Por último, las distensiones de tercer grado presentan signos y síntomas severos con pérdida de la función muscular, siendo frecuente encontrar un defecto palpable en el músculo.

La resolución se produce de forma similar, comenzando con la organización de una acumulación de sangre (hematoma) seguida de la reabsorción del hematoma y concluyendo finalmente con la formación de una cicatriz a partir de tejido conectivo (fibroblástico) de reparación. Para el diagnóstico de la lesión es necesario conocer cómo se produjo ésta y realizar un estudio muscular para determinar su localización específica. Los músculos que presentan mayor incidencia de distensiones en la práctica deportiva son los pertenecientes al grupo de los tendones de la corva, pantorrilla (gastrocnemio), cuádriceps, flexores de la cadera, aductores, grupo espinal de la espalda, deltóides y manguito de rotadores del hombro.

LESIONES TENDINOSAS

Las fibras de tejido conectivo de los tendones se rompen cuando alcanzan su límite fisiológico (entre un 6 y un 8% de su longitud) y debido a que la resistencia de los tendones es generalmente el doble de la del músculo correspondiente, los desgarramientos suelen producirse en el vientre muscular, en la unión musculotendinosa o en la inserción ósea.

Una tensión anormal y constante sobre los tendones aumenta la elongación y provoca una infiltración de tejido conectivo, lo cual ocasiona un aumento en la producción de la colágena. Los microtraumatismos repetidos pueden evolucionar hacia una distensión muscular crónica, en la cual se produce una resorción de fibras de tejido conectivo y finalmente y debilitamiento del tendón. La resorción del tejido conectivo tiene lugar en las fases precoces de la preparación física y durante la inmovilización de una parte del cuerpo. Durante la resorción, el tejido conectivo se debilita y se vuelve susceptible a las lesiones; por tanto, son necesarios tanto un programa gradual de entrenamiento como una movilización precoz en el proceso de rehabilitación.

CALAMBRES Y ESPASMOS MUSCULARES

Los calambres y espasmos musculares conducen a lesiones musculares y tendinosas. El espasmo es generalmente una contracción involuntaria y dolorosa de un músculo esquelético o de un grupo muscular cuyo origen se ha atribuido a una carencia de sal y otros minerales y a fatiga muscular. Las reacciones reflejas provocadas por un traumatismo sobre un músculo se denominan generalmente espasmos y es posible distinguir dos tipos:

- *Clónico:* Son contracciones y relajaciones musculares involuntarias y alternantes en rápida sucesión.
- *Tónico:* Son contracturas musculares rígidas que se prolongan durante cierto tiempo.

LESIONES MUSCULARES CRÓNICAS

Como ya señalamos con anterioridad, las lesiones crónicas se desarrollan generalmente de forma lenta y progresiva a lo largo de un amplio espacio de tiempo. Asimismo, las lesiones agudas de repetición con frecuencia conducen a una lesión crónica. La irritación constante que resulta de una técnica inadecuada en la práctica deportiva o una tensión constante más allá de los límites fisiológicos pueden, con el tiempo, conducir a una patología crónica. Estas lesiones se atribuyen con frecuencia a microtraumatismos por sobreesfuerzo.

Las lesiones musculares crónicas son un proceso inflamatorio leve con proliferación de tejido conectivo y formación de cicatriz. El tratamiento incorrecto de las lesiones agudas, o la reanudación prematura de la actividad física antes de la completa recuperación de las mismas, conducen en ocasiones a una lesión crónica. Los entrenadores y preparadores físicos deberían tener una buena formación respecto a las siguientes dolencias musculares:

- *Miositis/Fascitis:* La palabra miositis hace referencia en términos generales a la inflamación del músculo. De forma más específica se puede considerar como una fibrositis o inflamación del tejido conectivo. La fascia que envuelve y separa el músculo también sufre en ocasiones una inflamación crónica. Un ejemplo típico de esta patología es la fascitis plantar.
- *Tenosinovitis:* Es la inflamación de la vaina que envuelve al tendón. En su forma aguda tiene una instauración brusca con crepitación articular e inflamación difusa, mientras que la crónica cursa con engrosamiento local del tendón y crepitación articular al movimiento (Gráfico 34.5).

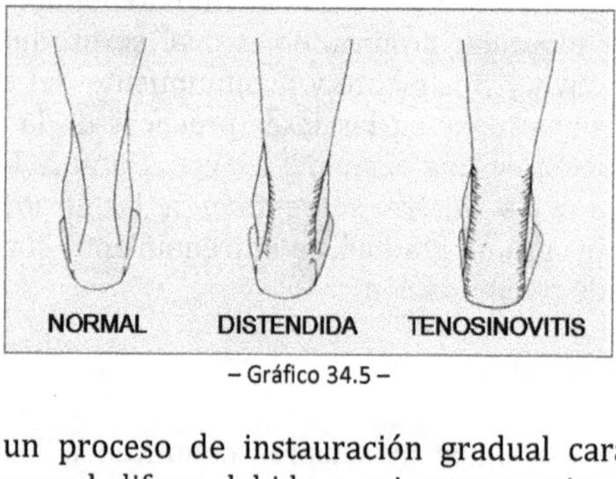
NORMAL
DISTENDIDA
TENOSINOVITIS

– Gráfico 34.5 –

- *Tendinitis:* Es un proceso de instauración gradual caracterizado por una sensibilidad anormal difusa debida a microtraumatismos repetidos y por cambios degenerativos. La inflamación y el dolor que varían con el movimiento del tendón son signos manifiestos de tendinitis.
- *Bursitis:* La bolsa o bursa es una funda llena de líquido que se localiza en zonas de fricción entre tejidos corporales y se sitúan predominantemente entre prominencias óseas y músculos o tendones. Las irritaciones repentinas pueden producir una bursitis aguda, mientras que los sobreesfuerzos de

músculos o tendones, así como las compresiones externas constantes o los traumatismos, originan en ocasiones una bursitis crónica. Entre los signos y síntomas de la bursitis se incluyen la inflamación, el dolor y cierta pérdida de función. Los traumatismos repetidos pueden conducir a la formación de depósitos minerales y a la degeneración del revestimiento interno de la bolsa.

- *Calcificación Ectópica:* Los músculos voluntarios sufren en ocasiones una inflamación crónica, produciéndose una miositis. La calcificación ectópica conocida como *miositis osificante* se presenta en los músculos que están en contacto directo con el hueso. Esta patología aparece con frecuencia en las siguientes localizaciones: la región del cuádriceps en el muslo y el músculo braquial en el brazo. En la miositis osificante se produce un rápido depósito de material mineral semejante al hueso. Si no se producen lesiones de repetición, el crecimiento puede remitir por completo en 9 a 12 meses o bien progresar hacia la calcificación, momento en el que se puede realizar la extirpación quirúrgica con escaso peligro de recidiva. En algún caso, la tendinitis origina un depósito, principalmente de calcio, y se conoce como *tendinitis calcificante.*
- *Atrofia y Contractura:* Entre las complicaciones de las afecciones musculares y tendinosas se encuentran la atrofia y la contractura. La atrofia muscular es la pérdida de tejido muscular. Las principales causas de atrofia en los deportistas son la inmovilización de una parte del cuerpo, la inactividad, y la pérdida de estimulación nerviosa. Una segunda complicación de las lesiones deportivas es la *contractura muscular*, que es un acortamiento anormal del tejido muscular en el que se produce una importante resistencia al estiramiento. La contractura, generalmente vinculada a lesión muscular, se asocia a una articulación que ha desarrollado tejido cicatricial.

REFERENCIAS BIBLIOGRÁFICAS

- AREY, L. (1965): "Developmental Anatomy. Philadelphia and London: W.B. Saunders Co.
- BALINSKY, B. (1992): "An introduction to embriology". En Balling, R. et al.: *Developmental of the skeletal system.* Philadelphia and London: W.B. Saunders Co.
- DIX, D. & EISENBERG, B. (1990): "Myosin mRNA accumulation and myofibrillogenesis at the myotenidinous junction of stretched muscle fibers". En *Jour. Cell Biol.* (1) pp. 1885-1894.
- KESSEL. M. (1994): "Respecification of vertebral indentities by retinoico acid". En Monsoro-Bruq, A.: "Heterogeneity in the development of the vertebra". *Proc. Natl. Acad. Sci.* (91) pp. 10435-10439.
- KULIG, K.; ANDREWS, J. & HAY, J. (1984): "Human strength curves". En *Exerc. Sport Sci. Rev.* (12) pp. 417-466.
- LOWEY, S. & RISBY, D. (1971): "Light chains from Fast and slow muscle myosins". En *Nature* (234) pp. 81-85.
- NIKOLAOU, P.; MACDONALD, B. & GLISSON, R. ET AL. (1987): "Biomechanical and historical evaluation of muscle after controlled strain injury". En *Am. Jour. Sports Med.* (15) pp. 9-14.
- PETTE, D. (ED.) (1980): *Plasticity of Muscle.* Berlín: Walter de Gruyter.
- ORTS LLORCA, F. (1979): *Anatomía Humana (Tomo I).* Madrid: Ed. Científico-Médica.
- SCHAUB, M. & WILKINSON, J. (1981): "Control of the contráctiles process in muscle". En *Trends Pharmacol. Sci.* (2) pp. 279-282.

- SENSENIG, E. (1949): "The early development of the human vertebral columna". En *Camegie Contr. Embriol.* (3:3) pp. 21-42.
- TAYLOR, D.; DALTON, J. (JR) & SEABER, A. ET AL. (1990): "Viscoelastic properties of muscle-tendon units: The biomechanical effects of stretching". En *Am. Jour. Sports Med.* (16) pp. 300-309.
- TAYLOR, N. & WILKINSON, J. (1986): "Exercise-induced skeletal muscle growth: Hypertrophy or hyperplasia?". En *Sports Med.* (3) pp. 190-200.
- THEILER, K. (1988): "Vertebral malformations". En *Adv. Anat. Embryol. Cell Biol.* (112) pp. 1-99.
- VERBOUT, A. (1985): "The development of the vertebral columna". En *Adv. Anat. Embryol. Cell Biol.* (90) pp. 1-122.
- WICKIEWICZ, T.; ROY, R. & POWEL, P. ET AL. (1983): "Muscle architecture of the human lower limb". En *Clin. Orihop* (179) pp. 275-283.

CAPÍTULO 35

ANÁLISIS BIBLIOMÉTRICO SOBRE LA BIOMECÁNICA Y EL FÚTBOL EN LAS BASES DE DATOS SPORTDISCUS, MEDLINE Y WEB OF SCIENCE

Julio A. Martínez Morilla, José A. Ruiz Caballero, Manuel E. Navarro Valdivielso, Ricardo Navarro García, Estrella Mª. Brito Ojeda, Romina Ojeda Brito

En el presente trabajo nos vamos a ocupar del análisis bibliométrico de la Biomecánica y el Fútbol utilizando los siguientes recursos electrónicos:

- *SportDiscus.*
- *Medline.*
- *Web of Science.*

Los objetivos propuestos han sido:

1. Establecer una búsqueda exhaustiva de las referencias existentes sobre Biomecánica y Fútbol en las tres bases de datos mencionadas aplicando técnicas bibliométricas.
2. Realizar un análisis de los resultados obtenidos para facilitar, tanto al investigador como al documentalista, las pautas de localización y difusión de las referencias.

El primer paso consistió en volcar las referencias en un gestor de referencias bibliográficas que permitiera la importación directa desde las bases de datos (en nuestro caso utilizamos una versión demo del *Reference Manager v.11*) y se aplicaron los indicadores de revistas con mayor número de artículos en estas materias, autores más citados, aumento del número de publicaciones, etc. Como dato aclaratorio hemos de decir que para evitar posibles duplicidades de los registros obtenidos se procedió a comparar los mismos y se evaluó su producción con el fin de establecer determinadas líneas de actuación que permitan una mejor difusión internacional de la producción científica de la Biomecánica y del Fútbol.

En este sentido, las conclusiones del presente trabajo nos indican que:

- El análisis bibliométrico es pertinente.
- En el mismo se recogen todos los artículos adecuados y necesarios.
- Se facilita al investigador el acceso a los datos a través de Internet.
- Se posibilita que se pueda conocer el estado de la investigación científica en el tema que nos ocupa para su evaluación y posterior toma de decisiones.

A continuación vamos a exponer brevemente algunas de las principales características de las bases de datos analizadas.

SPORTDISCUS

- Acceso previo pago, aunque se puede acceder gratuitamente durante un periodo de treinta días.
- Abarca desde 1830 hasta nuestros días e incluye aspectos relacionados con la gestión y la medicina deportiva, ciencias del deporte, educación física, recreación, derecho deportivo, entrenamiento, condición física, biomecánica, fisioterapia, etc.
- Plataforma de acceso en línea a través de *Webspirs™*.
- Simplicidad del lenguaje de interrogación mediante la utilización de limitadores, comodines, truncamientos, etc.
- Está compilada por el *Sport Information Resource Centre* (Ontario) y actualmente participan en su indexación Alemania, Australia, Bélgica, Brasil, Bulgaria, Canadá, China, Dinamarca, España, Finlandia, Israel, Italia, Nueva Zelanda, Noruega, Polonia, Suecia, Tailandia y Taiwán.
- Está reconocida por la *International Association for Sports Information* (IASI) como la base de datos para la información del deporte por excelencia (actualmente dispone de más de 600.000 referencias, 20.000 tesis doctorales y 41.000 direcciones web).
- Posibilidad de enlazar, consultar y recuperar documentos a texto completo en más de 50 idiomas, entre ellos el español.
- Nivel de referencias básico, intermedio y avanzado.

MEDLINE

- Acceso libre.
- La cobertura temporal abarca desde 1966 hasta la actualidad.
- Su base de datos dispone de más de 11 millones de registros.
- Se pueden consultar citas y referencias de 4.300 publicaciones de más de 70 países, entre ellos la Biblioteca Nacional de Medicina de los EE.UU.

WEB OF SCIENCE

- Constituye una potente plataforma con referencias de distintas publicaciones internacionales de todas las áreas del conocimiento científico y tecnológico desde el año 1945.
- Permite el acceso libre y gratuito de toda la comunidad científica y tecnológica española gracias a una licencia suscrita por el Ministerio de Ciencia y Tecnología a través de la Fundación Española para la Ciencia y la Tecnología con la empresa Thomson-ISI.
- La información disponible está recogida en nueve bases de datos y sus consultas van dirigidas principalmente a la evaluación y al estudio del impacto de las actividades de investigación en diferentes campos del conocimiento tanto científico y tecnológico como humanístico.

METODOLOGÍA

El empleo de diferentes interfaces en las bases de datos analizadas nos ha hecho utilizar los siguientes términos y limitadores:

SPORTDISCUS

- *Términos:* biomechanic* & soccer (el signo * es un truncamiento).
- *Limitadores:*
    - Por fechas (hasta 1965, 1966/1970, 1971/1975, ... 1996/2000 y 2001/2004).
    - Por tipo de documento (monografía, revisión analítica, artículo de revista, tesis doctoral, DVD, vídeo, URL).
    - Por nivel (básico, intermedio y avanzado).
    - Por idioma (inglés, francés, alemán, español, chino e italiano).
    - Por número de artículos en una revista determinada.

MEDLINE

- *Términos:* biomechanic* & soccer.
- *Limitadores:*
    - Por fechas (1976/1980, 1981/1985, ... 1996/2000 y 2001/2004).
    - Por tipo de documento (artículo de revista, otros).
    - Por idioma (inglés, francés, alemán, otros).
    - Por número de artículos en una revista determinada.

WEB OF SCIENCE

- *Términos:* biomechanic* & soccer.
- *Limitadores:*
    - Por fechas (1996/2000 y 2001/2004).
    - Por tipo de documento (artículo de revista, otros).
    - Por idioma (inglés, otros).
    - Por número de artículos en una revista determinada.

OBTENCIÓN Y TRATAMIENTO DE LOS DATOS

En primer lugar analizaremos el conjunto de datos extraídos:

- *SportDiscus:* 167 referencias bibliográficas (0.028% del total de la base de datos).
- *Medline:* 83 referencias bibliográficas (0.00075% del total de la base de datos).
- *Web of Science:* 39 referencias bibliográficas.

COMPARATIVA DE LAS BASES DE DATOS

Como se puede observar en los gráficos que se muestran a continuación correspondientes a los datos totales (Gráfico 35.1a) y al porcentaje (Gráfico 35.1b) la base de datos con mayor número de registros es SportDiscus debido a que, además de artículos de revistas y monografías con sus revisiones analíticas, también indexa otro tipo de material. A continuación le sigue Medline, con aproximadamente un tercio del total de referencias, siendo la práctica totalidad artículos de revistas (sólo una no lo es). Por último, Web of Science es la que recoge el menor número de referencias y todas ellas corresponden a artículos de revistas.

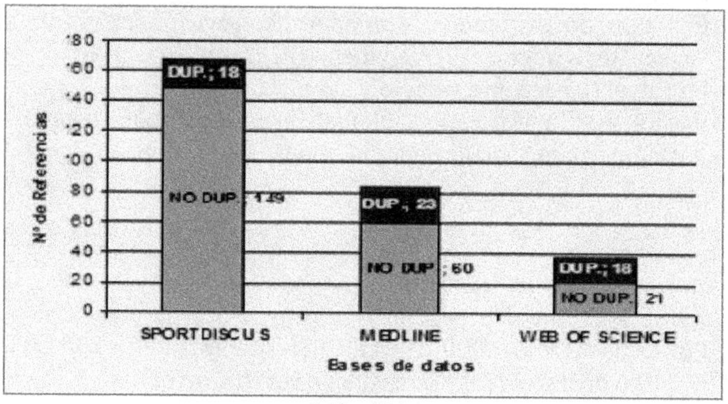
DUP.; 18
DUP.; 23
NO DUP.; 60
DUP.; 18
NO DUP.; 21
80
60
40
20
0
SPORTDISCUS
MEDLINE
WEB OF SCIENCE
Bases de datos

– Gráfico 35.1a –

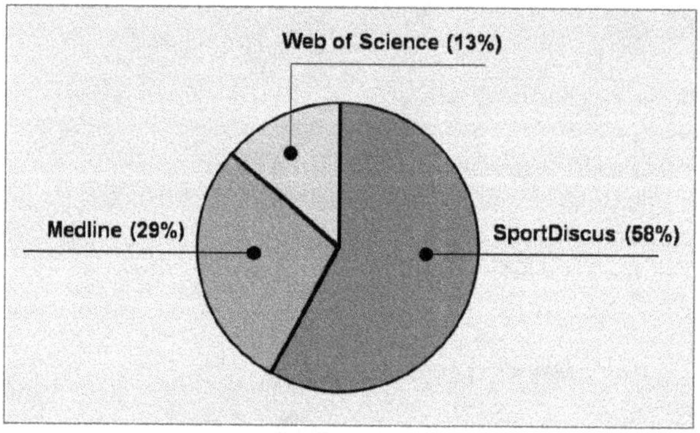
Web of Science (13%)
Medline (29%)
SportDiscus (58%)

– Gráfico 35.1b –

DUPLICIDAD

A la hora de contabilizar el total de duplicados los datos se han obtenido del sumatorio de las tres bases menos los duplicados del mismo sumatorio (Gráfico 35.2).

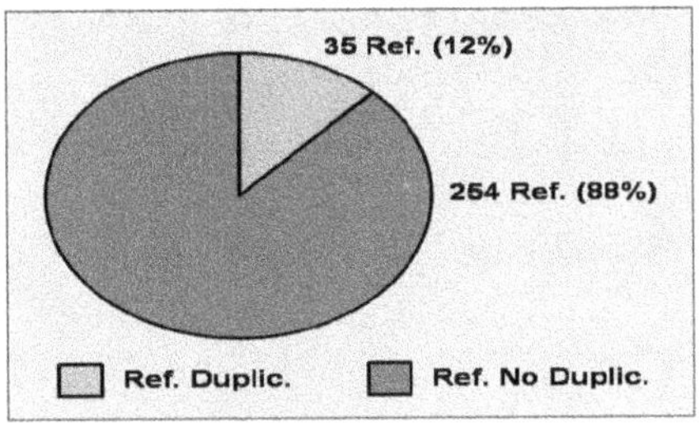
35 Ref. (12%)
254 Ref. (88%)
Ref. Duplic.
Ref. No Duplic.

– Gráfico 35.2 –

La duplicidad producida queda reflejada de la siguiente manera:

- *Referencias duplicadas en la misma base de datos:*
  - SportDiscus: 3
  - Medline: 0
  - Web of Science: 1
- *Referencias duplicadas entre las tres bases de datos:*
  - SportDiscus: 15
  - Medline: 23
  - Web of Science: 17

El menor número de registros duplicados (10.78%) lo tiene SportDiscus, seguido de Medline (27.71%) y de Web of Science (46.15%). Sin embargo y aunque a la vista de los datos queda claro que SportDiscus es un recurso indispensable para el investigador en Biomecánica y Fútbol porque es la que dispone del mayor número de referencias originales, no por ello se deben desechar a las otras dos, ya que indexan con mayor rapidez las publicaciones periódicas, lo que les supone una notable ventaja en lo que se refiere a la actualización de la información.

TIPOLOGÍA DOCUMENTAL

Tras realizar el correspondiente análisis sobre cada una de las bases de datos los resultados obtenidos han sido los mismos para Medline y Web of Science y el tipo de documento que indexan ambas son, en su mayoría, artículos de publicaciones periódicas. En cuanto a SportDiscus, algo más de la mitad de sus registros (52.7%) son monografías, artículos de libros, tesis doctorales y URLs, el resto (47.3%) son artículos de revistas.

El tipo de comunicación es distinto según nos fijemos en una base de datos u otra, lo que supone una diferenciación acerca del tipo de usuario al que va dirigida la información. Así, mientras que Medline y Web of Science se dirigen principalmente a investigadores científicos, SportDiscus se dirige a cualquier persona interesada en los temas que nos ocupan y, de hecho, dispone de limitadores que asignan distintos niveles a las referencias para indicar hacia qué tipo de audiencia se dirigen, lo que le da un valor añadido al contemplar aspectos que podrían ser aplicados a la docencia en sus diferentes niveles. En cualquier caso, lo que sí podemos afirmar es que el medio de difusión preferido por los autores es el artículo en revistas científicas.

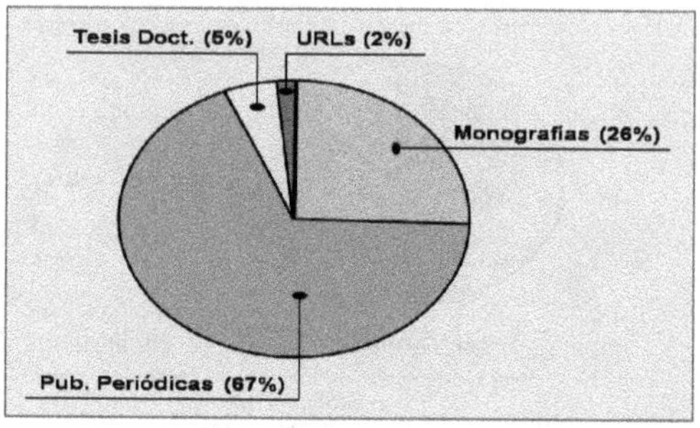
Tesis Doct. (5%)
URLs (2%)
Monografías (26%)
Pub. Periódicas (67%)

– Gráfico 35.3 –

Si tomamos como base a investigadores que tengan cuatro o más referencias, los autores más productivos son los siguientes (el signo * indica a autores que forman "colegios" entre ellos):

AUTOR	INSTITUCIÓN	ART.
ASAI, T.(*)	Department of Mathematics. Shizuoka University (Japan)	11
LEES, A.	Liverpool Polytechnic (U.K.)	7
AKATSUKA, T. (*)	Department of Orthopaedic Surgery. Sapporo Medical Univ. (Japan)	5
IKEGAMI, Y. (*)	Developmental Neurobiology Laboratory. Dep. of Biological Sciences. Faculty of Sciences Nara Women's University (Japan)	4
LEVENDUSKY, T.	Physical Education Dep. Southern Methodist University (Dallas, Tx.)	4
LUTHANEN, P.	KIHU. Research Instittute for Olimpyc Sports (Jyväskyla, Finland)	4
REILLY, T.	Liverpool John Moores University. Research Institute of Sports and Exercise Sciences (U.K.)	4
ROBERTS, E.	University of Wisconsin (Madison, Wisconsin)	4
SAGGINI, R.	Cattedra di Medicina Fisica e Riabilitativa. Univerista' G. D'annunzio (Chieti, Italia)	4

Dependiendo de qué base de datos se trate y considerando que tengan tres o más artículos publicados, el ranking de publicaciones periódicas es el siguiente:

SPORTDISCUS			
PUBLICACIÓN PERIÓDICA	**ISSN**	**ART. PUBLIC.**	**FACTOR IMPACTO '03**
Journal of Sport Sciences	0264 – 0414	6	1.255
Medicine & Science in Sports & Exercise	0195 – 9131	4	2.591
Isokinetics & Exercise Science	0959 – 3020	3	0.302
Sport Engineering	1369 – 7072	3	No incl. JCR
Journal of Human Movement Studies	0306 – 7297	3	0.153

MEDLINE			
PUBLICACIÓN PERIÓDICA	**ISSN**	**ART. PUBLIC.**	**FACTOR IMPACTO '03**
Journal of Sport Sciences	0264 – 0414	11	1.255
American Journal of Sport Medicine	0363 – 5465	11	2.063
Medicine & Science in Sports & Exercise	0195 – 9131	10	2.591
Clin. Sports Medicine	0278 – 5919	3	1.121
International Journal of Sports Medicine	0172 – 4622	3	1.374
Jour. of Sports Med. & Physical Fitness	0022 – 4707	3	0.500
British Journal of Sports Medicine	0306 – 3674	3	1.253

WEB OF SCIENCE			
PUBLICACIÓN PERIÓDICA	**ISSN**	**ART. PUBLIC.**	**FACTOR IMPACTO '03**
Journal of Sport Sciences	0264 – 0414	7	1.255
American Journal of Sports Medicine	0363 – 5465	4	2.063
British Journal of Sports Medicine	0306 – 3671	3	1.253
Clin. Sports Medicine	0278 – 5919	3	1.121
Medicine & Science in Sports & Exercise	0195 – 9131	3	2.591

En cuanto a la *Ley de Crecimiento Exponencial* o *Ley de Price*, la misma se cumple para el conjunto de los documentos de las tres bases de datos, aunque debemos puntualizar que debido a la actualización tardía de SportDiscus es por lo que no se produce el crecimiento esperado en el periodo 2001/2004 (Gráfico 35.4). Como ya comentamos cuando analizamos la duplicidad, tanto en Medline como en Web of Sports la actualización es prioritaria y dejan a un lado la cobertura "histórica, que de cara al avance científico tiene poco interés.

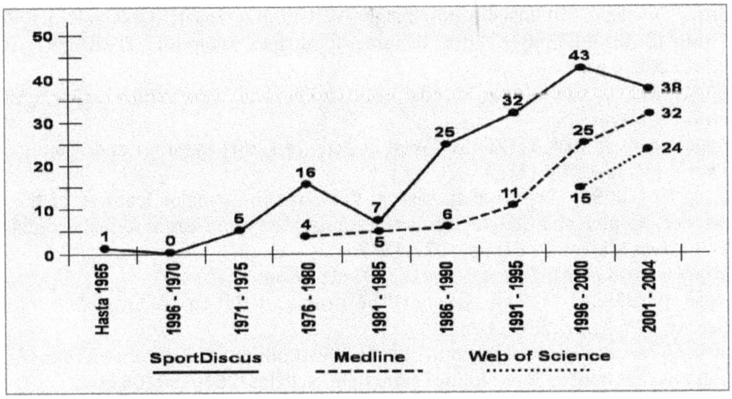
50
40
30
20
10
0
1
0
5
16
7
25
32
43
38
4
5
6
11
25
32
15
24
Hasta 1965
1996 - 1970
1971 - 1975
1976 - 1980
1981 - 1985
1986 - 1990
1991 - 1995
1996 - 2000
2001 - 2004
SportDiscus
Medline
Web of Science

– Gráfico 35.4 –

CONCLUSIONES

1. El análisis bibliométrico aplicado a la Biomecánica y al Fútbol desarrollado a través de las bases de datos SportDiscus, Medline y Web of Science ha demostrado ser pertinente.
2. Las bases de datos constituyen el medio más adecuado para la difusión del conocimiento científico y permiten conocer el estado de las investigaciones que se están realizando en función de los ítems analizados.
3. Internet ha propiciado y facilitado el acceso a la información, lo que ha traído consigo una mayor divulgación e importantes avances en los sistemas de búsqueda.
4. Los sistemas bibliotecarios universitarios y más concretamente la ULPGC, cuentan entre sus servicios con acceso a las bases de datos de la mayoría, por no decir todos, de campos del conocimiento humano, lo que supone una ayuda inestimable para el desarrollo de la investigación científica.
5. La posibilidad de realizar estudios bibliométricos con los ítems analizados permite que tanto los gestores como los investigadores sepan cómo y por dónde encaminar su trabajo.

REFERENCIAS BIBLIOGRÁFICAS

- BAUER, K. & BAKKALBASI, N. (2005): "An Examination of Citation Counts in a New Scholarly Communication Environment". *D-Lib Magazine*, 11 (9).
- http://www.dlib.org/dlib/september05/bauer/09bauer.html
- BELLAVISTA, J. ET AL. (1997): *Evaluación de la investigación.* Madrid: Centro de Investigaciones Sociológicas.
- CALLON, M.; COURTIAL, J. & PENAN, H. (1995): *Cienciometría: La medición de la actividad científica. De la bibliometría a la vigilancia tecnológica.* Gijón: Trea.
- GARDNER, S. & ENG, S. (2005): "Gaga over Google? Scholar in the Social Sciences". En *Library Hi Tech News*, 22 (8) pp. 42-45.
- http://www.emeraldinsight.com/Insight/ViewContentServlet;jsessionid=E172B115E15A0F45DCD06E38409872BB?Filename=Published/EmeraldFullTextArticle/Articles/2390220810.html
- GHENT, G.; KLUKA, D. & JONES, D. (eds.) (2002): *Sport and information technology.* Oxford: Meyer & Meyer.
- GOODMAN, D. & DEIS, L. (2005): "Web of Science (2004 version) and Scopus". En *The Charleston Advisor*, 6 (3).
- JACSÓ, P. (2005A): "As we may search. Comparison of major features of the Web of Science, Scopus, and Google Scholar citation-based and citation-enhanced databases". En *Current Science*, 89 (9) pp. 1537-1547.
- http://www.ias.ac.in/currsci/nov102005/1537.pdf
- JACSÓ, P. (2005B): "Google Scholar: The pros and the cons". En *Online Information Review*, 29 (2) pp. 208-214.
- http://www.emeraldinsight.com/Insight/ViewContentServlet?contentType=Article&Filename=Published/EmeraldFullTextArticle/Articles/2640290206.html
- JACSÓ, P. (2008C): "The pros and cons of Computing. The h-Index using Web of Science". En *Online Information Review.* 32 (5) pp. 673-688.
- http://www.emeraldinsight.com/Insight/ViewContentServlet?contentType=Article&Filename=Published/EmeraldFullTextArticle/Articles/2640320510.html
- MARTÍNEZ MORILLA, J. (2001): "Estudio bibliométrico usando el SportDiscus de la producción científica en Ciencias de la Actividad Física y el Deporte en España: 1994-

1999". En RUIZ CABALLERO, J. ET AL. (eds.): *Introducción a la Medicina de la Educación Física y el Deporte: Bases anatómicas y fisiológicas del deporte.* Madrid: Gymnos.

- MARTÍNEZ MORILLA, J. & FUMAGALLO DÍAZ-LLANOS, F. (1998): "Estudio bibliométrico usando el MEDLINE de la producción científica en Ciencias de la Salud en Canarias: 1991-1996". En *VII Jornadas de Información y Documentación en Ciencias de la Salud.* Asociación Andaluza de Bibliotecas Médicas.
- MEDLINE (en línea) (2004): *EBSCOHOST.*
- http://bdigital.ulpgc.es/digital/visualizar/previo.php?accion=bases
- MEHO, L.I. & YANG, K. (2006): "A New Era in Citation and Bibliometric Analyses: Web of Science, Scopus, and Google Scholar". En *Arxiv preprint cs/0612132.*
- http://arxiv.org/ftp/cs/papers/0612/0612132.pdf
- NORUZI, A. (2005): "Google Scholar: The new generation of citation indexes". En *Libri,* 55 (4) pp. 170-180.
- http://citeseerx.ist.psu.edu/viewdoc/download?doi=10.1.1.101.4149&rep=rep1&type =pdf
- SHULTZ, M. (2007): "Comparing Test Searches in PubMed and Google Scholar". En *Journal of the Medical Library Association: JMLA.* 95 (4) pp. 442.
- http://www.ncbi.nlm.nih.gov/pmc/articles/PMC2000776
- SPORTDISCUS (en línea) (2004): *SIRC.* http://www.sportdiscus.com/.
- THOMSON CORPORATION (2010): *Web of Science 8.0.*
- http://science.thomsonreuters.com/m/pdfs/wos_workbook_es.pdf
- WEB OF SCIENCE (en línea) (2004): *ISI.*
- http://go5.isiknowledge.com/portal.cgi?DestApp=WOS&Func=Frame.
- WLEKLINSKI, J.M. (2005): "Studying Google Scholar: Wall to wall coverage?". En *Online,* 29 (3) pp. 22-26.
- http://goliath.ecnext.com/coms2/gi_0199-4180833/Studying-Google-Scholar-wall-to.html
- YANG, K. & MEHO, L.I.: *Citation Analysis: A Comparison of Google Scholar, Scopus and Web of Science.*
- http://www3.interscience.wiley.com/cgi-bin/fulltext/116328907/PDFSTART

CAPÍTULO 36

MEDICINA DEL DEPORTE

José A. Ruiz Caballero, Estrella Mª. Brito Ojeda, Ricardo Navarro García, Antonio Ramos Gordillo, Manuel E. Navarro Valdivielso, Ricardo Navarro Navarro

TIPOS DE HUESOS

- Largos.
- Planos.
- Cortos.
- Compactos.
- Esponjosos:
  - Médula roja.
  - Médula amarilla.

FUNCIONES DE LOS HUESOS

- Armazón y soporte del cuerpo humano.
- Permiten el movimiento articulado.
- Protección (cerebro, médula, pulmones, corazón, etc.).
- Participan en la hematopoyesis (formación de los glóbulos rojos).
- Reserva de calcio (Ca) y fósforo (P).
- Periostio (membrana que recubre el hueso).

PARTES DE UN HUESO LARGO

- Diáfisis.
- Epífisis.
- Metáfisis (crecimiento, cartílago de conjunción).

CÉLULAS

- Osteoblastos (formadoras).
- Osteoclastos (destructoras).
- Osteocitos (células del tejido óseo).

MECÁNICA

- Cinemática (movimiento, velocidad, aceleración, etc.).

- Dinámica (fuerzas):
  - Cinética (movimiento).
  - Estática (reposo).

PALANCAS

- De 1er género o grado (cabeza): R – O – P.
- De 2º género o grado (pie): O – R – P.
- De 3er género o grado (codo): R – P – O.

PAR BIOCINEMÁTICO

Se denomina así a la unión entre dos segmentos óseos (articulación y músculos).

CADENA BIOCINEMÁTICA

Es la unión sucesiva de pares biocinemáticos (marcha, carrera, etc.).

CADENAS CINÉTICAS

- Postura erecta.
- Cadenas cinemáticas anteriores y posteriores.

TIPOS DE MÚSCULOS

- Lisos: Vísceras y vasos.
- Estriado: Esquelético.
- Cardiaco: Miocardio (corazón).

TIPOS DE FIBRAS MUSCULARES

- Tipo I: Rojas (lentas, resistencia).
- Tipo II: Blancas (rápidas). Su subdividen en tipo IIa y IIb.

TIPOS DE ARTICULACIONES

- Troclear (en polea): Codo, interfalángicas (1 plano).
- Trocoide (radiocubital): 1 eje.
- Encaje recíproco (silla de montar): Dedo pulgar, metacarpofalángica.
- Enartrosis: Cadera (3 ejes de movimiento).
- Artrodia: Acromoioclavicular, deslizamiento, superficie de contacto mínima, movimientos en todos los planos.

MOVIMIENTO DE LAS ARTICULACIONES

- *Sinatrosis:* Son articulaciones rígidas que se mantienen unidas por el crecimiento del hueso o por un cartílago fibroso resistente, como por ejemplo los huesos del cráneo.

- *Sínfisis:* Poseen una cierta movilidad y se mantienen unidas por un cartílago elástico, como por ejemplo la columna vertebral.
- *Diartrosis:* Son las articulaciones con mayor número de movimientos (cadera y extremidades superiores e inferiores). Presentan una capa externa de cartílago fibroso y están rodeadas por fuertes y resistentes ligamentos que se sujetan a los huesos. Los extremos óseos de estas articulaciones están recubiertos por un cartílago liso y lubricados por un fluido espeso denominado líquido sinovial.

La rodilla (1 eje en flexión de 90º) tiene movimientos de rotación tanto externa como interna (ligamentos cruzados).

COLUMNA VERTEBRAL

- Curvaduras:
    - Lordosis (plano sagital).
    - Cifosis (plano sagital).
    - Escoliosis (plano frontal).

NÚMERO DE VÉRTEBRAS

- 7 Cervicales:
    - 1 Atlas.
    - 2 Axis.
    - 7 Prominente.
- 12 Torácicas (articuladas con las costillas).
- 5 Lumbares.
- 5 Sacras (hueso sacro).
- 2-3 Coccígeas (hueso coxis).
- Nota: Sacralización de la 5ª vértebra lumbar.

APARATO RESPIRATORIO

- Introducir aire en los pulmones (ventilación).
- Poner en contacto el aire con la sangre (intercambio gaseoso).

$$O_2 \rightleftarrows CO_2$$

- Frecuencia respiratoria: Entre 12 y 15 respiraciones/minuto.
- Volumen de aire corriente: 500cc.
- Volumen de aire por minuto: 12 (o 15) × 500 = 5.6 litros.
- Capacidad vital: Entre 5 y 6 litros de aire.

Se denomina *espirograma* a la representación gráfica de los movimientos respiratorios.

APARATO CIRCULATORIO

- Corazón.
    - 2 Aurículas:
        - Derecha (AD): 2 venas cavas.
        - Izquierda (AI): 4 venas pulmonares.
    - 2 Ventrículos:
        - Derecho (VD): De él nace la arteria pulmonar.
        - Izquierdo (VI): De él nace la arteria aorta.
    - Movimientos:
        - Sístole (contracción).
        - Diástole (relajación).
- Vasos (venas y arterias).
- Circulación de la sangre:
    - Mayor o sistémica.
    - Menor o pulmonar.
- Miocardio: Músculo estriado involuntario.
- Corazón de atleta.

RESPUESTA CIRCULATORIA AL EJERCICIO

- Se produce de forma súbita como respuesta a un estímulo agudo y dura poco tiempo.
- + F.C. y vasodilatación periférica.
- Adaptación: Cambios duraderos, estímulos crónicos o agudos repetidos y entrenamiento.

GASTO CARDIACO

- Llamado también *Volumen Minuto.*

$$GC = FC \times VS$$

- Frecuencia Cardiaca Máxima Teórica.

$$FC\, máx = 220 - edad$$

LA SANGRE

- Líquido: Plasma.
- Células:
    - Glóbulos rojos: Transporte de oxígeno.
    - Glóbulos blancos: Defensa.
    - Plaquetas: Coagulación.
- Funciones: Transporte de oxígeno y nutrientes.
- Suero: Es el líquido resultante después de la coagulación.
- Volemia: 5-6 litros de sangre circulante.
- Hemoglobina (Hb): Transporte de O_2 y CO_2.

METABOLISMO ENERGÉTICO

VÍAS METABÓLICAS

- Sistema Anaeróbico:
  - ATP.
  - PC (fosfocreatina).
  - < 20 segundos.
- Sistema Anaeróbico Láctico:
  - Glucolisis anaeróbica.
  - Glucógeno.
  - 20 a 120 segundos.
- Sistema Aeróbico u Oxidativo:
  - Hidratos de carbono.
  - Grasas.
  - Proteínas.

EJERCICIOS DE 2 MIN. Y MÁS

Debe estar formado por un 50% de trabajo aeróbico y un 50% de trabajo anaeróbico.

- Aeróbico: Ácido láctico.
- Anaeróbico: Agua y CO_2.

DURACIÓN DEL TRABAJO FÍSICO

- Entre 3 y 10 min.: Aeróbico de corta duración. Participa también el anaeróbico láctico. Se puede mantener el 100% de O_2 máx.
- Entre 10 y 30 min.: Aeróbico de media duración. Poco lácteo en la sangre. Los deportistas de élite pueden mantener hasta un 90% de VO_2 máx.
- Más de 30 min.: Aeróbico de larga duración. Hasta que se agoten los carbohidratos.
- Posteriormente aparecen las grasas y las proteínas.

NUTRICIÓN E HIDRATACIÓN

FUNCIONES DE LOS ALIMENTOS

- Aporte de energía.
- Producción de calor (termorregulación).
- Crecimiento celular.
- Mantener constante el metabolismo celular.

EL AGUA

- Constituye entre el 60 y el 70% del peso corporal.
- Se necesitan entre 1 y 2 litros/día (adultos).
- 1 litro de pérdida de agua = 1Kg. de pérdida de peso.

- En un partido de fútbol se pueden perder entre 3 y 4 litros, por lo que resulta conveniente ingerir líquidos entre las 2 o 3 horas siguientes al partido.

AGUA CORPORAL	VARÓN (70 Kg)	MUJER (55 Kg)
Agua Corporal Total	42.01	28.01
Intracelular	26.01	17.01
Extracelular	13.01	09.01
Intersticial	10.01	06.51
Plasma	03.01	02.01
Transcelular	03.01	02.01

MINERALES

- Ca, P, Fe, Cl, Na, etc.
- Salvo diarreas, vómitos, sudoración profusa o ejercicio muy intenso, no hay razones para usar suplementos.

VITAMINAS

- Son sustancias sin ningún valor energético.
- Resultan indispensables para la vida.
- Por lo general la dieta diaria aporta las cantidades necesarias.
- Hidrosolubles:
  - Vitamina C o ácido ascórbico: Antioxidante.
  - Grupo B: Básicas en el metabolismo.
    - B_9: Ácido fólico.
    - B_{12}: Hb.
- Liposolubles:
  - Vitamina A o retinol (caroteno): Visión.
  - Vitamina D: Metabolismo óseo. Necesita de los rayos ultravioletas para ser sintetizada.
  - Vitamina E o tocoferol: Antioxidante.
  - Vitamina K: Coagulación.

ACTIVIDAD FÍSICA (MODERADA O INTENSA)

- Gasto energético: Entre 13 y 14 Kcal/min.
- Deportista que entrena dos horas diarias: Gasto habitual + 1600 Kcal.
- Aporte de calorías:
  - 55% de hidratos de carbono.
  - 30% de grasas.
  - 15% de proteínas.

INGESTA DIARIA Y REPARTO DE CALORÍAS

- Desayuno: 15 – 25%.
- Almuerzo: 25 – 35%.
- Merienda: 10 – 15%.
- Cena: 25 – 35%.

METABOLISMO

- Los alimentos necesitan entre 4 y 8 horas para su transformación y total aprovechamiento.
- Entre 2 y 3 días antes de un partido es necesario ingerir una dieta rica en carbohidratos.
- Como mínimo deben transcurrir 3 horas entre la ingesta alimentos y la realización de trabajo físico intenso.

LÍQUIDOS EN LA INGESTA

- Agua en pequeñas cantidades cada 15 o 20 minutos.
- La cantidad máxima de líquidos ingeridos deberá ser de 800cc/hora.
- No más del 10% de los líquidos deberán tener hidratos de carbono disueltos.

DESCANSO Y RECUPERACIÓN

- El descanso y un número suficiente de horas de sueño reparador son esenciales.
- Después del partido la dieta debe ser rica en hidratos de carbono y pobre en proteínas.
- Se deben ingerir lo antes posible líquidos azucarados (isotónicos).

HIGIENE

- Actividad física y salud.
- Descanso.
- Calentamiento.
- Vuelta a la calma.

NUTRIENTES

- Hidratos de carbono.
- Lípidos o grasas.
- Proteínas.
- Minerales.
- Vitaminas.
- Agua.

ENERGÍA DE LOS ALIMENTOS

- Metabolismo basal.
- Termorregulación.
- Ejercicio físico y trabajo mecánico.
- Crecimiento.
- Acción dinámica específica de los alimentos (ADE) (digestión, absorción, etc.).

ALIMENTOS (UNIDADES Y EQUIVALENCIAS)

- *caloría (c):* Cantidad de calor que se necesita para elevar 1ºC la temperatura de 1 gr. de agua. (de 14.5ºC a 15.5ºC).
- *Kilocaoría o Caloría (C):* Es el equivalente a 1000 calorías.
- 1 cal = 4.18 j y 1 Kcal = 4.18 Kj. (j = julio, que es la unidad internacional de medida).
- 1 gr. de hidratos de carbono = 9.1 Kcal. (1.7 Kj.).
- 1 gr. de grasas = 9.3 Kcal. (39 Kj.).
- 1 gr. de proteínas = 4.1 Kcal. (17 Kj.).
- 1 gr. de alcohol = 7.1 Kcal. (30 Kj.).

NECESIDADES ENERGÉTICAS DIARIAS (DEPORTISTA ADULTO)

- Hombres: De 70 Kg. de peso aprox. y con una actividad física ligera necesita 2400 Kcal/día (13000 Kj/día).
- Mujeres: De 60 Kg. de peso aprox. y con una actividad física ligera necesita 2100 Kcal/día (9000 Kj/día).
- En general, un deportista adulto precisa entre 3000 y 3200 Kcal/día.

UTILIDAD DE LA BIOMECÁNICA

- Comprensión de actividades y ejercicios.
- Prevención de lesiones.
- Mejora del rendimiento.
- Descripción y mejora de la técnica deportiva.
- Desarrollo de nuevos materiales.
- Rehabilitación.

FUERZAS ACTUANTES EN EL MOVIMIENTO HUMANO

- *Internas:*
  - Contracción muscular:
    - Isométrica: Trabajo estático.
    - Isotónica:
      - Concéntrica: Trabajo dinámico positivo.
      - Excéntrica: Trabajo dinámico negativo.
- *Externas:*
  - Gravedad.
  - Fuerza normal.

  - Fricción (rozamiento).
- Resistencia del aire.

REFERENCIAS BIBLIOGRÁFICAS

- ALTHOFF, K.; KROIHER, J. & HENNIG, E. (2010): "A SOCCER GAME ANALYSIS OF TWO WORLD CUPS: PLAYING BEHAVIOR BETWEEN ELITE FEMALE AND MALE SOCCER PLAYERS". EN FOOTWEAR SCIENCE 2(1):51-5610.1080/19424281003685686.
- HTTP://WWW.INFORMAWORLD.COM/SMPP/CONTENT~CONTENT=A920974335&DB=ALL
- BENTLEY, J.; RAMANATHAN, A.; ARNOLD, G.; WANG, W. & ABBOUD, R. (2010): "HARMFUL CLEATS OF FOOTBALL BOOTS: A BIOMECHANICAL EVALUATION". EN FOOT AND ANKLE SURGERY 10.1016/J.FAS.2010.04.001.
- HTTP://WWW.SCIENCEDIRECT.COM/SCIENCE?_OB=ARTICLEURL&_UDI=B7586-502NK6D-1&_USER=1595330&_COVERDATE=05%2F13%2F2010&_RDOC=1&_FMT=HIGH&_ORIG=SEARCH&_SORT=D&_DOCANCHOR=&VIEW=C&_SEARCHSTRID=1340669505&_RERUNORIGIN=SCHOLAR.GOOGLE&_ACCT=C000053931&_VERSION=1&_URLVERSION=0&_USERID=1595330&MD5=FA0413AFD3341A2CF9852529DDC399C7
- BONTEMPO, N. & MAZZOCCA, A. (2010): "BIOMECHANICS AND TREATMENT OF ACROMIOCLAVICULAR AND STERNOCLAVICULAR JOINT INJURIES". EN BR. JOUR. SPORTS MED. 44(5) 36110.1136/BJSM.2009.059295.
- HTTP://BJSM.BMJ.COM/CONTENT/44/5/361.FULL
- FREDERICK, E. (2010): "SPECIAL ISSUE: ENHANCING PERFORMANCE AND PROTECTION OF SOCCER SHOES". EN FOOTWEAR SCIENCE 2(1):1-110.1080/19424281003757659.
- HTTP://WWW.INFORMAWORLD.COM/SMPP/CONTENT~CONTENT=A920974253&DB=ALL
- HENNIGA, E.M. & STERZINGB, T. (2010): "THE INFLUENCE OF SOCCER SHOE DESIGN ON PLAYING PERFORMANCE: A SERIES OF BIOMECHANICAL STUDIES". EN FOOTWEAR SCIENCE 2(1):3-1110.1080/19424281003691999.
- HTTP://WWW.INFORMAWORLD.COM/SMPP/CONTENT~CONTENT=A920974215&DB=ALL
- KIANI, A.; HELLQUIST, E.; AHLQVIST, K.; GEDEBORG, R.; MICHAELSSON, K. & BYBERG, L. (2010): "PREVENTION OF SOCCER-RELATED KNEE INJURIES IN TEENAGED GIRLS". EN ARCH. INTERN. MED. 170(1) PP. 43.
- HTTP://ARCHINTE.AMA-ASSN.ORG/CGI/CONTENT/ABSTRACT/170/1/43
- MALLO, J.; VEIGA, S.; LÓPEZ DE SUBIJANA, C. & NAVARRO, E. (2010): "ACTIVITY PROFILE OF TOP-CLASS FEMALE SOCCER REFEREEING IN RELATION TO THE POSITION OF THE BALL". EN JOURNAL OF SCIENCE AND MEDICINE IN SPORT 13(1):129-13210.1016/J.JSAMS.2008.09.006.
- HTTP://WWW.SCIENCEDIRECT.COM/SCIENCE?_OB=ARTICLEURL&_UDI=B82X6-4V462GW-1&_USER=1595330&_COVERDATE=01%2F31%2F2010&_RDOC=1&_FMT=HIGH&_ORIG=SEARCH&_SORT=D&_DOCANCHOR=&VIEW=C&_SEARCHSTRID=1340798312&_RERUNORIGIN=SCHOLAR.GOOGLE&_ACCT=C000053931&_VERSION=1&_URLVERSION=0&_USERID=1595330&MD5=AEF7DA324A13C0BD4FEE976AA8D650D9
- MEYERS, M.C. (2010): "INCIDENCE, MECHANISMS AND SEVERITY OF GAME-RELATED COLLEGE FOOTBALL INJURIES ON FIELDTURF VERSUS NATURAL GRASS: A 3-YEAR PROSPECTIVE STUDY". EN AM. JOUR. SPORTS MED. 10.1177/0363546509352464.
- HTTP://AJS.SAGEPUB.COM/CONTENT/EARLY/2010/01/13/0363546509352464.ABSTRACT%20
- MULLLERA, C.; STERZINGA, T.; LAKEB, M. & MILANIA, T. (2010): "DIFFERENT STUD CONFIGURATIONS CAUSE MOVEMENT ADAPTATIONS DURING A SOCCER TURNING MOVEMENT". EN FOOTWEAR SCIENCE 2(1):21-2810.1080/19424281003685702.
- HTTP://WWW.INFORMAWORLD.COM/SMPP/CONTENT~CONTENT=A920974169&DB=ALL
- NAITO, K.; FUKUI, Y. & MARUYAMA, T. (2010): "MULTIJOINT KINETIC CHAIN ANALYSIS OF KNEE EXTENSION DURING THE SOCCER INSTEP KICK". EN HUMAN MOVEMENT SCIENCE 10.1016/J.HUMOV.2009.04.008.
- HTTP://WWW.SCIENCEDIRECT.COM/SCIENCE?_OB=ARTICLEURL&_UDI=B6V8T-4YC39JW-1&_USER=1595330&_COVERDATE=04%2F30%2F2010&_RDOC=1&_FMT=HIGH&_ORIG=SEARCH&_SORT=D&_DOCANCHOR=&VIEW=C&_SEARCHSTRID=1340926937&_RERUNORIGIN=SCHOLA

R.GOOGLE&_ACCT=C000053931&_VERSION=1&_URLVERSION=0&_USERID=1595330&MD5=7B83C287BE5F5D86F90434648D1BABEF

- POTTHAST, W. (2010): "MOTION DIFFERENCES IN GOAL KICKING ON NATURAL AND ARTIFICIAL SOCCER TURF SYSTEMS". EN FOOTWEAR SCIENCE 99999(1):1-710.1080/19424280903535447.
- HTTP://WWW.INFORMAWORLD.COM/SMPP/CONTENT~CONTENT=A919495120&DB=ALL
- SANTOS-GARCÍA, D.J.; DE SUBIJANA, C.L.; SAINZ, J.M. & CABELLO, E.N. (2010): "ANÁLISIS DEL GOLPEO DE BALÓN Y SU RELACIÓN CON EL SALTO VERTICAL EN FUTBOLISTAS JUVENILES DE ALTO NIVEL (ANALYSIS OF THE SOCCER KICK AND ITS RELATIONSHIP WITH THE VERTICAL JUMP IN YOUNG TOP-CLASS SOCCER PLAYERS)". EN REVISTA INTERNACIONAL DE CIENCIAS DEL DEPORTE (RICYDE) 6(19) PP. 29.
- HTTP://WWW.CAFYD.COM/REVISTA/OJS/INDEX.PHP/RICYDE/ARTICLE/VIEW/274/183
- STEFANYSHYNA, D.J.; LEEB, J.S. & PARKA, S.K. (2010): "THE INFLUENCE OF SOCCER CLEAT DESIGN ON RESULTANT JOINT MOMENTS". EN FOOTWEAR SCIENCE 2(1):13-1910.1080/19424280903535454.
- HTTP://WWW.INFORMAWORLD.COM/SMPP/CONTENT~CONTENT=A920974131&DB=ALL
- STERZING, T.; MULLLER, C. & MILANI, T.L. (2010): "TRACTION ON ARTIFICIAL TURF: DEVELOPMENT OF A SOCCER SHOE OUTSOLE". EN FOOTWEAR SCIENCE 2(1):37-4910.1080/19424281003685678.
- HTTP://WWW.INFORMAWORLD.COM/SMPP/CONTENT~CONTENT=A920974365&DB=ALL
- THEOBALD, P.; WHITELEGG, L. & NOKES, L.D. (2010): "THE PREDICTED RISK OF HEAD INJURY FROM FALL-RELATED IMPACTS ON TO THIRD-GENERATION ARTIFICIAL TURF AND GRASS SOCCER SURFACES: A COMPARATIVE BIOMECHANICAL ANALYSIS". EN SPORTS BIOMECHANICS 9(1):29-3710.1080/14763141003690245.
- HTTP://WWW.INFORMAWORLD.COM/SMPP/CONTENT~CONTENT=A920020742&DB=ALL
- WORKMAN, C.D. (2010): EFFECTS OF STATIC STRETCHING ON FOOT VELOCITY DURING THE INSTEP SOCCER KICK. LOGAN, UTAH: UTAH STATE UNIVERSITY.
- HTTP://DIGITALCOMMONS.USU.EDU/CGI/VIEWCONTENT.CGI?ARTICLE=1598&CONTEXT=ETD
- YOUNG, W.B. & RATH, D.A. (2010): "ENHANCING FOOT VELOCITY IN FOOTBALL KICKING: THE ROLE OF STRENGTH TRAINING". EN THE JOURNAL OF STRENGTH & CONDITIONING RESEARCH 10.1519/JSC.0B013E3181BF42EB.
- HTTP://JOURNALS.LWW.COM/NSCA-JSCR/ABSTRACT/PUBLISHAHEAD/ENHANCING_FOOT_VELOCITY_IN_FOOTBALL_KICKING_THE.99248.ASPX

CAPÍTULO 37

BIOMECÁNICA Y DEPORTE

José A. Ruiz Caballero, Estrella Mª. Brito Ojeda,
Romina Ojeda Brito, Manuel E. Navarro Valdivielso

PROGRAMA DE LA ASIGNATURA

1. Fundamentos del Análisis Biomecánico de la Técnica Deportiva.
2. Análisis Cinemático de la Técnica Deportiva.
3. Análisis Dinámico de la Técnica Deportiva.
4. Análisis Biomecánico de las Cualidades Físicas.
5. Biomecánica Estructural y Funcional del Aparato Locomotor.
6. Biomecánica de los Patrones Motores Humanos Básicos
7. Aplicaciones Prácticas:
    - Locomoción.
    - Lanzamientos.
    - Golpeos.

QUÉ ES LA BIOMECÁNICA

- Es el estudio fundamentalmente anatómico de los movimientos de los seres vivos.
- Es una ciencia que utiliza los principios y métodos de la Mecánica para el estudio de los movimientos de los seres vivos.

BIOMECÁNICA DEPORTIVA

Es el estudio fundamentalmente anatómico de los movimientos del deportista.

MECÁNICA

Es la ciencia o rama de la Física que estudia los movimientos de los cuerpos, es decir, la influencia de la Fuerza en los movimientos de los cuerpos.

MECÁNICA DEPORTIVA

Es la aplicación de la mecánica a los movimientos en el deporte.

CINEMÁTICA

- Es la parte de la biomecánica que describe los movimientos de los cuerpos.
- Detalla los movimientos de los cuerpos basándose en los desplazamientos (recorridos), las velocidades y aceleraciones de dichos desplazamientos.

DINÁMICA

Se habla de ella cuando el movimiento, o la falta de éste, se relaciona con las fuerzas que los provocan.

ESTÁTICA

- Es el estudio de las fuerzas que determinan que los cuerpos se mantengan en equilibrio.
- Es la aplicación de la teoría del equilibrio de fuerzas sobre un cuerpo en reposo (p.e.: la gravedad).

CINÉTICA

Es el estudio de las fuerzas que provocan el movimiento, de los movimientos de los cuerpos provocados por las fuerzas.

ANÁLISIS CINEMÁTICO

Es la descripción de un movimiento o gesto técnico independientemente de las fuerzas que lo causan.

MÉTODOS DE REGISTRO DEL ANÁLISIS DEL MOVIMIENTO

GONIOMETRÍA

Es la técnica que estudia los distintos ángulos de los segmentos articulares y permite seguir sus variaciones a lo largo de todo el movimiento. El examen tanto cuantitativo como cualitativo del movimiento articular se realiza con una cinta métrica y un aparato llamado goniómetro, el cual está constituido por un semicírculo o un círculo graduado en dos escalas (de 0 a 180º o 360º) dispuestas en sentido contrario y que se colocan paralelamente al eje de los segmentos que se tienen que valorar. Nos darán el arco de movimiento mediante el semicírculo (Gráfico 37.1).

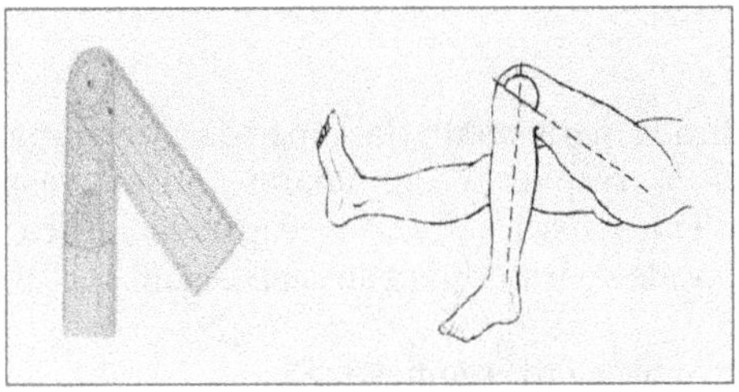

– Gráfico 37.1 –

PLATAFORMA DE FUERZAS

Estudia los problemas relacionados con las presiones ejercidas sobre el suelo en los movimientos y el estudio de las curvas de fuerza-tiempo en las tres direcciones del espacio. Nos permite interpretar las fuerzas desarrolladas por un individuo al realizar un gesto motor.

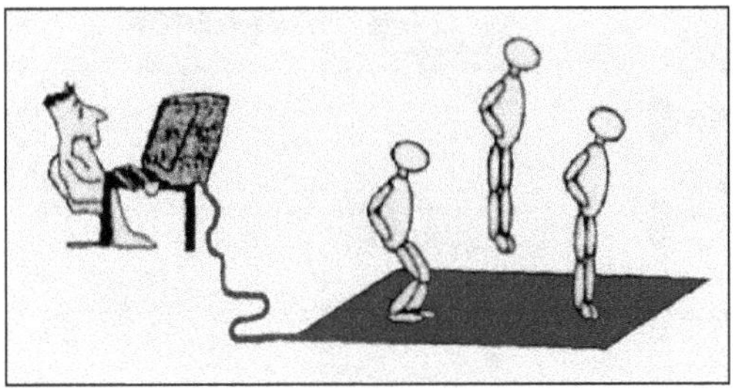

– Gráfico 37.2 –

SQUAT JUMP

Es una prueba simple y de elevada estandarización que permite valorar la fuerza explosiva de los miembros inferiores. Partiendo de la posición de medio "squat" (rodilla flexionada a 90º), con el tronco recto, las manos en las caderas y sin emplear contramovimiento alguno hacia abajo, el sujeto debe efectuar un salto vertical sin el auxilio de los brazos (Gráfico 37.3).

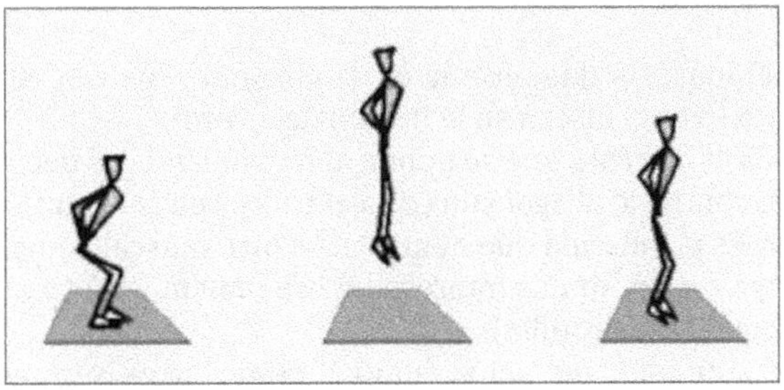

– Gráfico 37.3 –

ERGOMETRÍA

Es la técnica utilizada para medir la capacidad de trabajo o la prueba de esfuerzo que estudia la respuesta del aparato cardiorrespiratorio a cargas progresivamente crecientes para valorar la capacidad física del sujeto que la realiza. Existen dos tipos de aparatos para su realización:

- El cicloergómetro o bicicleta ergométrica.
- El tapiz rodante o cinta de correr sin fin.

ELECTROMIOGRAFÍA

Es la técnica que permite el registro de la actividad eléctrica del músculo esquelético o actividad neuromuscular (Gráfico 37.4).

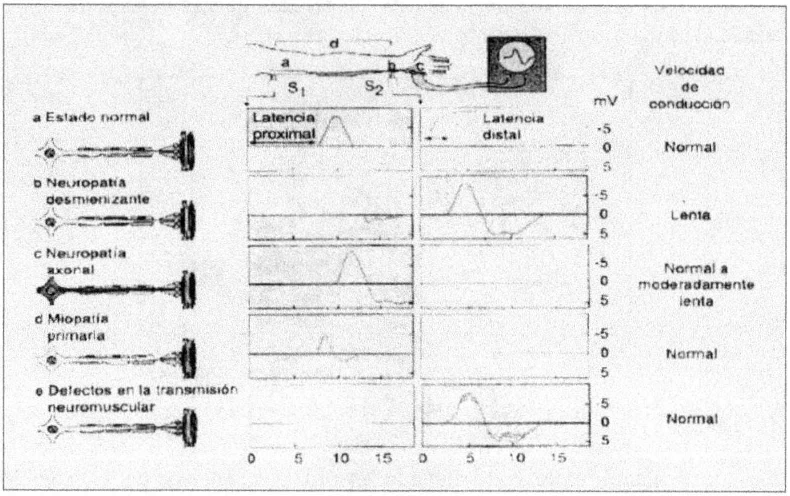
a Estado normal
b Neuropatía desmielinizante
c Neuropatía axonal
d Miopatía primaria
e Defectos en la transmisión neuromuscular
Latencia proximal
Latencia distal
mV
Velocidad de conducción
Normal
Lenta
Normal a moderadamente lenta
Normal
Normal

– Gráfico 37.4 –

CLASIFICACIÓN FUNCIONAL DE LOS MÚSCULOS

Según su participación en el movimiento los músculos se pueden clasificar en:

- *Agonista:* Es el músculo que efectúa el movimiento, es decir, el responsable del movimiento (p.e.: el bíceps en la flexión del brazo).
- *Antagonista:* Es el músculo que se opone al movimiento, es decir, que efectúa el movimiento contrario al agonista (p.e.: el tríceps en la extensión del brazo).
- *Neutralizador:* Es el músculo que neutraliza a otro músculo o un componente del mismo cuya acción no nos interesa en ese movimiento (p.e.: los gemelos en la estabilización de la rodilla).
- *Fijador:* Es el músculo que actúa inmovilizando otros segmentos (p.e.: el psoas iliaco en la extensión de la pierna).

OBJETIVOS DE LA BIOMECÁNICA DEL MOVIMIENTO HUMANO

Son varios y difieren según el área de aplicación. Destacaremos los siguientes:

- *Educación Física:*
    - Dictar principios generales que ayuden a comprender y ejecutar diferentes actividades y ejercicios habituales en las clases de Educación Física.
    - Dictar una serie de principios sobre la forma de evitar lesiones (higiene motriz) así como describir las diferentes tareas y ejercicios.
    - Aportar una serie de métodos de registro sencillos que contribuyan a medir diferentes características de la motricidad.
- *Biomecánica Ocupacional:*
    - Estudio de la relación del hombre con las máquinas encaminado a conseguir un mayor rendimiento, menos lesiones y una menor fatiga.
- *Deporte de Alta Competición:*
    - Descripción de la técnica deportiva.
    - Ayuda a la planificación del entrenamiento.
- *Utillaje Deportivo:*
    - Desarrollo de nuevos materiales.
    - Diseño de nuevos aparatos y útiles deportivos con los que se posibilitará mejores marcas, más seguridad y la aparición de nuevos deportes.
- *Reeducación:*
    - Estudio de las alteraciones de la motricidad, como por ejemplo diferentes trastornos de la marcha.
    - Diseño y construcción de nuevas máquinas y aparatos de rehabilitación.

PRINCIPIOS DEL EFECTO MAGNUS

El efecto Magnus nos habla de las interacciones entre el balón y el aire.

1. La pelota se lleva en su rotación las capas de aire más cercanas.
2. El desplazamiento del aire ya no es simétrico y se forma un torbellino alrededor del balón.
3. En cierto modo el aire va a acumularse sobre un lado del balón y faltará en el lado diametralmente opuesto.
4. En el sitio donde se acumula el aire la presión es fuerte; mientras que donde falta es débil.
5. Es esta diferencia de presión entre los dos lados la que desplaza el balón en el sentido de las fuertes presiones hacia las bajas.
6. El balón gira sobre sí mismo en el sentido contrario a las agujas de un reloj. En este caso la presión es más fuerte sobre el lado derecho y, por lo tanto, el balón se desviará hacia la izquierda.
7. A la inversa, es decir, golpeando en el lado izquierdo, el balón girará girado en el sentido horario, lo que tendrá por efecto su trayectoria hacia la derecha.

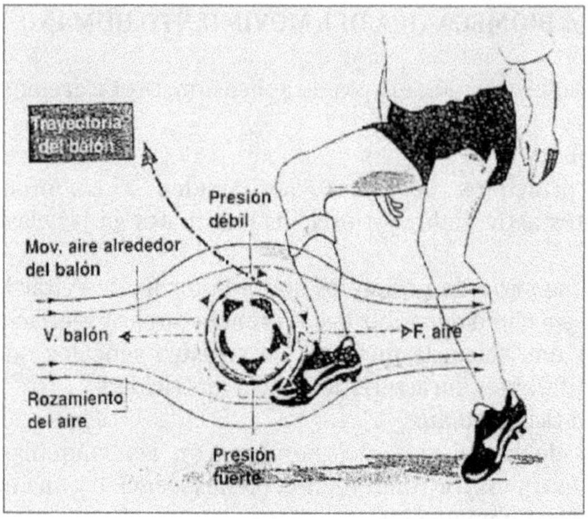
Trayectoria del balón
Presión débil
Mov. aire alrededor del balón
V. balón
F. aire
Rozamiento del aire
Presión fuerte

– Gráfico 37.5 –

CADENA CINÉTICA

La gran mayoría de los gestos cotidianos requieren la movilización de varias articulaciones para asegurar el desplazamiento de los diferentes eslabones óseos, unos respecto a otros. Este sistema mecánico complejo es lo que se conoce como cadena cinética, y podemos distinguir dos tipos:

- *Abierta:* Se caracteriza por el hecho de que el extremo distal de la cadena es libre. La contracción muscular puede vencer una resistencia exterior que se oponga a su porción distal y, por tanto, se produce movimiento. Son ejemplos de este tipo de cadena: llevarse la mano a la boca, lanzar una flechita o dar un puntapié a una pelota.
- *Cerrada:* Se caracteriza por el hecho de que el extremo distal de la cadena es fijo y es el extremo proximal el que se desplaza con el movimiento. En este caso la resistencia opuesta no puede vencerse únicamente por la acción cinética y, por tanto, no es capaz de traducirse en movimiento. El ejemplo más común está dado por la extremidad inferior en la marcha, la carrera o el salto, durante la fase de apoyo el extremo distal está fijo y se desplaza el extremo proximal. Otro ejemplo sería el de un sujeto suspendido por ambas manos de una barra fija y que se eleva, realiza un trabajo en cadena cerrada de sus extremidades superiores.

CAPÍTULO 38

ANÁLISIS DEL SOMATOTIPO Y COMPOSICIÓN CORPORAL EN LOS DEPORTISTAS DE ÉLITE EN LAS DISCIPLINAS MÁS PRACTICADAS

I. Reyes Martín, Ricardo Navarro García, José A. Ruiz Caballero, Estrella Mª. Brito Ojeda, Ricardo Navarro Navarro, Juan F. Jiménez Díaz

Sabemos por los estudios existentes que tanto la composición como la forma corporal, el somatotipo, condicionan el rendimiento deportivo de forma considerable en base a las exigencias de cada disciplina deportiva (Fulano, 1999). La finalidad de este estudio es comparar las diferencias entre practicantes de distintos deportes.

Históricamente se señala a Hipócrates y Galeno como los precursores de los estudios antropométricos, pero es Leonardo Da Vinci, en el Renacimiento, quien de forma bastante acertada define la belleza por medio de proporciones y medidas corporales. Sin embargo, no será hasta finales del XVIII cuando aparezcan los primeros estudios científico-biológicos del cuerpo humano. A partir de ahí y con el desarrollo de nuevas técnicas han ido apareciendo estudios que ponen de manifiesto cuál es la estructura corporal acertada en los deportistas de élite de cada modalidad.

El porcentaje de grasa corporal del competidor de élite varía por deporte y por sexo dentro de un mismo deporte. Como norma, el exceso de grasa influencia negativamente el rendimiento físico por empeorar los factores mecánicos y metabólicos de la actividad (Boileau & Lohman, 1977), así como la propia termorregulación (Sinning, 1985).

Un índice elevado de masa magra (libre de grasa) para un peso corporal dado se relaciona, por lo general, con un rendimiento deportivo óptimo, pero demasiado poca grasa conduce a un deterioro tanto del rendimiento como de la salud.

En la práctica, por ejemplo, un individuo pesado tiene ventaja ante un competidor más ligero cuando la actividad demandada consiste en usar la inercia de otra parte del cuerpo o de un objeto externo para salvar un obstáculo; en cambio, cuando lo que se pretende es lanzar el propio cuerpo, la ventaja la tienen los menos pesados, especialmente en distancias medias y largas. Los más altos, con brazos de palancas largos (extremidades) y con centros de gravedad altos tienen más facilidad de movimientos en deportes de saltos y lanzamientos, mientras que los deportistas más bajos tienen mayor ventaja cuando el cuerpo debe rotar alrededor de un eje, tal y como ocurre en los deportes de saltos (trampolín) y giros (Houtkooper & Going, 1994).

Sin embargo, cuando se van a estudiar las características antropométricas de un individuo para compararlas con las ideales para mejorar en el deporte que ha elegido, encontramos que la información existente al respecto está muy dispersa y que se necesita realizar un esfuerzo bastante considerable para obtenerla. Es por ello que la finalidad de este estudio es facilitar la labor de los investigadores que quieran discutir sus trabajos sobre este campo.

MATERIAL Y MÉTODOS

Hemos realizado una revisión documental con el fin de recopilar los estudios observacionales descriptivos más relevantes a nivel internacional realizados en deportistas de élite de las distintas disciplinas con el objetivo de establecer las ventajas de tener una determinada composición corporal y somatomorfia en cada deporte en base a los requerimientos mecánicos y metabólicos del mismo. Para ello hemos utilizado dos bases de datos, una de Ciencias de la Salud (Medline) y otra específica de Ciencias del Deporte (SportDiscus) y en ambas se han revisado los estudios publicados desde el año 1970 hasta la actualidad, considerando, además, los trabajos clásicos en este campo que fueran de fechas anteriores.

Inicialmente se exponen los conceptos básicos del estudio con su aplicación en la práctica deportiva y a continuación los datos conjuntos de los diferentes estudios, realizándose un análisis comparativo entre estos para terminar con las conclusiones extraídas. El cálculo se ha realizado utilizando el método descrito por Heath & Carter (1975) y reconocido tanto por el GREC (Grupo Español de Estudios en Cineantropometría) como por el IWGK (International Working Group of Kineanthropometric).

DEFINICIÓN DE CONCEPTOS

Para el cálculo del somatotipo se toman una serie de medidas del individuo que incluyen:

- Talla del vértex.
- Peso.
- Cuatro pliegues cutáneos:
    - Tríceps.
    - Subescapular.
    - Suprailiaco.
    - Medial de la pierna.
- Dos diámetros:
    - Biepicondíleo del húmero.
    - Bicondíleo del fémur.
- Dos perímetros:
    - Brazo contraído.
    - Medial de la pierna.

Empleando las fórmulas matemáticas adecuadas y admitidas por la comunidad científica, se obtienen tres cifras que representan a cada uno de los componentes del somatotipo (endomorfia, mesomorfia y ectomorfia), cada uno de los cuales representa, a su vez, a los tejidos que derivan de las tres hojas blastodérmicas.

- *Endomorfia:* Se refiere a la cantidad relativa de grasa con predominio de la obesidad.

$$\text{Endomorfia} = 0.7182 + 0.1451\,X - 0.00068\,X^2 + 0.0000012\,X^3$$

- *Mesomorfia:* Se refiere al desarrollo relativo músculo-esquelético.

$$\text{Mesomorfia} = 0.858\,U + 0.601\,F + 0.188\,B + 0.161\,P - 0.131\,H + 4.5$$

- *Ectomorfia:* Se refiere a la relativa linealidad, al predominio de medidas longitudinales sobre las transversales.

$$IP = \text{Estatura} / \sqrt[3]{\text{Peso}} \begin{cases} \text{Si } IP > 40.75 \text{ Ectomorfia} = (IP \times 0.732) - 28.58 \\ \text{Si } IP < 40.75 \text{ y} > 38.28 \text{ Ectom} = (IP \times 0.463) - 17.63 \\ \text{Si } IP = \text{Se asigna el valor mínimo, que será de } 0.1 \end{cases}$$

Una nueva conversión a través de fórmulas matemáticas convierte los tres componentes en dos puntos (x,y) que son llevados a una gráfica, con lo que se obtiene la denominada *somatocarta* y una vez localizado el somatopunto en la somatocarta ya podemos clasificar el somatotipo del individuo que, según Carter (1990), queda de la siguiente manera (Gráfico 38.1).

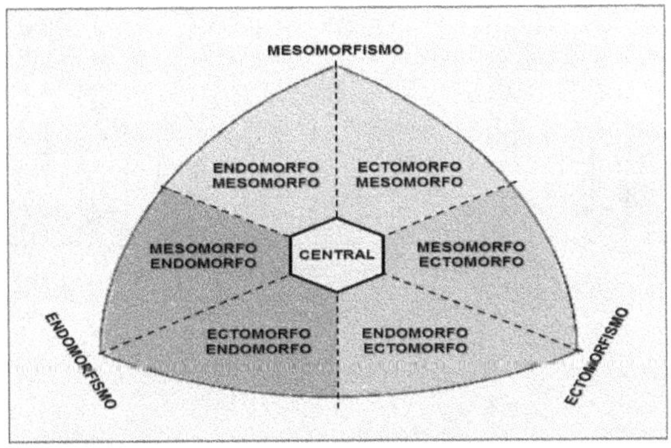
MESOMORFISMO
ENDOMORFO MESOMORFO
ECTOMORFO MESOMORFO
MESOMORFO ENDOMORFO
CENTRAL
MESOMORFO ECTOMORFO
ECTOMORFO ENDOMORFO
ENDOMORFO ECTOMORFO
ENDOMORFISMO
ECTOMORFISMO

– Gráfico 38.1 –

Aplicando procedimientos específicos del método antropométrico, como son la *Distancia de Dispersión del Somatotipo* (SDD) o el *Índice de Dispersión del Somatotipo* (SDI), podemos sacar conclusiones acerca de la relación entre el(los) somatotipo(s) estudiado(s) y los de referencia (como ejemplo sirva la Estrategia de De Rose & Guimaraes, 1980).

Por otro lado, en cuanto a la *Composición Corporal* (CC), ésta expresa la cantidad de masa muscular, de tejido graso, de tejido óseo y de tejido residual que posee un sujeto, expresándola en porcentajes de su propio peso. En este caso se emplea el *Modelo Tetracompartimental*, también desarrollado por De Rose & Guimaraes (1980).

Por último, los medios para calcular los distintos componentes van desde los directos (disección de cadáveres), pasando por los indirectos (físicos, químicos y por imagen), hasta los doblemente indirectos como la conductividad eléctrica o la impedancia bio-eléctrica y donde se encuadra a la Antropometría.

RESULTADOS

A continuación exponemos los datos obtenidos en los diferentes estudios (Gráfico 38.2, 3 y 4).

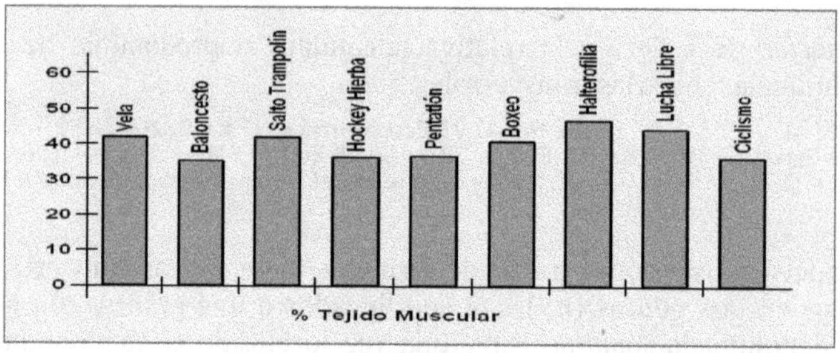
60
50
40
30
20
10
0
Vela
Baloncesto
Salto Trampolín
Hockey Hierba
Pentatlón
Boxeo
Halterofilia
Lucha Libre
Ciclismo
% Tejido Muscular

– Gráfico 38.2 –

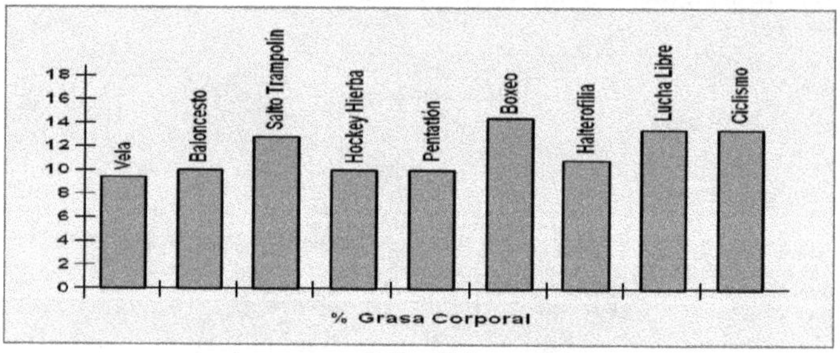
18
16
14
12
10
8
6
4
2
0
Vela
Baloncesto
Salto Trampolín
Hockey Hierba
Pentatlón
Boxeo
Halterofilia
Lucha Libre
Ciclismo
% Grasa Corporal

– Gráfico 38.3 –

Movilidad deportiva	Subgrupos	Somatotipo			Composición corporal (en Kg)				Trabajo
		Endomorfia	Mesomorfia	Ectomorfia	Peso óseo	Peso graso	Peso muscular	Peso residual	
Vela (Clase cadete)	Patrones	2,2	4,68	3,21	10,58 (18,5%)	6,06 (10,6%)	26,75 (46,8%)	13,78 (24,1%)	Evaluación cinantropométrica de regatistas de la Clase Internacional Cadete de vela
	Tripulantes	2,82	4,63	3,19	8,32 (19,3%)	4,96 (11,5%)	19,45 (45,1%)	10,39 (24,1%)	
Fútbol	18 - 19 años	2,6	4,3	3		13,37 (8,4%)			Características antropométricas de futbolistas puertorriqueños
	16 - 17 años	2,7	4,6	3		17,83 (11,0%)			
	14 - 15 años	2,3	5,1	2,6		18,7 (11,0%)			
		2,2	5,1	1,9		14,43 (7,9%) (F) 10,21 (11,16 %) (Y)	47,46%		Estudio morfológico de alto nivel. Composición corporal y somatotipo (Parte I)
Fútbol gaélico		2,6	5,6	3,1		12,4 (11,1%)			Physical and fitness characteristics of succesful Gaelic footballers
Salto de trampolín	Hombre	2	5,3	2,4					Sexual dimorphism in the physiques of World Championship divers
	Mujer	2,8	3,8	2,8					
	Varones (14 - 15 años)						40,8 - 46,3 (%en peso)		Morphological proportionality in elite age group North American divers
	Mujeres (16 - 18 años)						40,1 - 38,4 (%en peso)		
Ciclismo	Sprinters		5,3	2,3					An anthropometric analysis of elite Australian track Cyclists
	Ciclistas de largo recorrido	1,7	4,7	2,9			47,9%		
Hockey de hierba	Hombre	2,5	4,7	2,7		14,76 (11,1%)			Morphological characteristics of elite male field hockey
Atletismo	Pentathlon (mujeres)	2,5	3,9	2,8		16 (%)			The role of anthropometric characteristics in modern pentathlon performance in female athletes
Deportes de potencia	Boxeo	1,7	5,1	2,7			48,44%		Sometotypes of Nigerian power athletes
	Halterofilia	2,4	7,7	0,8			47,84%		
	Lucha libre	2,4	6,7	1,5					

– Gráfico 38.4 –

CONCLUSIONES

1. Respecto a la relación de la composición con el rendimiento deportivo, la capacidad del individuo para realizar cualquier tipo de esfuerzo está íntimamente relacionada con la mayor o menor presencia de sus tejidos corporales fundamentales.
2. El somatotipo expresa en número la "forma corporal" de un individuo en el momento de ser estudiado y el somatotipo de referencia expresa la "forma ideal" del mejor practicante de una modalidad deportiva, ya que, como afirman Charzewski et al. (1991):

"... Los competidores, como representantes del nivel superior de una disciplina, muestran la mayor similitud en los rasgos morfológicos."

3. Debido a la adaptación al esfuerzo físico desarrollado en el curso de los entrenamientos y al proceso de selección, las características de la estructura del cuerpo humano reducen las variaciones en la expresión del somatotipo (Tanner, 1964), llegando incluso a observarse una menor diversidad entre deportistas que practican el mismo deporte y emplean la misma técnica (Charzewski & Kuzmicki, 1987).

DISCUSIÓN

Por las diferencias encontradas, el estudio suscrito sienta las bases específicas hacia el trabajo de entrenadores y personal médico, sobre todo en deportistas noveles, marcando las líneas de actuación hacia el tipo de preparación física y evaluación continua que se precisa para llegar a los niveles más elevados de élite entre las distintas especialidades deportivas.

REFERENCIAS BIBLIOGRÁFICAS

- ALOIA, J.F.; COHN, S.H.; BABU, T.; ABESAMIS, C.; KALICI, N. & ELLIS, K. (1978): "Skeletal and body composition in marathon runners". En *Metabolism* (27).
- BAUN, W.B. & BAUN, M.R. (1981): "A nomogram for the estimate of percent body fat from generalized equations". En *Research Quarterly for Excercise and Sport*; pp. 340-384.
- BRAY, G.A. & GRAY, D.S. (1988): "Anthropometric measurements in the obese". En Lohman, T.G.; Roche, A.F. & Martorell, R. (eds.): *Anthropometric standardization manual.* Champaign (Ill.): Human Kinetics.
- CARTER, J.E. & ACKLAND, T.R. (1998): "Sexual dimorphism in the physiques of World Championship divers". En *Journal of Sports Sciences* (16:4) pp.317-329.
- CASAJUS, J.A. & ARAGONÉS, M.T. (1991): "Estudio morfológico de alto nivel. Composición corporal y somatotipo (parte II)". En *Archivos de Medicina del Deporte*; pp. 147-151.
- CLAESSENS, SAL.; HLATKY, S.; LEFEVRE, J. & HOLDHAUS, H. (1994): "The role of anthropometric characteristics in modern pentathlon performance in female athletes". En *Journal of Sports Sciences* (12:4) pp. 391-401.
- DEURENBERG, P.; WESTRATE, J.A. & SEIDELL, J.C. (1991): "Body mass index as a measure of body fatness. Age and sex specific prediction formulas". En *British Journal of Nutrition*; pp. 105-114.
- DURNIN, J.V. & RAHAMEN, M.M. (1967): "The assesment of the amount of fat in the human body from mesaruments of skinhold thickness". En *British Journal of Nutrition*; pp. 681-689.
- ESPARZA ROS, F.; ALVERO CRUZ, J.R.; ARAGONÉS CLEMENTE, M.T.; CABANAS ARMESILLA, M.D. & CANDA MORENO, A. (1993): *Manual de Cineantropometría.* Pamplona: FEMEDE.
- FLECK, S.J. (1983): "Body composition of elite American athletes". En *American Journal of Clinical Nutrition*; pp. 398-403.
- FRIEDL, K.E.; DELUCA, J.P.; MARCHITELLI, L.J. & VOGEL, J.A. (1992): "Reliability of body fat estimations from a four-compartment model by using density, body wáter and bone mineral measurements". En *American Journal of Clinical Nutrition*; pp. 764-770.
- HASCHKE, F. (1983): "Body composition of adolescent males. Part II: Body composition of the male reference adolescent". En *Acta Pediátrica Scandinavica*; pp. 11-23.

- HEATH, B. & CARTER, L. (1067): "A modified somatotype method". En *American Journal of Physical Anthropology*; p. 27.
- HEBBELINCK, M.; DUCQUET, W. & ROSS, W. (1973): "A practical outline for the heath carter somatotyping method applied to children". En *Pediatric Work Physiology*; pp. 71-84.
- HEREGENROEDER, A.C.; BROWN, B. & KLISH, W.J. (1993): "Anthropometric measurements and estimating body composition in ballet dancers". En *Medicine and Science in Sports and Exercise*; pp. 140-150.
- IGBOKWE, N.U. (1991): "Somatotypes of Nigerian power athletes". En *Jour. of Sports Med. Phys. Fitness* (31:3) pp. 439-441.
- JAKSON, A.S. & POLLOCK, M.L. (1978): "Generalized equations for predicting density of men". En *British Journal of Nutrition*; pp. 497-504.
- JAKSON, A.S. & POLLOCK, M.L. (1978): "Practical assesment of body composition". En *The Physian and Sports Medicine*; pp. 76-90.
- KATCH, F.I. & KATCH, V.L. (1980): "Measurements and prediction errors in body composition assesment and the search for the perfect equation". En *Research Quarterly for Exercise and Sport*; pp. 249-260.
- LOHMAN, T.G. (1984): "Skinfolds and body density and their relation to body fatness: A review". En *Human Biology*; pp. 181-255.
- LOHMAN, T.G.; POLLOCK, M.L.; SLAUGTER, M.H.; BRANDON, L.J. & BOILEAU, R.A. (1984): "Methodological factors and the prediction of body fat in female athletes". En *Medicine and Science in Sports and Exercise*; pp. 365-370.
- MARTIN, A.; ROSS, W.; DRINKWATER, D. & CLARYS, J. (1985): "Prediction of body fat by skinfold caliper. Assumptions and cadaver evidence". En *International Journal of Obesity* (1) pp. 31-39.
- MARTIN, A.; SPENST, L.; DRINKWATER, D. & CLARYS, J. (1985): "Anthropometric estimation of muscle mass in men". En *Medicine and Science in Sports and Exercise*; p. 22.
- MARTÍNEZ GONZÁLEZ MORO, I.; SANTONJA MEDINA, F. & LÓPEZ PÉREZ PAVÓN, M.G. (1994): "Evaluación cineantropométrica de regatistas de la Clase Internacional Cadete de vela". En *Archivos de Medicina del Deporte* (11:42) pp. 153-159.
- MCLEAN, B.D. & PARKER, A.J. (1989): "An anthropometric analysis of elite Australian track cyclists". En *Sports Sciences* (7:3) pp. 247-255.
- RIVERA, M.A. & AVELLÁ, F.A. (1992): "Características antropométricas de futbolistas puertorriqueños". En *Archivos de Medicina del Deporte* (9:35) pp. 265-277.
- SCOTT, P.A. (1991): "Morphological characteristics of elite male field hockey players". En *Jour. Sports Med. Phys. Fitness* (31:1) pp. 57-61.
- SLAUGHTER, M.; LOHMAN, T. & MISNER, J. (1980): "Association of somatotype and body composition to physical performance in 7-12 years old girls". En *Journal of Sport Medicine*; p. 20.
- SOVAK, D.; HAWES, M.R. & PLANT, K. (1992): "Morphological proportionality in elite age group North American divers". En *Journal of Sports Sciences* (10:5) pp. 451-465.
- TANNER, J. (1990): *Fetus into man. Physical growth from conception to maturity*. Harvard University Press.
- THORLAND, W.G:; JOHNSON, G.O.; CISAR, C.J. & HOUSH, T.J. (1987): "Estimation of minimal wrestling weight using measures of body build and body composition". En *International Journal of Sports Medicine*; pp. 365-370.
- WATSON, A.W. (1995): "Physical and fitness characteristics of successful Gaelic footballers". En *British Journal of Sports Medicine* (29:4) pp. 229-231.
- WILMORE, J.H. (1983): "Body composition in sport and exercise: Directions for future research". En *Medicine and Science in Sports and Exercise*; pp. 21-31.

CAPÍTULO 39

LA HIGIENE POSTURAL DE NUESTROS NIÑOS

PROPUESTA DE UN PROGRAMA CORRECTIVO

I. Reyes Martín, Ricardo Navarro García, José A. Ruiz Caballero, Estrella Mª. Brito Ojeda, Ricardo Navarro Navarro, Juan F. Jiménez Díaz

La promoción de la salud es el proceso que permite a las personas incrementar el control sobre su salud para mejorarla y comprende todas aquellas acciones destinadas a aumentar las habilidades y capacidades de las personas y a modificar las condiciones sociales, ambientales y económicas que tienen impacto en la salud.

La educación para la salud comprende las acciones de aprendizaje dirigidas a mejorar el conocimiento de la población y al desarrollo de habilidades que conduzcan a la mejora de la salud. Es un proceso educativo que tiene como finalidad responsabilizar a los ciudadanos en la defensa de la salud propia y colectiva. Es, por tanto, un instrumento de la promoción de la salud y una función importante de los profesionales sanitarios y educativos.

Uno de los problemas de salud más importantes que acechan a nuestros escolares son las alteraciones de la columna vertebral. Durante el periodo escolar, el niño carga bolsos y mochilas con libros y pasa diariamente varias horas sentado (esto sin contar las que pasa en su casa estudiando, jugando con la videoconsola o ante el ordenador). El esqueleto todavía está en fase de formación, por lo que la adquisición de hábitos de higiene postural servirá para prevenir alteraciones osteo-articulares que serán difíciles de corregir posteriormente. Es por ello que el cuidado de la higiene postural, en cuanto a la forma de sentarse, de estudiar, cargar peso, caminar, etc., aporta beneficios futuros sobre el sistema osteomuscular.

Así pues, los contenidos de esta investigación quedan plenamente justificados por:

1. El gran volumen de tiempo que el niño(a) soporta la postura sedentaria, con una mínima variación postural y un desconocimiento de cómo combatir el cansancio y el bajo rendimiento que así se originan (Mandal, 1985; Phelip et al., 1990 y Storr-Paulsen & Aagaard-Hensen, 1994).
2. La postura que se adopta en diferentes juegos y en la realización de diversas tareas en la asignatura de educación física, durante las cuales se presta más atención a la cantidad (lo rápido o lento que se corre o el número de abdominales que se realizan en un tiempo determinado) que a la calidad (correr bien o realizar correctamente los abdominales) (Fraile et al., 1996).

Raramente se dedican sesiones a evitar las posturas incorrectas que afectan al niño en diversas actividades cotidianas.

3. El transporte diario de libros y material escolar en mochilas, bolsos y carteras, muchas veces sobrecargadas y otras mal ajustadas o incorrectamente colgadas.

MATERIAL Y MÉTODOS

OBJETIVOS

1. Conocer la influencia que en la calidad de vida de las personas tienen los hábitos posturales y gestuales, sobre todo aquellos relacionados con la espalda y los hombros.
2. Identificar las posturas incorrectas al andar, al sentarse, al coger un objeto pesado, al dormir, etc.
3. Descubrir la actitud postural en situaciones como desplazamientos, estando sentado, durmiendo, etc.
4. Desarrollar actitudes críticas respecto a hábitos poco saludables.
5. Valorar la formación adquirida como una ayuda para tener una futura vida sana.
6. Comenzar a concienciarse del cuidado de la espalda.
7. Valorar la necesidad de realizar estiramientos en las zonas de mayor sobrecarga muscular.

METODOLOGÍA

Actividades de enseñanza-aprendizaje (un modelo constructivista):

1. ORIENTACIÓN: MOTIVACIÓN Y DIAGNÓSTICO INICIAL (SESIÓN 1):

   - El día anterior se les dice a los discentes que pregunten en su casa a sus padres, abuelos, hermanos mayores, etc., sobre posibles problemas que tengan o que hayan tenido con su espalda y cómo les ocurrió (¿alguna vez os duele la espalda?, ¿qué pasó?, ¿pudiste solucionar el problema?, ¿cómo lo resolviste?).

     Que también se interesen por cómo duermen, fijándose en la postura que adquieren cuando están tumbados en la cama o en el sofá.

     Además de interesarse por estos aspectos, sería conveniente que ejercitaran la observación de la propia postura corporal e incluso la de algún otro familiar. Para ello propondremos que se dibujen a sí mismos o al familiar mientras ven televisión, comen, duerme, etc. (ver ficha para el alumno) y también, ¿por qué no?, que los niños inviten a sus padres a que éstos realicen también su propio dibujo.

Ficha para el alumno

NOMBRE:

- Pregunta en casa a tus padres, a tus abuelos o a algún familiar o vecino, si en algún momento de sus vidas han tenido algún problema de salud relacionado con su espalda; es decir, si les ha dolido o molestado alguna vez la espalda. Además pregúntales si saben por qué les ocurrió o qué hacían en el momento en que les vino el dolor.

Cuéntanos al menos uno de esos casos brevemente:

____

____

____

____

____

____

- Ahora, también en casa, vas a tratar de fijarte en la postura que tu cuerpo tiene cuando estás sentado para ver la televisión las personas que viven contigo en esas situaciones.

Haz un dibujo de ti mismo o de las personas que has observado en esas situaciones.

durmiendo	comiendo	viendo laTV

- *¿Qué nos han contado en casa y qué hemos observado?* En la primera clase destinada a esta temática, el inicio de la sesión se basará en poner en común la información obtenida por los alumnos comentando lo que nos han contado (coloquio) y viendo los dibujos (observación de fenómenos), para lo cual contamos con la ficha de recogida de datos y tomando como referencia dichos dibujos comenzaremos un debate lanzando preguntas como ¿alguien sabe si esta forma de dormir es beneficiosa para nuestra salud?, ¿y esta forma de sentarse en el sofá para ver la televisión? o ¿cómo podemos llevar mejor la mochila para evitar malas posturas o sobrecargas en la zona de la espalda?

- *¿Qué sabemos realmente sobre las posturas?* Esta es una prueba escrita que nos va a servir de diagnóstico inicial y para ello, durante la última parte de la primera sesión, resolveremos un sencillo cuestionario relacionado con las posturas. A continuación presentamos un ejemplo de dicho cuestionario.

PRUEBA DE DIAGNÓSTICO INICIAL (EDUCACIÓN)

Escribe debajo de cada dibujo la palabra «correcto» o «incorrecto» según las posturas y luego explica de forma clara y breve el por qué de esa decisión

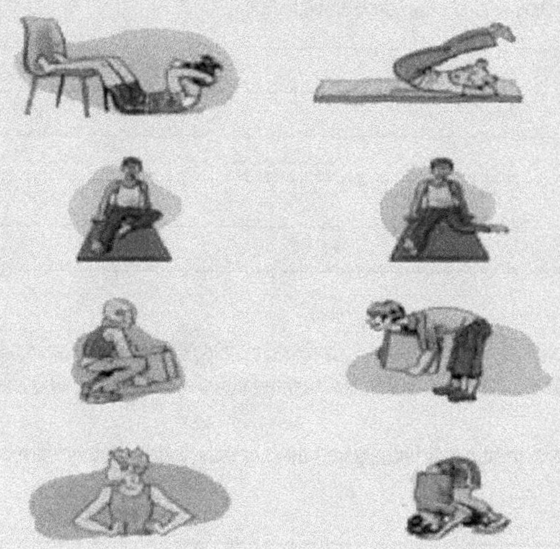

PRUEBA DE DIAGNÓSTICO INICIAL (EDUCACIÓN)

Rodea con un círculo la(s) forma(s) correcta(s) de sentarse en clase y explica de forma breve por qué crees que es(son) la(s) acertada(s)

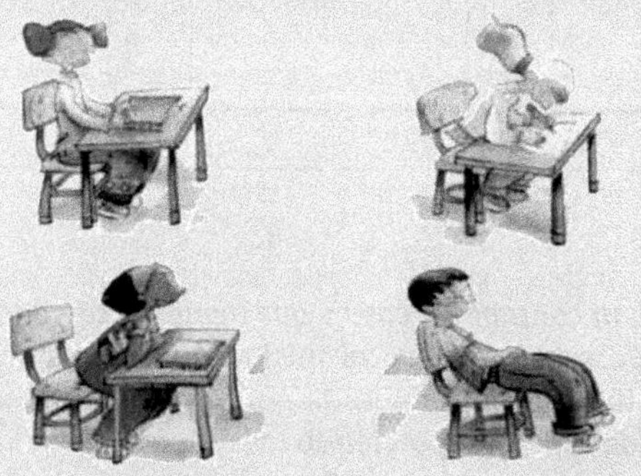

EXPLICACIÓN

Los resultados obtenidos en esta prueba nos ayudarán a preparar y estructurar mejor el proceso de enseñanza-aprendizaje partiendo de los conocimientos previos que muestran los alumnos.

2. OBSERVACIÓN DE IDEAS (SESIÓN 2 Y 3):

- *¿Qué nos cuentan las representaciones pictóricas? (sesión 2).* Cuando comencemos esta parte procuraremos que las paredes estén decoradas con imágenes de distintas curvaturas de la espalda junto con dibujos o fotos de animales que representen en su figura dicha curvatura (por ejemplo, imágenes de gorilas alternadas con gimnastas en posturas en las que se vea claramente la excesiva curvatura lumbar) con el objetivo de que nos sirvan para la puesta en práctica de "tareas razonadas" en las que el alumno se vea estimulado a explicar sus ideas sobre las imágenes, lo que permitirá conocer cómo configuran modelos explicativos sobre las situaciones planteadas.

  Durante quince o veinte minutos los alumnos se dividirán en pequeños grupos y elaborarán una respuesta consensuada a los interrogantes planteados. A continuación, los distintos grupos se reúnen para hacer una puesta en común siguiendo el siguiente esquema de trabajo:

  - Explicitar las posturas adoptadas por cada grupo individualmente en relación a las imágenes presentadas al comienzo de la sesión. Para ello, un portavoz de cada grupo será el encargado de comunicar las decisiones tomadas al respecto al resto de grupos, quienes tomarán nota de los aspectos que consideren más importantes. Por su parte, el profesor irá anotando en la pizarra los aspectos más relevantes de las ideas expresadas por los alumnos.
  - Recapitulación y resumen, por parte del docente, de las ideas expuestas por cada uno de los grupos.
  - Comentar en un gran debate las analogías y diferencias encontradas entre las contribuciones de los distintos grupos. Se procurará que participe el mayor número de alumnos posible en la explicación de los motivos que los han llevado a tales conclusiones e intentarán convencer a los demás, con argumentos razonables, que su postura es la más acertada.

- *¿Cómo pasan el día los animales? (sesión 3).* Consiste en representar, mediante juegos y música apropiada, la vida de un animal a lo largo de un día, fijándonos sobre todo en las posturas del cuerpo y más concretamente en su espalda. Un ejemplo de puesta en práctica podría ser el siguiente:

  - Como paso previo se necesitará algún tipo de música que nos traslade a un bosque mágico donde viven animales muy diversos.
  - En los primeros cinco minutos, cada alumno adoptará la identidad de un animal. Para ello elegirá alguna de las papeletas que al afecto habrá confeccionado el profesor con fotos de animales y se la

sujetará al pecho y representará las acciones de su animal siguiendo la narración del maestro (véase el esquema siguiente):

- *"Al principio, todos los animales están dormidos"* (durante diez minutos aproximadamente, el docente dejará que los niños busquen libremente dónde tumbarse observando atentamente las posiciones que adoptan y tomando notas en la hoja de registro correspondiente).
- *"A medida que iba amaneciendo se fueron despertando, se estiraron y se sentaron a desayunar"* (cada alumno ocupará su asiento y simulará estar comiendo) y una vez que terminen comenzarán a desplazarse siguiendo las consignas del profesor.
- *"Ahora tenemos que recolectar comida para el almuerzo y para ello hay que buscar y recoger los frutos que la tierra nos da"* (¿qué posición(es) adoptamos?, ¿cómo colocamos las piernas?). *"También disponemos de cajas para llevar la comida hasta casa"* (¿cómo las transportamos?).
- *"Ya es mediodía y llega la hora de divertirse, pero hay que tener cuidado de que no nos cacen y la única forma de evitarlo es colocarse de forma que no nos puedan ver ni tocar la espalda"* (por ejemplo, tumbándose en el suelo, apoyándose en la pared o colocando espalda contra espalda). De esta forma los niños irán explorando diferentes formas de cubrirse a la vez que toman conciencia corporal de su espalda (tarea razonada). Cuando las "presas" son capturadas pasan a ser cazadores, hasta que solamente queden dos.

- El gorila y el gallo. De entre todos los animales representados nos centraremos en estos dos y durante aproximadamente veinte minutos los niños se dedicarán a lo que más les gusta: jugar.

Divididos en dos grupos adoptarán el rol del animal correspondiente (posteriormente se cambiarán) y a fin de que adopten la posición del tronco característica de cada especie dispondrán de imágenes de apoyo, lo que les resultará especialmente clarificador para identificar como perjudiciales para la salud las posturas exageradas tanto hacia delante (gorila/cifosis) como hacia atrás (gallo/lordosis).

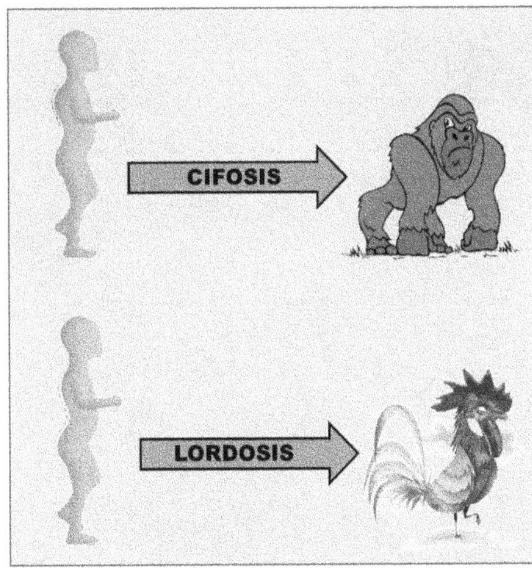
CIFOSIS
LORDOSIS

En principio, los alumnos se moverán libremente por todo el recinto desarrollando el papel que a cada uno le haya tocado, mientras el profesor observa si el grupo identifica las posturas de cada uno de los roles. A un señal previamente convenida, los alumnos se quedarán inmóviles y se invitará a que uno de los grupos explore al otro (tocándolos, mirándolos, etc.) y que lo identifique con imágenes del cuerpo que les han sido mostradas o que lo dibujen. Seguidamente continuarán desplazándose y a la siguiente señal se volverán a detener y será el otro grupo el que explore a sus compañeros.

Por último, utilizando los dibujos hechos por los niños o las imágenes proporcionadas por el profesor, se hará una puesta en común de todo lo que han visto, tocado y sentido.

3. REESTRUCTURACIÓN DE IDEAS (SESIÓN 4 Y 5):

- *Fichas de trabajo (sesión 4).* Se les proporcionarán iconografías de diversas posturas de la vida cotidiana (ver gráficos siguientes) y habrán de saber identificar cuáles son beneficiosas y cuáles son perjudiciales para la higiene postural y explicar brevemente bajo cada una de ellas el por qué (análisis de retratos).

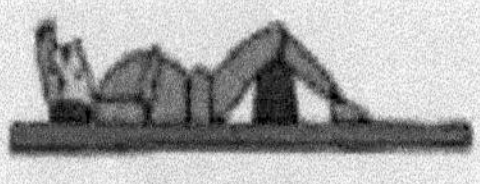	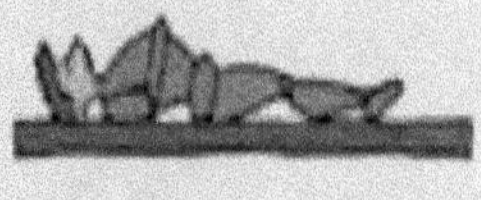

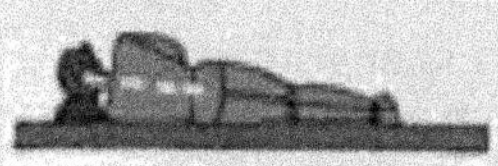	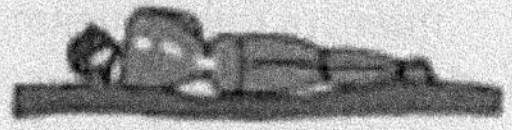

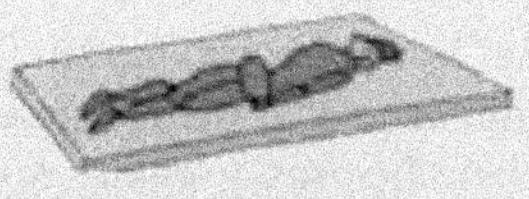	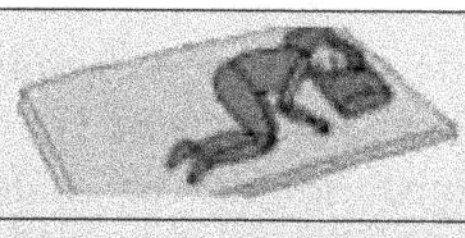

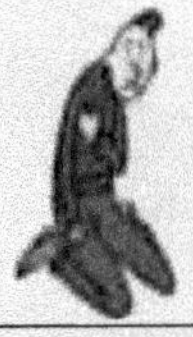

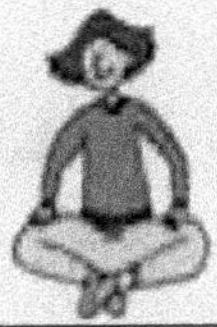

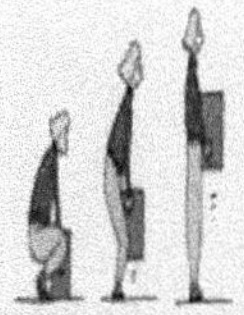

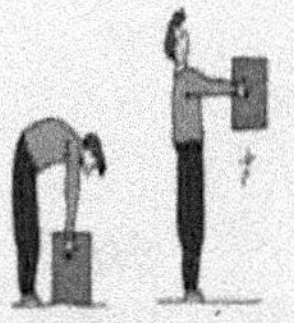

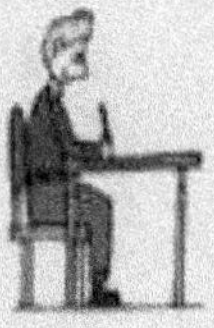

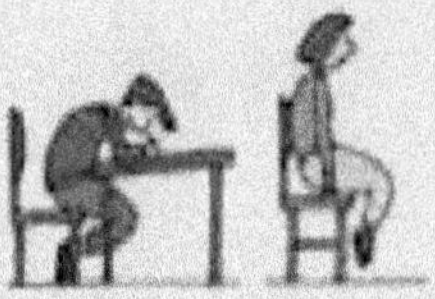

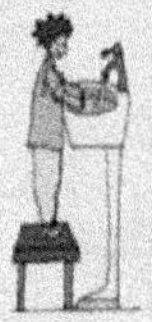

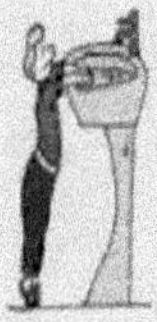

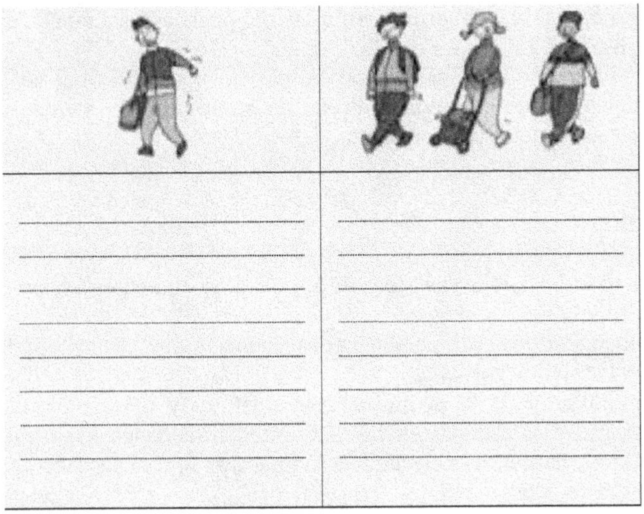

- *Análisis de texto (sesión 5).* A cada alumno se le entregará una ficha titulada "El show de la silla" con un texto que han de leer y comprender para, más tarde, contestar a una serie de cuestiones relacionadas con el mismo.

4. LO QUE LOS EXPERTOS DICEN SOBRE LA ESPALDA Y SU CUIDADO (SESIÓN 6 Y 7):
   - *Se trata de buscar información en diversos medios y plasmarlo en un trabajo práctico de reflexión.* Es muy importante que estas sesiones se desarrollen en la biblioteca (sesión 6) y en la sala de ordenadores (sesión 7) del centro para que todos los alumnos tengan las mismas posibilidades de acceso a la información. El trabajo lo concluirán en casa a partir de los datos obtenidos.

5. APLICACIÓN DE IDEAS (SESIÓN 8, 9, 10 Y 11):
   - *Construcción de circulares, trípticos, póster (sesión 8 y 9)* que recojan las conclusiones obtenidas y consensuadas entre todos referentes a la higiene postural, publicándolos en las dependencias comunes del centro (biblioteca, comedor, etc.).
   - *Elaboración de murales (sesión 10).* De gran colorido y con imágenes impactantes para que llamen la atención de los demás.
   - *Entrevista a profesionales (sesión 11).* Por ejemplo, con algún fisioterapeuta del Centro de Salud más cercano. Previamente se elaborará un guión con las preguntas que se van a formular para evitar repeticiones innecesarias.

6. REVISIÓN DEL CAMBIO EN LAS IDEAS (SESIÓN 12):
   - *¿Qué sabemos realmente sobre las posturas?* Esta actividad se divide en dos partes. La primera parte, de una duración aproximada de diez minutos, consistirá en pasar nuevamente a los alumnos el instrumento de diagnóstico inicial llevado a cabo en la primera clase para comprobar el cambio conceptual que se ha producido en su aprendizaje. En la

segunda parte, con una duración estimada de quince minutos, se les repartirá la primera versión de la prueba para analizar los hechos observados y comentar las diferencias.

- *¿Sabemos ahora más que antes?* Como apartado final se planteará un debate sobre lo que han aprendido, su utilidad en la vida cotidiana y las consecuencias para su salud.

RESULTADOS

El plan te trabajo debe ser capaz de adquirir los siguientes aspectos:

1. Conocimiento de las posibles consecuencias que tiene la actitud postural para la salud personal.
2. Identificación de la propia actitud postural y más concretamente de la postura de la espalda en las diferentes situaciones experimentadas (por ejemplo, mantener la espalda recta mientras se está sentado para evitar una actitud cifótica).
3. Experimentación de diferentes posibilidades posturales en diversas situaciones motoras.
4. Flexibilidad, estiramientos y elasticidad muscular.
5. Respeto por la propia figura corporal, así como por la de los compañeros y compañeras.
6. Cuidado de la espalda y de los hombros.
7. Valoración de la Educación Física como medio de ayuda para mantener una vida sana.
8. Respeto hacia el propio cuerpo como paso para respetar a los demás.
9. Adopción de actitudes críticas frente a hábitos de vida no saludables.
10. Aprecio de la actividad física como medio para su disfrute y mejora de la salud corporal.

REFERENCIAS BIBLIOGRÁFICAS

- http://www.perseo.aesan.msc.es/docs/docs/comunidades/educacion_salud_melilla.pdf
- http://www.bing.com/images/search?q=SALUD+EDUCACI%c3%93N+POSTURAL&FORM=BIFD#Focal=f8034146c1f82eaeebb6ee4704f7827a&furl=http%3A%2F%2F1.bp.blogspot.com%2F_5e18F-dvhXg%2FSbgojbi97nI%2FAAAAAAAAAEQ%2F_OjKymdx7Ro%2Fs320%2Ftbocol.jpg
- http://www.intersindical.org/salutlaboral/materials/TBOcolegio.pdf
- http://www.pacomendoza.com/pdf/ficha5.pdf" http://www.pacomendoza.com/pdf/ficha5.pdf
- http://www.efdeportes.com/efd131/unidad-didactica-habitos-saludables.htm

CAPÍTULO 40

TERMINOLOGÍA BÁSICA EN MEDICINA DE LA EDUCACIÓN FÍSICA Y EL DEPORTE

Estrella Mª. Brito Ojeda, Romina Ojeda Brito, Ricardo Navarro Navarro, Manuel E. Navarro Valdivielso, José A. Ruiz Caballero, Julio C. Legido Arce, Julio C. Legido Díez, Juan M. García Manso, Tatiana Ojeda Brito, Armando Guerra Pons, Julio Verdú Encina

A

ABDUCCIÓN: Separación de una extremidad del eje del cuerpo.
ABRASIÓN: Roce o arañazo en la piel. Exulceración.
ACCIDENTE: Acción que ocurre por casualidad o sin intención.
ACCIDENTE VASCULAR CEREBRAL: Ictus. Ataque súbito.
ACCIÓN MUSCULAR CONCÉNTRICA: Acortamiento del músculo a medida que desarrolla tensión. Algunas veces denominado "ejercicio positivo".
ACCIÓN MUSCULAR EXCÉNTRICA: Prolongación de un músculo a medida que desarrolla tensión. A veces denominado "ejercicio negativo".
ACELERACIÓN: Cambio en la velocidad por unidad de tiempo.
ÁCIDO ARAQUIDÓNICO: Sustancia que liberan las células dañadas que sirve de base para la formación de sustancias inflamatorias como los leucotrienos y las porstaglandinas.
ÁCIDO LÁCTICO: (1) Ácido orgánico producto final del metabolismo anaeróbico de la glucosa y del glucógeno. Como consecuencia del proceso de producción de energía, los músculos producen ácido láctico debido a que con el ejercicio intenso se contraen a un ritmo mayor que la capacidad que tienen para usar oxígeno y producir energía. (2) Metabolito ácido producto final de la glucólisis anaerobia.
ACIDOSIS RESPIRATORIA: pH sanguíneo inferior al normal después de una insuficiencia respiratoria que produce retención de dióxido de carbono. Puede estar causada por la hiperventilación.
ACIERTO – ERROR: Método de enseñanza basado en el propio aprendizaje. La naturaleza muestra lo que no se debe hacer.
ACLIMATACIÓN: Adaptación del cuerpo a un medio ambiente distinto.
ACOMODACIÓN: (1) Adaptación del ojo a diversas distancias mediante variaciones de la capacidad de refracción del cristalino que permite que en la retina se forme una imagen precisa del objeto que se mira. (2) Proceso de adaptación que realiza el organismo mediante mecanismos reflejos que le permiten soportar las modificaciones que se producen en el medio.

Piaget considera la existencia de dos procesos básicos y complementarios: *asimilación* (el organismo transforma la información recibida y la convierte en parte del mismo) y *acomodación* (hace referencia al ajuste del propio organismo al medio para asimilar la información). Si la acomodación predomina sobre la asimilación se produce la *imitación*, en caso contrario surge el *juego*. Por su parte, Riedel, en su *Teoría de la información* denomina *acomodación informacional* a la adaptación de las probabilidades esperadas por el sujeto a las probabilidades reales.

ACONDICIONAMIENTO: Poner al atleta en tal estado de preparación que le permita soportar los esfuerzos físicos y deportivos. Es decir, que además de eficacia física también posea fuerza, velocidad y resistencia.

ACTITUD: Disposición psicofisiológica basada en la experiencia que ejerce una influencia orientadora o dinámica sobre las reacciones del sujeto frente al medio. La *actitud corporal* hace referencia al tono muscular, es decir, el estado de tensión o reposo de la musculatura determinado por su inervación. La *actitud motora* se refiere a una actitud corporal en la que el organismo adelanta un esfuerzo y se prepara para ejecutarlo. La *aptitud*, sin embargo, puede entenderse como la disposición (natural o adquirida) para realizar determinadas tareas y siempre hace referencia a características conductuales relativamente estables y duraderas.

ADENOPATÍA: Enfermedad de las glándulas en general y, particularmente, de los tejidos linfáticos.

ADENOSÍN TRIFOSFATO (ATP): Sustancia química nucleoprótida que constituye la fuente de energía para la mayoría de las reacciones del cuerpo, especialmente para la contracción muscular. El ATP se transforma en difosfato de adenocina y fosfato para producir energía.

ADIPOSO: Tejido graso.

ADRENALINA: Neurohormona (sustancia química activada en las terminaciones nerviosas por excitación) estimulante del Sistema Nervioso Simpático que altera el estado psíquico general y provoca constricción vascular, aceleración del ritmo cardiaco y aumento de la presión arterial y del metabolismo.

ADUCCIÓN: Movimiento de una extremidad hacia el eje del cuerpo.

AEROBIA: Fase en la que la actividad física se desarrolla en buenas condiciones de oxigenación para la transformación de la energía química muscular en mecánica, de forma que el glucógeno se descompone en anhídrido carbónico y agua liberando energía.

En el polo opuesto se sitúa la *anaerobia*, caracterizada por la deuda de oxígeno, lo que determina que la combustión del glucógeno produzca ácido láctico que ha de ser anulado por las reservas alcalinas de los músculos. Por su parte, la *anoxia* hace referencia a la privación de oxígeno producida en los músculos durante el esfuerzo.

AERÓBICO: Se relaciona con la necesidad de oxígeno.

AFLORAN: Surgen, aparecen.

AFTAS: Pequeñas lesiones de las mucosas bien limitadas con pérdida de las capas superficiales del epitelio, de color blanco o amarillento, dolorosas y molestas. La lesión inicial no es la pérdida de sustancia o ulceración, sino una vesícula o ampolla que al perder la cubierta ocasiona la afta. Su localización más frecuente es la mucosa bucal y la genital y su origen puede deberse a una carencia vitamínica o a un fenómeno de alergia. Tienden a recividar.

AGILIDAD: (1) Complejo de cualidades donde intervienen la potencia, la movilidad articular, la velocidad contráctil, la coordinación motora, etc. (2) Capacidad para moverse rápidamente hacia y desde diferentes planos lineales (por ejemplo, ser capaz de moverse de una línea de dirección a otra).

AGOTAMIENTO POR CALOR: Cansancio generalizado producido por un aumento excesivo del calor corporal. Suele anteceder al golpe de calor.

AGUDEZA: Claridad, prontitud en los sentidos, especialmente de la vista, oído y olfato.

AINE: Fármaco antiinflamatorio no esteroideo.

ALBÚMINA: Proteína soluble.

ALCALOSIS RESPIRATORIA: pH superior al normal en la sangre y otros líquidos en asociación con un nivel reducido de dióxido de carbono. Puede estar causada por la hiperventilación.

ALERGENO DE CONTACTO: Sustancia que provoca inflamación cutánea.

ALERGIA: Fenómeno de carácter respiratorio, nervioso o eruptivo, producido por la absorción de determinadas sustancias que dan al organismo una sensibilidad especial ante una nueva acción de tales sustancias aún en cantidades mínimas.

ALMIDÓN: Hidrocarbonado que se encuentra en los cereales.

ALVEOLO: Pequeño saco de aire que se encuentra en los pulmones, donde se produce la mayor parte del intercambio gaseoso.

AMENORREA: Ausencia o supresión de la menstruación.

AMNESIA DE EVOCACIÓN: Incapacidad para recordar hechos que ocurrieron justo antes de la lesión.

AMNESIA DE FIJACIÓN: Incapacidad para recordar hechos producidos desde el momento de la lesión.

AMPOLLA: Dilatación de un conjunto. Flictena o vejiga.

ANAERÓBICO: Actividad que se realiza en condiciones de ausencia de oxígeno. El oxígeno absorbido no es suficiente para responder a la exigencia.

ANAFILAXIS: Aumento de la susceptibilidad o sensibilidad a una proteína o toxina extraña debido a una exposición anterior.

ANALGESIA: Ausencia de dolor.

ANALGÉSICO: Alivio del dolor sin provocar una pérdida total de la sensación.

ANAMNESIS: Datos proporcionados por el paciente sobre su ambiente y el comienzo de la enfermedad hasta el momento en que se inicia la exploración. Reúne datos personales, hereditarios y familiares del paciente.

ANDRÓGENO: Sustancia que contribuye al desarrollo y controla la aparición de las características masculinas.

ANEMIA: (1) Enfermedad de la sangre caracterizada por la disminución del número de glóbulos rojos o hemoglobina. (2) Enfermedad marcada por un número anormalmente bajo de glóbulos rojos en circulación y/o de concentración de la hemoglobina.

ANESTESIA: Pérdida total o parcial de la sensación.

ANFIARTROSIS: Tipo de articulación que tiene reducida la capacidad de movimiento.

ANGINA DE PECHO: Dolor asociado con la isquemia de miocardio (flujo sanguíneo insuficiente al músculo cardiaco) habitualmente manifestado en el lado izquierdo del pecho y/o en el brazo izquierdo, aunque en algunos casos puede presentarse en el brazo derecho, espalda y cuello.

ÁNGULO Q: Ángulo formado por el músculo recto femoral y el tendón rotuliano en su inserción en la tuberosidad de la tibia.

ANOREXIA: Pérdida del apetito. Aversión a la comida.

ANOREXIA NERVIOSA: (1) Obsesión por estar delgado. (2) Pérdida de apetito no explicable por una enfermedad local. (3) Trastorno de la conducta alimentaria diagnosticado como un miedo intenso a engordar.
ANOXIA: (1) Deficiencia de oxígeno en la sangre o en los tejidos (hipoxia). (2) Falta de oxígeno. Oxidación insuficiente.
ANSIEDAD: (1) Sensación de incertidumbre y aprensión. (2) Estado afectivo que se caracteriza por un sentimiento de inseguridad. Se diferencia de la angustia en que ésta va acompañada de alteraciones fisiológicas (sensación de ahogo, sudor, aceleración del pulso, etc.).
ANTIINFLAMATORIO: Sustancia que previene la hinchazón. Puede ser de dos tipos: esteroideo y no esteroideo.
ANTIPIRÉTICO: Que alivia o reduce la fiebre.
ANTROPOLOGÍA: Ciencia que estudia los orígenes del hombre.
ANTROPOMETRÍA: Estudio de las proporciones del cuerpo humano mediante procedimientos métricos.
APARATO ORTOPÉDICO: Aparato utilizado empleado en la práctica deportiva para alinear, sostener, prevenir o corregir deformidades o para mejorar el funcionamiento de alguna parte del cuerpo con movimiento.
APNEA: Supresión de la respiración en determinados momentos. El entrenamiento en apnea mejora la resistencia a la deuda de oxígeno y supone un esfuerzo cardiaco específico.
APNEA VOLUNTARIA: Tiempo de mantener una inspiración forzada durante el mayor tiempo posible (mínimo 45 seg.).
APÓFISIS: Eminencia de un hueso en la que se insertan músculos.
APOFISITIS: Inflamación de una apófisis ósea.
APTITUD: Disposición (natural o adquirida) para realizar determinadas tareas.
ARACNOIDES: Una de las membranas que rodea al encéfalo.
AROUSAL: Alerta, excitación. Se corresponde con el aumento de la frecuencia y la reducción de los ritmos del EEG y puede definirse como un estado de activación cortical consecuente con la estimulación sensorial. El término suele emplearse como equivalente del nivel de activación que puede determinarse por la resistencia eléctrica de la piel, el tono muscular, el ritmo del pulso y de la respiración y por manifestaciones eléctricas del cerebro.
ARTERIOESCLEROSIS: Endurecimiento de las paredes de las arterias.
ARTICULACIÓN ACROMIO-CLAVICULAR: Artrodia formada por el extremo distal de la clavícula y el acromion.
ARTICULACIÓN ESFEROIDEA: Similar a una bola inserta en una cavidad.
ARTICULACIÓN ESTERNO-CLAVICULAR: Artrodia formada por la unión de la parte proximal de la clavícula y del manubrio del esternón.
ARTICULACIÓN FEMORO-ROTULIANA: Cara posterior de la rótula y cara anterior de los cóndilos del fémur.
ARTICULACIÓN GLENO-HUMERAL: Cabeza esferoidea del húmero y la cavidad glenoidea del omóplato.
ARTICULACIÓN HÚMERO-CUBITAL (GINGLIMO): Extremo proximal del cúbito. Concretamente la cavidad sigmoidea mayor y el extremo distal del húmero, concretamente la tróclea.
ARTICULACIÓN HÚMERO-RADIAL: Artrodia externo-proximal del radio y el extremo distal del húmero. Específicamente el cóndilo humeral.
ARTICULACIÓN RADIO-CARPIANA (ELIPSOIDEA): Extremo distal del radio y los tres huesos de la muñeca (escafoides, semilunar y piramidal).

ARTICULACIÓN SUBASTRAGALINA: Artrodia formada por la cara inferior del astrágalo y la cara superior del calcáneo.

ARTICULACIÓN TIBIO-ASTRAGALINA (GINGLIMO): Parte distal de la tibia y el peroné con la cara superior del astrágalo.

ARTICULACIÓN TIBIO-FEMORAL (BICONDILEA): Cóndilos femorales y tibiales medial y lateral.

ARTICULACIÓN RADIO-CUBITAL: Son dos articulaciones formadas por el radio y el cúbito proximal y distal. Se conocen como articulación radiocubital proximal y distal.

ARTRALGIA: Dolor localizado en una articulación.

ARTROCINEMÁTICA: Movimiento fisiológico y accesorio de las articulaciones.

ARTROGRAFÍA: Radiografía articular.

ASÉPTICO: Que no contiene gérmenes infecciosos.

ASIDUIDAD: Frecuencia, regularidad.

ASIMÉTRICO (CUERPO): Cuerpo que no presenta simetría en sus lados.

ASMA INDUCIDA POR EL EJERCICIO (AIE): Broncoespasmo agudo reversible que limita la capacidad respiratoria. Se produce durante o después del ejercicio.

ASPIRACIÓN: Extracción de un objeto o partícula extraños que se encuentra en las vías respiratorias.

ASTENIA: Respuesta insuficiente del organismo a un estímulo. Sus causas pueden ser de origen infeccioso, por debilidad o por alteraciones del sistema nervioso endocrino (enfermedad de Addison o astenia pigmentosa). La fatiga puede ser la causa de la astenia de un órgano o aparato y, a la vez, crear condiciones favorables para la instauración de una infección.

ATAQUE: Crisis repentina de duración indeterminada de la actividad muscular descoordinada y cambios en la conciencia.

ATHLETAE: Denominación empleada por los griegos para designar una sociedad cuyos miembros eran participantes en los Juegos Olímpicos. Sostenían un gimnasio para entrenarse, reunirse y discutir temas relacionados con el atletismo.

ATLETA: (del latín: Athletes, combatiente de Athlon, combate). Jeg. gr. y rom. En Grecia y Roma, luchador en cualquiera de los juegos de carrera, pugilato, salto, etc. En Roma aparecen por primera vez en el año 186 a.C. Actualmente se denomina así a los sujetos que se dedican a la práctica de eventos atléticos como carreras, saltos y lanzamientos.

ATLETISMO: (1) Deporte natural por excelencia. Por si mismo constituye la preparación física más completa. (2) Actividad física integrada por acciones naturales como la carrera, el salto y el lanzamiento, realizada por el hombre bajo una u otra forma, desde el origen de la especie.

ATM: Articulación temposomandibular.

ATROFIA: (1) Disminución del tamaño de un órgano o de un tejido. (2) Reducción del volumen y peso de un órgano, o sistema orgánico, por defecto de nutrición o desuso.

AUDIOGRAMA: Registro de la agudeza auditiva de un individuo.

AUGE: Importancia y máximo desarrollo de algo. Apogeo.

AURA: Fenómeno previo a una crisis epiléptica que consiste en un efecto estimulador sensorial.

AUTISMO: Psicosis esquizofrénica que lleva a la persona a encerrarse dentro de sí misma y que, a veces, la lleva a elaborar un lenguaje personal y una lógica privada.

AUTOCARGA: Utilizar como carga el peso del propio cuerpo.

AUTOCONCEPTO (SELF-CONCEPT): Conjunto de rasgos, imágenes y sentimientos que el sujeto reconoce como parte de sí mismo influido por el medio y organizado de forma resistente. Puede, por tanto, ser entendido como el conjunto de referencias estructurado de forma estable que el sujeto tiene de sí mismo y que permite hacer predicciones sobre su conducta.

AUTOCONTROL: (1) Método utilizado por la modificación cognitiva de la conducta que permite dirigir la conciencia y la conducta propia mediante el autorrefuerzo. (2) Vigilancia que lleva el propio atleta de su salud y condición física.

AUTOMATISMO: Comportamiento involuntario antes de recuperar la conciencia o la total percepción de lo que rodea al sujeto después de haber sufrido una conmoción cerebral.

AVAMPIE: Corresponde al metatarso. Importante en la carrera durante la fase de apoyo e impulso.

AVULSIÓN: Desgarro o separación. Arrancamiento.

AXILA: Sobaco. Hueco o fosa. Brazo-hombro.

AXÓN: Parte de la neurona por donde salen los impulsos nerviosos.

B

B.A.: Balance articular.

B.M.: Balance muscular.

BABKI: Juego de bolos practicado en los países orientales.

BACTERIA: Esquizomiceto. Microorganismo unicelular que puede ser parasitario o no y que posee distintas propiedades biomecánicas y, a menudo, también patogénicas.

BACTERIOSTÁTICO: Que inhibe o retarda el crecimiento de las bacterias.

BALIZA: Señal fija y flotante.

BAREMO: Tabla de puntuaciones de los resultados de una prueba.

BARROW (TEST DE): Rectángulo de 5x8.66 metros con cinco banderolas o estafetas colocadas en los vértices y en el centro que permiten medir el tiempo invertido en dos recorridos inversos (se considera bueno si el tiempo es inferior a 25 seg.).

BASE DE APOYO: Región limitada por las partes del cuerpo en contacto con una superficie resistiva que ejerce una fuerza de reacción contra el cuerpo.

BASÓFILO: Leucocito que se tiñe con colorantes básicos.

BATANEO: Ejercicio de brincos rítmicos muy popular en el Imperio Romano.

BICICLETA ERGOMÉTRICA (CICLOERGÓMETRO): Aparato utilizado para medir la cantidad de trabajo realizado por un sujeto. Es fija y en ella las ruedas se han reemplazado por un sistema de frenado regulable contra el que el individuo realiza un trabajo.

BIGA: Carrera de carros que se celebraba entre los años 680 y 684 a.C. en la que se participaba con dos caballos y que se introduce como agon hípico en Olimpia.

BIOMECÁNICA: Rama que estudia la aplicación de las leyes, internas o externas, de la mecánica de los cuerpos vivos.

BIOTIPO: Grupo de individuos que poseen el mismo genotipo.

BIOTIPOLOGÍA: Estudio científico de los distintos tipos antropológicos y de sus diferencias constitucionales y hereditarias.

BOAT QUINTAIN (JUSTING): Antiguo juego inglés que consistía en hacer pasar una lanza por un aro sobre barcas de remo. Esta actividad dio origen a las regatas inauguradas por Dogget en 1715.

BOCCIA: Modalidad deportiva practicada en Italia consistente en el lanzamiento de bolos de madera a un aro.
BOICOT: Entorpecer relaciones o participaciones.
BOLSA (BURSA): Saquito sinovial que normalmente se encuentra sobre una prominencia ósea y que ayuda a reducir la fricción.
BRADICARDIA: Frecuencia cardiaca lenta (en adultos inferior a 60 latidos por minuto y en niños inferior a 70).
BRADICARDIA SINUSAL: Alteración de origen vegetativo que se puede observar tanto en individuos entrenados como en jóvenes por lo general como consecuencia de una vagotonía. Puede llegar hasta 30 latidos por minuto.
BRADICINA: Sustancia química inflamatoria que liberan los tejidos dañados. Su acción incrementa el dolor en la zona y desempeña un papel importante en la producción de otras sustancias químicas, como por ejemplo las prostaglandinas.
BRADIPNEA: Respiración lenta.
BRAZO DE FUERZA: Distancia perpendicular entre la línea de acción de la fuerza y el eje de rotación.
BROMATOLOGÍA: Ciencia que estudia los alimentos y comidas.
BULIMIA: (1) Hambre insaciable. (2) Trastorno neurótico caracterizado por atracones de alimentos seguidos de vómito, ayuno o diarrea provocada.
BULIMIA NERVIOSA: Se caracteriza por repetidos atracones de comida a los que siguen algún tipo de purga (vómito, laxantes, ayuno o ejercicios vigorosos o excesivos).
BURSITIS: Inflamación de la bursa, bolsa mucosa o sinovial.

C

CAJA TORÁCICA: Conjunto formado por el esternón, las vértebras torácicas y sus costillas correspondientes.
CALAMBRE (DEBIDO AL CALOR): Espasmo involuntario que se produce en algunos grupos musculares durante la práctica de ejercicio en un ambiente caluroso. A menudo son la resultante de una alteración de los niveles de sodio y potasio en los músculos como consecuencia de una deshidratación y una reducción del nivel de sal.
CALAMBRE (POR CALOR): Espasmo muscular debido al aumento excesivo del calor corporal.
CALISTÉNICA: Ejercicios realizados con libertad de movimientos y sin ningún equipamiento.
CALORÍA: Unidad de medida que se usa para calcular la cantidad de energía producida en el organismo por los alimentos. Se define como la cantidad de calor necesaria para elevar en 1 grado centígrado la temperatura de 1 gramo de agua destilada a la presión del nivel del mar.
CALORIMETRÍA: Determinación de la pérdida o adquisición de calor. Un medio para determinar el gasto de energía de un sujeto por medición directa de su producción de calor o medición indirecta de su intercambio de gas respiratorio.
CANAL CARPIANO: Región anatómica de la muñeca por la cual pasan el nervio mediano y la mayoría de los tendones del antebrazo hacia la mano.
CANDIDIASIS: Infección producida por Cándida (género de hongo que produce moniliasis o candidiasis cutáneas, mucosas -muget, vaginitis, quielosis, etc.-).

CAPACIDAD DE TRABAJO FÍSICO (PHYSICAL WORKING CAPACITY-): Rendimiento desarrollado con un nivel de pulsaciones que oscila entre 130 y 170 por minuto.

CAPACIDAD VITAL (CV): Mayor volumen de aire que puede ser expulsado mediante una espiración forzada después de una inspiración máxima. Se mide con el espirómetro.

CAPILAR: Pequeño vaso sanguíneo de paredes delgadas interpuesto entre las arterias y las venas. En los vasos capilares es donde se produce el intercambio gaseoso entre la sangre y los tejidos o entre la sangre y el alveolo pulmonar.

CÁPSULA ARTICULAR: (1) Envoltura que rodea una articulación. (2) Saco que cubre los extremos de los huesos de una articulación diartrodial.

CARA ARTICULAR: Zona de los huesos que se articula.

CARDIACO O CARDÍACO: Perteneciente o relativo al corazón.

CARDIOLOGÍA: Estudio del corazón, sus funciones y patología.

CARDIOVASCULAR: Relativo al corazón y los vasos sanguíneos. Test que determina la adaptación cardiaca al ejercicio y el efecto del entrenamiento (p.e.: Ruffier, Pachon, ECG, VO_2 max., cicloergometría, tapiz rodante, Dickson, etc.).

CARGA: Cantidad de trabajo, peso, etc., que el atleta ha de soportar durante el ejercicio.

CARIES: Disolución y desintegración del esmalte y dentina y putrefacción de la pulpa en último grado por la acción de bacterias productoras de ácidos.

CARTÍLAGO: Tejido blanquecino de consistencia duro-elástica que reviste la superficie articular de los huesos reduciendo su fricción en los movimientos articulares. Además, constituye el sostén de algunos órganos (p.e.: bronquios, laringe, tráquea, etc.).

CASPA: Escamillas de origen epidémico que se forman en la raíz del cabello.

CATARSIS: Concepto extraído de la Poética de Aristóteles y que indica la liberación de algo que perturba la mente. Para el psicoanálisis consiste en un proceso de liberación de afectos inconscientes.

CATECOLAMINAS: Aminas activas, como la adrenalina, que afectan a los sistemas nervioso y cardiovascular.

CAYADO: Tipo de leucocito o glóbulo blanco.

CEFÁLICO: Relativo a la cabeza.

CELULOSA: Cuerpo sólido e insoluble en agua que forma casi por completo la membrana envolvente de las células vegetales.

CENTRO DE GRAVEDAD: (1) Punto por el cual toda la masa del cuerpo parece estar concentrada. Punto de equilibrio de un cuerpo. (2) Punto en el cual la suma de todas las torques de los vectores peso es igual a cero. (3) Punto de aplicación de la fuerza de gravedad sobre la masa. (4) Centro de masa.

CETOGÉNICA: Sustancia alimenticia que produce grasa.

CETOSTEROIDE (-17): Producto final del metabolismo de los corticoides. Su valoración en la orina por la reacción de Zimmerman es de importancia clínica (normal = 5 mgs. en la mujer y 8 mgs. en el hombre).

CHOQUE (SHOCK) ANAFILÁCTICO: Shock provocado por una reacción alérgica.

CHOQUE (SHOCK) HIPOGLUCÉMICO (INSULÍNICO): Shock insulínico provocado por un nivel muy bajo de azúcar en la sangre.

CHOQUE (SHOCK) HIPOVOLÉMICO: Incapacidad del sistema cardiovascular para mantener una circulación adecuada por todo el cuerpo.

CHOQUE (SHOCK) SÉPTICO: Shock provocado por bacterias, especialmente las gramnegativas, que se observan en las infecciones sistémicas.

CIANOSIS: (1) Color de la piel, azulado, grisáceo o morado oscuro, causado por una disminución de la hemoglobina en la sangre. (2) Coloración azulada de la piel y de las mucosas, causada por un déficit de oxígeno en la sangre.
CICATRIZ: Tejido de reparación (fibroso) organizado y estable de una pérdida de sustancia.
CICLIZACIÓN: Va más allá del concepto de periodización. Aplicación alternativa de ciclos de contenido diferente (Carnevalli).
CICLO: Puesta a punto para obtener el máximo rendimiento. Preparación, puesta a punto, regeneración, etc.
CIFOSIS: (1) Curvatura exagerada de la región torácica de la columna. (2) Deformación hacia atrás de la columna vertebral.
CINEANTROPOMETRÍA: Es el uso de la medida en el estudio del tamaño, forma, composición, proporcionalidad y maduración del cuerpo humano buscando ampliar la comprensión del comportamiento del hombre con relación al crecimiento, la actividad física y el estado nutricional.
CINESTESIA: (1) Sensación de movimiento. (2) Conciencia que uno tiene de las relaciones espaciales del cuerpo y las partes que lo forman.
CINÉTICO: Relacionado con el movimiento en general.
CIRCUITO DE ENTRENAMIENTO: Conjunto de ejercicios donde se combinan estiramientos, pesas, calistenia y ejercicios aerobios.
CIRCULACIÓN PERIFÉRICA: Riego sanguíneo superficial.
CIRCUNDUCCIÓN: Movimiento circular de un miembro, como los brazos o las caderas.
CIRUJANO ORTOPÉDICO: Médico que corrige deformaciones del sistema músculo-esquelético.
CLASISTA: Que discrimina por distintas razones.
CLAVO (OJO DE GALLO): Tubérculo córneo de la piel.
COCIENTE DE DESARROLLO (DEVELOPMENTAL QUOTIENT): Relación entre la edad de desarrollo (ED) y la edad cronológica (EC) multiplicado por 100.
COCIENTE DE INTELIGENCIA (INTELLIGENCE QUOTIENT): El C.I. introducido por Stern es el resultado de dividir la edad mental (EM) por la edad cronológica (EC) y multiplicar por 100. Actualmente se considera al C.I. como la relación entre el nivel de inteligencia de un individuo y el promedio de la inteligencia de los individuos de su misma edad.
COCIENTE DE RENDIMIENTO (ACHIEVEMENT QUOTIENT): Relación entre el resultado obtenido por un sujeto y el que cabría esperar teniendo en cuenta su edad, constitución, instrucción escolar, etc.
CODO DE GOLFISTA: Epicondilitis humeral lateral causada por el empleo de una técnica de "swing" incorrecta.
COEFICIENTE: Valor estadístico de una serie de datos para su comparación con otra serie.
COEFICIENTE DE CORRELACIÓN: Magnitud estadística que permite descubrir el grado de relación mutua entre dos o más variantes. Oscila entre -1 y +1, donde 0 = ausencia de correlación; -1 = coeficiente de relación negativa plena y +1 = coeficiente de correlación positiva plena.
COEFICIENTE DE ROZAMIENTO: Cociente entre la magnitud de la fuerza máxima de rozamiento y la magnitud de la fuerza perpendicular que presiona las dos superficies entre sí.
COGNITIVO: Relativo al conocimiento. Conocimiento por la inteligencia.
COHESIÓN: Consistencia de grupo o equipo resultado de las distintas fuerzas que influyen en su permanencia. Dichas fuerzas están en función de la atracción del

grupo, de los miembros, de los objetivos, de las actividades y de la satisfacción de las necesidades.

COLÁGENO: Proteína principal del tejido conectivo.

COLESTEROL: (1) Grasa presente en la sangre. El nivel aceptado, según edades, es el siguiente: 180 mg/dl (20 a 29 años), 200 md/dl (30 a 39 años) y 220 mg/dl (40 años en adelante). (2) Grasa que puede ser sintetizada o ingerida en una dieta a partir de grasa animal. Es un precursor de diversas hormonas esteroideas y se utiliza en la biosíntesis de las membranas celulares.

COLESTEROL TOTAL (RELACIÓN DHL): Relación entre la concentración de colesterol total en el plasma y la concentración de colesterol unido a lipoproteínas de alta densidad.

CÓLICO: Dolor intraabdominal. Contracción, espasmo.

CÓLICO NEFRÍTICO: Dolor renal inflamatorio.

COLINDANTE: Que está muy cerca.

COLITIS: Inflamación del colon e intestino grueso.

COLLADO: Depresión del terreno muy suave por la cual se puede transitar fácilmente.

COMPLEJIDAD: Variabilidad. Dificultad de entrenamiento.

COMPLEXIÓN FÍSICA: Constitución física o hábito orgánico. Estructura de un individuo.

COMPOSICIÓN CORPORAL: Cantidad relativa de músculo, hueso y grasa en el cuerpo a menudo tomada como cantidad relativa de grasa (masa grasa) y masa sin grasa.

CONDICIÓN FÍSICA (PHYSICAL FITNESS): Facilidad para realizar un trabajo diario con vigor y efectividad, retardando la aparición de la fatiga con un mínimo gasto energético y sin lesiones. Prevención de la salud, fin higiénico orientado a la actividad normal.

CONDRODERMATITIS NODULARIS HELICIS: Formación de nódulos dolorosos en la oreja.

CONDROMALACIA: Reblandecimiento anormal de un cartílago, normalmente entre la rótula y el fémur.

CONDUCTA: Actividad física de un organismo vivo (movimientos musculares, secreciones glandulares, reacciones vasomotoras, etc.) que puede ser registrada por un observador. Sin embargo, la conducta no puede reducirse solamente a las reacciones motrices ni a las reacciones del organismo ante el medio para disminuir la tensión. Puede ser considerada también como una respuesta a la motivación, lo que pone en juego los componentes motores, fisiológicos y psicológicos.

En el ámbito deportivo interesa la conducta acuñada como *conducta agonista*, es decir, el comportamiento combativo de índole ofensivo o defensivo con vistas al logro de rendimientos.

CONGÉNITO: Nacido con el individuo. Innato. No adquirido. Que existe desde el nacimiento e incluso antes del mismo.

CONG-FU: Método detallado que sistematizó las actividades físicas y deportivas de la civilización china.

CONJUNTIVA: Membrana mucosa que rodea los ojos.

CONMOCIÓN CEREBRAL: Síndrome clínico caracterizado por un empeoramiento inmediato y transitorio de las funciones neurológicas debido al efecto de fuerzas mecánicas.

CONSENSUAL: Excitado por estímulo reflejo (p.e.: reflejo pupilar en ambos ojos por excitación de uno solo).

CONSUMO DE OXÍGENO: (1) Ritmo al que el cuerpo utiliza el oxígeno en el metabolismo aerobio. Habitualmente se expresa en litros de oxígeno consumido por minuto (l/min) o en mililitros de oxígeno consumido por kilogramo de peso corporal por minuto (ml/kg/min). (2) Oxígeno utilizado por las mitocondrias del cuerpo en la función respiratoria interna o celular.
CONSUMO MÁXIMO DE OXÍGENO (VO_2 MÁX.): Ritmo más elevado de consumo de oxígeno conseguido durante la práctica de ejercicio a nivel del mar. Habitualmente expresado en litros por minuto (l/min) o mililitros por kilogramo de peso corporal por minuto (ml/kg/min). Representa el ritmo máximo del metabolismo aerobio.
CONTENIDO CALÓRICO: Cantidad de calorías por gramo de principio inmediato (grasa, glícido, proteína).
CONTRACCIÓN AURICULAR PREMATURA (CAP): Contracción precoz de la aurícula originada en lugar punto ectópico fuera del nodo sinoauricular.
Contracción Concéntrica: El músculo reduce su longitud y se produce un movimiento en la articulación acompañado de una contracción producida por una contrarresistencia.
CONTRACCIÓN EXCÉNTRICA: Proceso simultáneo de una contracción muscular y de un estiramiento de una unidad músculotendinosa por la acción de una fuerza extrínseca.
CONTRACCIÓN VENTRICULAR PREMATURA (CVP): Contracción precoz del ventrículo que se produce a resultas del inicio de un impulso en algún lugar ectópico dentro o fuera del sistema de conducción.
CONTRACTURA MUSCULAR: Contracción permanente de un músculo provocada por un espasmo o una parálisis.
CONTRARRESISTENCIA: Contracción muscular lenta y excéntrica contra una resistencia.
CONTRARRESISTENCIA MUSCULAR ISOCINÉTICA: Contrarresistencia variable y regulable.
CONTUSIÓN: Magulladura o lesión de los tejidos blandos que lesiona la piel.
CONVECCIÓN: Calentamiento indirecto a través de otro medio como el aire o líquidos.
CONVULSIÓN: Espasmo muscular involuntario.
COOPER (TEST DE): Máximo de metros recorridos en 12 minutos.
COORDINACIÓN: Control neuromuscular del acto motor. Concordancia entre el modelo y el propio movimiento realizado y supone la interacción adecuada entre el impuso nervioso y la respuesta muscular. Para el profesor Legido es la organización de las sinergias musculares adaptadas a un fin cuyo resultado es el ajuste progresivo a la tarea.
COORDINACIÓN NEUROMUSCULAR: Control nervioso de las contracciones musculares en la realización de los actos motores.
CORAZÓN DERECHO: Lo forman la aurícula y el ventrículo del lado derecho.
CORAZÓN IZQUIERDO: Lo forman la aurícula y el ventrículo del lado izquierdo.
CÓRNEA: Parte anterior de la cara externa del globo ocular.
CORPÓREO: Que tiene cuerpo y consistencia. Perteneciente o relativo al cuerpo.
CORTICOSTEROIDE: Esteroide producido por la corteza suprarrenal.
COSTRA: Cualquier capa exterior, especialmente de materia sólida, formada por una secreción o exudado seco.
COTA: Número que en los mapas y planos topográficos indica la altura de un punto relacionado con el nivel del mar o de otro plano.
COURT: Cancha de juego utilizada originariamente en el Reino Unido para la práctica del tenis.

COZEN (CATEGORÍA SEGÚN): Clasificación en categorías de la A a la F, según edad, peso y estatura del deportista.
CREATINA: Principio nitrogenado componente constante del tejido muscular que se encuentra en la sangre y, a menudo, también en la orina en condiciones fisiológicas y patológicas.
CREPITACIÓN: Crujido que se escucha cuando se mueve un hueso roto.
CRIOTERAPIA: Uso terapéutico del frío.
CUÁDRICEPS: Grupo de cuatro músculos (recto femoral anterior, vasto lateral, vaso intermedio y vasto medial) situado en la parte anterior del muslo.
CUADRIPLEJÍA: Parálisis que afecta a las cuatro extremidades.
CUALIDADES FÍSICAS BÁSICAS O CAPACIDADES CONDICIONALES: Caracteres que en su conjunto determinan la capacidad física de un individuo.
CURVA DE RECUPERACIÓN CARDIACA: También denominada por su propio autor (R. Chanon) como el "electrocardiograma del pobre". La curva de forma del atleta se define a partir del esfuerzo realizado, tiempos de recuperación, intensidad fija, etc. Frecuencia del pulso al terminar el esfuerzo realizado (Harvesteros, distancia fija, etc.).
CURVILÍNEO: Movimiento en una línea curva.
CUTIRREACCIÓN: Reacción cutánea local a diversas sustancias. Reacción local de la piel.

D

DEAMBULACIÓN: Acción de moverse o caminar.
DECÚBITO: Actitud en reposo sobre un plano horizontal. Prono (vertical) o supino (dorsal).
DEDO EN MARTILLO: Deformidad de la articulación interfalángica distal provocada por un desgarro del tendón del músculo extensor de los dedos de la falange distal.
DÉFICIT DE OXÍGENO: Falta de oxígeno durante el esfuerzo.
DEFORMIDAD "EN OJAL": Deformidad en forma de ojal por la que la articulación interfalángica proximal de un dedo se ve forzada por la banda central del tendón del músculo extensor de los dedos.
DEIDAD: Ser divino o esencia divina. Cada uno de los falsos dioses de los idólatras.
DENDRITA: Parte de la neurona a través de la cual llegan los impulsos nerviosos.
DENSIDAD: Masa por unidad de volumen de un cuerpo u objeto.
DERMATITIS DE CONTACTO: Inflamación no alergénica de la piel.
DERMATOFITO: Hongo parásito de la piel.
DERMATOPATÍA: Término general utilizado para las enfermedades de la piel. Dermatosis.
DESACELERACIÓN: Reducción de la velocidad por unidad de tiempo.
DESENSIBILIZACIÓN SISTEMÁTICA: Técnica estandarizada usada por los terapeutas de la conducta especialmente en el tratamiento de las reacciones de angustia.
DESFIBRILAMIENTO: Eliminación de la suciedad y de los tejidos muertos de una herida.
DESHIDRATACIÓN: Disminución de los tejidos contenidos en el cuerpo.
DESPLAZAMIENTO: Cambio en la ubicación del cuerpo en el espacio en una dirección dada.

DESTREZA: (1) Habilidad que puede ser medida mediante baterías de test específicos. (2) Patrón general del movimiento que ha sido adaptado a las limitaciones de una actividad particular o deporte.
DESTREZA ABIERTA: Destreza realizada en respuesta a un ambiente cambiante poco predecible.
DESTREZA CONTINUA: Destreza en la cual se realiza el mismo patrón de rendimiento de forma repetida como ciclos de un acto total.
DETENTE: Puesta instantánea en juego del máximo poder muscular en el mínimo de tiempo, liberando las energías acumuladas y logrando la mayor potencia.
DEUDA DE OXÍGENO: Mayor cantidad de oxígeno necesaria en el periodo de recuperación. Es una consecuencia de que el oxígeno requerido durante el esfuerzo es mayor que el que se aporta, equilibrándose la situación durante el descanso.
DIABETES: (1) Disyunción del organismo consistente en la incapacidad de utilizar el azúcar como fuente de energía, siendo ésta eliminada por la orina. (2) Trastorno caracterizado por la incapacidad del organismo para metabolizar de forma adecuada los hidratos de carbono.
DIABETES TIPO I (INFANTIL): Diabetes insulinodependiente que suelen padecer niños y adolescentes.
DIABETES TIPO II (ADULTO): Tipo de diabetes de poca gravedad propia de los adultos. Se controla principalmente con una dieta adecuada y haciendo ejercicio.
DIÁFISIS: Parte central de un hueso.
DIAFRAGMA: Músculo estriado que separa las cavidades abdominal y torácica. Interviene directamente en la respiración.
DIARTROSIS: Tipo de articulación que posee una amplia gama de movimientos.
DICTA: En sentido amplio, conjunto de reglas referentes a la ingestión de comidas y bebidas. Indica la dosis y calidad adecuadas para conservar una buena salud.
DIDASKALO: Escuela griega.
DIETÉTICA: Parte de la Medicina que estudia los regímenes alimentarios y sus relaciones con el metabolismo.
DIFERENCIA ARTERIOVENOSA DE OXÍGENO (A-VO_2): Diferencia en el contenido de oxígeno entre la sangre que entra y sale de los capilares pulmonares.
DINÁMICA DE GRUPO: Designa un conjunto de técnicas y métodos que ayudan al sujeto en el área no terapéutica a tener una mejor recepción de sí mismo y de los demás y a un incremento de la capacidad de cooperación, comunicación y comprensión de los procesos sociales.
DINÁMICA DE LOS ESFUERZOS: Concepto que hace referencia al volumen o cantidad de entrenamiento, a su intensidad y calidad y a la amenidad o variabilidad del mismo.
DINAMOMETRÍA: Medida de la fuerza de la contracción muscular.
DIPLOPÍA: Visión doble.
DISESTESIA: Empeoramiento de la sensación del tacto.
DISFAGIA: Dificultad para deglutir relacionada con trastornos motores u obstentivos del esófago. En algunos casos, aunque los líquidos son tolerados, es imposible deglutir los alimentos sólidos. El diagnóstico se establece mediante examen radiológico y análisis de los síntomas.
DISLOCACIÓN: Desplazamiento de las superficies contiguas de los huesos que forman una articulación.
DISMENORREA: Menstruación dolorosa.
DISNEA: (1) Dificultad para respirar. (2) Respiración dificultosa o dolorosa.

DISPLÁSTICO: Tipo morfológico poco definido que incluye características de los tres tipos considerados por Kretschmer y Sheldon: leptosomático-ectomorfo, atlético-mesomorfo y pícnico-endomorfo.

DISRTIMIA: Alteración del ritmo cardiaco.

DISTENSIÓN: (1) Lesión muscular por tracción excesiva o estiramiento. (2) Lesión que afecta a los músculos y tendones o a la unión de ambos. Normalmente conocida como *unión músculotendinosa.*

DISTRIBUCIÓN DE LA GRASA CORPORAL: Distribución del tejido adiposo a través de los lugares de acumulación en el cuerpo. Masa grasa visceral (interna) en relación con la masa corporal a menudo cuantificada como relación cadera-cintura.

DISURIA: Micción dolorosa debido a una infección bacteriana u obstrucción de las vías urinarias. Se siente quemazón al orinar y en el laboratorio se puede observar sangre, bacterias o leucocitos en la orina. En ocasiones conlleva uretritis, prostatitis y tumores del aparato urinario.

DIURESIS: Secreción, natural o provocada, abundante de orina.

DOPING: Uso de fármacos destinados a mejorar los resultados en una competición.

DRIBLING: Engañar al contrario con el cuerpo y avanzar con el balón.

DROGA: Sustancia de efecto estimulante o inhibidor del Sistema Nervioso Central que puede producir dependencia física y psicológica. Se pueden distinguir los siguientes tipos de sustancias:

- *Psicolépticas:* Disminuyen la capacidad sensorial y permiten relajar la atención y el tono emocional (barbitúricos, tranquilizantes, neurolépticos).
- *Psicoanalépticas:* Aumentan el tono emocional y estimulan la actividad reduciendo la sensación de fatiga física o mental (antidepresivos, café, nicotina, cola, mate).
- *Psicodislépticas:* Aumentan la sensibilidad y la distorsionan con alucinaciones (éter, alcohol, disolventes orgánicos, cloroformo, gasolina, hachís, marihuana, mescalina, ácido lisérgico, psilocibina).
- *Euforizantes:* Distorsionan la personalidad y producen euforia, elevación del tono emocional y actúan como anestésicos locales eliminando la sensación de dolor (cocaína, morfina, heroína, codeína y demás analgésicos).

DURAMADRE: Una de las membranas que rodean el encéfalo.

E

ECLECTICISMO: Escuela filosófica que se caracteriza por tratar de conciliar las doctrinas que parezcan mejores o más verosímiles aunque procedan de diversos sistemas.

ECO: Repetición de un sonido reflejado por un cuerpo duro. Del pensamiento: Alucinación auditiva que repite de forma verbal los propios pensamientos del paciente.

ECOCARDIOGRAFÍA: Examen cardiológico no invasivo que permite obtener imágenes del corazón, del cual se pueden obtener datos como el flujo sanguíneo o el funcionamiento de las válvulas.

ECOCARDIOGRAMA: Gráfica de la posición y movimientos de los límites de la silueta cardiaca y válvulas del corazón registrada por ondas ultrasónicas transmitidas a través de las paredes torácicas.

ECTOPIA: Anomalía congénita de la situación o posición de un órgano.

ECZEMA: Afección inflamatoria aguda o crónica de la piel que puede presentar diversidad de lesiones (eritema, exudación, costras, escamas, etc.).
EDEMA: Hinchazón causada por la acumulación de líquido en un tejido conectivo.
EDWARDS PERSONAL PREFERENCE SCHEDULE (EPPS): Test de Edwards.
EFECTO DEL ENTRENAMIENTO: Aumento del volumen sistólico a la vez que la frecuencia cardiaca disminuye al realizar un ejercicio.
EJE DE ROTACIÓN: Línea imaginaria o punto alrededor del cual un cuerpo o segmento rota.
EJE LONGITUDINAL: Línea imaginaria que corre a lo largo de la longitud de un cuerpo o segmento.
EJERCICIO: Acción de poner en movimiento el cuerpo o una parte del mismo con un objetivo determinado.
EJERCICIO DE ESFUERZO PROGRESIVO (EEP): Técnica de entrenamiento con pesas en la que los ejercicios están diseñados para fortalecer músculos específicos, haciendo que superen resistencias que se van aumentando gradualmente a lo largo del tiempo.
EJERCICIO DINÁMICO: Alternancia entre contracción y relajación de un músculo esquelético o grupo de músculos que causan un movimiento parcial o completo a través de la amplitud de movimiento (ROM) de una articulación.
EJERCICIO ESTÁTICO: Contracción de un músculo o grupo muscular esquelético sin movimiento de una articulación (véase *ejercicio isométrico*).
EJERCICIO ISOMÉTRICO: Ejercicio en el que un músculo se contrae estáticamente sin que exista variación de movimiento.
EJERCICIO ISOTÓNICO: Ejercicio que acorta o alarga un músculo contraído con variación de movimiento.
EJERCICIO PILOMÉTRICO: Ejercicio en el que se emplea el reflejo de estiramiento para aumentar la potencia.
ELASTICIDAD: Propiedad del músculo que le permite recuperar su forma original tras una deformación.
ELECTROCARDIOGRAMA (ECG): (1) Registro gráfico de las corrientes eléctricas producidas por la actividad cardiaca que se utiliza como método de examen para el estudio funcional del corazón. (2) Registro de la actividad eléctrica del corazón que muestra ciertas ondas denominadas P, Q, R, S y T. La onda T está causada por la despolarización y contracción de los tejidos del músculo auricular, mientras que las restantes están relacionadas con la despolarización y contracción de los ventrículos.
ELECTRÓLITO: Solución conductora de la electricidad.
ÉMBOLO: Coágulo que obstruye un vaso sanguíneo.
EMÉTICO: Que produce o mueve al vómito.
ENDOCRINOLOGÍA: Ciencia que estudia las glándulas.
ENERGÉTICO: Factor metabólico (glucógeno, ATP, etc.) que proporciona la energía necesaria para el desarrollo de la actividad muscular.
ENERGÍA: Trabajo llevado a cabo por unidad de tiempo.
ENERGÍA CINÉTICA: Habilidad de un cuerpo de producir trabajo en virtud de su movimiento.
ENERGÍA POTENCIAL: Habilidad de un cuerpo de producir trabajo en virtud de su posición por encima de otro objeto (energía potencial gravitacional) o en virtud de su deformación (energía potencial elástica).
ENFERMEDAD DE OSGOOD-SCHLATTER: Inflamación epifisaria del tubérculo de la tibia.

ENTRENAMIENTO AUTÓGENO (AUTOGENES TRAINING): Método de relajación elaborado por Schultz que mediante ejercicios graduales permite adiestrar al sujeto para que consiga un dominio creciente sobre su propio cuerpo, incluyendo las funciones autómatas.

ENTRENAMIENTO CON INTERVALOS: Periodos alternados de trabajo y recuperación activa.

ENTRENAMIENTO DE AUTOSEGURIDAD (ASSERTIVENESS TRAINING): Técnica terapéutica de la conducta que permite tratar la angustia social, deficiencias de la conducta y dificultades de interacción.

ENTROPÍA DE GRUPO: Medida que permite analizar la coincidencia de la elección o rechazo recíprocos en un grupo.

ENVERGADURA: Dato anatómico. Se determina midiendo, con los brazos extendidos en cruz, la distancia que hay entre las puntas de los dedos de las manos.

ENZIMA: Catalizador orgánico que produce cambios en otras sustancias mientras ella permanece inmutable.

EPÌCONDILITIS: Respuesta inflamatoria del epicóndilo medial o lateral del húmero.

EPIDEMIOLOGÍA: Estudio de la distribución de las enfermedades o lesiones entre la población o en distintos ambientes.

EPÍFISIS: (1) Extremo de los huesos largos. (2) Extremo de un hueso unido al cuerpo de éste por un cartílago.

EPILEPSIA: Trastorno crónico que se caracteriza por crisis repentinas de disfunción cerebral tales como alteraciones de la conciencia, actividad motora anormal, fenómenos sensoriales y/o comportamientos impropios.

EPIMISIO: Permisio externo.

EPISTAXIS: (1) Hemorragia nasal. (2) Hemorragia nasal. De las fosas nasales.

EQUILIBRIO: (1) Capacidad de soportar sin alteraciones una determinada actitud postural frente a la fuerza de la gravedad. (2) Estado de un sistema cuyo movimiento no ha sido cambiado.

EQUILIBRIO DINÁMICO: Estado de movimiento de un cuerpo con una velocidad y dirección constante (con aceleración cero).

EQUIMOSIS: Color amoratado de la piel provocado por una hemorragia.

ERG: Catelli lo utiliza para sustituir al término "instinto" y lo define como una cualidad psíquica congénita y básica.

ERGOMETRÍA: Medición de trabajo y energía. Utilización de un equipamiento estandarizado para medir la respuesta de trabajo y energía durante el ejercicio.

ERGÓMETRO: Instrumento que se emplea para medir la respuesta de trabajo y energía.

ERITEMA: Hinchazón y enrojecimiento de la piel.

ERROR DE MUESTREO: Desviación de un valor estadístico calculado sobre la base de una muestra respecto al correspondiente valor de la población.

ESCALA: Orden determinado por medición o apreciación. Serie dispuesta en el orden de intensidad en que se manifiesta un rasgo.

ESCOLIOSIS: Desviación lateral en S de la columna.

ESGUINCE: Lesión de la articulación y de las estructuras que la rodean, especialmente ligamentos y/o cápsulas articulares.

ESPACIAL: Conjunto de planos y ejes definidos en relación a un espacio tridimensional.

ESPIRITUALISMO: Doctrina filosófica que reconoce la existencia de otros seres además de los materiales. Defiende la esencia espiritual y la inmortalidad del alma.

ESPIROMETRÍA: Método simple para estudiar la ventilación pulmonar. Consiste en registrar el volumen de aire que entra y sale de los pulmones.
ESPOLÓN CALCÁNEO: Osificación de la inserción proximal de la fascia plantar.
ESPONDILÓLISIS: Defecto en el arco neural de las vértebras.
ESPONDILOLISTESIS: Deslizamiento hacia delante de una vértebra, normalmente entre la cuarta y quinta vértebra lumbar y el hueso sacro.
ESTASIS: Bloqueo o detención de la circulación.
ESTEATORRA: Eliminación de grasas por las heces. Caracterizado por heces espumosas, fétidas y que flotan en el agua. Sucede en sujetos con síndrome de melabsorción, celíacos, etc.
ESTIMULANTE: Droga de estructura diversa que puede provocar rápidamente un incremento del índice de actividad general.
ESTIRAMIENTO BALÍSTICO: Técnica que consiste en hacer rebotes repetidamente.
ESTIRAMIENTO ESTÁTICO: Estiramiento pasivo de un músculo antagonista. Consiste en estirarlo al máximo y mantener la postura un tiempo determinado.
ESTRESANTE: Que afecta al estado fisiológico o psicológico y trastorna el equilibrio homeostático.
ETIOLOGÍA: Ciencia que estudia las causas de las enfermedades.
EVENTO: Acontecimiento.
EVERSIÓN DEL PIE: Acción de girar el pie hacia afuera.
EXOSTOSIS: Hipertrofia parcial de un hueso.
EXPECTORACIÓN: Arrancar y arrojar por la boca las flemas y secreciones que se depositan en la faringe, la laringe, la tráquea o los bronquios.
EXPLORACIÓN ARTROSCÓPICA: Examen del interior de una articulación por medio de un artroscopio.
EXTENSIBILIDAD: Capacidad para extenderse. Propiedad del músculo de aumentar de tamaño ante la aplicación de una fuerza.
EXTRAVASACIÓN: Salida de un líquido de sus vasos que se derrama por los tejidos de alrededor.
EXTRAVERSIÓN: Cualidad de la personalidad en la que prevalece la apertura y la búsqueda de contacto con el medio ambiente. En el lado opuesto se sitúa la *introversión*, donde se produce una acentuación del yo y una ausencia de contacto con el mundo.
EXUDADO: Materia más o menos fluida que se acumula en un área.

F

FACILITACIÓN NEUROMUSCULAR PROPIOCEPTIVA (FNP): Técnica de estiramiento en la que se combinan, en alternancia, contracciones y estiramientos.
FACTOR EXTRÍNSECO: Factor externo.
FAIR-PLAY: Juego limpio, sin trampas.
FALANGE: Nombre anatómico de los huesos de los dedos de la mano y del pie.
FANERA: Producción aparente y persistente de la piel, como pelos, uñas, etc.
FÁRMACO: Cualquier sustancia que, dentro de un organismo vivo, modifica una o más de sus funciones.
FARMACOLOGÍA: Ciencia que estudia los fármacos, su preparación, uso y efectos.
FARTLEK: Sistema de entrenamiento utilizado por la escuela suiza de Gósta Olander que mejora la resistencia aeróbica y anaeróbica. Se caracteriza por el juego alternativo de ritmos y distancias que el atleta corre a su arbitrio. Comprende

carrera de velocidad, progresivo, distancias a ritmos sostenidos, cuestas, etc., en terrenos que permitan cubrir distancias de entre 5 y 20 kilómetros.

FASCIA: Membrana fibrosa que cubre, sustenta y separa músculos.

FAT: Family Actitudes Test o Test de Jackson.

FATIGA: (1) Disminución de la capacidad de rendimiento del individuo provocada por la continuidad del esfuerzo. (2) Estado consecutivo al agotamiento físico (fatiga muscular o física) o psíquico (fatiga psíquica o nerviosa) que implica la disminución del rendimiento. La fatiga puede ser medida por pruebas de índole fisiológica (ergografía, EEG, etc.) o psicológica (test de Pauli, test de concentración, etc.).

FEED-BACK: (1) Concepto tomado de la cibernética y que, en sentido amplio, puede ser entendido como las señales que producen una acción correctora sobre lo que las provocó. (2) Modificación de la conducta derivada de la conducta inicial.

FIBRINÓGENO: Proteína del plasma sanguíneo que se transforma en una sustancia albuminoidea.

FIBROBLASTO: Célula inmadura productora de fibra de tejido conectivo que puede transformarse en distintos tipos de células.

FIBROCARTÍLAGO: Tipo de cartílago que contiene fibras de colágeno.

FIBROSIS: Desarrollo de excesiva cantidad de tejido conectivo fibroso.

FISIOTERAPIA: Tratamiento de traumatismos, incapacidad física o defectos utilizando medios físicos. Generalmente consiste en masajes, aplicaciones de calor y gimnasia activa o pasiva.

FISURA: Cisura, hendidura normal o patológica. Surco superficial.

FITNESS CARDIOVASCULAR: Capacidad para realizar ejercicios de intensidad entre moderada y alta durante periodos prolongados. A menudo se utiliza de forma intercambiable con la capacidad de trabajo físico y el consumo máximo de oxígeno (VO_2 máx.).

FIVES: Denominación primitiva del tenis en el Reino Unido porque se jugaba con los cinco dedos de la mano o entre cinco jugadores.

FLEXIBILIDAD: (1) Amplitud de movimiento posible en una articulación o serie de articulaciones. (2) Grado de movimiento de una articulación o una combinación de articulaciones. (3) Propiedad del músculo de alcanzar su grado máximo de extensión.

FOCO SÉPTICO: Infectivo. No aséptico. Foco infeccioso.

FONOFERESIS: Introducción de iones de sal soluble en el cuerpo a través de ultrasonidos.

FOOTING: Carrera de ritmo lento durante un tiempo relativamente largo.

FORMA: Momento culminante de la preparación del deportista con vistas a la competición.

FORMAS RADICALES DE LA PERSONALIDAD: Expresión utilizada por Kretschmer para designar los modos de acción psicológica simples que se correlacionan estadísticamente con tipos de constitución corporal.

FÓRMULA DEL MOVIMIENTO: Concepto utilizado por Liepmann que indica el conjunto de las representaciones mentales necesarias para la realización de una acción.

FOSFATO DE CREATINA (CP): Sustancia química que interviene en la creación de la energía muscular.

FOTOFOBIA: Intolerancia inusual a la luz.

FOTO-PODOGRAMA: Impresión gráfica o trazado de la planta del pie.

FRACCIONADO: Tipo de entrenamiento en el cual las distancias y el tiempo global de acción está dividido en fracciones mediante pausas de recuperación. Viene determinado por la distancia, el intervalo, la duración de los estímulos y las repeticiones y acciones en las pausas. Existen cuatro formas de entrenamiento fraccionado: interval-training, carrera de ritmo, velocidad-resistencia y estímulo máximo.

FRACTURA: Rotura o fisura de un hueso.

FRACTURA DE COLLES: Fractura transversal del radio distal.

FRACTURA POR FATIGA: Pequeña fisura o rotura en un hueso causada por sobrecargas excesivas o repetidas. También se conoce como fractura por sobrecarga.

FRECUENCIA CARDIACA: Número de contracciones del corazón por unidad de tiempo (latidos por minuto).

FRECUENCIA CARDIACA MÁXIMA: 200 menos la edad en años (para cicloergometría). 220 menos la edad en años (para cinta sin fin).

FRECUENCIA CARDIACA SUB-MÁXIMA: 180 menos la edad en años. Es la frecuencia de entrenamiento del deportista de más de cincuenta años de edad.

FRECUENCIA CARDIACA TEÓRICA: 220 menos la edad en años.

FRECUENCIA RESPIRATORIA: Ritmo de los ciclos de respiración (inspiración y espiración) habitualmente expresado en respiraciones por minuto.

FRICCIÓN: Fuerza que resiste al deslizamiento de una superficie sobre otra.

FRICCIÓN ESTÁTICA: Fuerza generada entre dos objetos que tienden a deslizarse pasando uno sobre otro cuando no se está produciendo movimiento.

FRUSTRACIÓN: Vivencia del fracaso por no conseguir el objetivo deseado debido a dificultades de índole interna o externa.

FUERZA: Resistencia que se opone al movimiento.

FUERZA CENTRÍFUGA: Fuerza dirigida radialmente hacia fuera que es ejercida por un cuerpo en rotación sobre una estructura o masa que ejerce una fuerza dirigida hacia el centro (centrípeta).

FUERZA CENTRÍPETA: Fuerza dirigida radialmente hacia el centro de rotación y que es ejercida por una masa que rota y que causa que el cuerpo se mueva en forma circular.

FUERZA MUSCULAR: Fuerza o tensión máxima generada por un músculo o grupo muscular.

FUNCIÓN SIMBÓLICA: Concepto utilizado por Piaget para designar la capacidad del hombre y de algunos animales superiores para utilizar la representación sensible.

G

GANGLIÓN: Hernia de la membrana sinovial que rodea un tendón que se llena de líquido sinovial y adquiere la apariencia de un bulto en la piel.

GASTO CARDIACO: (1) Volumen sanguíneo bombeado del ventrículo izquierdo cada minuto. (2) Producto de la frecuencia cardiaca por el volumen sistólico.

GENITOURINARIO: Perteneciente o relativo a los órganos y las vías genitales y urinarias.

GENOTIPO: Organismo considerado desde el punto de vista de su construcción genética.

GENU RECURVATUM: Hiperextensión de la articulación de la rodilla.

GENU VALGO: Pernas zambas, en X (valgum).

GENU VARO: Piernas arqueadas, en O (varum).

GEOPSICOLOGÍA: Rama de la Psicología fundada por Hellpach que estudia la influencia de la atmósfera, el paisaje, el suelo, el clima, la temperatura, la luminosidad, la electricidad, la humedad del ambiente, etc., sobre el organismo humano.

GESTALT: Teoría que fundamenta la Psicología en el concepto de estructura considerada como un todo significativo de relaciones entre los estímulos y las respuestas. La *Gestaltpsychologie* propone estudiar los fenómenos en su globalidad, sin separar los elementos del conjunto en el que están integrados y fuera del cual no significan nada.

GESTO MOTOR: Movimiento realizado con el cuerpo o con alguna parte de él para indicar algo.

GIMNASIARCA: Cargo deportivo en la civilización griega equivalente al actual Ministerio de Cultura y Deportes que con el tiempo se convirtió en un título honorífico.

GLESSEN TEST (GT): Cuestionario de personalidad de Beckmann y Richter.

GLUCEMIA: Presencia de azúcar en sangre que en condiciones normales oscila entre 90 y 120 gramos por litro.

GLÚCIDO: Azúcar de uva o dextrosa soluble en agua que tiene la capacidad de ser dextrógira. Existe en un gran número de frutas, en la miel y en la orina diabética.

GLUCÓGENO: (1) Glucosa almacenada en el hígado y en los músculos esqueléticos. (2) Reserva de glucosa que puede transformarse rápidamente cuando el organismo tiene necesidad de azúcar.

GLUCOLISIS: Conversión de la glucosa en ácido priúvico o láctico.

GLUCOSA: Especie de azúcar contenido en las frutas y en la miel.

GLUCOSURIA: Presencia excesiva de glucosa en la orina.

GOLPE (DE CALOR): (1) Aumento excesivo del calor corporal (por encima de 41.1 ºC) debido a la incapacidad del cuerpo para enfriarse. (2) Proceso resultante de una pérdida aguda de volumen sanguíneo y de la incapacidad del sistema circulatorio para compensar la vasodilatación simultánea de los vasos sanguíneos de la piel y del músculo activo en ambientes calurosos. Se caracteriza por pulso rápido y débil, presión sanguínea baja, desmayo, sudoración profusa y desorientación.

GORDON PERSONALTY INVENTORY (GPI): Test de Gordon.

GRADIENTE DE OBJETIVO: Unidad que permite medir el cambio gradual de una magnitud en el tiempo o en el espacio.

GRASA ESENCIAL: Grasa fisiológicamente esencial almacenada en el cerebro, la médula espinal y otros órganos internos.

GRUPO: Conjunto humano dotado de una determinada estructura cuyos elementos se influyen mutuamente.

H

HABILIDAD: Capacidad para realizar una tarea o resolver un problema determinado. En el ámbito deportivo es la disposición específica para realizar ejercicios y movimientos que requieren una elevada coordinación.

HABÓN: Elevación cutánea aplanada y a veces pruriginosa.

HALTERAS: Instrumento formado por una barra en cuyos extremos se fijan pesas. Se utiliza para trabajar la fuerza.

HEMARTROSIS: Presencia de sangre en una articulación.

HEMATÍE: Glóbulo rojo. Eritrocito.

HEMATOCRITO: Aparato centrifugador que permite separar el plasma de los glóbulos sanguíneos. La cantidad y proporción de ambos elementos constituye el valor o índice hematocrito (normalmente el 45% de células por cm^3 de sangre).
HEMATOMA: (1) Acumulación localizada de sangre extravasada, normalmente coagulada, que se produce en un órgano, tejido o espacio. (2) Tumor por acumulación de sangre.
HEMATOMA EPIDURAL: Hemorragia producida entre la duramadre y los huesos craneales.
HEMATOMA SUBDURAL: Hemorragia que se produce debajo de la duramadre.
HEMATOSIS: Intercambio gaseoso en los pulmones (O_2 - CO_2).
HEMATURIA (HEMATURESIS): (1) Presencia de sangre en la orina. (2) Emisión de orina con sangre que significa siempre una lesión del aparato urinario. Puede ser macroscópica (se descubre a simple vista) o microscópica (se descubre con ayuda del microscopio).
HEMODINÁMICA: (1) Estudio del movimiento de la sangre y de las fuerzas que lo impulsan. (2) Relación entre las fuerzas implicadas en la sangre en circulación por el cuerpo.
Hemofilia: Enfermedad sanguínea hereditaria que impide la coagulación de la sangre.
HEMOGLOBINA: (1) Principal constituyente de los glóbulos rojos de los vertebrados que confiere a los mismos su color característico. (2) Proteína de color rojo de los eritrocitos que transporta oxígeno desde los pulmones hasta los tejidos.
HEMOGLOBINURIA: Presencia de hemoglobulina en la orina.
HEMÓLISIS: Disminución de los hematíes.
HEMOPOYÉTICO: Que forma o produce células sanguíneas.
HEMOPTISIS: Expectoración de sangre proveniente de la tráquea, bronquios o pulmones.
HEMOTÓRAX: Presencia de sangre en la cavidad pleural.
HERNIA: Tumor formado por la salida o dislocación de un órgano, o parte del mismo, a través de una abertura natural o accidental.
HERNIA DISCAL: Rotura o profusión del núcleo pulposo a través del anillo fibroso de un disco intervertebral.
HÍDRICO (BALANCE): (1) Relativo al hidrógeno o combinado con él. (2) Que contiene hidrógeno reemplazable. Se emplea principalmente como sufijo: clorhídrico, bromhídrico, etc. (3) Por extensión, relativo al agua.
HIDROSADENITIS (GOLONDRINOS): Hidradenitis. Inflamación de las glándulas sudoríparas axilares.
HIPERACTIVIDAD: Trastorno de la conducta que se inicia durante la primera infancia y se caracteriza por la inquietud y la falta de atención.
HIPEREMIA: (1) Incremento de la cantidad de sangre en una parte del cuerpo causado por un aumento de la entrada de sangre o una disminución de la salida. (2) Presencia inusual de sangre en una parte del cuerpo.
HIPERGLUCEMIA: Nivel excesivamente alto de glucosa en la sangre.
HIPERHIDROSIS: (1) Sudoración excesiva. (2) Transpiración excesiva del pie.
HIPERPLASIA: Proliferación de células. Incremento del número de células.
HIPERPNEA: (1) Hiperventilación. Respiración muy profunda y exagerada. (2) Incremento de la profundidad y ritmo respiratorios.
HIPERQUERATOSIS: (1) Aumento del tamaño de un callo. (2) Hipertrofia de la capa córnea de la piel. Hipertrofia de la córnea.

HIPERTENSIÓN: (1) Presión sanguínea arterial superior a la normal a menudo definida como una presión sanguínea en reposo superior a 149/99 mm Hg. Presión arterial media superior a 110 mm Hg. (2) Tensión arterial más alta de lo normal que en algunos casos puede resultar peligrosa.

HIPERTERMIA: Incremento de la temperatura debido a una falta de eficacia en alguno de los siguientes mecanismos o en todos ellos: evaporación, conducción, convección y radiación. Puede causar lesiones cerebrales, muerte celular e insolación.

HIPERTROFIA: (1) Aumento del tamaño de una parte del cuerpo por el tamaño de sus células. (2) Incremento del tamaño de un órgano o tejido causado habitualmente por un incremento del tamaño de las células o los elementos del tejido.

HIPERTRORIA: Aumento del grosor de las fibras musculares debido al entrenamiento físico.

HIPERVENTILACIÓN: (1) Incremento de la inspiración y espiración del aire causado por un aumento de la frecuencia y/o profundidad de la respiración que puede producir alcalosis respiratoria a causa de una merma del dióxido de carbono en la sangre. (2) Respiración extremadamente profunda y prolongada que puede conducir a un estado de tetania en los sujetos predispuestos.

HIPNOANÁLISIS: Análisis diagnóstico del paciente cuando se encuentra en estado hipnótico o de sueño bajo la influencia de un narcótico (narcoanálisis).

HIPNOSIS: Estado especial del Sistema Nervioso Central similar al sueño. Descenso de la consciencia, previamente estrechada, en el que se produce una regresión de las funciones básicas de la personalidad.

HIPOTENSIÓN ORTOSTÁTICA: Presión sanguínea arterial inferior a la normal que se produce cuando un sujeto se pone en pie.

HIPOTERMIA: (1) Disminución de la temperatura corporal causada por una producción o un almacenamiento de calor inapropiados que deprime el Sistema Nervioso Central y la capacidad para temblar, llegando a producir pérdida de conocimiento y arritmia cardiaca. (2) Temperatura corporal por debajo de los 33.3ºC..

HIPÓTESIS: Explicación razonable, fundamentada y concordante con la experiencia.

HIPOVENTILACIÓN: Disminución de la inspiración y la espiración de aire causada por una reducción del ritmo y/o la profundidad respiratoria.

HIPOXIA: (1) Bajo contenido de oxígeno. Carencia de la cantidad de oxígeno adecuada en el aire espirado, como ocurre cuando nos encontramos a una altitud excesiva. (2) Falta de las cantidades adecuadas de oxígeno.

HIRSUTISMO: Crecimiento excesivo del vello y/o presencia del mismo en lugares inusuales, especialmente en las mujeres.

HISTAMINA: Poderosa sustancia inflamatoria que provoca un aumento de la permeabilidad vascular y de la vasodilatación.

HOMEOSTASIS: (2) Tendencia al equilibrio o estabilidad del organismo. (1) Tendencia al equilibrio o estabilidad del organismo en la conservación de las constantes biológicas.

HÓPLITA: Antiguo soldado griego de infantería que utilizaba armas pesadas y competía en las Olimpiadas en la denominada "carrera de hóplitas".

I

ICTERICIA: Coloración amarillenta de la piel, mucosas y conjuntivas, causada por cifras de bilirrubina muy altas en sangre. Sus síntomas son: náuseas, vómitos, dolor abdominal y color oscuro de la orina y tiene que ver con procesos hepáticos, anemias y obstrucción biliar. Los recién nacidos la tienen, pero desaparece a los pocos días.

IDIOPÁTICO: Enfermedad cuya causa se desconoce.

IMPLÍCITO: Que está incluido en otra cosa sin expresarle.

IMPRONTA: Influencia moldeadora persistente que se ejerce sobre el organismo vivo.

IMPULSO (DRIVE): (1) Función de los procesos emocionales que impelen al organismo a realizar una acción concreta. (2) Producto de la magnitud de una fuerza o torque y su tiempo de aplicación.

INCULPADO: Individuo asociado o perseguido por la justicia.

ÍNDICE CARDIO-TORÁCICO: Relación entre los diámetros transversos de las sombras radiológicas del corazón y del tórax.

ÍNDICE DE ESFUERZO PERCIBIDO (IEP): Clasificación numérica asignada al esfuerzo percibido que se asocia con la realización de una tarea. Por regla general se utiliza una escala de 0 a 10 y de 6 a 20.

ÍNDICE DE INTERCAMBIO RESPIRATORIO: Relación de dióxido de carbono producido y oxígeno consumido. Se computa como VCO_2 / VO_2.

INERCIA: Tendencia de un cuerpo a permanecer en el mismo estado en que se encuentra.

INERVACIÓN: Acción del Sistema Nervioso en las funciones de los demás órganos.

INERVACIÓN RECÍPROCA: Activación de un grupo muscular agonista e inhibición de un grupo muscular antagonista simultáneamente.

INESTABILIDAD PSICOLÓGICA: Conjunto de factores que determinan que el organismo humano no pueda conservar durante un largo periodo de tiempo las mismas actitudes motoras y psíquicas, lo que facilita la pérdida de la capacidad de atención y concentración.

INFARTO DE MIOCARDIO: También llamado "ataque al corazón" Área de tejido muscular cardiaco que sufre una necrosis (muerte) tras la interrupción del suministro sanguíneo a través de un segmento del sistema arterial coronario.

INICIACIÓN DE LOS EFEBOS: Método educacional por el que un joven era apartado de su familia para ser instruido por el médico, sacerdote o jefe de la tribu en la guerra y que al cabo de una serie de años, tras superar una serie de pruebas relacionadas con su aprendizaje, pasaba a ser considerado miembro de pleno derecho del grupo.

INPUT: Concepto tomado de la teoría de la información que significa entrada de información.

INSIGHT (VISIÓN INTERIOR): Iluminación por la que el animal o el hombre comprenden una situación determinada.

INSOLACIÓN: Trastorno causado por un fallo hipotalámico de regulación de la temperatura (específicamente en el centro del sudor). Se trata de una urgencia médica grave que se caracteriza por una temperatura corporal superior a 40º Celsius, piel generalmente caliente, confusión y/o pérdida de conocimiento.

INSTINTO: Conducta congénita determinada por estímulos clave.

INSUFLAR (OXÍGENO): Introducir oxígeno en otro cuerpo.

INTENSIDAD: Grado de energía y de esfuerzo de un entrenamiento o de las cargas en un ejercicio concreto.

INTERACCIÓN: Influencia mutua entre individuos y grupos sociales.

INTERARTICULAR: Situado entre las caras articulares.
INTERTRIGO: (1) Inflamación eritematosa de la piel en las regiones sujetas a roces entre dos superficies cutáneas. (2) Irritación cutánea.
INTERVALO: Pausa de tiempo que se establece entre un estímulo y otro y que condiciona la velocidad, la distancia o el número de repeticiones.
INTERVAL-TRAINING: (1) Sistema de entrenamiento fraccionado dirigido al desarrollo de los pulmones, del corazón y de la capacidad circulatoria. (2) Entrenamiento con pausa de estímulos, que es donde radica la eficacia del trabajo y no sobre el esfuerzo (Reindel). (3) Cambio sistemático tras un esfuerzo y su pausa de recuperación incompleta (Nett).
INVERSIÓN: Movimiento hacia dentro del pie. El lado interior del pie se levanta.
IÓN: Átomo cargado eléctricamente.
IONTOFORESIS: Uso de la corriente eléctrica para introducir directamente alguna sustancia bajo la piel.
IRIS: Membrana circular, contráctil y pigmentada situada detrás de la córnea y delante del cristalino, bañada por el humor acuoso de la cámara anterior del ojo.
IRRADIACIÓN: Emisión y difusión de rayos de calor.
ISOCINÉTICO: Referente a la contracción de un músculo o grupo muscular de modo que el movimiento de la articulación se produce a una velocidad angular constante.
ISOMÉTRICO: (1) Referente a la acción de un músculo en que se evita el acortamiento o la prolongación. Se desarrolla tensión pero no se lleva a cabo trabajo mecánico alguno y toda la energía es liberada en forma de calor. (2) Sistema de entrenamiento que persigue el desarrollo de la fuerza por medio de contracciones musculares de máxima intensidad sin variar la longitud del músculo.
ISOTÓNICO: (1) Referente a la acción de un músculo en la que éste mantiene una tensión constante mientras su longitud aumenta o disminuye. (2) Sistema de entrenamiento que busca la variación de la longitud del músculo, alejando o aproximando sus inserciones, pero manteniendo el mismo tono a través de todo el movimiento.
ISQUEMIA: (1) Anemia local. Falta de sangre. (2) Deficiencia local de sangre habitualmente causada por la constricción u oclusión parcial de los vasos sanguíneos arteriales.
ISQUIOTIBIALES: Grupo de los tres músculos (bíceps femoral, músculo semimembranoso y músculo semitendinoso) que componen la parte posterior del muslo.
ÍTEM: Cada una de las preguntas que constituyen un test.

J

JOUTC (JUSTA): Torneo, pelea o combate a caballo y con lanza que en una primera época estuvo reservado exclusivamente a los caballeros y cuyas leyes habían de establecerse y jurarse antes de la competición.
JUEGO: Conducta animal y humana propicia para el ejercicio y el descanso de otras actividades que permite la descarga de tensiones y facilita la sensación de placer.
JUEGO DEPORTIVO: Concepto utilizado por Parlebas que implica la presencia de factores psicobiológicos y la existencia de reglas que orientan y dirigen la conducta del jugador.

K

K: Vitamina K.
KILOCALORÍA (KCAL): (1) Medida de energía equivalente a la cantidad de calor necesaria para cambiar la temperatura de 1 Kg de agua de 14.5ºC a 15.5ºC. (2) Cantidad de calor requerida para elevar la temperatura de 1 Kg de agua un grado Celsius.
KOCH: Bacilo. Tuberculosis.

L

LÁSER: Aparato que concentra energía en un rayo de luz visible monocromática.
LATERALIDAD: Acentuación lateral en la estructura y función de los órganos duplicados.
LEPTOMORFO: Término utilizado para designar un tipo constitucional de cuerpo delgado y alto.
LESIÓN: Daño o alteración morbosa, orgánica o funcional, de los tejidos.
LESIÓN AGUDA: Se caracteriza por una crisis rápida provocada por un hecho traumático.
LESIÓN CEREBRAL: Traumatismo que se produce cuando el encéfalo se desplaza dentro del cráneo al recibir un golpe en la cabeza, lo cual provoca una lesión en el lado opuesto al que recibió el golpe.
LESIÓN CRÓNICA: Se caracteriza por una gestación lenta e insidiosa con la aparición gradual de daños estructurales.
LESIÓN INTRACRANEAL: Lesión en la cabeza que se caracteriza por la rotura de vasos sanguíneos, tanto venas como arterias, que produce un hematoma o hinchazón en los límites del cráneo.
LEUCOCITO: Glóbulo blanco de la sangre formado en las porciones linfoideas.
LEXEMA: Unidad léxica mínima que carece de morfema o resulta de haber prescindido de el mismo y que posee un significado definible por el diccionario y no por la gramática.
LIBIDO: Energía presente en las manifestaciones sexuales y orientada a la obtención de placer en las zonas erógenas.
LIMBO: Parte inferior e interna de la brújula.
LINFOCITO: Variedad de leucocito originada en los ganglios linfáticos, de núcleo único y grande que ocupa casi tota la célula, rodeado de una capa de protoplasma homgéneo. Existen dos variedades: los microlinfocitos, que constituyen entre el 22 y el 25% del total, y los linfoblastos, que constituyen el 1% del total de leucocitos hemáticos.
LINGIANO: Seguidor de las ideas de Ling, creador de la Gimnasia Sueca.
LÍPIDO (GRASA): Principio inmediato biológico compuesto por ésteres de ácidos grasos de elevado peso molecular, insolubles en agua y solubles en alcohol, acetona, cloroformo, éter, benceno y tetracloruro de carbono.
LIPOPROTEÍNA: Complejo que consiste en grasa y moléculas de proteínas unidas. El colesterol y las proteínas son transportadas en el flujo sanguíneo como partes de la estructura de las lipoproteínas.
LIPOPROTEÍNA DE ALTA DENSIDAD (HDL): Complejo de proteínas-lípidos en el plasma que contiene relativamente más proteínas y menos colesterol y un bajo nivel de

triglicéridos. Se considera que transporta colesterol del compartimiento vascular periférico al hígado, donde se cataliza y se libera al intestino delgado como bilis.

LÍQUIDO CEFALORRAQUÍDEO (LCR): Líquido que se encuentra en el encéfalo, entre las membranas pianiadre y aracnoides.

LÍQUIDO SINOVIAL: Líquido que rodea la cápsula articular.

LISIS: Disolución o destrucción.

LONGEVIDAD: Larga vida.

LONGILÍNEO: Tipo constitucional de vida caracterizado por la posesión de piernas y brazos largos en comparación con el tórax y el abdomen y poco resistente a la fatiga. En el polo opuesto se sit´ñua el tipo constitucional *brevilíneo.*

LORDOSIS: (1) Curvatura normal de la región lumbar de la columna. (2) Deformación hacia delante de la columna vertebral.

LUCHA RITUAL: Comportamiento agonístico en el que no se produce ningún daño físico al adversario y suele concluir con un gesto de sumisión.

LÚDICO (LÚDRICO): Conducta referida al juego.

M

MACERACIÓN: (1) Operación de someter una sustancia a la acción de un líquido (alcohol, agua, etc.) el tiempo necesario para obtener la disolución de los principios solubles de la misma. (2) Ablandamiento, descomposición de los tejidos en el agua u otro tipo de sustancia.

MACROCICLO: Ciclo de entrenamiento que dura entre uno y cuatro años.

MÁCULA (MANCHA): Lesión cutánea que consistente en una mancha roja de dimensiones variables que no se eleva de la piel y que desaparece por vitropresión (mácula lútea).

MÁCULA LÚTEA: Punto de visión más clara que el centro de la retina, por de debajo y por fuera de la papila óptica que tiene en el centro una depresión (fóvea centralis).

MADE: Juego italiano consistente en el lanzamiento de piedras.

MADURACIÓN: Concepto utilizado para designar al proceso de conformación de los componentes hereditarios de las características corporales, psicológicas y sociales en el desarrollo del individuo.

MAIL: Juego primitivo francés consistente en una especie de polo a pie.

MAKE A PICTURE TEST (MAPS): Test de Shneidman.

MALÉOLO: Cada una de las prominencias óseas que forma la parte externa e interna del tobillo.

MANGUITO DE LOS ROTADORES: Grupo de cuatro músculos (subescapular, supraespinoso, infraespinoso y redondo menor) que forman la articulación glenohumeral.

MANIFEST ANXIETY TEST (MAS): Test de Taylor. Cuestionario de personalidad que permite medir la ansiedad.

MANIOBRA DE VALSALVA: Intento de exhalar con fuerza con la glotis cerrada. Puede producir incremento de la presión intratorácica, pulso más lento, disminución del retorno venoso e incremento de la presión venosa.

MASAJE: Uso de las manos para manipular sistemáticamente los tejidos blandos del cuerpo.

MASTIGÓFORO: En la antigua Grecia, juez olímpico que azotaba a los malos ejecutantes e impartía las sanciones disciplinarias.

MASTOCITO: Célula de tejido conectivo que contiene heparina e histamina.

MATRIZ DE APRENDIZAJE: Expresión utilizada por la Teoría de la Información para indicar una estructura de conexiones en forma de matriz que reproduce procesos de aprendizaje muy simples.
MAUDSICY MEDICAL QUESTIONNAIRE (MMQ): Test de Eysenck que consta de 56 preguntas y que investiga factores de personalidad.
MAUDSLEY PERSONALITY INVENTORY (MPI): Test de personalidad de Eysenck que proporciona valores sobre neuroticismo y extraversión.
MECÁNICA HUMANA: Aplicación de las leyes físicas al cuerpo humano, en reposo o en movimiento.
MECANIZACIÓN: Elementos utilizados para lograr la automatización de los movimientos de las distintas técnicas atléticas.
MELENAS: Heces anormales de color negro con contenido de sangre alterada. Se deben a hemorragias en el conducto gastrointestinal superior y suelen ser signo de úlcera péptica o de alguna enfermedad del intestino delgado.
MEMBRANA INTERÓSEA: Membrana de tejido conectivo entre dos huesos.
MEMORIA: Capacidad de los seres vivos para retener durante largo tiempo y de forma inconsciente experiencias pasadas y reproducirlas en un momento concreto de manera voluntaria o involuntaria.
MEMORY SPAN (CAMPO DE APREHENSIÓN DE LA MEMORIA): Hace referencia al espacio de tiempo en el que se puede reproducir la percepción sin intención de aprendizaje.
MENARQUIA: Comienzo de la menstruación.
MENISCO: Estructura fibrocartilaginosa situada entre las superficies cartilaginosas hialinas de algunas articulaciones sinoviales (por ejemplo, la rodilla).
MESOCICLO: Periodo de entrenamiento de entre 3 y 6 o 7 semanas de duración.
MET: (1) Unidad de consumo basal equivalente a 3.5 ml. de oxígeno por kilogramo de peso corporal y por minuto (1 MET = 1.7 calorías; 1 Caloría = 0.78 METs). (2) Unidad metabólica equivalente utilizada para estimar el coste metabólico de la actividad física en relación con el ritmo metabólico en reposo (1 MET = 3.5 ml. de oxígeno consumido por kilogramo de peso corporal por minuto; 1 MET = ritmo metabólico en reposo).
METABOLISMO: Conjunto de reacciones químicas y biológicas que se producen en las células vivas.
METABOLISMO AEROBIO: Catabolismo de los sustratos energéticos con la utilización de oxígeno. Transferencia de energía resultante de la implicación de la glucólisis, la oxidación beta, el ciclo de Krebs y el transporte de electrones.
METABOLISMO ANAEROBIO: Catabolismo de los sustratos energéticos sin la utilización de oxígeno. Transferencia de energía que no requiere oxígeno.
METATARSALGIA: Término genérico para describir dolor en el metatarso.
METATARSO: Porción del pie situada entre el tarso y los dedos constituida por los metatarsianos.
MÉTODO PROYECTIVO: Conjunto de test basado en el uso de mecanismos de proyección y que facilita la provocación de las respuestas de los sujetos a los estímulos del test.
MIALGIA: Sensación dolorosa localizada e un músculo o grupo muscular. Puede ser de origen traumático o, también, síntoma de alguna enfermedad general aguda (gripe) y se suele producir por hipertonia muscular regioal (lumbago, tortícolis, etc.). Su tratamiento es etiológico y a veces resulta útil un tratamiento sintomático a base de masajes, fisioterapia, relajantes musculares, etc.
MICOSIS: Término general para las afecciones producidas por hongos.
MACROCICLO: Dinámica de trabajo durante una semana de entrenamiento.

MIEDO: Inquietud que surge ante un peligro. Se diferencia de la angustia en que ésta hace referencia a un miedo sin objeto y el primero es la reacción normal ante un peligro.
MILIARIA: Afección de la piel idiopática o sintomática de otros estados (reumatismo, puerperio, etc.) debido a la inflamación de las glándulas sudoríparas y caracterizada por la erupción de pápulas y vesículas rojas y pruriginosas.
MIMETISMO: Propiedad de algunos animales y plantas para asemejarse, principalmente en el color, a los seres y objetos inanimados entre los cuales viven.
MINNESOTA MULTIPHASIC PERSONALITY INVENTORY (MMPI): Test de personalidad de McKinley y Hayliaway.
MIOCÁRDICO: Referente al miocardio, el músculo cardíaco.
MIOCARDITIS: Inflamación del músculo cardíaco.
MIOFIBRILLA: Fibras componentes de los músculos.
MIOGLOBINA: Proteína respiratoria del tejido muscular que transporta oxígeno.
MIOSITIS: Inflamación de un músculo.
MIOSITIS OSIFICANTE: Miositis que degenera en la osificación del músculo.
MIQUIDES: Reacción general y cutánea que complica el curso de algunas epidermomicosis.
MODEL TRAINING: Método utilizado por Vaneck en el que se sugiere al atleta que imagine el clima y el ambiente en que se va a encontrar durante la competición.
MODELO: Concepto utilizado por la teoría de la ciencia para indicar una concepción hipotética y/o representación esquemática de contenidos para lograr una integración teórica, la disponibilidad simplificada de los hechos y el desarrollo de hipótesis nuevas.
MOLAR: Estudio psicológico del ser humano considerado en su totalidad.
MOLLUSCUM CONTAGIOSO O EPITELIAL: Acné varioliforme, especialmente en la cara.
MOMENTO: (1) Resistencia de un sistema a cambiar su estado de movimiento (inercia) multiplicado por su velocidad. (2) Fuerza giratoria o rotatoria producto de una fuerza y la distancia perpendicular desde la línea de acción de la fuerza al eje de rotación.
MOMENTO ANGULAR: Producto de la inercia de la rotación del cuerpo y la velocidad angular.
MONOCITO: Leucocito grande mononuclear.
MONONUCLEOSIS INFECCIOSA: Infección viral que se caracteriza por cansancio general e hipertrofia de órganos como el bazo.
MORFEMA: Elemento mínimo lingüístico que expresa relaciones o categorías gramaticales o los elementos mínimos de carácter léxico.
MORFO-ESTÁTICO: Forma prefija con la significación de forma o estructura.
MORRA: Juego de acertijos practicado en Italia donde se trata de adivinar cuántos dedos sacará el adversario después de contar.
MOTIVACIÓN: Proceso impulsor que determina la elección y la intensidad de la actualización de las tendencias. Conjunto de factores dinámicos que intervienen en el comportamiento del ser humano. Dicho comportamiento depende de modificaciones internas y de estímulos externos que actúan sobre el cerebro.
MOTRIZ: Que se mueve.
MOVILIDAD: Facilidad de movimiento de las articulaciones.
MOVIMIENTO: Forma de relación con el medio.
MOVIMIENTO PERISTÁTICO: Movimiento del aparato digestivo que, entre otras cosas, ayuda al proceso de la digestión.

MOVIMIENTO REFLEJO: Movimiento involuntario ocasionado por un estímulo como, por ejemplo, cerrar los párpados como efecto de la aparición de una luz intensa.
MUCOSA: Membrana o túnica mucosa.
MUCOSA OLFATORIA: Membrana pituitaria.
MUESTRA: Grupo tomado de una población que representa las diversas clases existentes en la misma. Cada elemento de la población tiene la misma probabilidad de ser incluido en la muestra. Por su parte, la *muestra aleatoria* hace referencia a la muestra extraída mediante elección al azar.
MUSCULACIÓN: Desarrollo de la fuerza muscular mediante el entrenamiento sin menoscabo del ritmo, la resistencia, la velocidad y la potencia.
MÚSCULO AGONISTA: (1) Músculo contraído opuesto a otro. (2) Músculo responsable del movimiento.
MÚSCULO ANTAGONISTA: (1) Músculo que contrarresta la acción de un músculo agonista. (2) Músculo que se opone al agonista.
MUTACIÓN: Cambio.

N

NARCISISMO: Hace referencia al mito griego de Narciso, quien después de ver su propia imagen reflejada en el agua se enamoró de sí mismo.
NECROSIS AVASCULAR: Muerte de un tejido causada por la falta de aporte sanguíneo.
NEOPSICOANÁLISIS: Escuela psicoanalítica fundada por Schulz-Hencke en la que se integran terapeutas como Horney, Sullivan, Mitschewrilch y Fromm.
NERVIO AFERENTE: Nervio que transporta mensajes al cerebro.
NERVIOSISMO: Excitación del sistema psíquico y psicomotor hasta límites patológicos.
NEUMONÍA: Inflamación de los pulmones.
NEUMOTÓRAX: Colapso de un pulmón debido a la entrada de aire en la cavidad pleural.
NEURASTENIA: Debilidad nerviosa caracterizada por la disminución de la capacidad de esfuerzo físico y el incremento de la fatiga.
NEURITIS: Inflamación de un nervio.
NEUROENERGÉTICA: Recuperación de la actividad de las fibras nerviosas y de las fuentes energéticas.
NEUROMA: Tumor formado principalmente por células y fibras nerviosas.
NEUROLOGÍA: Suma de conocimientos relativos al sistema nervioso y sus enfermedades.
NEUROMUSCULAR: Relativo a los sistemas nervioso y muscular. Influye la contracción, la potencia, la fuerza y la elasticidad.
NEUROSIS: Concepto utilizado por Culien para designar la conducta nerviosa sin existencia de alteración anatomopatológica. Para Freud es el resultado de una represión parcial del yo sobre los impulsos del ello.
NEUROTICISMO: Rasgo de personalidad relacionado con la intensidad y el control de los procesos emocionales que ha podido ser comprobado mediante investigación empírica.
NEUTRÓFILO: (1) Que se tiñe por los colorantes neutros. (2) Leucocito polinuclear de granulaciones neutrófilos.
NEVUS (LUNAR): Lesión cutánea de origen malformativo en forma de mancha de pigmento, con pelos o sin ellos, de la piel.

NICTURIA: Emisión de orina más frecuente durante la noche que durante el día y aunque puede ser síntoma de enfermedad renal, también puede darse en personan que ingieren mucho líquido, en especial alcohol o café y afectados de enfermedad prostática.
NISTAGMO: Espasmo clónico involuntario del globo ocular hacia delante, hacia atrás, hacia arriba, hacia abajo o rotatorio.
NIVEL DE ASPIRACIÓN: Concepto utilizado por Lewin y Franck que consiste en el grado de dificultad que encuentra el sujeto en la realización de una tarea que debe exigirse a sí mismo.
NIVEL DE IMPULSIÓN: Término utilizado por Bergius para designar los componentes energéticos de la motivación en un momento determinado.
NÓDULO: Pequeña eminencia, nudosidad o vegetación.

O

OBESIDAD: Acumulación en exceso de grasa corporal.
OBSERVACIÓN: Percepción de objetos, acontecimientos y procesos dirigida de forma metódica y que permite obtener datos en las ciencias empíricas.

P

PATRÓN DE MOVIMIENTO: Acumulación Serie general de movimientos anatómicos que tienen elementos comunes de configuración espacial, tal como los movimientos de segmentos que ocurren en el mismo plano.
POTENCIA: Producto de una fuerza aplicada y la velocidad con la cual es aplicada. Cantidad de trabajo realizado por unidad de tiempo.
PROPIOCEPTOR: Receptor sensible ubicado en y alrededor de las articulaciones y músculos que responde a los cambios de posición, longitud, tensión y aceleración de los tejidos huéspedes.

R

RAPIDEZ: Magnitud del desplazamiento de un cuerpo por unidad de tiempo.

S

SAGITAL: Plano que divide a un cuerpo o segmento en las porciones derecha e izquierda.
SISTEMA: Cuerpo o grupo de cuerpos cuyo estado de movimiento está siendo examinado.
SISTEMA DE PALANCAS: Mecanismo para realizar un trabajo. Consiste en un cuerpo con un eje de rotación y fuerzas aplicadas excéntricamente.

T

TRABAJO: Fuerza aplicada a un cuerpo multiplicada por la distancia.
TRAYECTORIA: Vía aérea seguida por un proyectil.

V

VELOCIDAD ANGULAR: Velocidad de rotación de un cuerpo.

CAPÍTULO 41

RECOPILACIÓN DE FÓRMULAS BÁSICAS

Alberto F. Ruiz Caubín, Alberto A. Ruiz Caballero,
David Bravo Brito, Julio Verdú Encina

VELOCIDAD ESCALAR

s = distancia (longitud recorrida) ; **t** = tiempo

$$Media \langle v \rangle = \Delta s/\Delta t \quad ; \quad Instant.\ v = ds/dt$$

VELOCIDAD VECTORIAL

r = vector desplazamiento ; **t** = tiempo

$$Media \langle v \rangle = \Delta r/\Delta t \quad ; \quad Instant.\ v = dr/dt$$

ACELERACIÓN

v = velocidad ; **t** = tiempo

$$Media \langle a \rangle = \Delta v/\Delta t \quad ; \quad Instant.\ a = dv/dt$$

MOVIMIENTO RECTILÍNEO UNIFORME

x = posición ; $\mathbf{x_0}$ = posición inicial ; **v** = velocidad ; **a** = aceleración

$$[v = constante \Leftrightarrow a = 0]$$

$$x = x_0 + v * t$$

MOVIMIENTO RECTILÍNEO UNIFORMEMENTE ACELERADO

$\mathbf{v_0}$ = velocidad inicial ; **a** = aceleración

$$[a = constante]$$

$$x = x_0 + v_0 * t + a * t^2/2 \quad ; \quad v = v_0 + a * t = \sqrt{[v_0^2 + 2a\,(x - x_0)]}$$

ECUACIONES GENERALES DEL MOVIMIENTO

r = desplazamiento ; **v** = velocidad ; **a** = aceleración ; **t** = tiempo

$$r = r_0 + \int_{t_0}^{t} v * dt \ ; \ v = v_0 + \int_{t_0}^{t} a * dt$$

CAÍDA LIBRE

h = altura ; **v** = velocidad ; g = constante gravitacional ≈ 9.8 m/s^2

$$(si\ v_0 = 0)$$

$$\Delta h = {}^{1}/_{2}\, g * t^2 \quad ; \quad v = g * t = \sqrt{(2 * g * \Delta h)}$$

Ascensión Vertical

v0 = velocidad inicial hacia arriba

$$\Delta h = v_0 * t - {}^1/_2\, g * t^2 \;;\; v = v_0 - g * t \;;\; \Delta h\,(max) = v_0^2/2g$$

Movimiento Periódico

f = frecuencia (ciclos/s) ; **ω** = velocidad o frecuencia angular

$$f = \frac{1}{T} \;;\; \omega = 2 * \pi * f$$

Movimiento Armónico Simple

x = elongación ; **A** = amplitud ; **ω** = frec. angular ; **φ** = fase inicial ; **v** = velocidad ; **a** = aceleración

$$x = A * sen\,(\omega * t + \varphi) \;;\; v = A * \omega * \cos\,(\omega * t + \varphi) \;;\; a = -A * \omega^2 * sen\,(\omega * t + \varphi)$$

Velocidad Angular en Movimiento Circular

φ = ángulo (radianes) ; **v** = velocidad tangencial (lineal) ; **r** = radio

$$Media < \omega > = \Delta\varphi/\Delta t = v/r \;;\; Instant.\ \omega = d\varphi/dt$$

Movimiento Circular Uniforme

φ = ángulo ; **ω** = veloc. angular ; **α** = acel. angular ; **v** = veloc. tangencial ; **r** = radio ; **t** = tiempo

$$[\omega = constante <> \alpha = 0]$$

$$\varphi = \varphi_0 + \omega * t \;;\; acel.\ centrípeta\,(normal)\ a_c = v^2/r = \omega^2 * r$$

Movimiento Circular Uniformemente Variado

φ = ángulo ; **ω** = vel. angular ; **α** = acel. angular ; **v** = vel. tangenc. ; **r** = radio ; **t** = tiempo ; **a** = aceleración

$$[\alpha = constante]$$

$$\varphi = \varphi_0 + \omega_0 * t + \alpha * t^2/2 \;;\; \omega = \omega_0 + \alpha * t$$

$$acel.\ tangencial\,(a_t) = \alpha * r \;;\; a_{TOTAL} = a_c * n + a_t * \tau$$

Cantidad de Movimiento (momento lineal o momentum)

m = masa ; **v** = velocidad

$$p = m * v$$

Fuerza

F = fuerza ; **p** = cantidad de movimiento ; **m** = masa ; **a** = aceleración

$$< F > = \Delta p/\Delta t \;;\; F = dp/dt = m * dv/dt + v * dm/dt$$

$$(para\ m = constante)\ F = m * a$$

Impulso Mecánico (impulso lineal)

F = fuerza ; **t** = tiempo ; **m** = masa ; **v** = velocidad

$$I = \int_{t_0}^{t} F * dt = m * \Delta v$$

FUERZA CENTRÍFUGA

m = masa ; **v** = velocidad tangencial ; **ω** = velocidad angular ; **r** = radio

$$F_c = m * v^2/r = m * \omega^2 * r \quad (= fuerza\ centripeta)$$

MOMENTO DE UNA FUERZA

F = fuerza ; **r** = vector de posición F desde P ; **φ** = ángulo r y F ; **d** = distancia de P a dirección de F

$$Momento\ de\ F\ respecto\ al\ punto\ P$$

$$N = r * F \quad ; \quad M = F * r * sen\varphi = F * d$$

MOMENTO DE PAR DE FUERZAS

F = fuerza ; **d** = distancia entre las direcciones de F1 y F2

$$M = F * d\ (|F1| = |F2| = F)$$

MOMENTO CINÉTICO (MOMENTO ANGULAR)

r = vector de posición de la partícula ; **p** = momento de inercia ; **t** = tiempo

$$J = r * p$$

$$N = dJ/dt \quad (relac. con\ el\ momento\ de\ fuerza)$$

IMPULSO ANGULAR

N = momento de fuerza ; **t** = tiempo ; **J** = momento cinético o angular ; **ω** = velocidad angular

$$dM = Ndt \quad ; \quad M = \int_{t_0}^{t} Ndt = \Delta J$$

TRABAJO

F = fuerza ; **r** = desplazamiento ; **α** = ángulo entre F y r

$$W = \int_{r_0}^{r} Fdr \quad ; \quad W = F * r * cos\alpha\ (si\ F\ y\ r\ son\ oblicuos) \quad ; \quad W = F * r\ (si\ \alpha = 0)$$

POTENCIA

W = trabajo ; **t** = tiempo ; **F** = fuerza ; **v** = velocidad de la fuerza

$$P = W/t = F * v$$

ENERGÍA POTENCIAL

F = fuerza ; **r** = desplazamiento ; **d** = distancia ; **m** = masa ; **g** = acel. grav. terrestre ; **h** = altura

$$dW_p = F * dr \quad ; \quad W_p = F * d \quad ; \quad Ep = m * g * h \quad (caso\ de\ gravedad\ terrestre)$$

ENERGÍA CINÉTICA

m = masa ; **v** = velocidad

$$E_c = {}^1/_2\, m * v^2$$

Teorema de las Fuerzas Vivas

m = masa ; **v** = velocidad

$(trabajo\ empleado\ en\ modificar\ la\ velocidad)$

$$W = \Delta\left({}^{1}/_{2}\ m * v^{2}\right)$$

Choque Elástico

v' = velocidad final ; **v** = velocidad inicial; **m** = masa

$$v'1 = (m1 - m2) * v1/(m1 + m2) + 2m2v2/m1 + m2$$

Choque Inelástico

v' = velocidad final ; **v** = velocidad inicial; **m** = masa

$$numerador$$

$$+\,(v1, v2 \rightarrow mismo\ sentido);\ -\,(v1, v2 \rightarrow sentidos\ opuestos)$$

$$v'1 = (m1v1\ [\pm]\ m2v2)/(m1 + m2)$$

Coeficiente de Rozamiento en un Plano

F = fuerza ; **P** = peso ; **α** = ángulo plano con horizontal

$$\mu = (F + P * sen\alpha)/P * cos\alpha \quad (F\ es\ necesaria\ para\ desliz.)$$

$$(Si\ F = 0) \quad \mu = r * tg\alpha \quad (\alpha\ es\ necesaria\ para\ el\ deslizamiento)$$

Coeficiente de Rozamiento de Rodadura

F = fuerza ; **P** = peso ; **α** = ángulo plano con horizontal ; **r** = radio

$$\mu_r = (F + P * sen\alpha) * r/P * cos\alpha \quad (F\ es\ necesaria\ para\ el\ giro)$$

$$(Si\ F = 0) \quad \mu = r * tg\alpha \quad (\alpha\ es\ necesaria\ para\ el\ giro)$$

Momento de Inercia de Rotación

N = momento de fuerza ; **α** = aceleración angular ; **m** = masa ; **r** = radio

$$I = N/\alpha$$

$$I = m * r^2 \quad (para\ una\ masa\ puntual) \qquad I = \sum m_i * r_i^2 \quad (para\ varias\ masas)$$

$$I = \int_V r^2 * dm \quad (cuerpo\ continuo)$$

Energía Cinética de Rotación

I = momento de inercia ; **ω** = velocidad angular

$$Ec = I * \omega^2/2$$

Ley de la Palanca

P = potencia aplicada ; **Q** = resistencia ; **p** = dist. de P al pto. de apoyo ; **r** = dist. de Q al pto. de apoyo

$$P = Q * r/p$$

Relaciones en Poleas

P = potencia aplicada ; **Q** = resistencia

$$P = Q \quad (polea\ fija) \quad ; \quad P = Q/2 \quad (polea\ movil)$$

Rendimiento de una Máquina

Wu = trabajo útil ; **Wm** = trabajo motor (aplicado) ; **P** = potencia

$$\eta = Wu/Wm = Pu/Pm \quad ; \quad \eta(\%) = (Wu/Wm) * 100$$

Gravitación Universal (ley de newton)

F = fuerza de atracción ; $\mathbf{m_1, m_2}$ = masas ; **d** = distancia ; **G** = constante (6.67×10^{-11} N×m²/kg²)

$$F = G(m_1 * m_2)/d^2$$

Periodo de un Péndulo Simple

L = longitud del péndulo ; **g** = aceleración gravitacional terrestre (9.8 m/s²)

$$T = 2 * \pi * \sqrt{(L/g)}$$

Periodo de un Péndulo Compuesto

m = masa ; **I** = momento de inercia ; **d** = distancia del punto de giro al centro de gravedad

$$T = 2 * \pi * \sqrt{(I/m * g * d)}$$

Ley de Elasticidad de Hooke

$\mathbf{F_e}$ = fuerza elástica ; **F** = fuerza aplicada ; **K** = cte. del resorte (19.62 N/cm) ; **x** = variación long. del resorte

$$F = K * x \quad ; \quad F_e = -K * x$$

Presión

f = fuerza ; **s** = superficie

$$P = f/s$$

Presión Hidrostática

ρ = densidad del líquido ; **g** = constante gravitacional terrestre ; **h** = profundidad

$$P = \rho * g * h$$

Empuje

ρ = densidad del líquido ; **g** = constante gravitacional terrestre ; **v** = volumen del cuerpo

$$E = \rho * g * v$$

Cantidad de Calor

m = masa ; **c** = calor específico ; **T** = temperatura

$$Q = m * c * \Delta T$$

EQUILIBRIO TÉRMICO

m = masa ; **c** = calor específico ; **t** = temperatura

$$Q = m_1 * c_1 * (t_2 - t_1) = m_2 * c_2 * (t_2 - t_1)$$

DILATACIÓN LINEAL

α = coeficiente de dilatación lineal ; **L** = longitud ; **T** = temperatura

$$L_t = L_0\,(1 + \alpha * \Delta T)$$

DILATACIÓN SUPERFICIAL Y CÚBICA

$$S_t = S_0\,(1 + 2\alpha T) \quad ; \quad V_t = V_0\,(1 + 3\alpha T)$$

ECUACIÓN DE LOS GASES IDEALES

P = presión ; **V** = volumen ; **T** = temperat. ; **n** = nº de moles ; **R** = cte. univ. de los gases ideales

$$\frac{P_1 * V_1}{T_1} = \frac{P_2 * V_2}{T_2} \Rightarrow \frac{P * V}{T} = cte\,(R)$$

$$P * V = n * R * T$$

ATRACCIÓN ELÉCTRICA (LEY DE COULOMB)

K = constante de proporcionalidad ; **q** = carga ; **d** = distancia entre las cargas

$$\left(K = \frac{1}{4\pi\varepsilon} \approx 9 * 10^9 N * m^2/C^2\right)$$

$$F = K\frac{q_1 * q_2}{d^2}$$

POTENCIAL ELÉCTRICO

W = trabajo ; **q** = carga

$$V = \frac{W}{q_0}$$

INTENSIDAD

q = carga ; **t** = tiempo

$$I = \frac{q}{t}$$

LEY DE OHM

I = intensidad (amperios) ; **V** = diferencia de potencial (voltios) ; **R** = resistencia (ohmios)

$$I = \frac{V}{R}$$

RESISTENCIAS

ρ = resistividad ; **l** = longitud ; **s** = sección

$$R = \rho * \frac{l}{s}$$

Resistencias en Serie

$$R_T = R_1 + R_2 + R_3 + \ldots + R_n$$

Resistencias en Paralelo

$$\frac{1}{R_T} = \frac{1}{R_1} + \frac{1}{R_2} + \frac{1}{R_3} + \ldots + \frac{1}{R_n}$$

Módulo de un Vector

$$|\vec{v}| = v = \sqrt{v_x^2 + v_y^2 + v_z^2}$$

Vector Unitario

$$\vec{i} = (1,0,0) \ ; \ \vec{j} = (0,1,0) \ ; \ \vec{k} = (0,0,1)$$

Suma de Vectores

$$\vec{a} + \vec{b} = \vec{c} \Rightarrow (a_x, a_y, a_z) + (b_x, b_y, b_z) = (a_x + b_x, a_y + b_y, a_z + b_z)$$

Producto Escalar

$$\vec{a} * \vec{b} = ab * \cos\theta = a_x b_x + a_y b_y + a_z b_z$$

www.ingramcontent.com/pod-product-compliance
Lightning Source LLC
Chambersburg PA
CBHW082121210326
41599CB00031B/5834